清华大学出版社高等院校规划教材

中医诊断学

（第2版）

主编　何建成

清华大学出版社

北京

内 容 简 介

本教材分为正文(绪论、上、中、下三篇十章)及附篇(三章)两部分。各部分之间,紧密衔接,层层递进,纲目有序,知识点明确,易于理解与诵记。不仅突出"三基"内容,而且强化中医辨证思维;不仅注重继承,强化经典,而且增加了现代研究进展与特殊诊法内容,拓宽学习者的学术视野,启迪其科学思维。

本版教材在纸质版教材的基础上增加了数字课程内容,包括富媒体资源、PPT、同步练习、病案实例、拓展阅读等内容,与纸质教材相互呼应,有机结合,使内容更丰富,学习更便捷。

本教材可供全国高等医药院校中医学、中西医结合医学、针灸推拿学、骨伤学、中药学等专业学生,也可供临床医师、研究生、"西学中"医师,进修生等使用。

图书在版编目(CIP)数据

中医诊断学/何建成主编.—2版.—北京:清华大学出版社,2023.11
ISBN 978-7-302-64471-2

Ⅰ.①中… Ⅱ.①何… Ⅲ.①中医诊断学 Ⅳ.①R241

中国国家版本馆 CIP 数据核字(2023)第 154143 号

责任编辑:罗 健
封面设计:常雪影
责任校对:李建庄
责任印制:丛怀宇

出版发行:清华大学出版社
  网 址:https://www.tup.com.cn,https://www.wqxuetang.com
  地 址:北京清华大学学研大厦 A 座   **邮 编:**100084
  社 总 机:010-83470000   **邮 购:**010-62786544
  投稿与读者服务:010-62776969,c-service@tup.tsinghua.edu.cn
  质量反馈:010-62772015,zhiliang@tup.tsinghua.edu.cn
印 装 者:大厂回族自治县彩虹印刷有限公司
经 销:全国新华书店
开 本:185mm×260mm **印 张:**21.75 **插 页:**5 **字 数:**656千字
版 次:2012年7月第1版 2023年12月第2版 **印 次:**2023年12月第1次印刷
定 价:79.80元

产品编号:097760-01

《中医诊断学》（第2版）数字教材编委会

依秋霞（辽宁中医药大学）

胡志希（湖南中医药大学）

徐　征（南京中医药大学）

曹　彦（长春中医药大学）

曹　娟（山西中医药大学）

梁建庆（甘肃中医药大学）

彭　浩（海军军医大学）

燕海霞（上海中医药大学）

薛　哲（北京中医药大学）

魏　红（辽宁中医药大学）

前 言

中医诊断学是中医学专业课程体系中的主干课程，是联系中医基础学科与临床各科的桥梁。本次教材编写，不仅强调突出"三基"内容，知识点明确，能使学生在尽可能短的时间内掌握所学课程的知识点，而且也强调中医辨证的思维训练和科学思维方法的培养；不仅注重继承，强化经典，而且重视发扬，强调拓宽学生视野，在"三基"内容的基础上，反映学术进展，使学生能够站在学科前沿，灵活掌握并运用本学科先进知识。

本次教材的编撰，保留了第1版教材的整体框架，并借鉴了全国多个版本《中医诊断学》教材成功的经验。本书分为正文（绪论及上、中、下三篇十章）及附篇（三章）两部分。绪论扼要介绍了中医诊断学的性质、内容、原理、原则、发展简史及学习方法。上篇为诊法篇，共分四章，包括望、闻、问、切四诊。中篇为辨证篇，共分四章，包括八纲辨证，病因辨证（六淫、疫疠辨证，情志内伤辨证，劳伤、食积、虫积、外伤、药邪辨证），病性辨证（气血辨证、津液辨证、阴阳辨证），病位辨证（脏腑辨证、六经辨证、卫气营血辨证、三焦辨证、经络辨证）。下篇为诊断综合运用与病历篇，共分两章，介绍了病情资料的收集、属性分类与综合整理方法，辨证的逻辑思维方法、思路、内容与要求，以及病历书写与要求。附篇为现代研究与特殊诊法，共分三章，现代研究介绍了运用现代多学科的理论、方法以及技术手段，进行中医四诊客观化、证候规范化方面研究的一些较为成熟的方法、思路和所取得的成果；特殊诊法选择介绍了耳诊、甲诊和第二掌骨侧诊等诊法的原理、临床意义。以上每章之首，有学习目标，简要阐述学习本章知识或技术的目标；每章之后又有小结和复习思考题，小结是对该章内容和重点进行的概括，复习思考题则是根据章节的重点和难点，提出的一些学习与思考的题目，有助于对课程内容的掌握和学习；在相关章节增加了课程思政元素。同时开发了融合教材数字资源，包括PPT、富媒体资源、病案实例、同步练习、拓展阅读，可供借鉴。书后附录了部分古代医籍原文、舌象彩色图谱和重要参考文献。

纸质教材的绪论、心与小肠病辨证由何建成编写，全身望诊由车志英编写，局部望诊由李琳荣编写，望排出物、望小儿食指络脉由陈宏志编写，舌诊由许家佗编写，闻诊由杨朝阳编写，问诊由魏红编写，脉诊由邹小娟编写，按诊由张建英编写，八纲辨证由宋红编写，病因辨证由陈锐编写，气血津液辨证由胡志希编写，阴阳虚损病辨证、气血津液阴阳兼病辨证由燕海霞编写，肝与胆病辨证由王琳编写，脾与胃病辨证、肺与大肠病辨证由方朝义编写，肾与膀胱病辨证、脏腑兼病辨证由田茸编写，六经、卫气营血、三焦辨证与经络辨证由刘燕平编写，诊断综合运用与病历书写由梁建庆编写，现代研究部分由陈家旭、薛哲编写，特殊诊法由徐征编写。最后，经副主编、主编统稿，全书由主编审定，完成定稿。

本教材数字化工作，由数字教材编写委员会成员共同完成。其中绪论、闻诊、病因辨证由王利编写，舌诊、望排出物、望小儿食指脉络、诊断与病案由江涛编写，全身望诊、局部望诊由曹娟编写，问诊由依秋霞编写，切诊由曹彦编写，八纲辨证由彭浩编写，病性辨证由燕海霞编写，脏腑辨证由丁杰编写，脏腑兼病辨证由徐征编写，现代研究、特色诊法由任威铭编写，名词术语泰文翻译由连晔编写。

科学在不断发展，中医诊断学无论理论抑或临床均在不断完善与发展。本教材的编写，虽经编者多次修改、审定，几易其稿，但限于水平及时间，如有疏漏纰缪之处，望请各位专家及读者不吝指正。

本教材内容丰富，图文并茂，可供全国高等医药院校中医类、针灸推拿学、中西医临床医学等专业学生学习，也可供临床医师、研究生、"西学中"医师（非中医类别医师学习中医）、进修医生等使用。

《中医诊断学》（第 2 版）编委会

2023 年 8 月

目录

第二章 闻 诊 57

第三章　问　诊　　65

第四章 切　诊   **91**

第十章　病历书写与要求 ······ 232

绪　论

绪论 PPT 课件

学习目标

1. 掌握四诊、辨证、辨病、症、证、病的概念和内涵。
2. 掌握中医诊断的基本原则。
3. 熟悉中医诊断学的主要内容和基本原理。
4. 了解中医诊断学的发展概况。

中医诊断学是根据中医学理论，研究诊察病情、判断病种、辨别证候的一门学科。它既是中医学各专业的一门基础课，也是由基础理论过渡到临床各科的桥梁，是基础理论密切结合临床实践的体现，是中医学专业课程体系中的主干课程。

诊，诊察了解；断，分析判断。"诊断"就是医生对患者进行有目的的询问、检查，搜集病情资料，同时进行分析、归纳、整理，把握患者的健康状况和病变本质，并对其所患病、证作出概括性判断。

一、中医诊断学的主要内容

中医诊断学的主要内容包括诊法、诊病、辨证和病历书写等。

（一）诊法

诊法是医生对患者进行诊察、搜集病情资料的基本方法。主要包括"望、闻、问、切"四诊。

中医诊断学
主要内容视频

望诊是医生运用视觉观察患者全身和局部的变化及排出物等情况，以了解病情的诊察方法。闻诊是医生运用听觉和嗅觉辨别患者的声音和气味变化，以获取病情资料的方法。问诊是医生通过对患者或陪诊者进行有目的的询问，以了解疾病的发生、发展、诊治经过、现在症状和其他有关情况，从而诊察病情的一种方法。切诊是医生凭借手的触觉对患者某些部位进行触、摸、按、压，以获得病情资料的一种诊察方法。

望、闻、问、切四诊是医生从不同角度、不同侧面对患者的各种症状进行诊察的方法，它们之间相互补充，并不能彼此取代。因此，临床上必须综合运用四诊，从病证的现象中探求其本质，对疾病作出正确的诊断。

通过四诊所搜集到的病情资料，主要包括症状、体征和病史。"症状"是患者主观感觉到的痛苦或不适，如胸闷、头痛、腹胀等；"体征"是客观检测出来的异常征象，如面色苍白、舌淡苔白、脉沉细等。中医学中症状和体征又可统称为症状，或简称"症"。症是疾病所反映的现象，是判断病种、辨别证候的主要依据。

（二）诊病

病是对疾病发生、发展整个过程中特点与规律的概括。诊病，又称辨病，是在中医理论的指导下，综合分析四诊资料，对疾病的病种作出判断，并确定病名的诊断思维过程。病名是对某具体疾病全过程的特点与规律作出的概括与抽象，即该疾病的代名词，如肺痨、胸痹、消渴、疟疾、麻疹等，均属于病名的概念。

临床上，任何一种疾病，其发生、发展、演变都有一定的规律，在临床表现上亦有一定的特征。因此，对疾病进行诊察和判断是诊断不可缺少的部分。

（三）辨证

证是中医学的一个特有概念，是对疾病过程中所处一定（当前）阶段的病因、病性、病位、病势等所作的病理性概括，反映了病变发展过程中某一阶段病理变化的本质。所谓辨证是在中医学理论指导下，对望、闻、问、切四诊所收集的各种临床资料进行分析、综合，从而对疾病现阶段的病因、病性、病位及邪正斗争等情况作出判断，并归纳为某一证的诊断思维过程。证，又称为证候，但在某些情况下，证候也泛指证的临床表现。临床上，同一疾病常可表现为数个不同的证，习惯称之为"证型"，即证的类型。

一个证应包括三个部分：

（1）证的核心，即疾病在某个阶段的病理本质的概括，包括病因、病性、病位、病势等。

（2）证的临床表现，每个证所表现的具有内在联系的症状、体征。

（3）证名，辨证要求用证名概括疾病当前阶段的病位、病性等本质。这三者之间存在着内在的必然联系。其中证的核心是证的内在本质，决定着与证有内在联系的临床症状与体征，而这些相关的症状与体征又客观反映了内在的病理本质。证名则是前两者的代号，是对证的高度概括。临床上，医生通过对症状与体征的归纳与总结，可分析证的病理本质，并概括为某个证。如临床表现为发热重，恶寒轻，有汗，鼻流浊涕，咽喉疼痛，舌尖红，苔薄黄，脉浮数等，其病因病机为外感风热，卫表失和；病位在表；病性为热；病势上，病情虽较轻，但有入里之趋势；证名可概括为风热表证。

在长期的临床实践中，历代医家创造了许多辨证方法，包括八纲辨证，病因辨证（六淫、疫疠辨证、情志内伤辨证、劳伤、食积、虫积、外伤、药邪辨证），病性辨证（气血辨证、津液辨证），病位辨证（脏腑辨证、六经辨证、卫气营血辨证、三焦辨证、经络辨证）等。不同的辨证方法，是从不同方面总结和认识病证的规律，既各有其特点和适用范围，又有相互联系和补充。其中，八纲辨证是分析各类疾病共性的方法，是其他辨证方法的总纲；病因辨证、病性辨证、病位辨证均是在八纲辨证的基础上加以深化，对疾病的病因、本质属性与病变部位作进一步的辨析。

（四）病历书写

病历，又称医案、病案，古称"诊籍"，是临床有关诊疗情况的书面记录。要求把患者的详细病情、病史、治疗经过与结果等，都如实地记录下来，是临床研究中的一个重要组成部分，也是病历分析统计、经验总结、医院管理等科学研究的重要资料。病历书写是临床工作者必须掌握的基本技能。

思政元素

严谨求实，勇于创新

中医学辨证方法：八纲辨证、病因辨证、病性辨证、病位辨证等。

辨证论治是中医学临证之法宝和精髓。每一种辨证方法都是历代医家在中医学理论指导下，针对疾病自身的特点，在丰富的临床实践中总结出来的，是理论与实践相结合的伟大成果。东汉张仲景勤求古训，博采众长，在外感病流行之际总结了伤寒的发病特点和规律，创立"六经辨证"；又根据内伤杂病的特点，创立"脏腑辨证"理论。清代叶天士在治疗温热病时认为，该病虽属外感但不同于伤寒，经过临证深思，他总结了温病发病的特点，提出"卫气营血辨证"。吴鞠通在前人的基础上完善了温邪的传变规律，提出"三焦辨证"。可见历代医家在辨证方法的创立上，均遵古而又不拘泥古法，根据病证特点，严谨求实，追求真理，勇于探索，不断创新，逐渐形成了中医学多种辨证方法共存的诊疗体系。

二、中医诊断的基本原理

中医诊断
基本原理视频

中医学在形成和发展过程中，受到了我国古代哲学思想的深刻影响，认识论和方法论都具有朴素的唯物辩证法思想。中医学认识和把握疾病的本质，着眼于运用普遍联系的、整体的、恒动的唯物辩证法观点，将人体与自然界、社会环境及人的生理病理状态紧密结合起来，以获得对疾病本质的认识。

《素问·阴阳应象大论》曰："以我知彼，以表知里，以观过与不及之理，见微得过，用之不殆。"即在认识事物时，应当知己知彼，从外揣内，观察事物表现的太过或不及，通过微小的变化看出反常所在，从而认识事物的本质。

中医认识疾病，常遵循以下三条原理。

（一）司外揣内

"司外揣内"，语出《灵枢·外揣》，又称"从外知内"或"从表知里"。外，指疾病表现于外的症状、体征；内，指脏腑等内在的病理本质。即通过诊察疾病反映于外部的现象，可以测知其内在的病理变化。

人体是一个有机统一的整体，脏腑与体表是内外相应的。内在脏腑功能失调，可反映于外部体表，故《丹溪心法》曰："盖有诸内者，必形诸外。"临证通过观察、分析患者外部表现，就可测知人体内部的生理病理状况，认识内在的病理本质，解释显现于外的证候。因此，《灵枢·本脏》有"视其外应，以知其内脏，则知所病矣"之谓。

（二）见微知著

"见微知著"，语出《医学心悟·医中百误歌》。微，指微小、局部的变化；著，指显著、整体的情况。即通过观察机体某些局部的、微小的变化，可以测知整体的、全身的病变。

人体任何局部都与整体及其他部分密切联系，因而整体的病变可以反映于局部，局部也可以反映整体的生理、病理信息。因此临证可以"见微知著"，以小见大，从局部变化推测全身情况。

如目乃肝之窍，心之使，五脏六腑之精气皆上注于目。五轮学说又将目按不同部位分属于不同的脏腑，即瞳仁属肾，为水轮；黑睛属肝，为风轮；目眦及血络属心，为血轮；白睛属肺，为气轮；眼睑属脾，为肉轮。故目不仅可反映人体的神气，也可反映全身及脏腑的病变等。

（三）以常衡变

常，指健康的、生理的状态；变，指异常的、病理的状态。以常衡变指在认识正常状态的基础上，通过观察、比较，发现太过、不及的异常变化，从而认识疾病的本质。

《素问·玉机真脏论》曰："五色脉变，揆度奇恒。"恒，正常、常规；奇，异常、变动；揆度，揣度也。通过从正常中发现异常，从对比中找出差别，进而认识疾病的本质。中医通过望色、闻声、切脉等诊断病变，均含有这方面的道理。

三、中医诊断的基本原则

疾病的病情变化常错综复杂，医生要具备在千变万化、纷繁错杂的表象中抓住疾病的本质，对病、证作出正确判断的能力，除了掌握扎实的中医理论知识外，还要遵循中医诊断的基本原则。

中医诊断
基本原则视频

（一）整体审察

整体观念是中医学的一个基本特点，也是中医诊断疾病时强调整体审察的认识论基础。由于人体是一个有机统一的整体，内在脏腑与外在体表的形体官窍是密切相关的，而整个机体与外界环境、社会也是统一的。因此，人体一旦发生病变，局部可以影响全身，全身也可反映于某一局部；外部有病可以内传入里，内脏有病也可以反映于外；疾病的发生也与外在气候环境、社会心理等因素密切相关。因此在诊察疾病时，必须从多方面加以考察，不仅要详细询问、检查，全面了解患者的整体情况，而且要了解家庭、环境、时令等因素对疾病的影响。同时，要对病情进行全面分析、综合判断，从总体上把握疾病的发生、发展、演变趋势，最终作出正确的诊断。

（二）四诊合参

四诊合参是指四诊并重，诸法参用，综合收集病情资料。

由于疾病在发生、发展、传变等过程中，其临床表现可反映在多个方面，而望、闻、问、切四诊也是从不同角度诊察病情和收集临床资料的方法，各有其独特的方法和意义，不能相互取代。《难经·六十一难》曾谓："望而知之谓之神，闻而知之谓之圣，问而知之谓之工，切脉而知之谓之巧。"

临床上，不仅要精于四诊，而且须四诊合参，才能全面、详尽地获取诊断所需要的临床资料。正如《四诊抉微》所谓："然诊有四，在昔神圣相传，莫不并重。"

（三）病证结合

"病"与"证"是中医学中密切相关的两个不同概念。病是对疾病发生、发展全过程的特点与规律的概括，证是对疾病当前阶段的特点与规律的概括。

中医诊断既要辨病，又要辨证。辨病是指对疾病的病因、病机、病情的发展、预后等从整体上进行把握，从疾病全过程、特征上认识疾病的本质；辨证则是注重根据病情某一发展阶段的病理特点而作出的阶段性判断。

病证结合，即辨病与辨证相结合，研究疾病的发生、发展规律，对病情作出全面的分析，从而为制订切实可行的治疗方案提供可靠的依据。

四、中医诊断学发展简史

中医诊断学是历代医家临床诊疗经验的积累，是具有中华民族特色的一门医学学科。

中医诊断的理论与方法肇始很早，早在《周礼·天官》中就有"以五气、五声、五色，眡其死生"的记载。公元前五世纪著名医家扁鹊就能"切脉、望色、听声、写形，言病之所在"。

中医学理论体系的奠基之作《内经》，以阴阳五行学说为指导，详细阐述了望神、察色、问病、切脉等四诊理论，收载了脉诊的原理和多种诊脉方法，提出诊断疾病必须结合致病的内外因素全面考虑等思想。如《素问·疏五过论》指出："凡欲诊病者，必问饮食居处，暴乐暴苦……"，还强调诊病与辨证相结合的诊断思路，重视疾病病因、病机的分析和疾病的症状鉴别等。《难经·一难》谓："寸口者，脉之大会，手太阴之脉动也。""独取寸口以决五脏六腑死生吉凶。"《难经》特别重视脉诊，倡"独取寸口"之说，对后世影响较大。

西汉淳于意（仓公）首创"诊籍"，开始记录患者的姓名、居址、病状、方药、日期等，以作为诊疗的原始资料。东汉张仲景总结汉代以前的诊疗经验，将病、脉、症、治相结合，作出了诊病、辨证、论治的规范，并在此基础上建立了辨证论治的理论体系，被后世公认为辨证论治的鼻祖，以六经为纲辨伤寒，以脏腑为纲辨杂病，将理、法、方、药有机地结合起来。他所著的《伤寒杂病论》对疾病的分类概念清楚、层次分明，至今仍被沿用。《中藏经》中也记载了丰富的诊病经验，其论脉、论症、论脏腑寒热虚实、生死顺逆之法，甚为精当。

西晋王叔和所著《脉经》，是我国现存最早的脉学专著，首开脉象鉴别之先河。该书集汉以前脉学之大成，不仅阐述了脉象产生的原理，两手寸、关、尺所主的脏腑，而且还第一次把病脉归纳为浮、芤、洪、滑、数、促、弦、紧、沉、伏、革、实、微、涩、细、软、弱、虚、散、缓、迟、结、代、动二十四种，并对每种脉的体状、搏动征象及其变化都作了具体描述，对八组相类脉进行了鉴别，并联系外感、内伤、妇儿疾病加以论述，还分述寸口、三部九候等脉法，丰富了中医诊断学的内容，使脉学系统化，对后世产生了很大的影响。晋代葛洪的《肘后备急方》是我国第一部临床急救手册，较早记载了对天花、麻风等传染病的诊断及对黄疸患者的实验观察。

隋代巢元方的《诸病源候论》是我国第一部论述病源与病候诊断的专著。该书总结了隋以前的医学成就，对临床各科病证进行了搜集、整理、编纂，并予以系统分类。全书分 67 门，载列证候论 1739 条，对后世影响深远。

唐代孙思邈在《备急千金要方·大医精诚》中指出："五脏六腑之盈虚，血脉营卫之通塞，固非耳目之所察，必先诊候以审之。"认为诊病不能为外部现象所迷惑，要透过现象看本质。孙氏对脉诊也极为重视，在《千金要方·卷二十八》中专设有《平脉》一篇，总论了诊脉的方法和基本要求等，言简意赅，易于掌握。

宋、金、元时期，中医诊断学又有新的发展。宋代朱肱《南阳活人书》强调治伤寒，切脉是辨别表里虚实的关键。陈无择的《三因极一病证方论》提出了著名的"三因学说"，是病因、辨证、理法比较完备的著作。南宋施发的《察病指南》是诊法的专著，其中绘脉图 33 种，用图示意脉象，颇具特色。崔紫虚的《崔氏脉诀》，以浮沉迟数为纲，分类论述 24 脉，对后世颇有影响。元朝有敖氏者，著《点点金》《金镜录》，将各种舌象排列起来，绘成 12 幅图谱，并通过舌诊来论述症状。后经元代杜清碧增补为 36 幅，即今所见的《敖氏伤寒金镜录》，是我国第一部舌诊专著，不仅奠定了舌诊学的基础，而且在理论、方法创新及临床运用等方面均有独到的贡献。该书传入日本后，不但对日本江户时代汉方医学之诊法产生了深刻的影响，也为形成汉方医学的舌诊流派奠定了基础。戴起宗所著的《脉诀刊误集解》，对《脉诀》中语义不明、立意颇偏、内容有误之处进行了考核和订正，对脉学发展极为有益。滑伯仁的《诊家枢要》对脉法颇有新见，对 30 种脉的名称、形状、主病进行了重点论述，简明扼要。刘昉著《幼幼新书》，论述了望指纹在儿科诊断中的重要价值。危亦林著《世医得效方》，阐述了危重疾病的"十怪脉"。金元四大家对诊断学的论述各有特色，如刘河间辨证重视病机，李东垣诊病重视四诊合参，朱丹溪诊病主张从外知内，张子和重视症状鉴别。

明清时期，对四诊的研究，取得了一系列成就。其中以脉诊和舌诊的研究尤为突出。明代张景岳著《景岳全书》，内容翔实，论述精辟，其中"脉神章""十问歌"等章节，对后世影响甚大。李时珍著《濒湖脉学》，摘取诸家脉学精华，详述 27 种脉的脉体、主病和相类脉的鉴别，并以"浮、沉、迟、数"结合有力无力以统各脉，编成歌诀，便于诵习，为后世所推崇。李中梓的《诊家正眼》增加"疾脉"，共载 28 种脉象，并以浮沉迟数四脉为纲。周学霆的《三指禅》以缓脉为辨脉总纲，在总领之下强调"浮沉迟数"为脉之四纲。李延昰的《脉诀汇辨》、贺升平的《脉要图注详解》等，均使脉学内容得到了充实和完善。在舌诊方面，明代申斗垣的《伤寒观舌心法》中记录了 135 种舌象，除妊娠的 16 种舌象外，还有 119 种病变舌象，并以六经辨证为纲领，对异常舌象进行了归纳。清代张登的《伤寒舌鉴》记载了 120 种舌象，包括妊娠的 6 种舌象和 114 种病变舌象。清代沈月光在《伤寒第一书》中提出了经络在舌的分部定位。梁玉瑜的《舌鉴辨证》对内伤病的舌诊法进行了补充和完善，并绘制了全舌分经图，明确了舌的脏腑分部。汪宏的《望诊遵经》，为全面论述望诊的专著。

对四诊综合性的研究，如清代吴谦等编的《医宗金鉴·四诊心法要诀》，以四言歌诀形式，简要介绍了四诊理论和方法，便于掌握。林之翰的《四诊抉微》，所论内容全面，并注重色脉并重、四诊合参。张三锡的《医学六要·四诊法》、何梦瑶的《四诊韵语》、周学海的《形色外诊简摩》、陈修园的《医学实在易·四诊易知》等，论述了四诊相关内容，推动了四诊的研究和发展。

明清时期对辨证的研究亦颇为深入。明代张景岳《景岳全书·传忠录》、清代程钟龄《医学心悟》，均把阴阳、表里、寒热、虚实作为辨证的大法。清代喻嘉言在《寓意草》中提倡的先议病后议药，就是在综合分析病因病机、证候的基础上辨证论治。清代沈金鳌《杂病源流犀烛》是阐释杂病的专著，按脏腑经络、风寒暑湿燥、外感内伤等统括诸种杂病，每门又分若干病证。每种疾病均列源流、脉法、症状、方药等，述其原委，悉其形证，考其主治，因病用方。

清代尤其在温病学的辨证方面开创了新的思路与方法。叶天士在《外感温热篇》中创立了卫气营血辨证方法，强调辨舌、验齿法在临床中的重要意义。吴鞠通在《温病条辨》中创立了三焦辨证方法。王孟英的《温热经纬》完善了温病学的辨证理论体系。

明清时期另一特点就是出现了较多的传染病诊疗专著。如明代卢之颐的《痎疟论疏》，专论疟疾常症与变症的证治。《时疫白喉捷要》《白喉全生集》《白喉条辨》等为白喉专著，对白喉的表现症状、诊断方法、施治原则、遣方用药、预后判断等进行了介绍。《麻科活人全书》《郁谢麻科合璧》《麻证新书》《麻症集成》等为麻疹专著，对麻疹的发病规律、症状特点等予以概括。王孟英的《霍乱论》、罗芝园的《鼠疫汇编》较详细地论述了霍乱、鼠疫的诊断与辨证。

明代医案的发展也渐趋成熟。江瓘编著的《名医类案》，荟集了明代以前历代医家医案及经史百家中所载医案近 3000 例，医案以内科为主，兼及外科、妇科、五官科各科，开创了我国医案类书之先河，也是研究古代医案的重要专著。同时个人医案专著大量涌现，有代表性的如《石山医案》《周慎斋医案稿》《王肯堂医案》《李中梓医案》等。

清代也是医案发展的鼎盛时期。《古今医案按》《临证指南医案》《吴鞠通医案》《王氏医案》《静香楼医案》《齐氏医案》等，不胜枚举，可谓名家辈出，各领风骚。喻嘉言的《寓意草》载"与门人定议病式"，对医案的内容与格式提出了严格的要求，包括诊病时间、地点、患者一般情况、症状、脉象、辨证、治则、方药、预后等，理法方药齐备，可谓中医病历书写规范的雏形。魏之琇著《续名医类案》，是对《名医类案》的补充，补辑了清初以前历代名医临证的验案。

近代以来，编撰出版的中医诊断学专著，如曹炳章的《彩图辨舌指南》，集历代医家论舌于一书，结合现代解剖生理，附彩图 119 篇，把辨舌诊断与治法并提，内容较为详实，多为经验之谈。陈泽霖等的《舌诊研究》、赵金铎的《中医症状鉴别诊断学》《中医证候鉴别诊断学》等，使中医诊断学的内容更加充实。

近年来，在中医诊断学教学、医疗和科研过程中，应用多学科手段和方法，从文献、实验与临床等不同角度，围绕四诊和辨证，开展了广泛、深入的研究。如应用生物工程技术、信息学、数学、图像识别与生物传感等技术，对中医望诊、舌诊、脉诊和问诊等诊法和临床信息综合分析系统进行了开发与研究，也开展了四诊客观化、证候规范化、诊断标准等研究，在某种程度上促进了中医诊断学的发展，为中医诊病、辨证开辟了新的途径。

五、中医诊断学的学习方法和要求

中医诊断学是一门理论性、实践性、科学性很强的学科。中医诊断学是在掌握中医学基础理论的基础上，具体运用基本知识和基本技能对疾病进行分析和诊断的学科。中医学相关专业学生既要掌握理论知识，又要有实践操作技能，还要进行综合、归纳、辨证、辨病。

首先，必须掌握正确的学习方法。

其次，要不断进行临床实践。中医诊断学不仅包含丰富的理论知识，而且是实践性很强的一门学科。前人曾曰"熟读王叔和，不如临证多"，说明临床实践很重要。临床中遇到的病证总是多种多样，只有多临证、多实践，才能熟练掌握、融会贯通中医诊断的基本技能，熟能生巧，知常达变。

再次，要注意培养中医学独特的科学思维方法。中医学的理论源于临床实践，是以整体观念为主导思想，以辨证论治为诊治特点的独特的医学理论体系。在长期的形成和发展过程中，受到了中国传统文化的深刻影响，包含着特定的人文内涵。中医临证在诊察、分析判断疾病过程中，经常应用见微知著、司外揣内、整体审察、四诊合参等辨证思维方法，而这些独特的科学思维方法均是在长期的临床实践过程中逐渐形成的。因此，学习中医诊断学，不仅要掌握基础理论、基本知识和基本技能，还要不断培养中医学独特的认知思维和科学思维方法。

另外，要重视医德的培养。唐代孙思邈在《备急千金要方·大医精诚》之首便指出："凡大医治病，必当安神定志，无欲无求，先发大慈恻隐之心，誓愿普救含灵之苦。"为医者不仅要有精湛的医术，更要有高尚的品德修养。在临床实践时，应以"见彼苦恼，若己有之"的感同身受之心，关心体贴患者，对患者要态度和蔼，关怀爱护，耐心细致，要养成高尚的医德医风。

本章小结

中医诊断学是研究诊察病情、判断病种、辨别证候的一门学科，主要包括诊法、诊病、辨证和病历书写等内容。诊法主要包括望、闻、问、切四诊；诊病是对疾病的病种作出判断，确定病名的诊断思维过程；辨证是对疾病现阶段的病因、病位、病性及邪正斗争等情况作出判断，并概括出完整证名的诊断思维过程；病历是把患者的详细病情、病史、治疗经过与结果等，如实地记录下来，病历书写是临床工作者必须掌握的基本技能。

中医诊断的基本原理包括司外揣内、见微知著、以常衡变。

中医诊断的基本原则包括整体审察、四诊合参、病证结合。

在中医诊断学的形成和发展过程中，诸多医家作出了重要贡献。《内经》是中医学理论体系的奠基之作；《难经》倡"独取寸口"之说；淳于意首创"诊籍"；张仲景建立了辨证论治的理论体系；王叔和所著《脉经》，是我国现存最早的脉学专著；巢元方的《诸病源候论》是我国第一部论述病源与病候诊断的专著；敖氏所著《伤寒金镜录》是我国第一部舌诊专著；危亦林所著《世医得效方》，阐述了危重疾病的"十怪脉"；李时珍所著《濒湖脉学》，详述27种脉象；吴谦等编的《医宗金鉴·四诊心法要诀》，以四言歌诀简要介绍了四诊理论和方法；叶天士创立了卫气营血辨证理论；吴鞠通创立了三焦辨证理论。

学习中医诊断学，首先要熟练掌握中医学的基础理论，其次要不断进行临床实践，同时要注意培养中医学独特的科学思维方法，要重视医德培养。

复习思考题

1. 何谓"病""证"？
2. 试述病、证、症三者之间的关系。
3. 简述中医诊断的基本原理与原则。

同步练习

同步练习答案

拓展阅读

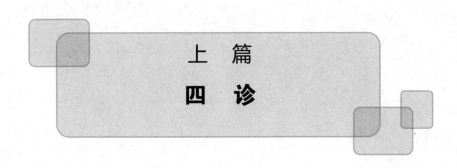

上　篇
四　诊

四诊是指望、闻、问、切四种收集病情资料、诊察疾病的基本方法。医生运用视觉观察患者全身、局部的变化及排出物等，以诊察疾病的方法，称望诊；运用听觉或嗅觉辨别患者声音和气味变化的方法，叫闻诊；询问患者或家属，了解疾病的发生与发展过程、目前症状及其他与疾病有关情况的方法，属问诊；用手触按患者的脉搏、皮肤、胸腹、四肢等部位，以诊察疾病的方法，是切诊。

四诊的原理是建立在整体观念的基础上，是阴阳五行、藏象经络、病因病机等中医基本理论在临床中的具体运用。一方面，人体是一个以五脏为中心的有机整体，五脏六腑、五官九窍、四肢百骸等通过经络紧密相连，维持着机体生理功能的协调平衡。四诊可诊察人的生理状态，更侧重于病理变化。身体一旦发生疾病，局部可以影响全身，全身也可以显现于某个局部；内部可以牵连及外，外部也可以传变入里。医生通过观察人体外部的神、色、形、态以及声音、气味、脉搏等的变化，可测知脏腑功能强弱及气血阴阳的盛衰，进而判断疾病的轻重、预后吉凶。正如《丹溪心法·能合色脉可以万全》所云：“欲知其内者，当以观乎外；诊于外者，斯以知其内。盖有诸内者，必形诸外。”另一方面，人与自然等外界环境息息相关，自然环境、气候、生活条件、精神环境等的变化可以导致人体患病，医生可通过了解外界环境的变化以测知疾病的状况。

望、闻、问、切四种诊法，分别是从不同的角度去诊察病情和认识疾病，并各有其特定的内容，对于中医诊疗具有同等重要的意义。《难经》提出“望而知之谓之神，闻而知之谓之圣，问而知之谓之工，切脉而知之谓之巧”。临床诊病时，医者一定要将四者有机地结合起来，彼此参悟，才能客观准确、全面系统地收集病情资料，作出正确的诊断，亦即“四诊合参”，或谓“诊法合参”。

第一章

望　诊

1. 掌握望神、望色的特征及其临床意义。掌握舌诊的方法、正常舌象和异常舌象的表现及其临床意义。
2. 熟悉望形、望态、局部望诊的主要表现及其临床意义。
3. 了解望排出物、望小儿食指络脉的病理变化和临床意义。
4. 熟练运用望诊收集病情资料并分析其临床意义。

望诊是医者运用视觉观察人体全身、局部及其排出物等方面的变化，以了解健康状况、病情轻重，诊察疾病的一种方法。由于人的视觉在认识客观事物中发挥着重要的作用，因而望诊作为四诊之首，在诊法中必然占有极其重要的地位，《难经·六十一难》云："望而知之谓之神。"人的精神状态、面部色泽、形体强弱、肢体动态、舌象变化等许多生命的重要信息，主要通过望诊获取。因此，熟悉望诊内容，掌握望诊技能，了解望诊注意事项，对于辨证至关重要。

望诊包括全身望诊（神、色、形、态），局部望诊（望头面、五官、颈项、胸胁、腹部、腰背、四肢、二阴、皮肤等），望舌象，望排出物（痰涎、呕吐物、大小便等），望小儿食指络脉五个部分的内容。

人体的精神状态、面部色泽、形体胖瘦、动静姿态、舌质舌苔等外在征象，与内在的五脏六腑、气血盛衰息息相关，可以透露出人体健康与疾病的信息。因此，在日常生活及临床实践中，医者应充分利用眼睛，勤于观察，善于观察，努力培养敏锐的观察力，提高自己的望诊水平。

临床望诊应注意以下几个方面：一是光线充足、柔和。望诊最好在白天充足、柔和的自然光线下进行，以避免干扰，特别要注意避开有色光源。如光线不足，也可借助日光灯观察；对夜诊的患者，必要时白天再进行复诊。二是诊室温度适宜。其有利于患者皮肤、肌肉自然放松，气血运行畅通，疾病的征象才可能真实地显露出来。临证要尽量避免室温高或低的干扰而造成误诊。三是充分暴露受检部位，以便完整、细致地进行观察。注意排除因化妆、染发、整容或衣着等因素造成的假象。四是知常达变。常者，恒也，常规之意；变者，变异、变化之意。知常是达变的前提和基础，不知常则不足以达变。五是有机结合，综合判断。临证时应在整体观念指导下，将全身望诊与局部望诊的信息有机结合，综合考察。同时，需注意单凭望诊所获取的信息往往不够全面，要结合闻问切三诊进行综合判断。

第一节　全身望诊

全身望诊是医生通过观察患者的精神、色泽、形体、姿态等全身情况，以了解机体精气盛衰、脏腑功能强弱，为诊断疾病的寒、热、虚、实和推断病情的轻重缓急提供临床依据的一种诊法，包括望神、望色、望形和望态四个方面。

全身望诊
PPT 课件

一、望神

（一）神的含义

望神是通过观察人体生命活动的整体表现来判断病情的方法。神的含义有广义和狭义之分：广义的神是指人体生命活动的一切外在表现，包括精神、意识、思维、目光、面色、表情、形体、姿态、舌象等各方面，简而言之就是"生命"；狭义的神是指心所藏的神，即人体的精神、意识、思维活动，可以说狭义的神就是"精神"。望神应包括这两方面的内容。

望神视频

（二）望神的原理与意义

精、气、神为人身三宝。神与精、气关系密切，精是生命活动的基础，气是生命活动的动力，神则是生命活动的主宰。正如《灵枢·平人绝谷》所说："神者，水谷之精气也。"精充、气足、神旺是人体健康的标志，而精亏、气虚、神衰则是疾病与衰老的象征。因此望神可以了解脏腑精气盛衰，判断疾病有无、轻重、预后、吉凶。正如《素问·移精变气论》所云："得神者昌，失神者亡。"

（三）望神的要点

神是生命活动的总称，全身皆有表现。望神主要从眼神、神情、色泽和体态四个方面进行，其中尤以眼神为望神的重点。

1. 眼神

中医学认为五脏六腑之精气皆上注于目，目系通于脑，为肝之窍、心之使、神之舍，目最能反映脏腑精气之盛衰，故望神尤应注重察目。眼睛是心灵之窗，人的精神活动，往往于无意中流露于目光，正所谓"目能传神也"。临床察目，应重点观察目光明亮度及目珠的活动度。目光明亮，精彩内含，目珠运动灵活，即为有神，说明脏腑精气充足，是善候；目光晦暗无光，目珠运动不灵，即为无神，说明脏腑精气衰竭，属恶候；久病重病患者，目光由晦暗突然转亮，浮光外露者为假神，说明脏腑精气衰竭已极，阴阳即将离决，属危候，多见于临终之时。

2. 神情

神情包含神志和表情两个方面，主要反映心神和脏腑精气盛衰情况。若神志清楚，表情自然，说明心之精气充足；若神志不清，表情淡漠呆板，说明心之精气衰竭。

3. 色泽

色泽指全身皮肤（以面部为主）的颜色与光泽。面部皮肤润泽，说明脏腑精气充盛，气血充足；面部皮肤晦暗枯槁，说明脏腑精气衰竭，气血亏少。正如《医门法律·望色论》所说："色者，神之旗也，神旺则色旺，神衰则色衰，神藏则色藏，神露则色露。"

4. 体态

体态是指人的形体和姿态。神是机体生命活动的体现，神不能离开人体而独立存在，有形才能有神，形健则神旺，形衰则神惫。形体的强弱胖瘦，姿态自如与否，同样是人体精气盛衰、脏腑功能强弱的重要标志。形体强壮，胖瘦适中，姿态自如，说明精气充盛，脏腑功能正常，见于正常人或轻病患者；形体羸瘦或过度肥胖，动作艰难，说明精气衰竭，脏腑功能失常，见于久病、重病患者。

总之，望神可从眼神、神情、色泽和体态四个方面进行，即所谓"目之有神""色之有神""舌之有神""形之有神"。同时神还可从声息、脉象等方面来了解，并不完全局限于望诊所见，如"声之有神""脉贵有神"等，但察神的重点仍以望诊为主。

（四）神的分类

神的分类按其表现不同可划分为得神、少神、失神、假神（表1-1）和神乱五种，可作为判断病情轻重、预后的重要依据。

1. 得神

又称"有神"，是精充气足神旺的反映。

【临床表现】目光明亮，精彩内含，目珠灵活，神志清楚，语言清晰，表情自然，面色荣润，呼吸平稳，肌肉不削，饮食正常，反应灵敏，动作灵活，体态自如。

【临床意义】提示正气充足，脏腑精气充盛。见于正常人或轻病患者，预后较好。

2. 少神

又称"神气不足"，是精气不足、神减的反映。

【临床表现】两目乏神，目珠少动，精神不振，面色少华，少气懒言，形体瘦削或虽肥胖而肌肉松软，食欲减退，动作迟缓。

【临床意义】提示正气不足，脏腑精气轻度损伤。见于正常人劳累之后或体质虚弱者，也可见于轻病及疾病恢复期的患者。

3. 失神

又称"无神"。临床有虚实之分。

（1）正虚失神：是精亏气败神衰的表现。

【临床表现】目光晦暗，瞳神呆滞，精神萎靡，或神志昏迷，反应迟钝，表情淡漠，面色无华，形体羸瘦，骨枯肉脱，饮食大减，动作艰难。

【临床意义】提示脏腑精气衰败，正气大伤，功能衰竭。多见于慢性久病虚证，预后不良。

（2）邪盛失神：是邪盛神衰的表现。

【临床表现】神昏谵语，躁扰不宁，循衣摸床，撮空理线；或壮热神昏，呼吸气粗，喉中痰鸣；或卒然昏倒，双手握固，牙关紧闭。

【临床意义】提示邪气亢盛，扰乱神明；或肝风挟痰，上蒙清窍等。可见于急性危重病患者，亦属病重，预后不良。

4. 假神

假神是久病、重危患者本已失神而突然出现精神暂时"好转"的假象，为临终前的预兆。

【临床表现】

目光：目光晦暗，目珠呆滞，突然变为目光明亮，浮光外露。

神志：神志昏迷或精神萎靡，突然变为神志清楚，精神躁动。

面色：面色晦暗枯槁，突然变为颧赤如妆。

语言：不欲语言，语声低微，突然变为言语不休，语声清亮。

饮食：毫无食欲，食量减少，突然变为索食、思食，食欲增强。

【临床意义】提示正气将脱，脏腑精气衰竭已极，阴不敛阳，虚阳外越，阴阳即将离决。古人比作"回光返照""残灯复明"。

表 1-1　得神、少神、失神、假神鉴别表

项目	临床表现	临床意义
得神	眼睛：目光明亮，目珠灵活 神情：神志清楚，表情自然 面色：面色荣润，含蓄隐隐 体态：形体适中，体态自如 语言：清晰流利，应答如常 饮食：饮食如常	脏腑精气充足，功能正常
少神	眼睛：两目乏神，目珠少动 神情：神志清楚，精神不振 面色：面色少华，色淡不荣 体态：形体瘦削或肥胖 语言：声低懒言 饮食：食欲减退	脏腑精气不足，功能较弱
失神	眼睛：目光晦暗，目珠呆滞 神情：萎靡神昏，或神昏谵语 面色：面色无华，晦暗暴露 体态：形体羸瘦，动作艰难 或循衣摸床，撮空理线 语言：低微断续，或谵语 饮食：饮食大减	脏腑精气衰竭，或邪气亢盛，功能衰退
假神	眼睛：目光晦暗，突然目光变亮 神情：神志昏迷，突然神志清楚 面色：面色晦暗，突然颧赤如妆 体态：卧床不起，突然思起床活动 语言：本不言语，突然言语不休 饮食：久不能食，突然索食思食	脏腑精气衰竭已极，虚阳外越

5. 神乱

又称"神志失常"。包括焦虑不安、狂躁妄动、神识痴呆等，多见于癫病、狂病、痫病、脏躁等。

悲伤抑郁：精神抑郁，表情淡漠，神识痴呆，喃喃自语，哭笑无常，悲观失望。多因痰

蒙心神或因先天禀赋不足而成，属阴证，常见于癫病、郁病等。

狂躁妄动：狂躁不安，胡言乱语，打人骂詈，不避亲疏，少寐多梦，妄行不休。多因痰火扰心，或热扰心神，或瘀阻脑络而成，属阳证，常见于狂病等。

抽搐神昏：突然昏倒，不省人事，口吐涎沫，两目上视，四肢抽搐，口中如作猪羊叫声，醒后如常人。多因肝风夹痰，蒙蔽清窍所致，常见于痫病等。

焦虑恐惧：焦虑不安，时时恐惧，心悸气促。多由心胆气虚，心血不足，心神失养所致，可见于脏躁。

（五）望神的注意事项

1. 以神会神

当医生接触患者时，经过短暂的观察，就能对患者的神气有一个初步的印象。这短暂的观察，应首先注意患者的目光神态，所谓奕奕有神，盎然外见。医生临证望神时一定要聚精会神，用心体会，这样才能及时、准确捕捉到患者神的情况，作出正确的判断。正如《医原·望病须察神气论》云："人之神气，在有意无意之间流露最真，医者清心凝神，一会即觉，不宜过泥。泥则私意一起，医者与病者神气相混，反觉疑似，难以捉摸，此又以神会神之妙理也。"

2. 假神与病情真正好转的区别

假神患者所谓的"好转"之象，是突然、短暂的，且与全身整体恶化的病情不相符合，如虽两颧泛红如妆，而全身皮肤晦暗无泽等。病情真正好转的久病重病患者，其"好转"之象是逐渐、持久的，并与整体好转状况相一致，如饮食渐增，面色渐润，身体功能渐复等。

3. 神形合参

神为形之主，形为神之舍，二者关系密切。《素问·上古天真论》云："形神合一""形与神俱"。医生望神时，一定要把患者神的情况和形体强弱胖瘦结合起来，综合考虑。通常神与形的表现是一致的，体健则神旺，体弱则神衰。但临床也有例外，如久病形羸色败，虽神志清醒，也属失神；新病昏迷狂躁，虽形体丰满，亦非佳兆。因此，临床望神必须做到神形合参，才不至于误诊。

二、望色

望色指医生通过观察患者全身皮肤（尤其是面部皮肤）的色泽变化来诊察病情的方法。色指皮肤的颜色，包括青、赤、黄、白、黑五种色调变化，既可以反映气血的盛衰，又可以反映脏腑病位及病邪性质；泽指皮肤的光泽，即荣润还是枯槁的明亮度变化，主要反映脏腑精气的盛衰及疾病的预后吉凶。

望色视频

（一）面部色诊的原理及意义

1. 面部色诊的原理

望面部色泽诊察疾病的原理，首先是因为面部血脉丰富，不仅"心主血脉，其华在面"，而且其他脏腑之精气通过经络也上荣于面，正如《灵枢·邪气脏腑病形》所云"十二经脉，三百六十五络，其血气皆上于面而走空窍"；其次是面部皮肤薄嫩，体内气血盛衰最易通过面部色泽变化显露出来。此外，面部暴露充分，便于医生观察，故中医将其作为望色的主要部位。

2. 面部色诊的意义

（1）判断气血盛衰：望色包括颜色与光泽两个方面。颜色为血色之外露，可以反映血液的盈亏和运行状况。若血液充足，则面色红润；血液亏虚，则面色淡白；血行瘀阻，则面色青紫。光泽是脏气的光华，可以反映精气的盛衰。气盛则有泽，气虚则无华。临床望色必须将颜色与光泽结合起来，才能作出正确的判断。但对预测病情轻重和转归来说，光泽比颜色更有意义。正如《望诊遵经》所说："光明润泽者，气也；青赤黄白黑者，色也。有气不患无色，有色不可无气也。"

（2）分辨病邪性质：感邪不同，面部色泽的变化也会有所不同。一般来说面部色赤多属热邪，色白多为寒邪，色黄为湿邪，色青紫或黑多为瘀血。

（3）确定病变部位：面色之浮沉可以分辨病变部位之表里，如色浮主病位在表，色沉主病位在里。面部五色之变化可以区分脏腑病位所在，如面青而晦暗多为肝病，面赤多为心病，面白无华多为肺病，面黄而晦暗多为脾病，面黑而无华多为肾病。此外，中医认为面部具有"全息"现象，即面部不同区域，分属不同脏腑器官。因此，观察面部不同部位色泽的变化，可以诊察相应脏腑的病变。具体方法有两种：

一是《灵枢·五色篇》划分法：先将面部划分为不同的部位并给予命名，前额—庭（颜），眉间—阙，鼻—明堂，颊侧—藩，耳门—蔽（图1-1）；然后规定脏腑在面部的分属，庭候首面，阙上候咽喉，阙中（印堂）候肺，阙下（下极、山根）候心，下极之下（年寿）候肝，肝部左右候胆，肝下（鼻端、准头、面王）候脾，方上（脾两指旁即鼻翼）候胃，中央（颧下）候大肠，挟大肠候肾，面王以上（即鼻端两旁上方）候小肠，面王以下（即人中部位）候膀胱、胞宫（图1-2）。

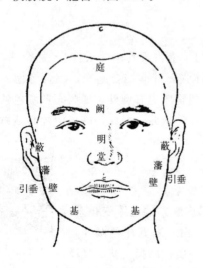

图1-1 明堂藩蔽

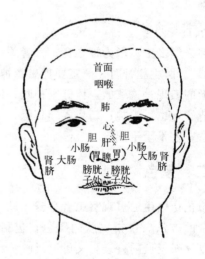

图1-2 面部五脏分属部位

二是《素问·刺热篇》划分法：左颊候肝，右颊候肺，额候心，鼻候脾，颏候肾。"肝热病者，左颊先赤；心热病者，颜先赤；脾热病者，鼻先赤；肺热病者，右颊先赤；肾热病者，颐先赤。"

（4）预测疾病转归：疾病的轻重缓急及预后转归，可以通过面部光泽的有无、含蓄与否等反映出来。凡面色明亮润泽，含蓄不露者为顺，是气血充足、胃气上荣的表现，提示病情轻，预后好；若面色晦暗枯槁，或鲜明暴露者为逆，表明气血亏虚，胃气衰败，不能上荣于面，提示病情重，预后差。

（二）常色与病色

1. 常色

常色指人体在健康时面部显示的色泽，其特征为明润、含蓄，说明精充神旺，气、血、津液充盈，脏腑功能强盛，胃气充足。以黄种人为例，其常色特征为红黄隐隐，明润含蓄。

常色有主色和客色之分。主色是指与生俱来，终生基本不变的面部色泽。《医宗金鉴·四诊心法要诀》云："五脏之色，随五形之人而见，百岁不变，故为主色也。"人类由于种族不同而分黄种人、白种人、黑种人、棕种人；同样是黄种人，由于遗传不同，而有偏白、偏青、偏黑、偏红、偏黄五形人的不同。由于种族或遗传因素导致的面色变化均系主色，属常色范畴。

客色是指非疾病因素所致的面色变化，因其仍然具有明润、含蓄的特征，故属常色。人与自然息息相关，因此随着气候、地理环境的变化，面色也有所变化。正如《医宗金鉴·四诊心法要诀》所云："四时之色，随四时加临，推迁不常，故为客色也。"一般春季面色稍青，夏季稍赤，长夏稍黄，秋季稍白，冬季稍黑等。此外，由于饮食、情绪、运动等因素导致的短暂的面色变化，如酒后易面红目赤，饱食则面容润泽光亮，饥饿时面色少泽微暗；喜者易面赤，怒者易面青，忧者易色沉，思者易面黄，悲者易泽减，恐者易面白等，也属客色范畴，不作病论。

2. 病色

病色指人体在疾病状态下面部显示的色泽，其特征为晦暗、暴露，提示脏腑精气已衰，是无神气、无胃气的反映。

病色的显露程度和光泽的有无，受疾病的轻重、浅深、病性等多种因素的直接影响。凡病色明亮润泽者，称为善色，表明脏腑精气未衰，胃气尚能上荣于面，称为"气至"，多属新病、轻病、阳证，易于治疗，预后较好；凡病色晦暗枯槁者，为真脏色外露，称为恶色，表明脏腑精气衰败，胃气不能上荣于面，称为"气不至"，多属久病、重病、阴证，治疗较难，预后较差。

常色及病色的具体比较如表 1-2 所示。

表 1-2 常色及病色比较

五色	常色	善色	恶色
青	如缟裹绀	如翠羽	如草兹
赤	如缟裹朱	如鸡冠	如衃血
黄	如缟裹栝楼实	如蟹腹	如枳实
白	如缟裹红	如豕膏	如枯骨
黑	如缟裹紫	如乌羽	如炲

（三）五色主病

病色分为青、赤、黄、白、黑五种，分别提示不同脏腑和不同性质的疾病。

1. 青色

主寒证、痛证、气滞证、血瘀证和惊风。

面色淡青或面色青黑，多为实寒证、剧痛。寒主收引，其性阴凝，寒凝气滞，经脉拘急，血行不畅，瘀色外露，故见青色。剧烈疼痛，导致经脉拘急，血行不畅也可见青色。

情志不畅，肝气郁滞或寒凝肝脉，均可导致血行不畅，瘀血内阻，瘀色外露而见面部色青。

面色青灰，口唇青紫，伴心胸憋闷疼痛见于真心痛患者，多因瘀血内阻，痹阻心脉，心脉不通而成。

小儿高热，若见眉间、鼻柱、唇周色青者，多属惊风或惊风先兆，因邪热亢盛，引动肝风，筋脉拘急，血行不畅而致。

妇女面青，少食多怒，伴月经不调者，多属肝郁脾虚，木旺克土而成。

按五行理论，木形人面色稍青或春季面色偏青为正常。肝病面青暴露，晦暗枯槁，为肝真脏色见，属病危。

2. 赤色

主热证、戴阳证。

赤色多主热证，其中满面通红，伴见高热、口渴、大汗、脉洪大等症者属实热证，多因邪热亢盛，面部脉络扩张所致；若患者两颧潮红，伴潮热、盗汗等症，属虚热证，多因阴虚阳亢、虚火上炎所致。

此外，赤色还可见于戴阳证，其特征为久病重病患者，原本面色晦暗，突见两颧泛红如妆，由阴盛格阳、虚阳上越所致，为真寒假热，为假神，属病危。

按五行理论，火形人面色稍赤或夏季面色稍赤为正常。心病患者，面色赤而暴露，晦暗枯槁，为心真脏色见，属病重。

3. 黄色

主脾虚、湿证。

若面色黄而消瘦，枯槁无光，称"萎黄"，多属脾胃虚弱，气血不足。脾胃为后天之本，气血生化之源，脾胃虚弱，不能运化水谷，化生气血，面部失于气血濡养；故见萎黄。

若面色黄而虚浮，称"黄胖"，属脾虚湿盛。因脾虚不能运化水湿，水湿内停而致。

患者一身面目俱黄，小便色黄者，称"黄疸"。其中颜色鲜明如橘皮者，为阳黄，多因湿热熏蒸，胆汁外溢所致；颜色晦暗如烟熏者，称阴黄，多因寒湿内困，胆汁外溢所致。

小儿面色青黄，或乍黄乍白，形体消瘦，皮毛憔悴，腹大青筋，称"疳积"。因脾胃虚弱，气血不足所致。

按五行理论，土形人面色稍黄或长夏面色偏黄为正常。脾病患者面色黄而暴露，晦暗枯槁，为脾真脏色见，属病重。

4. 白色

主虚证、寒证、脱血。

面色淡白无华，伴眼睑、口唇、舌质、爪甲颜色淡白者，属血虚或气血亏虚。因气血亏虚，面部失于荣润而成。

面色苍白伴剧烈疼痛或战栗者，为实寒证。因感受寒邪或过食生冷而致阴寒内盛，面部失于温煦而成。

面色苍白，伴大失血者，为脱血；伴四肢厥冷、冷汗淋漓、神识昏迷者，见于亡阳证。

面色淡白而虚浮者称㿠白，属阳虚水泛。因阳气亏虚，不能运血上行而面白；阳虚水停，泛溢肌肤而虚浮。

按五行理论，金形人面色稍白或秋季面色偏白为正常。肺病患者面色白而暴露，枯槁无光，为肺真脏色见，属病重。

5. 黑色

主寒证、痛证、血瘀证、肾虚证和水饮证。

面色发黑，伴剧烈疼痛者，多为实寒证、痛证，因寒凝经脉、血行不畅所致。

面色黧黑，肌肤甲错者，见于血瘀证，多因瘀血久停、瘀色外露所致。

面色黑而暗淡，伴腰膝酸冷、阳痿或不孕者，多属肾阳虚，多因肾阳虚衰，血失温养，脉络拘急，血行不畅所致；面色黑而干焦，伴腰膝酸软、耳鸣遗精者，多属肾阴虚，因肾阴亏虚，面失濡养而成。

眼眶周围色黑者，多属肾虚水饮或寒湿带下。下颌周围色黑者，多属肾虚。

按五行理论，水形人面色稍黑或在冬季面色稍黑属正常。肾病患者见黑而暴露，晦暗枯槁，为肾真脏色见，属病重。

五色主病情况如表1-3所示。

表1-3 五色主病简表

颜色	五行	五脏	主病
青	木	肝	寒证、痛证、气滞证、血瘀证、惊风
赤	火	心	实热证(满面通红)、虚热证(两颧潮红)、戴阳证(颧红如妆)
黄	土	脾	脾虚(萎黄)和湿证(黄胖或黄疸)
白	金	肺	气血虚(淡白)、阳虚证(㿠白)、实寒证(苍白)、脱血(苍白)
黑	水	肾	肾阴虚证(黑而干焦)、肾阳虚证(黑而暗淡)、水饮证、血瘀证(黧黑)、痛证

（四）望色十法

疾病是发展变化的，故临床亦应动态观察面色，借以推断病情轻重、预后吉凶。清代汪宏在《灵枢·五色》篇的基础上，结合自己的临床经验总结出了"望色十法"。《望诊遵经·相气十法提纲》云："欲识五色之精微，当知十法之纲领。"即浮沉分表里，清浊别阴阳，微甚分虚实，散抟测久近，泽夭断生死。该法具有一定的临床价值。

浮沉分表里：浮指颜色浮露，主病在表；沉指面色沉隐，主病在里。若面色先浮后沉，说明病邪由表入里，病情加重；而面色先沉后浮，说明病邪由里出表，病情减轻。

清浊别阴阳：清指颜色清明，主病为阳；浊指颜色浊暗，主病为阴。若面色由清变浊，说明疾病由阳转阴；而面色由浊转清，说明疾病由阴转阳。

微甚分虚实：微指颜色浅淡，主病为虚；甚指颜色深浓，主病为实。若面色由微转甚，说明因虚致实；若面色由甚转微，说明由实转虚。

散抟测久近：散指颜色疏散，主新病或久病病邪将解；抟指颜色壅滞，主久病或新病病邪渐聚。若面色由抟转散，说明病虽久而邪将解；若面色由散转抟，说明病虽近而邪渐聚。

泽夭断生死：泽指面色荣润有泽，预后较好；夭指面色晦暗枯槁，预后不佳。若面色由泽转夭，说明神气渐无，病情加重；若面色由夭转泽，说明神气渐复，疾病向愈。

（五）望色的注意事项

1. 面色与脉症合参分析

一般来说，临床上患者出现的面色与脉、症是相应的，如患者两颧潮红时，常伴见低热、盗汗、消瘦、舌红、苔少、脉细数等症，属色、脉、症相应，病情较为单纯；但在病情复杂时，可能出现面色与脉、症不相应的情况，此时应结合其他诊法进行综合判断，以免造成误诊。如患者出现颧红如妆时，全身却表现为畏寒肢冷，精神萎靡，小便清长，大便稀溏等阳虚有寒的症状，属真寒假热证，而非真正的热证，应注意鉴别。

2. 注意非病理因素影响

人自身是一个有机整体，与自然界亦息息相关。因此遗传、种族、季节、时辰、环境、饮酒、情绪等因素对面色均有影响，望面色时应注意这些因素导致的面色变化。

3. 病色交错规律的把握

五行学说认为，五色分属五脏、五行，即青为肝木，赤为心火，白为肺金，黄为脾土，黑为肾水。如某脏腑病见相应某色（如脾病见色黄），是正病正色，为病色相应，是病情发展的一般现象；如某脏腑病见不相应某色（如脾病见色青、或赤、或白、或黑），为病色不相应。古人在分析病与色不相应情况时，根据五行生克关系以判断疾病之顺逆吉凶。即病色相生者为顺，病色相克者为逆。临证时可作为参考，但不能胶柱鼓瑟，过于机械，而应灵活应用。诚如《望诊遵经·五色交错合参》所言："倘色夭不泽，虽相生亦难调治；色泽不夭，虽相克亦可救疗。"

三、望形

望形指医生通过观察患者形体的强弱、胖瘦、体质形态和其他异常表现，以诊察病情的一种方法。

（一）望形的原理及意义

筋、脉、肉、皮、骨"五体"，是构成人体的五种基本组织，五体与五脏相合。若五脏精气充盛，五体得以濡养，在外则表现为形体强健；若五脏精气衰弱，五体失于濡养，在外则表现为形体羸弱。所以，观察患者形体的强弱胖瘦，可以测知脏腑虚实、气血盈亏，判断病情轻重和预后吉凶。正如《素问·经脉别论》曰："诊病之道，观人勇怯、骨肉、皮肤，能知其情，以为诊法也。"《素问·三部九候论》亦曰："必先度其形之肥瘦，以调其气之虚实。"此外，由于遗传禀赋的差异，人与人的体质类型有所不同，人与人对疾病的易感性和患病后的预后也有差异，所以，观察患者的体质类型有助于对疾病的判断。

（二）望形的基本内容

1. 形体强弱

形体强弱主要从皮肤的润枯、肌肉的丰瘦、骨骼的粗细、胸廓的宽窄等方面反映出来，临床上医者应将这些外在表现与机体的功能状态、神的旺衰情况结合起来，才能对疾病的有无和轻重缓急作出正确的判断。《四诊抉微·察形气》云："形之所充者气，形胜气者夭，气胜形者寿。"

体强：指形体强壮，表现为皮肤润泽，肌肉充实，骨骼强壮，胸廓宽厚，精力充沛，食欲旺盛，提示内脏坚实，气血旺盛，抗病力强，不易患病；患病则易于治疗，预后较好。

体弱：指形体衰弱，表现为皮肤枯槁，肌肉瘦削，骨骼细小，胸廓狭窄，精神萎靡，食欲不振，提示内脏脆弱，气血亏虚，抗病力弱，易于患病；患病则难于治疗，预后较差。

2. 形体胖瘦

胖指形体肥胖，瘦指形体消瘦，二者均非正常。形体适中，胖瘦适宜，是健康的标志；

过于肥胖或过于消瘦都可能是病理状态。观察患者形体胖瘦应与精神状态、食欲和食量情况结合起来考虑，综合判断。

关于胖瘦的标准，临床多采用国际通用的体重指数（body mass index，BMI）来判断。身重指数（BMI）＝体重（kg）/［身高（m）］^{2}（表1-4）。

表 1-4　形体胖瘦的评价表

性别	BMI/(kg/m²)		
	正常	肥胖	消瘦
男性	20~25	>25	<20
女性	19~24	>24	<19

体胖：凡体重指数超过正常者为体胖。有常态与病态之分。体胖能食，肌肉坚实，神旺有力者，多属形气有余，是精气充足，身体健康的表现。体胖食少，肉松皮缓，神疲乏力者，为形盛气虚，多因脾失健运，聚湿生痰，痰湿充斥形体所致，故有"胖人多气虚""肥人湿多""肥人多痰"之说，胖人易患中风、胸痹等病证。

体瘦：凡体重指数小于正常为体瘦。亦有常态与病态之分。体虽略瘦，但筋骨、肌肉坚实，精力充沛，饮食正常者，仍属健康。体瘦食多，属中焦有火；体瘦食少，属中气虚弱；体瘦颧红，伴潮热盗汗、口咽干燥者，多属阴虚火旺。故有"瘦人多阴虚""瘦人多火"，易患肺痨等病。若久病重病，卧床不起，骨瘦如柴者，为脏腑精气衰竭、气液干枯的表现，属病危，此即《素问·玉机真藏论》所谓"大骨枯槁，大肉陷下"。

（三）体质类型

体质是个体在先天禀赋与后天环境等因素影响下，在生长发育过程中逐渐形成的形体结构、功能、心理方面的个体特征。体质在一定程度上反映了机体阴阳气血盛衰的禀赋特点和对疾病的易感性、转化性。故观察辨别患者的体质类型，有助于对疾病的诊断和预后的判断。

《内经》中就有关于体质形态的划分和体质与疾病关系的论述。目前一般主张将人按体质分为阴脏人、阳脏人和平脏人三种（表1-5）。

阴脏人：体型矮胖，头圆颈粗，肩宽胸厚，腹部膨隆。其体质特点是阴盛阳虚。此类人平素多喜热恶凉，大便多溏，性格沉静，舌质偏淡，对寒、湿诸邪具有易感性，感邪后易从阴化寒，易产生湿滞、水肿、痰饮、血瘀等病理变化。

阳脏人：体型瘦长，头长颈细，肩窄胸平，腹部凹陷。其体质特点是阳盛阴虚。这类人平素多恶热喜凉，大便多燥，性情急躁，舌质偏红，对热、燥诸邪具有易感性，感邪后易于从阳化热，易化燥伤阴，导致阴虚阳亢、血耗神乱等病理变化。

平脏人：又称阴阳和平人。体形适中，平素也无寒热喜恶之偏，二便正常，性格开朗。其体质特点是阴阳平衡，气血调匀。

表 1-5　体质形态分类表

名称	形体特征	禀赋特点	饮食用药禁忌
阴脏人	矮胖	阴盛阳虚	少食生冷、慎用寒凉
阳脏人	瘦长	阳盛阴虚	少食燥热、慎用温燥
平脏人	不胖不瘦	阴阳平衡	无特殊禁忌

四、望态

望态指医生通过观察患者动静姿态和肢体异常动作来诊察病情的方法。

（一）望态的原理及意义

患者的动静姿态是疾病的外在表现。中医学认为"阳主动，阴主静"，即躁动不安者多属阳证、热证、实证；喜静懒动者多为阴证、寒证、虚证。因此，通过观察患者的动静姿态，可以判断病性的寒热、虚实、阴阳。正如《望诊遵经·行止动静提纲》所云："善诊者，观动静之常，以审动静之变，合乎望闻问切，辨其寒热虚实。"

肢体活动受心神支配，与脏腑功能、筋骨、经脉等密切相关。因此心神正常，肝肾充足，筋骨强健，经脉通利，则肢体活动自如，矫健协调。《素问·灵兰秘典论》云："肾者，作强之官，伎巧出焉。"肾精充盛，骨髓充盈，骨骼强健，则人体活动轻灵有力；肝主筋，肝血充足，筋脉得养，则关节屈伸自如，肢体运动灵活。若心神失常，或肝肾不足，筋骨、经脉病变，则肢体活动失常，可见手足震颤、屈伸不利等症。因此，观察患者肢体的某些异常动作，有助于判断脏腑功能的盛衰及筋骨、经脉的病变。

（二）望态的内容

1. 动静姿态

（1）坐姿：坐而喜俯，伴咳喘无力，痰白清稀，少气懒言者，多为肺虚少气；坐而喜仰，伴咳喘痰多，胸胀气粗，多属肺实气逆；但坐不得卧，卧则气逆，多为咳喘肺胀，或饮停胸腹；但卧不能坐，坐则神疲晕眩，为夺气失血，或见于眩晕病患者；坐卧不安，是烦躁之征，因热扰心神所致。

（2）卧姿：卧时向外，身轻能自转侧，多属热证、实证、阳证，是邪热内盛，正气未衰的表现；卧时向内，身重难以转侧，多属寒证、虚证、阴证，因阴寒内盛、正气亏虚所致；卧时蜷屈成团者，多属阳虚；卧时仰面伸足者，多属热证。

（3）痛姿：指疼痛时患者的姿态。如蹙额捧头，俯不欲仰者为头痛；以手护腹，俯身前倾多为腹痛；两手护乳，惟恐触碰者，见于乳痈患者。

（4）行态：指患者行走时的姿态。如行走之际，突然停步，以手护心，不敢行动者多为胸痹；以手护腰，弯腰曲背，行动艰难，多为腰腿病；行走时身体震颤不定，是肝风内动之征。

2. 异常动作

风主动，善行而数变，风气通于肝，肝主筋，所以形体的异常动作，多与风和肝有关。

（1）手足颤动：手指或足趾轻微抖动，不能自主者称颤动。在外感热病中多为动风先兆，在内伤杂病中多为血虚阴亏，筋脉失养，虚风内动之征。

（2）手足蠕动：手足缓慢挚动，类似虫行者称蠕动。可见于外感温热病后期，也可见于内伤杂病中，为阴血亏耗，筋脉失养，虚风内动之象。

（3）四肢抽搐：四肢筋脉拘急与弛缓间作，舒缩交替，动而不止者为抽搐。多因热极生风，或肝风夹痰所致，见于小儿惊风、痫病、破伤风等。

（4）角弓反张：颈项、后背僵硬，运动不灵，甚至腰背反折，身体后仰，如张弓之状，称角弓反张。因热极生风所致，常见于破伤风、小儿惊风患者。

（5）循衣摸床、撮空理线：指久病重病、神志昏迷的患者，上肢出现如抚摸衣被、捻摸床沿，或伸手向空，手指时分时合，如穿针引线的异常动作。多因邪热亢盛，耗伤心阴，或久病大虚，元气将脱所致，为失神的恶候，属病危。

（6）行动不灵：伴手足软弱无力，活动受限而无痛者，为痿病，多由阳明湿热，或脾胃气虚，或肝肾不足所致；伴关节疼痛，活动困难者，为痹病，多由风寒湿邪侵犯关节，关节痹阻不通所致。

（7）卒然昏倒：伴四肢抽搐，口吐白沫，有怪叫声，移时苏醒，醒后如常者，为痫病，多因肝风挟痰，蒙闭清窍所致；伴四肢厥冷者，多为厥病，多因情志不舒，或痰浊内蕴，或气血亏虚，气机升降失常，神明失用所致；盛夏卒倒，伴面赤汗出者，多为中暑，是暑热邪气，闭阻清窍所致；伴半身不遂，口眼㖞斜，语言不利者，为中风病，多因肝风挟痰，流窜经络，蒙闭清窍所致。

3. 衰惫姿态

五脏主藏精气在内，各有其职守。脏腑精气充足，是人体健康、身体强壮的根本保证。若脏腑精气衰减，则会出现相应的衰惫姿态。观察这些衰惫姿态，有助于了解脏腑的病变程度和预测疾病的转归预后。

《素问·脉要精微论》云："夫五脏者，身之强也。头者，精明之府，头倾视深，精神将夺矣；背者，胸中之府，背曲肩随，府将坏矣；腰者，肾之府，转摇不能，肾将惫矣；膝者，筋之府，屈伸不能，行则偻俯，筋将惫矣；骨者髓之府，不能久立，行则振掉，骨将惫矣。得强则生，失强则死。"

上面这段话是说五脏精气充足，是人体强健的根本。头为精明之府，若见头部低垂，目陷无光，是精气神将要衰败的表现。背为胸中之府，若见脊背弯曲，两肩下垂，是宗气将要败坏的表现。肾位居于腰，故腰为肾之府，若见腰背不能转侧动摇，是肾中精气将要衰惫的表现。膝为筋之府，是筋汇聚的地方，若见屈伸不能，行走时身背弯曲，是筋脉将要衰惫的表现。骨为髓之府，不能久立，行则摇摆不稳，是髓虚失于濡养，骨将要衰惫的表现。五脏精气能够恢复强健，则虽病可以复生；若五脏精气不能复强，则病情危殆。

第二节　局部望诊

人体是一个有机整体，整体的病变可反映于局部，局部的病变也可影响整体。局部望诊是在全身望诊的基础上，根据诊病的需要，对患者的某些局部表现进行深入、细致的观察。局部望诊可进一步了解病情，补充全身望诊的不足，有利于病情的准确诊断。

局部望诊
PPT 课件

观察局部时，必须熟悉各部位的生理功能、形态特征及其与脏腑、经络的内在联系，同时还要把病理表现与正常表现相比较，并参照其他三诊，从整体角度进行综合分析，明确其临床意义。

局部望诊的内容主要包括望头面、五官、躯体、四肢、二阴、皮肤等。

一、望头面

（一）望头部

头为精明之府，中藏脑髓，髓为精化；发为肾之外华，为血之余气；头又为诸阳之会，手足三阳经及督脉皆上行于头，足厥阴经及任脉亦上达于头，其中阳明经与任脉行于头前，太阳经与督脉行于头后，少阳经行于头两侧，足厥阴经系目系达巅顶；脏腑精气皆上荣于头。故望头部的情况，主要可以诊察肾、脑的病变和脏腑、经络、气血的盛衰及经脉运行状况。

望头部变化应注意观察头的大小、外形、囟门、动态以及头发的色泽与分布、疏密、脱落等变化情况。

1. 头形

头形主要指头颅的大小与外形。头形异常多见于正值颅骨发育期的婴幼儿，也常为某些疾病的典型体征。

头形大小的衡量，是以头围（头部通过眉间和枕骨粗隆的横向周长）来确定。婴幼儿随发育阶段的增长，头围也增长。一般新生儿约34cm，6个月时约42cm，1岁约45cm，2岁约47cm，3岁约48.5cm，5岁约50cm，4～10岁共增加约1.5cm，18岁可达53cm或以上，以后几乎不再变化。头围与脑、颅骨的发育密切相关，若明显大于以上范围者为头形过大，反之为头形过小。但头形稍大或稍小而智力发育正常者，一般无病理意义。常见头形异常改变有：

（1）巨颅：小儿头颅异常增大，颜面部相对较小，整个面容呈三角形，伴智力低下，为先天不足，由肾精亏损，水液停聚于颅脑所致，可见于脑积水患儿。

（2）小颅：小儿颅缝早闭，以致头颅顶部尖突高起，伴智力低下，谓之小颅，多因先天肾精不足，颅脑骨发育不良所致。

（3）方颅：小儿前额左右突出，头顶平坦，外观头颅呈方形者，由肾精不足，或脾胃亏虚，颅骨发育不良所致，可见于佝偻病、先天性梅毒等患儿。

2. 囟门

囟门是指婴幼儿颅骨发育期，骨缝尚未弥合形成的骨间隙。观察囟门变化，是了解小儿发育与营养状况的主要方法之一。囟门有前囟与后囟之分。后囟呈三角形，在出生后2～4个月时闭合。前囟呈菱形，在出生后1～1.5岁时闭合。囟门异常常见有囟门高突、囟门凹陷、囟门迟闭三种情况。

（1）囟门高突：称为囟填，属实证。多因温病火邪上攻，或脑髓病变，或颅内水液停聚所致。但在小儿哭闹时囟门暂时突起者不属病态。

（2）囟门凹陷：称为囟陷，多属虚证。可见于吐泻伤津，气血不足，或先天精气亏虚，脑髓失充所致。但6个月以内的婴儿囟门微陷属正常。

（3）囟门迟闭：称为解颅。多因先天肾气不足，或后天脾胃虚弱，骨骼失养，发育不良所致。常与五软（头软、项软、手足软、肌肉软、口软）、五迟（立迟、行迟、发迟、齿迟、语迟）等症状伴见。多见于小儿佝偻病。

3. 动态

正常人头的动态应当是随意、灵活、自如。如头摇不定、不能自主者，多为肝风内动，也可见于老年人肝肾阴亏，或气血虚衰，脑神失养者。

4. 望发

发的色泽、生长、疏密与肾中精气和血液盛衰密切相关。故观察头发的改变，可以了解肾中精气盛衰和血液盈亏状况。

正常人头发润泽而茂密，是肾精充足、气血旺盛的表现。头发异常常有以下表现：

头发枯黄稀疏易落，多为精血不足，常见于慢性虚损，或大病之后，精血未复之人。突然片状脱发，脱落处显露圆形或椭圆形光亮头皮而无自觉症状，称为斑秃，多为血虚受风，或长期精神紧张，或焦虑惊恐等不良刺激，损伤精血所致；若头顶发脱，为顶秃，常为劳心过度，损伤精血，或先天遗传所致。青壮年头发易落，伴见眩晕、健忘、腰膝酸软等表现者，多为肾虚。头发脱落，头皮瘙痒，多屑多脂者，多为血热化燥所致。青少年白发，伴有腰酸、耳鸣等肾虚症状者多属肾虚；伴有失眠健忘者为劳神伤血所致。若发白而无任何不适者，多因先天禀赋不足所致。小儿头发稀疏黄软，生长迟缓，或枕后发稀，或头发稀疏不匀者，多因喂养不当、精血亏虚而成。小儿发结如穗，枯黄无泽，伴面黄肌瘦，多为疳积病。

（二）望面部

面为心之外华，是反映心的功能状况及脏腑气血盛衰变化的窗口。本节主要介绍面部常见的形态变化及其意义。

1. 面肿

若面部浮肿，按之凹陷，但面部皮肤不热不红者，多见于水肿病。其中面部浮肿，发病迅速，上半身肿甚者，为阳水，多因外感风邪，肺失宣降所致；若足部、下肢浮肿，逐渐蔓延全身，腰以下肿甚者，为阴水，多因脾肾阳虚、水液外溢所致。

若颜面浮肿，皮肤变厚，干燥多屑，伴见表情淡漠，形寒怕冷等，多由阳气虚衰、气郁痰停所致。

若面部红肿，灼热疼痛，压之褪色者，称抱头火丹；重者头肿大如斗，称大头瘟。多为热毒内盛，血热搏结，或天行时疫，火毒上攻所致。

2. 腮肿

一侧或两侧腮部以耳垂为中心肿起，边缘不清，局部灼热疼痛，称为痄腮，为外感温毒之邪所致，多见于儿童，属传染病；若颧下颌上耳前发红肿起，疼痛，伴有寒热者，称为发颐，为阳明热毒上攻所致。

3. 面削颧耸

面削颧耸指面部肌肉消瘦，两颧高耸，眼窝、面颊凹陷者，又称为面脱，表明气血枯竭，属病危之象。

4. 口眼㖞斜

口眼㖞斜指患侧口角下垂或㖞斜，患侧眼睛不能闭合及患侧额纹变浅或消失的表现。对口眼㖞斜的判断，主要是通过观察额纹、鼻唇沟是否变浅，眼裂是否增宽，口角是否低垂或㖞斜来确定。检查时可让患者做皱眉、闭眼、露齿、伸舌、鼓腮或吹气动作，比较两侧的对称性。单纯口眼㖞斜，而无半身不遂者，为中风病之风邪中络；若有半身不遂者，则为中风病之风邪中经；若有神志改变者则为中风病之风中脏腑。

5. 面肌眴动

面部肌肉抽动，或轻或重，醒则发作，睡则停止，为肝风内动，或血虚失养所致。

6. 特殊面容

较常见者如惊恐貌、苦笑貌、狮面、面具脸等。

惊恐貌即面部表情惊恐，多见于小儿惊风、狂犬病和瘿瘤等。苦笑貌即面肌痉挛所呈现的似哭非哭、似笑非笑的特殊面容，可见于新生儿脐风、破伤风等。狮面即面部肌肉出现斑块、结节、浸润性隆起，而使面部呈现凸凹不平犹如狮子面貌，常伴见鼻骨塌陷，眉毛、头发脱落，属麻风病危候。面具脸即面部肌肉僵硬，表情呆板，像戴面具样，可见于颤证。

二、望五官

（一）望目

目为肝之窍，心之使，五脏六腑之精气皆上注于目。《灵枢·大惑论》将目部不同部位分属于不同的脏腑，在此基础上后世医家归纳出"五轮学说"，进一步明确了目睛各部与脏腑的联系。瞳仁属肾，称为水轮；黑睛属肝，称为风轮；目眦及血络属心，称为血轮；白睛属肺，称为气轮；眼睑属脾，称为肉轮。望目不仅是望神的重点，而且对眼科疾病或内科疾病的诊断具有十分重要的意义。

望目应观察眼神、色泽、目形和动态的变化。本节重点介绍目色、目形、动态的变化与意义。

1. 目色变化

正常人眼睑内与两眦红润，白睛呈瓷白色，黑睛呈褐色或棕色，角膜无色透明。其异常改变主要有：

目赤肿痛：总属实热证。诸经热盛，皆可引起目赤。白睛色赤为肺火，或外感风热；两眦赤痛为心火；睑缘赤烂为脾有湿热；全目赤肿为肝经风热上攻。

白睛发黄：伴身黄、小便发黄者，为黄疸，常因湿热熏蒸或寒湿郁滞而成。

目眦淡白：属血虚、失血，是血少不能上荣于目所致。

目胞色黑晦暗：多属肾虚，是命门火衰，寒水内盛之象，或为肾精亏耗所致。

2. 目形变化

目胞浮肿：多为水肿病的表现之一。若目胞微肿，如新卧起之状，为水肿病初起之征；目胞宽软，肿势徐缓，多为脾肾亏虚。但健康人低枕睡眠后胞睑微肿，活动后消失者则无病理意义。

目窠凹陷：多为伤津耗液或气血不足，可见于吐泻伤津或气血虚衰的患者；若久病重病眼球深陷，肉消著骨，则为脏腑精气竭绝，正气衰竭，属病危。

眼球突出：眼球突出兼颈前微肿，急躁易怒者，称为瘿病，因肝郁化火，痰气壅结所致。若眼球突出兼喘满上气者，属肺胀，为痰浊阻肺，肺气不宣，呼吸不利所致。

针眼、眼丹：睑缘肿起结节如麦粒，红肿较轻者，称为针眼；胞睑漫肿，红肿较重者，称为眼丹。皆为风热邪毒，或脾胃蕴热上攻于目所致。

胬肉攀睛：目眦赤脉胬肉，横布白睛，渐侵黑睛。多由心肺两经风热壅盛，或脾胃湿热蕴蒸，血滞于络，或肾阴暗耗，心火上炎所致。

目生翳膜：翳生于黑睛，膜生于白睛，常伴目痒目痛，羞明畏光，皆属外障眼病。多由六淫外侵，或食滞、痰火、湿热内蕴，或七情郁结，或由外伤所致。若外观正常，或瞳仁变色变形，出现视力障碍者，皆为内障眼病。多由肝郁化火，或气血双亏，或肝肾不足，阴虚火旺，或外邪引动积热而发。总之外障多实，内障多虚。

3. 动态变化

正常瞳孔直径为 3~4mm，双侧等圆等大，对光反应灵敏，眼球运动随意、灵活。观察目的动态改变，应注意瞳孔、眼球与目胞三方面的情况。目的动态异常改变主要有：

瞳孔缩小：多属中毒所致，如有机磷类农药、吗啡、氯丙嗪、川乌、草乌、毒蕈等药物中毒；也可见于中风病，病属危重。

瞳孔散大：多属肾精耗散，常见于脑部外伤、中风病等，提示病情危重。若两侧瞳孔完全散大，对光反射消失则是临床死亡的指征之一。另外瞳孔散大，也可见于青风内障或某些药物（阿托品、可卡因等）的影响。

瞪目直视：两眼固定前视，神志昏迷，为脏腑精气将绝，属病危。

目睛上视与斜视：两目上视，不能转动，为目睛上视，也称戴眼；若目睛偏向一侧即为斜视。二者均属肝风内动所致。因肝经上系于目系，肝风内动可牵引目系，属病重。目睛斜视也可由目部外伤，损伤目系或先天因素所致。

闭目障碍：双目闭合障碍，多为瘿瘤病。若单侧闭合障碍，多为风中络脉。若小儿入睡露睛，多属脾气虚弱，气血不足，胞睑失养所致，常见于吐泻伤津和慢脾风的患儿。

胞睑下垂：又称睑废。双睑下垂者，多为先天不足，脾肾亏虚；单睑下垂者，可见于中风病危候，或脑部外伤等。

（二）望耳

耳为肾之窍，手足少阳经脉布于耳，手足太阳经脉、阳明经脉循行于耳之前后，故耳为"宗脉之所聚"，耳与全身整体也有密切的联系，所以望耳可以诊察肾、胆及全身的病变。

望耳主要是观察耳的色泽、形态及耳道的变化。

1. 耳郭色泽变化

正常人耳郭红润，外形对称，是气血充足的表现。耳轮淡白，多属气血亏虚。耳轮红肿，多为少阳相火上攻，或肝胆湿热火毒上蒸。耳轮干枯色黑，多属肾精亏耗，精不上荣，为病重，可见于温病后期耗伤肾阴及下消等。小儿耳背、发际处若有玫瑰红色的斑丘疹，多为麻疹病出疹之兆。

2. 耳郭形态变化

正常人耳郭厚大，是肾气充足的表现。若耳郭瘦薄，是先天亏虚，肾气不足。耳轮干枯萎缩，多为肾精耗竭。耳轮甲错，多为久病瘀血。

3. 耳道变化

耳道内肿痛，伴有耳郭牵拉疼痛，为耳道疖肿。若耳道有黄色脓液流出，为脓耳。二者皆为肝胆湿热，循经上熏所致。若病程长，日久不愈者，多属肾阴亏虚，虚火上炎。

（三）望鼻

鼻为肺之窍，是呼吸之气出入的门户，鼻梁属肝，鼻头应脾，鼻翼属胃，足阳明胃经分布于鼻旁。故望鼻可以诊察脏腑的病变，尤其是肺和脾胃的病变。

望鼻应注意鼻的色、形、态及鼻道的变化。

1. 色形变化

正常人鼻色红黄隐隐，明润光泽，通气良好，提示脾胃之气充足，肺气宣通。鼻头色青，为腹中寒痛，乃寒凝血滞所致。鼻头色黄，为里有湿热。鼻头红肿生疖，多属胃热或血热。鼻头或鼻翼部生红色粉刺，称为酒渣鼻，多因肺胃蕴热，热入血分所致。鼻柱溃陷，多见于梅毒病、麻风恶候。

2. 动态变化

鼻翼翕动，是肺气失宣，呼吸困难的表现，多见于热邪蕴肺、哮病、喘病等。若久病重病鼻翼翕动，气喘而额汗如油者，为亡阳，属危候。

3. 鼻道变化

鼻流清涕者，多属外感风寒。鼻流浊涕者，多属外感风热。鼻流腥臭脓涕，日久不愈者，称为鼻渊，多为胆腑郁热，或肺经风热，或脾胃湿热。阵发性清涕量多如注，伴喷嚏频作者，多属鼻鼽，多为肺虚卫表不固，风寒乘虚侵犯。鼻腔出血，称为鼻衄，多因肺、胃、肝蕴热，燥热灼伤鼻络，或脾气亏虚，血失统摄所致。

（四）望口与唇

口为饮食的通道，脾开窍于口，其华在唇，手足阳明经脉环绕口唇，故望口与唇的变化，可以诊察脾与胃的病变。

望口与唇主要是观察色泽与形态的变化。

1. 色泽变化

正常人唇色红润，是胃气充足、气血调匀的表现。唇色淡白，多为血虚或失血。唇色深红，多为热盛。嘴唇红肿而干者，多属热极。唇色呈樱桃红色者，多见于煤气中毒。唇色紫暗或暗黑，多为瘀血。唇色青黑，多属寒盛、痛极。

2. 形态变化

口唇干燥，为津液已伤。唇内和口腔黏膜出现灰白色小溃疡，周围红晕，局部灼痛者，为口疮，多为心脾积热，或阴虚火旺所致。小儿口腔、舌上满布白斑如雪片，称为鹅口疮，多因湿热秽浊之气上蒸于口所致。若小儿口腔颊黏膜（即第二磨牙处黏膜）出现针头大小的灰白色斑点，周围绕以红晕，称为麻疹黏膜斑，为麻疹将出之兆，对麻疹病早期诊断具有特殊意义。口角流涎，多属脾虚湿盛，或胃中湿热，常见于小儿，也可见于成人因中风口歪，不能收摄所致者。人中满而唇翻者，是脾阳已绝。人中短缩，唇卷缩不能覆齿者，是脾阴已绝。

3. 动态变化

正常人口唇可随意开合，动作协调。若上下口唇紧缩，不能吮乳，为口撮，也称撮口，可见于新生儿脐风。口㖞，又称口僻，即口角向一侧㖞斜，多为中风病之风痰阻络所致。口角掣动，多为动风之象。口唇哆嗦，战栗鼓颔，称口振，多为阳衰阴盛或邪正剧争所致，可见于伤寒欲作战汗或疟疾发作时。

（五）望齿与龈

肾主骨，齿为骨之余，龈为手足阳明经分布之处。望齿与龈的变化，可诊察肾、胃的病变以及津液的盈亏状况。

观察齿与龈时应注意其色泽、形态和牙齿的脱落情况等。

1. 齿的变化

正常人牙齿洁白、润泽、坚固，是肾气旺盛，津液充足的表现。

若牙齿干燥，甚至齿如枯骨，为胃阴已伤，或肾阴枯竭，精不上荣所致，可见于温热病的晚期，属病重。牙齿松动，甚者脱落残缺，齿根外露，多为肾虚。牙关紧急，多属肝风内动。入睡中咬牙啮齿，多因胃热，或虫积，或胃有积滞所致。

2. 龈的变化

正常人齿龈淡红而润泽，是胃气充足、气血调畅的表现。

若齿龈淡白，多属血虚或失血，龈络失充所致。齿龈红肿疼痛，多为胃火亢盛，循经上熏所致。龈肉萎缩，多属肾虚。齿龈出血，称为齿衄，兼齿龈红肿疼痛者，为胃火灼伤龈络；兼齿龈不红不痛微肿者，属脾虚血失统摄，或胃肾阴虚、虚火上炎所致。

（六）望咽喉

咽喉为肺、胃之门户，是呼吸、进食的通道。足少阴肾经循喉咙挟舌本，与咽喉关系密切。咽喉又为诸经脉所络，故许多脏腑的病变可从咽喉的异常变化反映出来，尤其对肺、胃、肾的病变，诊断价值更大。

观察时应注意其色泽、形态和有无脓点、假膜等。

1. 色泽形态

正常人咽喉淡红润泽，不痛不肿，呼吸通畅，发音正常，食物下咽顺利无阻。若咽部红肿疼痛，或干燥、异物感，或咽痒不适，吞咽不利者，称为喉痹；咽部一侧或两侧喉核红肿疼痛，甚至溃烂有黄白色脓点，或脓液形成苔片状假膜（又称伪膜），且易剥离者，称为乳蛾。二者均有虚热、实热之别。若红肿疼痛明显者，属实热证，多由肺胃热毒壅盛所致；若红肿疼痛不显者，属虚热证，多由肾阴亏虚、虚火上炎所致。若伪膜色灰白，坚韧不易剥去，重剥出血，很快复生者，称为白喉（疫喉），多为感染疫毒时邪所致。

2. 化脓溃烂

咽部肿痛，肿势高突，周围红晕紧束，发热不退者，为脓已成；肿势散漫，无明显界限，疼痛不甚者，为未成脓。咽部溃烂，分散表浅者，为肺胃之热尚轻或虚火上炎；溃烂成片或凹陷者，为肺胃热毒壅盛；咽部溃腐日久，周围淡红或苍白者，多属虚证。

三、望颈项

颈项是头和躯干连接部分，其前部称颈，后部为项。颈项起着支撑头部，连接头身的重要作用，是手足三阳经及任、督脉所过之处，也是饮食、呼吸和气血津液运行的要道。

望颈项应注意观察外形以及动态等变化。

（一）外形变化

正常人的颈项直立，两侧对称，活动自如，男性喉结突出，女性不显。颈项外形常见异常表现有：

1. 瘿瘤

颈前喉结处有肿块突起，或大或小，或单侧或双侧，随吞咽上下移动者，称为瘿瘤，多因肝气郁滞，气结痰凝所致，或与地方水土有关。

2. 瘰疬

颈侧肿块如豆，推之可移，累累如串珠者，称为瘰疬，多由肺肾阴虚，虚火炼液为痰；或肝郁脾虚，痰热内生，痰核凝结于颈部；或外感风火时毒，气血壅滞，结滞于颈部所致。

（二）动态变化

正常人颈项活动自如，左右可旋转 75°，前屈或后伸 35°，左右侧屈 45°。颈脉搏动在安静时不易见到。颈项动态常见异常表现有：

1. 项强

若头项强痛不舒，兼恶寒发热等症状者，多由太阳伤寒、经气不利所致；若项部强直，不能前俯，兼壮热头痛，甚至神昏，则由温病火热内盛、燔灼肝经所致。若睡醒后项部拘急疼痛不舒，称为落枕，是睡姿不当所致。

2. 项软

颈项软弱，抬头无力，称为项软。常见于小儿，多属先天肾精亏损，或后天脾胃虚弱而成，为"五软"之一。若久病重病颈项软弱，头部倾垂，眼窝深陷，则为《素问·脉要精微论》所述之"头倾视深，精神将夺"之象，属脏腑精气衰竭之象，为病之危象。

3. 颈脉异常

若安静状态时人迎脉搏动明显，可见于肝肾阴虚、肝阳上亢或血虚重证等。颈脉怒张，平卧更甚，伴心悸、喘息、浮肿者，多为心阳虚衰，心血瘀阻，或肺肾虚损，痰气壅肺所致，可见于喘病、水肿等。

四、望胸胁

胸部是指颈项以下，胸膈以上部位。胸腔由胸骨、肋骨和脊椎骨等构成，内藏心肺，为宗气所聚之处，也是上行下达经脉必经之处；胸廓前有乳房，属胃经，乳头属肝经；胁，又称胠肋，指胸侧自腋下至肋骨尽处，是肝胆经脉循行所过之处。望胸胁可以诊察心、肺、肝胆的病变，宗气的盛衰以及乳房疾患。

望诊时应注意观察胸廓外形变化、呼吸运动有无异常和虚里搏动情况等。

（一）外形

正常人胸廓呈椭圆形，左右对称，左右径大于前后径（比例约 1.5∶1），小儿和老人左右径略大于前后径或几乎相等。两侧柱骨（锁骨）上、下窝对称。胸廓外形的常见变化有：

1. 桶状胸

胸廓前后径增大，与左右径几乎相等，肋间增宽且饱满，胸廓呈圆桶状，故称桶状胸。可见于肺胀病，多因久病咳喘，耗伤肺肾，以致肺气不宣，壅滞于肺而形成。

2. 扁平胸

胸廓前后径不及左右径的一半，呈扁平状，故称扁平胸，常见于肺肾阴虚，或气阴两虚之人。

3. 鸡胸、漏斗胸、肋如串珠

胸骨下部明显前突，肋骨侧壁凹陷，胸廓前后径变长，左右径缩小，形似鸡胸者，称为鸡胸。漏斗胸：胸骨鸠尾（剑突）出现显著内陷，形似漏斗者，称为漏斗胸。肋如串珠：即胸骨两侧的肋骨与肋软骨连接处明显增厚隆起，状如串珠。三者均可见于佝偻病患儿，常因先天禀赋不足，肾气不充，或后天失养，精气不足，骨骼发育异常所致。

4. 两侧胸廓不对称

一侧胸廓塌陷，多见于肺痿、悬饮后遗症和肺部手术后等。一侧胸廓膨隆，肋间变宽，多见于悬饮病、气胸等。

5. 乳房

观察乳房的变化，对女性尤为重要。如大小、对称性、有无皮肤回缩、形状、颜色及乳头的变化等。如哺乳期乳汁自行流出，多为脾气虚弱；乳房红肿疼痛，乳汁不畅，甚者破溃流脓者，多因肝气不舒，胃热壅滞，或外感邪毒所致，可见于乳痈。乳房局部肿块呈不规则隆凸，表面皮肤皱缩，或乳头凹陷，溃后形似菜花，为乳岩，常因气郁痰凝、血瘀毒聚所致。

（二）呼吸

正常人呼吸均匀，节律整齐，每分钟 16～20 次，胸廓起伏左右对称。妇女以胸式呼吸为主，男子和儿童以腹式呼吸为主。常见的呼吸异常有：

1. 呼吸形式改变

胸式呼吸增强，腹式呼吸减弱：为腹部有病，可见于臌胀、积聚等，亦可见于妊娠妇女。胸式呼吸减弱，腹式呼吸增强：为胸部有病，可见于肺痨、悬饮、胸部外伤等。

2. 呼吸时间改变

吸气时间延长：多因吸气困难所致，可见吸气时胸骨上窝、锁骨上窝及肋间凹陷，多见于痰饮停肺、急喉风、白喉重证等患者。呼气时间延长：多为呼气困难所致，常伴张口抬肩、端坐呼吸，可见于哮病、肺胀等患者。

3. 呼吸强度改变

呼吸急促，胸廓起伏显著，多属实热证，为邪热、痰浊犯肺，肺失清肃，肺气不宣所致。呼吸微弱，胸廓起伏不显，多为肺气亏虚，气虚体弱所致。

4. 呼吸节律改变

呼吸节律不整，表现为呼吸由浅渐深，再由深渐浅，以至暂停，往返重复，或呼吸与暂停相交替。皆为肺气虚衰之象，属病重。

5. 两侧呼吸比较

胸部一侧呼吸运动较另一侧明显减弱，为呼吸运动减弱侧胸部有病，可见于悬饮、肺痿等。

（三）虚里

虚里为心尖搏动所在之处，内藏宗气，为诸脉之所宗。正常人望诊虚里搏动不显。因此临证诊察虚里，望诊常与按诊结合。

若虚里搏动明显，其动应衣，为宗气外泄，属病重之象。

五、望腹部

腹部指躯干正面剑突以下至耻骨以上的部位，属中、下焦，内藏肝、脾、肾、胆、胃、大肠、小肠、膀胱、胞宫，亦为诸经循行之处。故望腹部可以诊察内在脏腑的病变和气血的盛衰。

望诊时应注意观察腹部的外形变化，如是否对称，有无隆起、凹陷，有无青筋暴露，以及脐部有无异常等情况。正常人腹部平坦（腹壁平于胸骨至耻骨中点连线）对称，直立时腹部可稍隆起，约与胸平齐，仰卧时则稍凹陷。临证诊断须与按诊相参。其异常表现主要有：

（一）腹部膨隆

仰卧时前腹壁明显高于胸骨至耻骨中点连线者。若腹部胀满，按之柔软，随按随起，如按气囊，为气胀，多因气机郁滞所致。腹部膨隆，仰卧时腹形如蛙腹，伴青筋暴露，皮色苍黄，四肢消瘦者，属臌胀病，多为肝气郁滞、脾肾亏虚、气滞血瘀、水湿内停所致。若腹部胀满，周身俱肿者，属水肿病，为肺、脾、肾三脏功能失调，水液内停，外溢肌肤所致。若腹部局部膨隆，多见于积聚等，为气滞血瘀所致。

（二）腹部凹陷

仰卧时前腹壁明显低于胸骨至耻骨中点连线者。若见于新病，多为剧烈吐泻；若见于久病，伴形体消瘦者，多属脾胃虚弱，气血不足；若伴肉消著骨者，则为舟状腹，多属脏腑精气耗竭，属病危之象。

（三）腹壁青筋怒张

腹壁青筋怒张，腹大坚满，皮色苍黄者，见于臌胀重证，多因气滞、瘀血、水停日久，脉络瘀阻所致。

（四）腹壁突起

腹壁有半球状物突起，多发于脐孔、腹正中线、腹股沟等处，每于直立或用力后发生者，多属疝气。

六、望腰背部

背以脊骨为主干，为胸中之府；腰为身体运动枢纽，为肾之府。督脉贯脊行于正中，足太阳膀胱经分行挟于腰背两侧，其上有五脏六腑腧穴；带脉横行环绕腰腹，总束阴阳诸经，皆与腰背关系密切。故望腰背部，可以诊察有关脏腑、经络的病变。

望腰背时应注意观察脊骨及腰背部有无形态异常及活动受限。

正常人腰背部两侧对称，俯仰转侧自如，直立时脊骨居中，颈、腰段稍向前弯曲，胸、骶段稍向后弯曲，但无左右侧弯。

（一）外形

1. 脊柱弯曲

若胸椎部分过度后弯，致使前胸塌陷，称为驼背或龟背；脊柱偏离正中线向左或右弯曲者，为脊柱侧弯。二者均可由肾中精气亏虚，而致脊骨发育不良，亦可见于脊柱外伤，或坐姿不良，或老年肾亏之人。若久病之人后背弯曲，两肩下垂，称为背曲肩随，为脏腑精气衰败之象。

2. 脊疳

患者极度消瘦，以致脊骨突出似锯，为脏腑精气亏损之象，见于慢性重病患者。

（二）动态

1. 转侧不利

腰部疼痛，转侧不利，活动受限者，多因寒湿内侵，腰部筋脉拘急，或跌仆闪挫，局部气滞血瘀所致。中老年人也可由脊骨病变所致。

2. 腰腿不利

腰部疼痛，牵及下肢疼痛，活动受限，排便、咳嗽时加剧，休息时缓解者，多因瘀血内停，或寒湿内蕴，或肝肾亏虚，腰失濡养所致。

七、望四肢

四肢包括上肢的肩、肘、腕、掌、指和下肢的股、膝、胫、踝、跗、趾等部位组织。四肢与脏腑经络关系极为密切。与脏腑关系而言，肺主皮毛，心主血脉，肝主筋，肾主骨，脾主肌肉四肢；与经脉关系而言，手足三阴经、三阳经均循行于四肢。故望四肢可以反映脏腑和经脉的病变。

望诊时应注意观察四肢的形状和动态变化。

（一）形状变化

1. 四肢萎缩

即某一肢体或四肢肌肉消瘦、萎缩，软弱无力者。多属肺热伤津，或湿热浸淫，或脾胃虚弱，或肝肾亏虚，肢体失养所致，可见于痿病。

2. 四肢浮肿

上肢或下肢浮肿，按之有凹痕者。多属肺脾肾功能失常，水湿内停，泛滥肌肤所致，可见于水肿病。

3. 膝部肿大

膝部红肿热痛，屈伸不利，多属热痹，常由风湿郁久化热所致。若膝部肿大而股胫消瘦，形如鹤膝者，为鹤膝风，多因寒湿久留、气血亏虚所致。

4. 下肢畸形

直立时两踝并拢两膝分离，称为膝内翻，又称"O"型腿或罗圈腿；两膝并拢而两踝分离，称为膝外翻，又称"X"型腿。踝关节呈固定型内收，称足内翻；呈固定外展位，称足外翻。皆属先天亏虚，肾气不充，发育不良。

5. 青筋暴露

小腿脉络曲张，形似蚯蚓，甚至胀痛不舒，站立或久行加剧，多因寒湿内侵，或长期站立，血运不畅所致。

6. 指（趾）变形

指关节呈梭状畸形，活动受限者，多由风湿久蕴，筋脉拘挛所致。指端膨大如杵者，称为杵状指，多由久病咳喘，心肺虚损，瘀血痰阻所致。指或趾皮肤色紫黑，疼痛剧烈，破后成溃疡，奇臭难闻，甚至坏死脱落，多由寒湿、湿毒、热毒瘀阻络脉，指趾失养，肌肉筋骨腐烂所致，可见于脱疽患者。

7. 手掌变化

正常人手掌淡红而润泽，大小鱼际肌肉丰满，富有弹性，这是脏腑功能旺盛，气血充足，身体健康的表现。若手掌色淡，鱼际肉薄，可因脏腑虚弱，气血不足所致。大、小鱼际及手指掌面呈现胭红或暗红，压之褪色者为手掌赤痕（肝掌），属瘀血内阻所致，多见于臌胀。

8. 指甲变化

正常人的指甲颜色红润光泽，表面光滑，呈弧形凸起，为气血充足的表现。观察指甲的变化，应注意其色泽与形状的变化。

指甲色淡白，多属气血亏虚，甲失血养所致。指甲色红，多为热证，常因里热炽盛，血络充盈所致。甲色青紫灰暗，多为瘀血阻滞，血行不畅而致。若指甲中央凹陷，边缘翘起，形状如匙者，为"匙状甲"，多由肝血不足，甲失所养所致。指甲变薄，表面粗糙，或有竖纹者，可由肝阴血不足，指甲失养而致。

（二）动态异常

1. 肢体痿废

肢体肌肉萎缩，筋脉弛缓，痿废不用者，见于痿病。若左侧或右侧肢体痿废不用者，称为"半身不遂"，见于中风或中风后遗症，常因风痰瘀阻滞经络所致；双下肢痿废不用者，见于截瘫患者，多由腰脊外伤或瘀血阻络等因素所致。

2. 手足拘挛

手足筋脉挛急不舒。在手表现为腕部屈曲，手指强直，拇指内收紧贴手心与小指相对；在足表现为踝关节后弯，足趾挺直而稍向足心。多因寒邪凝滞，或气血亏虚，筋脉失养所致。

八、望二阴

前阴为生殖和排尿器官，后阴指肛门。

观察前阴时，男性应注意观察阴茎、阴囊和睾丸是否正常，有无硬结、肿胀、溃疡和其他异常的形色改变；对女性诊察要有明确的适应证，由妇科医生负责检查，并需在女护士陪同下进行。

观察后阴时应注意肛门部位有无红肿、痔疮、肛裂、瘘管及其他病变。

（一）前阴常见异常表现

1. 阴囊肿大

阴囊肿大，无红肿痒痛者，称阴肿，多为全身水肿表现之一，可见于严重水肿病患者。若阴囊肿大，触之有水囊样感者为水疝；阴囊肿大，但不透亮，也不坚硬，若平睡时，疝块可回缩，站立过久甚至咳嗽等，疝块突出者，称为狐疝。多由肝郁、寒湿、湿热、气虚所致。

2. 阴部湿痒

阴部湿痒指外阴或男子阴囊瘙痒，甚至红肿湿烂，黄水浸淫，灼热疼痛，多为肝胆湿热，循经下注而发。

3. 阴挺

阴挺指妇女胞宫从阴道中脱出者。多由中气下陷所致，常见于体弱脾虚，或产后劳伤之人。

4. 阴缩

阴缩指阴茎、阴囊或阴户收缩。多因寒凝肝脉，或热入厥阴所致。

5. 阴疮

阴疮指前阴部生疮，或有硬结溃破腐烂，时流脓血水。多因肝经湿热下注，或房事不洁，感受梅毒所致。

（二）后阴常见异常表现

1. 肛痈

肛门周围局部红肿高起，疼痛明显，甚至溃脓者，称为肛痈，多由湿热下注，或外感邪毒而发。

2. 肛裂

肛门皮肤与肛管的黏膜有狭长裂伤，排便时疼痛出血者，称为肛裂，多因大便燥结坚硬，努力排便而撑裂。

3. 痔疮

肛门内外生有紫红色柔软肿块，突起如峙者，称为痔疮。生于肛门齿状线以内者为内痔，早期痔核可不脱出肛门，仅见排便时肛门出血，重者便时脱出，便后回纳，出血量较多；生于肛门齿状线以外者为外痔，局部坠胀、疼痛或有异物感，但不出血；内外皆有者为混合痔。多由肠中湿热，或血热肠燥，肛门局部血脉瘀滞所致。

4. 肛瘘

肛门部生痈肿或痔疮，溃破后久不敛口，可形成瘘管，称为肛瘘。其病因、病机与肛痈、痔疮基本相同，多由湿热下注或外感邪毒所致，二者属不同病理阶段。

5. 脱肛

直肠或直肠黏膜组织自肛门脱出者，称为脱肛，轻者便时脱出，便后缩回；重者脱出后不能自回，须用手慢慢推还。多由脾虚中气下陷所致。

九、望皮肤

皮肤布一身之表，内应于肺，为卫气布达、循行的部位，具有保护机体的作用，故有"人身之藩篱"的称谓。皮肤又赖脏腑气血的荣养，以维持其色泽、形态和功能的正常。凡感受外邪或内脏有病，皆可影响皮肤而发生改变。观察皮肤有无异常变化，对于判断疾病有重要意义。

观察时应注意皮肤色泽、形态的变化和皮肤的病证，如痘、疹、斑、痈、疽、疔、疖等。

正常人皮肤润泽、光滑、富有弹性。皮肤异常变化常见有：

（一）色泽变化

1. 皮肤色赤

皮肤发赤，色如涂丹者，称为丹毒。发于头面者，称为抱头火丹；发于小腿者，称为流火；发于全身，游走不定者，称为赤游丹。常由风湿热诸邪化火而致，其中发于上部者多由风热化火所致，发于下部者因湿热化火而成，亦有因外伤染毒而引起者。

2. 皮肤色黄

面目、皮肤、小便俱黄者，为黄疸。多因湿热熏蒸，或寒湿阻遏，胆汁外溢肌肤所致。

3. 皮肤色黑

皮肤色黑而晦暗，多由肾阳虚衰，温运无力，血行不畅所致；若色黑而干枯不荣，则属劳损伤肾，肌肤失养所致。

4. 皮肤白斑

皮肤局部明显变白，斑片大小不等，与正常皮肤界限清楚，且无任何异常感觉者，称为白癜风，又称白驳风。多因肺热壅盛，风邪乘之，郁于肌肤，气血不和而成。

（二）形态变化

1. 皮肤润燥

皮肤润泽，为津液未伤，营血充足。皮肤干涩不荣，多为津液已伤，或营血亏虚。

2. 肌肤甲错

皮肤干枯粗糙，状若鱼鳞的症状。若兼面色黧黑者，属瘀血日久所致；若兼面色淡白无华，则为营血亏虚，肌肤失养。

3. 肌肤肿胀

周身肌肤肿胀，按之有压痕者，称为水肿病。多因肺、脾、肾三脏功能失调，水湿内停，外溢肌肤而成。

（三）皮肤病证

1. 斑疹

斑、疹均为全身性疾病表现于皮肤的症状，二者虽常常并称，但实质有别。

凡色深红或青紫，多点大成片，平铺于皮肤，抚之不碍手，压之不褪色者，称为斑。斑又有阴阳之分：若色深红或紫红，兼有身热、面赤、脉数等实热证表现者为阳斑，多由外感温热毒邪，内迫营血而发；色淡青或淡紫，隐隐稀少，兼有面白、脉虚等气虚表现者为阴斑，多由脾气虚衰，血失统摄所致。

凡色红，点小如粟米，高出皮肤，抚之碍手，压之褪色者，称为疹。疹有麻疹、风疹、瘾疹等不同。

（1）麻疹：属儿科常见传染病。多见于冬末春初，发疹前有明显的前驱症状，如咳嗽喷嚏，鼻流清涕，发热等类似感冒的表现；发病后 2～3 天可见患儿颊黏膜处出现麻疹斑；发热 3～4 天，疹子逐渐出现，疹色桃红，形似麻粒，先见于耳后发际，渐延及颜面、躯干、四肢；疹发透彻后按出现顺序逐渐消退。常因外感风热时邪，邪热郁肺，内迫营血，从皮肤血络而出所致。

（2）风疹：疹色淡红，细小稀疏，皮肤瘙痒。常因风邪袭表与气血相搏，发于皮肤所致。

（3）瘾疹：皮肤上出现淡红或淡白色丘疹，瘙痒，搔之融合成片，高出皮肤，出没迅速。为风邪侵袭或过敏所致。

2. 水疱

皮肤上出现成簇或散在性小水疱，可有白㾦、水痘、缠腰火丹、热气疮、湿疹等。

（1）白㾦：皮肤出现白色小疱疹，晶莹如粟，高出皮肤，擦破流水，多发于颈胸部，四肢较少，面部少见，兼有身热不扬等表现。因外感湿热之邪，郁于肌表，汗出不彻而发，可见于湿温病。

（2）水痘：小儿皮肤出现粉红色斑丘疹，很快变成椭圆形小水疱，晶莹明亮，浆液稀薄，皮薄易破，分批出现，大小不等，兼有轻度恶寒发热表现。因外感湿热之邪所致。属儿科常见传染病。

（3）缠腰火丹：皮肤出现水疱，大如绿豆或黄豆，围以红晕，局部灼热，刺痛明显，多发于腰腹与胸胁部，呈条带状分布。多由肝经湿热熏蒸而发。

（4）热气疮：口角、唇边、鼻旁出现成簇粟米大小水疱，灼热痒痛。多因外感风热，或内热偏盛，肺胃蕴热，发于皮肤而成。

（5）湿疹：早期皮肤出现红斑并迅速形成丘疹、水疱，水疱破后有渗液，继之出现红色湿润之糜烂面，日久不愈。多因湿热蕴结，复感风邪，郁于肌肤而发。

3. 疮疡

疮疡是指发于皮肉筋骨间的一类常见的外科疾患。因其症状特点不同，可分为痈、疽、疔、疖四种。

观察时应注意其色、形特点，并结合其他兼症如有无疼痛、麻木、瘙痒、局部灼热等，以辨其阴阳寒热虚实。

（1）痈：患部红肿高大，根盘紧束，灼热疼痛，多属阳证，多为湿热火毒蕴结，气血瘀滞而发。其特点是未脓易消，已脓易溃，脓液黏稠，疮口易敛。

（2）疽：无头疽患部漫肿无头，皮色不变或晦暗，局部麻木，不热少痛，多属阴证，多为气血亏虚，阴寒凝滞而发。其特点是未脓难消，已脓难溃，脓汁稀薄，疮口难敛。有头疽患部初起有粟米样脓头，红肿疼痛剧烈，好发于皮肤厚韧之处，多因外感湿热，内有脏腑蕴毒，气血凝滞所致，消渴病患者常易伴发，常不易透脓，且易于内陷。

（3）疔：患部形小如粟，根硬而深，麻木痒痛，多发于颜面手足，因火热毒邪蕴结，或外伤染毒而发。

（4）疖：患部形小而圆，红肿热痛不甚，出脓即愈。因外感热毒，或湿热蕴结而发。

第三节 望排出物

望排出物是通过观察患者的分泌物、排泄物及排出体外的病理产物的形、色、质、量的变化，了解各有关脏腑的病变及邪气性质，以诊察疾病的方法。

望排出物
PPT课件

排出物是分泌物、排泄物及排出的病理产物的总称。其中分泌物是人体各官窍所分泌的液体，具有濡润官窍的作用，如唾、涎、泪、涕等；排泄物是人体排出的代谢产物，如大便、小便等；人体所排出的某些病理产物，如痰、呕吐物等也属于排出物。排出物均是各脏腑生理及病理活动的产物，与脏腑功能密切相关。因此当脏腑有病时，排出物的形、色、质、量就会发生相应的异常改变，从而可反映脏腑盛衰及邪气性质。

望排出物诊断病情的总规律是：凡色白、清稀者，多属虚证、寒证；凡色黄、黏稠者，多属实证、热证。

一、望痰涎涕唾

（一）望痰

痰为体内水液代谢失常所形成的一种病理产物，是由肺和气道排出的黏液。观察痰的色、质、量，可以判断脏腑的病变和病邪的性质。

痰黄黏稠者，多属热痰，因热邪内盛，煎熬津液所致。

痰白清稀者，多属寒痰，因寒邪客肺，肺津失布，聚津为痰；或脾失健运，湿聚为痰，上犯于肺所致。

痰白滑量多，易于咯出者，多属湿痰，因脾失健运，水湿内停，聚而为痰。

痰少而黏，难于咯出者，多属燥痰，因燥邪犯肺，耗伤肺津，或肺阴亏虚，虚火内生，灼津为痰所致。

痰中带血，色鲜红者，为咯血，因肺阴亏虚，阴虚火旺，或肝火犯肺，火热灼伤肺络，或痰热、邪毒壅肺，肺络受伤所致。

咯吐腥臭脓血痰，多属肺痈，因热毒壅肺，化腐成脓所致。

（二）望涎

涎是口腔分泌的较清稀的液体，为脾之液。望涎主要是诊察脾与胃的病变。

口流清涎量多者，多属脾胃虚寒，因脾胃虚弱，气不摄津所致。口中吐涎黏稠者，多属脾胃湿热，因湿热困阻，脾失运化，湿浊上犯所致。口角流涎不止，亦可见于中风后遗症。

小儿口角流涎，涎渍颐下，称为滞颐，因脾虚不能收摄，或胃热虫积所致。

睡中流涎而不自知者，多为宿食积滞，或胃中有热，或痰热内蕴所致。

（三）望唾

唾是口腔分泌的黏稠带泡沫的液体，为肾之液，也与胃相关。

口中多唾，多为食滞，或湿阻，唾液随胃气上逆所致。

时吐唾沫，多为胃寒，或肾阳虚，水液失于温化，上泛于口所致。

（四）望涕

涕是鼻腔分泌的黏液，为肺之液。多与六淫侵袭，肺失宣降，或邪热内蕴，上泛熏蒸，或气虚阳亏，津液失固等有关。

新病流涕多为外感。流清涕者多属风寒表证；流浊涕者多属风热表证。

反复流清涕，量多伴鼻痒、喷嚏频作者，多属鼻鼽，为肺气虚，卫表不固。久流浊涕，质稠量多、腥臭者，多属鼻渊，多为胆腑郁热，或脾胃湿热等。

二、望呕吐物

呕吐物是指口中吐出的胃内容物，外感内伤皆可引起，因胃气上逆所致。通过观察呕吐物的形、色、质、量，可了解胃气上逆的原因，分析疾病的性质。

呕吐物清稀无酸臭味，多为寒呕，因胃阳不足，腐熟无力，或寒邪犯胃，胃失和降所致。

呕吐物秽浊有酸臭味，多为热呕，因邪热犯胃，胃失和降所致。

呕吐物为未消化、气味酸腐的食物，多属伤食，因暴饮暴食，食滞胃脘，胃气上逆所致。

呕吐黄绿色苦水，多属肝胆湿热或郁热，横逆犯胃，胆汁上溢所致。

呕吐清水痰涎，伴口干不欲饮，胃中有振水声者，多属痰饮，因脾失健运，饮停胃腑，胃失和降所致。

呕吐鲜血，多属胃有积热，或肝火犯胃，热伤胃络，络破血溢所致。呕吐物夹杂紫暗血块，多属离经之血，积于胃腑，胃气上逆所致。

三、望二便

（一）望大便

正常的大便色黄、质软、成形，干湿适中。

大便清稀如水样，多属寒湿泄泻，为外感寒湿，或饮食生冷，脾失健运，清浊不分所致。

大便黄褐如糜而臭，多属湿热泄泻，为外感暑湿，或湿热内蕴，伤及胃肠，大肠传导失常所致。

大便溏薄，完谷不化，或如鸭溏，多属脾肾阳虚泄泻，因脾阳亏虚，运化失职，或肾阳亏虚，火不暖土所致。

大便夹杂黏冻、脓血，多为痢疾，因湿热蕴结大肠，肠络受损所致。

大便色灰白呈陶土色，多见于黄疸，为肝失疏泄，胆汁外溢所致。

大便燥结，排出困难，甚至干如羊屎，多属肠燥津亏，或素体阴血亏虚，肠失濡润，传导不利所致。

大便出血，称为"便血"，指排便带血，或先便后血，或先血后便，或血与大便相杂而下，或便纯血。便血色鲜红或深红，为近血，病位多在大肠与肛门，因风热或湿热灼伤肠络所致。便血色褐黑甚至色黑如柏油样者，为远血，病位多在脾胃，因胃肠热盛，迫血妄行，或脾气亏虚，血失统摄所致。

（二）望小便

正常的小便色淡黄，清净而不混浊。

小便清长量多，多属寒证，因寒则气不化津，水津下趋膀胱，故小便清长量多。

小便短赤（黄），多属热证，因热盛伤津，或汗、吐、下伤津所致。

尿中带血，可见于尿血、血淋，多因湿热蕴结膀胱，或阴虚火旺，或脾肾不固，或结石损伤血络所致。

尿中有砂石，多因湿热蕴结下焦，煎熬尿中杂质，久而结为砂石，见于石淋。

小便混浊如米泔水，称为尿浊，若伴尿急疼痛者则为膏淋。均因湿热下注，或肾气亏虚，气化不利，清浊不分所致。

第四节　望小儿食指络脉

小儿食指络脉，是指小儿两手食指掌侧前缘部的浅表络脉，也称小儿指纹。望小儿食指络脉，就是观察其形色变化以诊察病情的方法，适用于3岁以内的小儿。

小儿食指络脉诊法始见于唐代王超《水镜图诀》，乃《灵枢·经脉》诊鱼际络脉法之发展。因小儿食指络脉为手太阴肺经的分支（手太阴之脉，自胸走手，上鱼际，出大指端，其支者，从腕后直出次指内廉，出其端），与寸口脉同属于手太阴肺经。从其形色变化，也可反映寸口脉的变化。故望小儿食指络脉的诊病原理与诊成人寸口脉原理基本相同。此外，3岁以内的小儿寸口脉位短小，切脉时只能"一指定三关"，加之诊脉时常易哭闹，使脉象失真，而小儿皮肤薄嫩，食指络脉易于暴露，便于

望食指络脉
PPT课件

观察，故常以望小儿食指络脉辅助脉诊。

一、食指络脉的三关定位

食指络脉分风关、气关、命关三关：食指第一节（掌指横纹至第二节横纹之间）为风关，食指第二节（第二节横纹至第三节横纹之间）为气关，食指第三节（第三节横纹至指端）为命关（图1-3）。

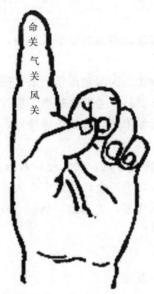

图 1-3　食指络脉的三关定位

二、食指络脉的观察方法

诊察小儿食指络脉时，嘱家长抱小儿面向光亮之处，医生先用左手拇指和食指轻握小儿食指末端，找到食指络脉后，再以右手拇指的侧缘从小儿食指指尖向指根部（从命关推向风关）推擦数次，力道要适中，使食指络脉显露，便于观察。

三、正常小儿食指络脉

（一）正常形色

正常小儿食指络脉浅红隐隐，或略带紫色，隐含于风关之内，呈单支且粗细适中。

（二）影响因素

小儿食指络脉受多种因素的影响。如络脉长短与年龄有关，一岁以内新生儿最长，后随年龄增长而缩短。络脉粗细与天气环境冷热有关，天热则增粗变长，天冷则缩短变细。络脉显露程度与小儿胖瘦有关，肥胖儿较深而不明显，体瘦儿则较浅而易显。此外，络脉显露与小儿皮肤厚薄有关，皮肤薄嫩者，较浅显而易见；皮肤较厚者，则沉隐而不明显。

四、病理小儿食指络脉

对小儿病理食指络脉的诊察，应注意长短、浮沉、色泽、形状四个方面的变化。其辨别要领为：三关测轻重，浮沉分表里，色泽辨病性，淡滞定虚实。

（一）三关测轻重

通过诊察络脉在食指三关出现的部位，可测病情的轻重。络脉越长，病情越重。

络脉显于风关，是邪气入络，病情轻浅；

络脉达于气关，是邪气入经，为病情发展，病位较深；

络脉达于命关，是邪入脏腑，为邪深病重。

络脉透过三关直达指端，称为透关射甲，提示病情凶险，预后不佳。

（二）浮沉分表里

络脉的浮沉变化，反映着病位的深浅。

络脉浮显易见，为病邪在表，病位较浅，多见于外感表证。因外邪袭表，正气奋起抗争，鼓舞气血趋向于表而见络脉浮显。

络脉沉隐不显，为病邪入里，病位较深，多见于外感病传变入里，或内伤里证。因邪气入里，或邪气内伏，阻滞气血，难以外达，故络脉沉隐。

（三）色泽辨病性

络脉色泽的变化，反映着病邪的性质。

络脉色鲜红，多为外感表证。因正邪相争，气血趋表，络脉浮显而见色红。

络脉色紫红，多为里热证。因热邪内盛，络脉扩张，气血壅滞而见紫红。

络脉色青，主疼痛、惊风。因痛则不通，气血运行不畅，或肝风内动，脉络受阻，气血不通而见色青。

络脉色淡白，多为脾虚，气血亏虚。因脾胃气虚，生化乏力，气血不足，无以充养络脉，故色淡白。

络脉紫黑，主血络郁闭，为病情危重之象。因邪气亢盛，郁闭心脉，或心气虚衰，无力推动气血运行，脉络瘀阻，故见紫黑。

（四）淡滞定虚实

络脉浅淡纤细，分支不显者，多属虚证，因气血不足，脉络不充所致。

络脉深滞增粗，分支显见者，多属实证，因邪正相争，气血壅滞所致。

● 第五节　舌诊 ●

舌诊是通过观察舌象，了解机体生理功能和病理变化的诊察方法。舌诊是中医传统诊断方法中最具特色的诊法之一，经过长期的理论和实践发展，已经形成了一套较为系统而完整的诊断方法。

舌诊的历史悠久，在殷墟出土的甲骨文中就有"疾舌"的记载。《内经》就舌的解剖、生理功能、疾病表现等有较多的论述，如《灵枢·肠胃》谓：舌诊PPT课件"舌重十两，长七寸，广二寸半。"张仲景在《伤寒论》中将望舌作为中医辨证论治的一个组成部分，如"阳明病，胁下硬满，不大便而呕，舌上白胎者，可与小柴胡汤"。宋元时代舌诊之学大兴，出现了第一部舌诊专著《敖氏伤寒金镜录》，载舌象图36幅，结合临床，进行病理机制分析，确定方药，推测预后。明清时代温病学派兴起，在研究温热病的过程中，总结出一套"温病察舌"的方法，辨舌与验齿相结合，对温病的分型、分期、辨证用药起到了重要的指导作用。同时，明清以及中华民国时期舌诊专著或临床著作论及舌象者甚众，如张登的《伤寒舌鉴》、曹炳章的《辨舌指南》等。中华人民共和国成立以后，舌诊研究和临床应用都有了更加深入的发展，在理论文献、临床应用、实验研究等诸多方面都取得了大量成果。

一、舌的组织结构与舌象的形成

（一）舌的组织结构

舌是由横纹肌组成的肌性器官，呈扁平而长形，附着于口腔底部、下颌骨、舌骨。舌的游离部分称为舌体，又称舌质。

舌体的上面称舌背（彩图1-4），下面称舌底。舌背后部有人字形沟界称为人字沟，舌背的正中有一条纵行沟纹，称为舌正中沟。习惯上将舌体的前端称为舌尖；舌体的中部称为舌中；舌体的后部、人字形界沟之前称为舌根；舌两边称为舌边。舌底正中为舌系带，两侧有浅紫色的舌静脉称为舌下络脉，简称舌脉（彩图1-5）。舌下肉阜部有唾液腺腺体的开口，左为金津，右为玉液，是津液上潮的孔穴。

舌面覆盖一层半透明的黏膜，黏膜皱折成许多细小突起，称为舌乳头。根据乳头形态不同，分为丝状乳头、菌状乳头、轮廓乳头和叶状乳头四种（彩图1-6），其中丝状乳头、菌状乳头与舌象形成密切相关，轮廓乳头、叶状乳头主要与味觉有关。

丝状乳头为乳白色的圆锥形状软刺，高0.5～2.5mm，细长如丝，呈角化树状，数目较多，是形成舌苔的基础，也是构成舌苔的主体。脱落细胞、食物残渣、细菌、黏液等填充其间隙，形成白色苔状物，即为舌苔。由于丝状乳头表面有一层乳白色角化膜，加之少量填充物，所以肉眼所见正常的舌苔呈薄白苔。病理性厚苔则是由丝状乳头未脱落的角化层与充填的食物碎屑、唾液、细菌、白细胞等增多而形成。

菌状乳头上部圆钝如球，根部细小形成菌状。菌状乳头数目较少，主要分布于舌尖和舌边，其余散布于丝状乳头之间，乳头表面的上皮细胞透明，透过上皮隐约可见乳头内的毛细血管，肉眼所见为红点状态。菌状乳头的形态、色泽改变，是影响舌体变化的主要因素之一。

（二）舌象的形成

舌象包括舌质和舌苔两方面。舌质指舌的肌肉、脉络组织，舌苔指附着在舌面上的一层苔状物。

舌为心之苗，脾胃之外候，是因心主血脉，脾胃为后天之本，气血生化之源。舌又通过经络与脏腑相联系。《舌鉴总论》特别强调舌象的形成与心肺功能的关系，曰："舌乃心苗，心属火，其色赤，心居肺内，肺属金，其色白，故当舌淡红，舌胎微白。"

舌苔，古称"舌胎"，始见于张仲景《伤寒杂病论》。张石顽在《伤寒绪论》中云："舌胎之名，始于长沙，以其邪气传里，如有所怀，故谓之胎。"明清以后始将"舌胎"改为"舌苔"。正常舌苔是由于胃气蒸化谷气上承舌面而成。章虚谷在《伤寒论本旨·辨舌苔》中曰："舌苔由胃中生气所致，而胃气由心脾发生，故无病之人常有薄苔，是胃中之生气，如地上之微草也。"吴坤安在《伤寒指掌》中亦指出："舌之有苔，犹地之有苔。地之苔，湿气上泛而生；舌之苔，胃蒸脾湿上潮而生，故曰苔。"异常舌苔则由邪气所生，章虚谷曰："邪入胃则生苔。"邪实则苔厚，厚苔由外邪入里或饮食积滞夹脾胃浊气上升而成。

二、舌诊原理

（一）舌与脏腑经络的关系

舌与脏腑经络有着密切的联系，舌常与体内的各种生理、病理发生同步变化，所以，舌象可以作为窥测内脏变化的"镜子"。

舌为心之苗，心开窍于舌，手少阴心经之别系舌本。通过望舌色，可以了解人体气血运行情况，从而反映"心主血脉"的功能。此外，舌体运动是否灵活自如，语言是否清晰，在一定程度上又能反映"心藏神"的功能。《灵枢·脉度》曰："心气通于舌，心和则舌能知五味矣。"说明舌的味觉与心神的功能亦有关。

舌为脾胃之外候，足太阴脾经连舌本、散舌下。脾胃为后天之本，舌体有赖气血充养，舌苔是由胃气蒸化谷气上承于舌面而成，与脾胃运化功能相应，《辨舌指南》曰："苔乃胃气之所熏蒸，五脏皆禀气于胃。"

肾藏精，足少阴肾经挟舌本；肝藏血、主筋，其经脉络于舌本；肺系上达咽喉，与舌根相连。其他脏腑组织，通过经络直接或间接与舌联系。

因此，观察舌象的各种变化，可以测知体内脏腑的病变。

根据历代医籍记载，脏腑病变反映于舌面，具有一定的分布规律。其中比较一致的观点是：舌尖部多反映上焦心肺病变；舌中部多反映中焦脾胃病变；舌根部多反映下焦肾的病变；舌两侧多反映肝胆的病变（图1-7）。此外，《伤寒指掌·察舌辨证法》还有"舌尖属上脘，舌中属中脘，舌根属下脘"的说法，可资参考。

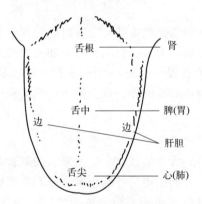

图 1-7　舌诊脏腑部位分属图

（二）舌与气血津液的关系

舌为血脉丰富的肌性组织，有赖气血的濡养和津液的滋润。舌体的形质和舌色与气血的盈亏和运行状态有关；舌苔和舌体的润燥与津液的多少有关；唾液腺分泌的唾液为津液所化生，唾为肾液，涎为脾液，其生成、输布离不开肾、脾胃等脏腑。因此，通过观察舌的润燥，可以判断体内津液的盈亏、输布及邪气的性质、轻重。

三、舌诊的方法与注意事项

临床上掌握正确的诊舌方法，了解有关注意事项，具有重要意义。

（一）望舌的方法

望舌时患者可采取坐位或仰卧位，必须使舌面光线明亮，便于观察。伸舌时应尽量张口使舌体充分暴露，将舌自然伸出口外，舌体放松，舌面平展，舌尖略向下。观察舌下络脉时，须舌尖翘起，轻抵上腭前部，充分暴露舌下络脉。伸舌、翘舌时过分用力，或舌体紧张、蜷曲，或伸舌时间过长，均会影响舌的气血运行，而引起舌色改变，或干湿度变化。

观察舌象，一般先看舌质，再看舌苔（若舌苔满布，舌质不显露时，应先看舌苔），最后看舌下。观察舌面部位的顺序，一般从舌尖、舌中、舌侧、到舌根部。望舌时间不宜过长，如果一次望舌判断不清，可令患者休息 3～5 分钟后，重复望舌一次。

舌诊中除了通过望诊了解舌象的特征之外，必要时还可配合刮舌、揩舌等诊察方法。如清代梁玉瑜在《舌鉴辨正》里提出用刮舌验苔的方法进行舌诊，认为刮去浮苔、观察苔底是辨舌的一个重要方面。正常舌苔薄白而润，紧贴舌面，刮之不去。病理情况下，舌刮之不脱，或刮而留污质，多为里有实邪；刮之易去，舌体明净光滑，则多属虚证。刮舌方法可用消毒压舌板的边缘，以适中的力量，在舌面上由后向前刮三五次；如需揩舌，则用消毒纱布裹于手指上，蘸少许生理盐水在舌面上揩抹数次。这两种方法可用于鉴别舌苔有根无根，以及是否属于染苔。

此外，还可以通过询问，了解舌上味觉的情况，以及舌部的冷热、麻木、疼痛等异常感觉等。

（二）望舌的注意事项

舌诊作为诊断疾病的一项重要依据，临床应用时必须注意排除各种影响因素对舌象辨识的干扰。

1. 光线的影响

望舌以白天充足、柔和的自然光线为佳，观察时既要保证光线充足，又要避免强光直接照射到舌面。光照的强弱与色调，常常会影响判断。如光线过暗，可使舌色暗滞；用普通的灯泡或手电筒照明，容易把黄苔误作白苔；日光灯下，舌色多偏紫；白炽灯下，舌苔偏黄色。窗帘、墙壁等周围有色物体的反射光，也会使舌色发生相应的改变。

2. 饮食或药品的影响

饮食和某些药物可以使舌象发生变化。如进食后往往舌苔由厚变薄；多喝水可使舌苔由燥变润；进食辛辣或热食物后，舌色偏红；多吃糖果、甜腻食品，舌苔变厚，口味酸腻；服用大量镇静剂后，舌苔厚腻；长期服用某些抗生素，可产生黑腻苔。

饮服某些食物或药物，可以使舌苔着色，称为染苔。如饮用牛乳、豆浆等可使舌苔变白、变厚；蛋黄、橘子、核黄素等可将舌苔染成黄色；各种黑褐色食品、药品，或吃橄榄、酸梅，长期吸烟等可使舌苔染成灰色、黑色。染苔可在短时间内自然退去，或经刮舌、揩舌除去。

3. 口腔状况对舌象的影响

牙齿残缺或不齐，可造成舌苔局部偏厚或使舌边留下齿印；张口呼吸可以使舌苔变干等，这些因素引起的舌象异常，都不能作为机体的病理征象，应加以鉴别，避免误诊。

四、正常舌象及其生理差异

应用舌象进行疾病诊断，首先要熟识正常舌象，在掌握正常舌象特征、生理变化的基础上，才能做到"知常达变"。

正常舌象特征：舌色淡红而红活鲜明，舌质滋润，舌体大小适中，柔软灵活，胖瘦适中，无异常形态；舌苔薄白而润，颗粒均匀，紧贴舌面，揩之不去，简称"淡红舌，薄白苔"。

正常舌象受内外环境的影响，可以产生生理性变异。了解生理性变异的特征和原因，及其在健康人群中的分布情况，有助于判断舌象的临床意义。

1. 年龄

年龄是舌象生理变异的重要因素之一。如儿童舌质多淡嫩，舌苔少；老年人精气渐衰，脏腑功能减退，气血运行迟缓，舌黏膜的角化度增加，舌色较暗。

2. 性别

舌象与性别无明显关系。但是女性在月经期可以出现菌状乳头充血而舌质偏红，或舌尖边部有明显的红刺。

3. 体质、禀赋

禀赋不足，体质较弱者，可见先天性裂纹舌、齿痕舌、地图舌等，虽无明显临床症状，但可以表现出对某些病邪的易感性。

五、舌诊的主要内容

望舌主要观察舌质和舌苔两方面的变化。望舌质主要包括舌质的神、色、形（形质）、态（动态）及舌下络脉，以候脏腑虚实、气血盛衰；望舌苔主要诊察苔质和苔色情况，以分辨病邪深浅、邪正消长。《医门棒喝》曰："观舌质可验其正之阴阳虚实，审苔垢即知邪之寒热浅深。"望舌质与望舌苔必须相互联系，综合分析，才能对病情作全面了解。

（一）望舌质

望舌质主要包括观察舌体的神、色、形、态以及舌下络脉等方面内容。

1. 舌神

【舌象特征】舌神是全身神气表现的一部分，是对舌象特征进行的综合性概括。其主要表现在舌体的荣枯和灵动方面。荣舌指舌体红活荣润，有生气，有光彩（彩图1-8）；枯舌是指舌体干枯、晦暗，毫无生气，失去光泽（彩图1-9）。神气在舌象表现的另一方面是舌体运动的随意、灵活。

舌色红活鲜明，舌质滋润，舌体活动自如者，称舌有神；舌色晦暗枯涩，活动不灵便，称舌无神。其中尤以舌之"荣枯"作为辨别要点。

【临床意义】舌神，是衡量机体正气盛衰的标志之一，也是判断疾病轻重和预后的依据。荣舌为舌有神气，疾病状态见荣舌往往病情轻浅，预后良好；枯舌为舌无神气，病情加重，预后凶险。《辨舌指南》云："若舌质无光无体，不拘有苔无苔，视之里面枯晦，神气全无者，诸病皆凶。"

2. 舌色

舌色，即舌体的颜色。一般分为淡红、淡白、红绛、青紫四大类。

（1）淡红舌（彩图1-10）

【舌象特征】舌体颜色淡红润泽，白中透红。

【临床意义】舌色与肤色的形成原理相似，红为血之色，明润如帛为胃气之华。淡红舌主要反映气血充足，脾胃之气旺盛，见于正常人。疾病情况下见舌色淡红，为疾病初起，病情轻浅，尚未伤及气血及内脏。

（2）淡白舌（彩图 1-11）

【舌象特征】舌色比正常舌色浅淡，白色偏多，红色偏少，称为淡白舌。舌色淡白，全无血色者，称为枯白舌。

【临床意义】主虚证、寒证。可见于气虚、血虚、气血两虚，或阳虚等。

《舌鉴辨正》认为淡白舌是"虚寒舌之本色"。虚是指气血不足，舌部血脉不充盈；寒是指阳气不足，不能温运血液上荣于舌，阳虚则内寒，经脉收引，使舌部血行减少，故见舌淡白。

舌色淡白，舌体不胖大，或小于正常，舌上亦无过多的水分，多为气血两虚（彩图 1-12）。

舌色淡白，舌体胖嫩，湿润多津，舌边齿印，多因阳气不足，津液输布失常，水湿内停（彩图 1-13）。

枯白舌，在《舌胎统志》中又称为"熟白舌"，谓："白舌无气者为枯，乃其脏腑之气血不荣舌上也。""白者，脏腑之极寒；枯者，阳气之败也，透明熟色，阴精已竭……"。枯白舌多见于气血极度耗损，或阳虚阴盛等危重病证。

（3）红绛舌

【舌象特征】舌色较正常舌色红，呈鲜红色者，称为红舌（彩图 1-14）；较红舌更深或略带暗红色者，谓之绛舌（彩图 1-15）。绛舌一般为红舌进一步发展所致。

【临床意义】主热证。舌色红或绛有表热、里热，实热、虚热之分。舌色愈红，热势愈甚。

舌色稍红或仅见舌边尖稍红（彩图 1-16），多提示外感表热证初起。

舌尖红赤破碎（彩图 1-17），多为心火上炎。舌两边红赤，多为肝经热盛。

舌色红绛而有苔者，多由外感热病热盛期，或内伤杂病脏腑阳热偏盛所致，属实热证；舌色红绛而少苔或无苔者（彩图 1-18），多由热病后期阴液受损，或久病阴虚火旺，属虚热证。

红绛舌的形成主要有三方面因素：一是邪热亢盛，气血沸涌，舌部血络充盈而舌红绛；二是因热入营血，耗伤营阴，血液浓缩，血热充斥于舌而舌红绛；三是阴虚水涸，虚火上炎于舌络而舌红绛。

（4）青紫舌

【舌象特征】全舌呈青色或紫色，或在舌色中泛现青紫色，均称为青紫舌（彩图 1-19）。青紫舌可有多种表现，舌淡而泛现青紫色，则为淡青紫舌（彩图 1-20）；红绛舌泛现青紫色，则为紫红或绛紫舌（彩图 1-21）；舌上局部出现青紫色斑点、斑块，大小不一，不高于舌面，称为"瘀斑舌"（彩图 1-22）或"瘀点舌"（彩图 1-23）。

【临床意义】主气血运行不畅，瘀血内停。

舌色淡紫或紫暗而湿润，多见于气虚或阳虚阴盛，气血运化不畅之证。舌色青为寒凝血瘀之重证，提示阴寒内盛，阳气受遏，血行凝涩。

舌紫红或绛红，干枯少津，提示营血热盛，营阴被灼，血行不畅。

舌色紫暗或舌上有斑点，多为瘀血内阻。

青紫舌还可见于某些先天性心脏病，或药物、食物中毒等。

青紫舌形成一般见于下列情况：一是由阴寒内盛，阳气不宣，气血不畅，血脉瘀滞而致，多表现为淡青紫舌；二是由于热毒炽盛，深入营血，营阴受灼，气血不畅而现绛紫舌；

三是由肺失宣肃，或肝失疏泄，气机不畅，或气虚无以推动血行，而致血流缓慢，舌色泛现青紫或出现瘀斑。此外，尚有外伤血络，血液溢出而现斑点，舌色可无明显异常。

3. 舌质

舌的形质包括舌质的老嫩、胖瘦、齿痕、点刺、裂纹、舌𬌗、舌疮等方面特征。

（1）老嫩舌

【舌象特征】舌体坚敛苍老，纹理粗糙或皱缩者为老舌（彩图 1-24）；舌体娇嫩，纹理细腻者为嫩舌（彩图 1-25）。舌质老嫩是舌形质的综合表现。

【临床意义】老和嫩是疾病虚实的标志之一。舌质坚敛苍老，多见于实证，多因邪气内盛，气血壅滞所致；舌质细腻娇嫩，多见于虚证，多因正气亏虚，舌失濡养所致。

舌色淡白而嫩者，多属气血两虚。舌色淡白而胖嫩者，多属脾肾阳虚。舌色红而嫩者，多属阴液不足。

（2）胖瘦舌

【舌象特征】舌体比正常舌大而厚，伸舌满口，称为胖大舌（彩图 1-26）。此外，尚有舌体肿大，舌色鲜红或青紫，甚者肿胀疼痛，不能收缩回口中，称为肿胀舌。舌体比正常舌瘦小而薄，称为瘦薄舌（彩图 1-27）。

【临床意义】胖大舌多因津液输布失常，是体内水湿停滞的表现。瘦薄舌多属气血两虚，或阴虚火旺。

舌色淡白，舌体胖大者，多为气虚、阳虚；舌胖大而色红者，多为脾胃湿热，或痰热内蕴。

舌肿胀色红绛，多见于心脾热盛，或热毒内蕴。此外，先天性舌血管瘤患者，可见舌的局部肿胀色紫，属于血络瘀阻的局部病变。

瘦薄舌是舌失濡养的表现。舌体瘦薄，舌色淡白者，多见于气血两虚；舌体瘦薄，舌色红绛，舌干少苔或无苔，多见于阴虚火旺。

（3）齿痕舌

【舌象特征】舌体两侧有齿痕，称为齿痕舌。胖大舌常伴有舌边齿痕，但亦有舌体不胖大而出现齿痕者，均为齿痕舌（彩图 1-28）。

【临床意义】主脾虚，湿证。

齿痕舌伴舌体胖大，舌色淡白者，多为阳气虚弱，水湿内停；舌体不胖而有齿痕，舌质嫩者，多属脾虚，或气血两虚。

（4）点刺舌

【舌象特征】点刺是指菌状乳头肿胀或高突的病理特征。

点，指菌状乳头体积增大，数目增多，乳头内充血水肿，大者称星，小者称点。色红者称红星舌或红点舌（彩图 1-29）；色白者称白星舌。

刺，指菌状乳头增大、高突，并形成尖锋，形如芒刺，抚之棘手，称为芒刺舌（彩图 1-30）。

【临床意义】舌生点刺提示脏腑阳热亢盛，或血分热盛。

根据点刺所在部位，一般可以推测热在何脏。如舌尖生点刺，多为心火亢盛；舌中生点刺，多为胃肠热盛等。

观察点刺的颜色，还可以估计气血运行情况以及疾病的程度。如点刺鲜红为血热内盛，点刺绛紫为热盛而气血壅滞。

（5）裂纹舌

【舌象特征】舌面上出现各种形状的裂纹、裂沟，深浅不一，多少不等，统称为裂纹舌。裂纹或裂沟中无舌苔覆盖者，多属病理性变化；如沟裂中有舌苔覆盖，则多见于先天性裂纹舌。

【临床意义】主精血亏虚，或阴津耗损，或热盛伤津，或脾虚湿侵。裂纹舌是由舌体失养，舌面乳头萎缩或组织皲裂所致，是全身营养不良的一种表现。

舌色浅淡而有裂纹者（彩图 1-31），是血虚之候；舌色红绛而有裂纹者（彩图 1-32），则由热盛伤津，阴津耗损所致；舌淡白边有齿痕而见裂纹者，为脾虚湿侵。

（6）舌衄

【舌象特征】舌上有出血，称为舌衄。

【临床意义】由实热、虚热或气虚等所致。

属实热者，多伴有舌体红肿，舌上出血较多，多为心脾积热，或肝火内盛；属虚热者，多与红绛、光剥、裂纹舌同见，舌上出血不多，舌体亦不肿大，多属虚火上炎；若见舌上渗血，色淡红，舌色淡白边有齿痕者，多属脾虚血失统摄。

（7）舌疮

【舌象特征】舌上生溃疡，如粟米大小，散布于舌之上下，疮面凸起或凹陷。

【临床意义】初发者多与心脾热盛有关；反复发作者，多见于阴虚火旺。

此外，舌的形质还有重舌、舌痈、舌疔、舌疖、舌菌等异常，多属于舌的局部组织病变。

4. 舌态

舌体活动灵便，伸缩自如，为正常舌态，提示气血充盛，经脉通调，脏腑健旺。常见的病理舌态有舌体痿软、强硬、震颤、歪斜、吐弄和短缩等异常变化。

（1）痿软舌

【舌象特征】舌体软弱，屈伸无力，不能随意伸缩回旋。

【临床意义】主阴虚，或气血两虚。

舌痿软而红绛少苔，多见于外感热病后期，邪热伤阴，或内伤久病，阴虚火旺。

舌痿软而舌色枯白无华，多见于久病气血虚衰，全身情况较差的患者。

（2）强硬舌

【舌象特征】舌体失其柔和，卷伸不利，或板硬强直，不能转动，亦称"舌强"。

【临床意义】多见于热入心包，或为高热伤津，或为风痰阻络。

《千金要方》曰："舌强不能言，病在脏腑。"说明舌强硬一般不是局部病变，而是关系到内脏的病变。

舌强硬而色红绛，兼身热夜甚，神昏者，为热入心包；舌强硬而色红绛少津者，多见于热盛伤津；舌体强硬而舌苔厚腻者，多见于风痰阻络。

（3）歪斜舌

【舌象特征】伸舌时舌体偏向一侧，称为歪斜舌（彩图 1-33）。

【临床意义】多由肝风夹痰，或痰瘀阻滞经络而致。临床多见于中风或中风先兆。

（4）颤动舌

【舌象特征】舌体不自主地颤动，动摇不宁者，称为舌颤动，亦称"舌战"。其轻者仅伸舌时颤动；重者不伸舌时亦抖颤难宁。

【临床意义】舌颤动是动风的表现之一。

凡气血虚衰，阴液亏损，舌失濡养，无力平稳伸展舌体，或热极动风，或阴虚动风等，均可以产生舌颤动。舌淡白而颤动者，多见于气血两虚；舌绛紫而颤动者，多见于热盛动风；舌红少苔而颤动者，多见于阴虚动风。

（5）吐弄舌

【舌象特征】舌伸于口外，不即回缩者，称为吐舌；伸舌即回缩如蛇舐，或反复舐口唇四周，掉动不宁者，均称弄舌。

【临床意义】吐舌和弄舌一般都属心脾有热。病情危急时见吐舌，多为心气已绝。弄舌多为热甚动风的先兆。弄舌也可见于唐氏综合征患儿。

（6）短缩舌

【舌象特征】舌体卷短、紧缩，不能伸长，严重者舌不抵齿。舌短缩常与舌痿软并见。

【临床意义】多为病情危重的征象。舌短缩，色淡或青紫而湿润，多属气血虚衰，或寒凝筋脉。舌短缩，色红绛而干，多属热盛伤津。舌短而胖大，苔厚腻，多属风痰阻络。此外，先天性舌系带过短，亦可影响舌体伸出，称为绊舌。

5. 舌下络脉

舌下络脉是位于舌系带两侧纵行的舌下静脉，管径小于 2.7mm，长度不超过舌下肉阜至舌尖的三分之二，颜色为淡紫色。望舌下络脉主要观察其长度、形态、颜色、粗细、舌下小血络等变化。

舌下络脉的观察方法：患者张口，将舌体向上颚方向翘起，舌尖轻抵上颚，舌体保持自然松弛，舌下络脉充分显露。首先观察舌系带两侧的大络脉粗细、颜色，有否怒张、弯曲等改变。然后再查看周围细小络脉的颜色、形态以及有无紫暗的珠状结节和紫色血络。

舌下络脉异常及其临床意义：舌下络脉的变化，有时会较舌色变化更为明显。因此，舌下络脉是分析气血运行情况的重要依据。舌下络脉细而短，色淡红，周围小络脉不明显，舌色和舌下黏膜色偏淡者，多属气血不足。舌下络脉粗胀，或舌下络脉呈青紫色（彩图 1-34）、紫红色、绛紫色、紫黑色，或舌下细小络脉呈暗红色或紫色网状，或舌下络脉曲张如紫色珠子状大小不等的瘀血结节等改变，均为瘀血的征象。

（二）望舌苔

望舌苔包括苔质和苔色两方面。

1. 苔质

苔质即舌苔的质地、形态。主要观察舌苔的薄厚、润燥、腻腐、剥落等方面的改变。

（1）薄厚苔

【舌象特征】透过舌苔能隐隐见到舌体的苔称为薄苔（彩图 1-35），又称见底苔；透过舌苔不能见到舌体的苔则称厚苔（彩图 1-36），又称不见底苔。所以，"见底""不见底"是衡量舌苔薄厚的标准。

【临床意义】舌苔的薄厚变化，主要反映邪正的盛衰。薄苔提示胃有生发之气，或病邪轻浅；厚苔是由胃气夹湿浊邪气熏蒸所致，主邪盛入里，或内有痰湿、食积。

辨舌苔薄厚可测邪气的深浅。疾病初起在表，病情轻浅，未伤胃气，舌苔亦无明显变化，可见到薄苔。舌苔厚或舌中根部尤著者，多提示胃肠内有宿食，或痰浊停滞，主病位在里，病情较重。

舌苔由薄变厚，提示邪气渐盛，为病进；舌苔由厚渐化，舌上复生薄白新苔，提示正气胜邪，为病退的征象。舌苔的薄厚转化，一般是渐变的过程，如薄苔突然增厚，提示邪气极盛，迅速入里；厚苔骤然消退，舌上无新生薄苔，为正不胜邪，或胃气暴绝。

（2）润燥苔

【舌象特征】舌苔干湿适中，不滑不燥，称为润苔（彩图1-37）；舌面水分过多，伸舌欲滴，扪之湿而滑，称为滑苔（彩图1-38）。舌苔干燥，扪之无津，甚则舌苔干裂，称为燥苔（彩图1-39）；苔质颗粒粗糙，扪之糙手，称为糙苔（彩图1-40）。

【临床意义】舌苔润燥主要反映体内津液盈亏和输布情况。

润苔是正常舌苔的表现之一，疾病过程中见润苔，提示体内津液未伤，如风寒表证、湿证初起、食滞、瘀血等均可见润苔。

滑苔为水湿之邪内聚的表现，主寒、主湿。如脾阳不振，寒湿内生，或痰饮内停等证，都可出现滑苔。

燥苔提示体内津液已伤。如高热、大汗、吐泻后，或过服温燥药物等，导致津液不足，舌苔失于滋润而干燥。亦有因阳气为痰饮、水湿等阴邪所阻，不能上蒸津液，湿润舌苔而见燥苔者，为津失输布的征象。

糙苔可由燥苔进一步发展而成。舌苔干结粗糙，津液全无，多见于热盛伤津之重症；苔质粗糙而不干者，多为秽浊之邪盘踞中焦。

舌苔由润变燥，表示热重津伤，或津失输布；反之舌苔由燥转润，主热退津复，或饮邪始化。

（3）腻腐苔

【舌象特征】苔质颗粒细腻致密，融合成片，中间厚边周薄，紧贴于舌面，揩之不去，刮之不易脱落者，称为腻苔（彩图1-41）。舌苔腻而垢浊者，称为垢腻苔（彩图1-42）；腻苔上罩有一层白色或透明的稠厚黏液者，称为黏腻苔（彩图1-43）；腻苔湿润滑利者，称为滑腻苔（彩图1-44）；腻苔干燥少津，称为燥腻苔（彩图1-45）。以上均具有苔质细腻板滞，苔根牢着，不易脱落的特点。

苔质颗粒较粗大而根底松浮，如豆腐渣堆铺舌面，边中皆厚，揩之可去者，称为腐苔（彩图1-46）。如苔上黏厚一层有如疮脓，则称脓腐苔（彩图1-47）。

舌上生糜点如饭粒，或满舌白糜形似凝乳，甚则蔓延至舌下或口腔其他部位，揩之可去，旋即复生，揩去之处舌面多光剥无苔，称之为霉苔（彩图1-48），亦称为霉腐苔。

【临床意义】察舌苔的腐腻可知阳气与湿浊的消长。

腻苔主湿浊、痰饮、食积，多由湿浊内蕴、阳气被遏所致。舌苔薄腻或腻而不板滞者，多为食积，或脾虚湿困，阻滞气机。舌苔腻而滑者，为痰浊、寒湿内阻，阳气被遏。舌苔厚腻如积粉者，多为时邪夹湿，自里而发。舌苔厚而黏腻者，是脾胃湿浊之邪上泛所致。

腐苔多因食积、痰湿浊邪上泛，阳热有余而形成，一般为邪热有余，蒸腾胃中秽浊之邪上泛，聚积于舌。而久病则为胃气匮乏，不能续生新苔，已有之苔不能与胃气相通，渐渐脱离舌体，浮于舌面而成。

（4）剥苔

【舌象特征】舌苔全部或部分剥落，剥落处光滑无苔者，称为剥苔（彩图1-49）。

根据舌苔剥落的部位和范围大小不同，临床又分为以下几种：舌前部苔剥落者，称前剥苔；舌中部苔剥落者，称中剥苔；舌根部苔剥者，称根剥苔；舌苔多处剥落，舌面仅斑驳片存少量舌苔者，称花剥苔（彩图1-50）；舌苔剥落殆尽，舌面光滑如镜者，称为镜面舌（彩图1-51），是剥苔最严重的一种。舌苔剥落处，舌面不光滑，仍有新生苔质颗粒或乳头可见者，称类剥苔（彩图

1-52）。舌苔大片剥落，边缘突起，界限清楚，剥落部位时时转移者，称为地图舌。

【临床意义】一般主胃气匮乏，胃阴枯涸，或气血两虚，亦是全身虚弱的一种征象。

舌红苔剥多为阴虚；舌淡苔剥或类剥苔多为血虚，或气血两虚；舌红见类剥苔或花剥苔多属气阴两虚。

镜面舌多见于重病阶段。镜面舌色红者，为胃阴干涸，胃无生发之气；舌色㿠白如镜，毫无血色者，主营血大亏，阳气将脱，病危难治。

舌苔部分剥落，未剥落处仍有腻苔或滑苔者，多为正气已虚，湿浊之邪未化，病情较为复杂。

剥苔的范围大小，往往与气阴或气血亏损的程度有关。剥苔部位有时与舌面脏腑分部相应。如舌苔前剥，多为心肺阴虚；舌苔中剥，多为胃阴不足；舌苔根剥，多为肾阴亏虚。

观察舌苔有无、消长及剥落变化，不仅能测知胃气、胃阴的存亡，亦可反映邪正盛衰，判断疾病的预后。如舌苔从全到剥，是正气渐衰的表现；舌苔剥落后，复生薄白之苔，乃邪去正胜，胃气渐复的佳兆。

辨舌苔的剥落还应与先天性剥苔加以区别。先天性剥苔是生来就有的剥苔，其部位常在舌面中央人字沟之前，呈菱形，多因先天发育不良所致。

（5）真假苔

【舌象特征】舌苔坚实，紧贴舌面，刮之难去，是有根苔，属真苔；舌苔不着实，苔厚松浮于舌面，刮之即去，舌面光滑，舌苔不易复生者，是无根苔，属假苔。

【临床意义】主胃气的有无。

判断舌苔真假，以有根、无根为标准。真苔是胃有生发之气的征象，假苔则提示胃气衰败，胃无生发之气。

有根的厚苔，虽为邪气较盛，但亦反映正气未衰。无根苔不论厚薄，由于舌上没有续生的新苔，说明胃气不能上潮于舌面，提示正气衰竭。

有根之苔因苔质不同，其辨证意义也不同。《医门棒喝》曰："有根之苔，又当分其厚、薄、松、实。厚者，邪重；薄者，邪轻；松者，胃气疏通；实者，胃气闭结也。"可见根据苔之厚薄，可以辨病邪轻重；根据苔质疏松或板滞，可以辨胃中阳气的功能。

2. 苔色

苔色的变化主要有白苔、黄苔、灰黑苔三类，临床上可单独出现，也可相兼出现。

（1）白苔

【舌象特征】白苔有薄厚之分。舌上薄薄分布一层白色舌苔，透过舌苔可以看到舌体者，是薄白苔（彩图1-53）；苔色呈白色，舌体被舌苔遮盖而不被透出者，是白厚苔（彩图1-54）。白苔是最常见的苔色，其他各色舌苔均可由白苔转化而成。

【临床意义】主寒证。薄白苔亦为正常舌苔的表现之一。

舌苔薄白而润，可为正常舌象，或为表证初起，或是里证病轻，或是阳虚内寒。薄白而干，常见于风热表证。薄白而滑，多为外感寒湿，或脾阳不振，水湿内停。

白厚腻苔多为湿浊内困，阳气不得伸展，或为阳气虚衰，痰饮内停所致，亦可见于食积、痰饮内停，尚未化热之时。白厚腻滑者，多见于脾阳不振，寒湿、痰饮停聚。白厚腻干者，多为湿浊、痰饮停聚于中，津气不得宣化之象。

白苔并不局限于寒证，正如《舌鉴辨正》谓："白舌（苔）为寒，表者有之，而虚者、热者、实者也有之。"如积粉苔（彩图1-55），苔白如积粉，扪之不燥者，常见于外感温热病，秽浊湿邪与热毒相结；苔白而燥裂，扪之粗糙，提示燥热伤津。

（2）黄苔

【舌象特征】舌苔颜色发黄者，为黄苔。黄苔有淡黄苔（彩图1-56）、深黄苔（彩图1-57）和焦黄苔（彩图1-58）之别。淡黄苔又称微黄苔，是在薄白苔上出现的浅黄色，多由薄白苔转化而来；深黄苔又称正黄苔，苔色黄而略深厚；焦黄苔又称老黄苔，是正黄色中夹有灰褐色苔。黄苔多与红绛舌同见。黄苔还有厚薄、润燥、糙腻等苔质变化。

【临床意义】黄苔主热证。

苔色愈黄，提示邪热愈甚。淡黄苔为热轻，深黄苔为热重，焦黄苔为热极。

薄黄苔（彩图1-59）示邪热未甚，多见于风热表证，或风寒化热入里。黄白相兼苔，是外感表证处于化热入里、表里相兼阶段的表现，故《伤寒指掌》曰："但看舌苔带一分白，病亦带一分表，必纯黄无白，邪方离表入里。"

苔黄而质腻者，称黄腻苔（彩图1-60），主湿热蕴结，痰饮化热等。黄而黏腻苔，为痰湿或湿浊与邪热胶结之象。

苔淡黄而润滑多津者，称黄滑苔，多为阳虚寒湿之体，痰饮聚久化热；或是气血亏虚者，感受湿热之邪。

苔黄而干燥（彩图1-61），甚至苔干而硬，颗粒粗松，望之如砂石，扪之糙手者，称黄糙苔；苔黄而干涩，中有裂纹如花瓣形，称黄瓣苔；甚者苔焦黄、焦黑，或黄黑相兼，均主邪热伤津，燥结腑实之证。

（3）灰黑苔

【舌象特征】灰苔与黑苔同类，灰苔即浅黑苔。灰黑苔（彩图1-62）多由白苔或黄苔转化而成，其中苔质润燥是鉴别灰黑苔寒热属性的重要指征。

【临床意义】多见于邪热炽盛，或阴寒内盛，或痰湿久郁等。

一般来说，苔色深浅与疾病程度相应。黑苔多在疾病持续一定时日，发展到相当程度后才出现。故灰黑苔主里热或里寒的重症。

若白腻苔日久不化，并出现灰黑苔，称白腻灰黑苔，常伴舌面湿润，舌质淡白胖嫩者，多为阳虚寒湿，痰饮内停。黄腻灰黑苔，多为湿热久蕴。

苔焦黑干燥，舌质干裂起刺者，不论病起外感或内伤，均为热极津枯之证。

苔黄赤兼黑者名霉酱苔，常由胃肠先有宿食湿浊，积久化热，熏蒸秽浊上泛舌面而成，也可见于血瘀气滞，或湿热夹痰的病证。

六、舌象分析要点

学习舌诊，不仅要掌握观察舌象的方法，了解舌质和舌苔的变化特征，而且要学会对复杂多变的舌象进行全面分析，透过现象看本质，充分认识舌象变化所提示的辨证意义。分析舌象要注意以下要点：

（一）辨神气、胃气之盛衰

舌的神气盛衰，主要表现于舌色和舌体运动。舌色红活鲜明，舌质滋润有泽，舌体运动自如，为有神气；舌色晦暗枯涩，活动不灵，为无神气。其中尤以舌色"红活"为辨证要点。

胃气的盛衰，在舌象上主要表现于舌苔的生长情况。舌苔薄白均匀，或舌苔虽厚，刮之舌面仍有苔迹，或厚苔渐脱，舌上又生新苔，为有胃气；舌苔似有似无，或舌苔浮而无根，刮之即去，舌面光净无苔，为胃气已衰。

舌象表现有神气、有胃气者，提示正气未衰，病情较轻，或虽病重预后良好；舌象表现无神气、胃气者，多提示正气已衰，病情较重，预后较差。

（二）舌质与舌苔的综合分析

舌质和舌苔变化，所反映的生理病理意义各有所侧重。一般认为，舌质的变化主要反映脏腑的盛衰和气血的盈亏，舌苔的变化主要与感受病邪和病证性质有关。所以，观舌质可以了解脏腑虚实、气血盛衰；察舌苔重在辨病邪性质、邪正消长。即《医门棒喝·伤寒论本旨》所谓："观舌本，可验其阴阳虚实；审苔垢，即知其邪之寒热浅深也。"

在临床诊病时，不仅要分别掌握舌质、舌苔的基本变化及其主病，还应注意舌质和舌苔之间的相互关系，将舌质和舌苔结合起来，进行综合分析。

1. 舌苔或舌质单方面异常

一般无论病之久暂，意味着病情尚属单纯。如淡红舌而伴有干、厚、腻、滑、剥等苔质变化，或苔色出现黄、灰、黑等异常时，主要提示病邪性质、病程长短、病位深浅，及病邪盛衰和消长等方面情况，但正气尚未明显损伤。舌苔薄白而出现舌质老嫩，舌体胖瘦，或舌色红绛、淡白、青紫等变化时，主要反映脏腑功能的强弱，或气、血、津液的盈亏以及运行的畅滞，或为病邪损及营血的程度等。

2. 舌苔和舌质变化一致

提示病机相同，病变比较单纯。例如舌质红，舌苔黄而干燥，主实热证；舌体淡嫩，舌苔白润，主虚寒证；舌体红绛而有裂纹，舌苔焦黄干燥，多主热极津伤；青紫舌与白腻苔并见，提示气血瘀阻，痰湿内阻等病理特征。

3. 舌苔和舌质变化不一致

提示病机不同，病变比较复杂。如淡白舌黄腻苔者，舌淡白主虚寒，而苔黄腻为湿热之象，系虚实夹杂、寒热错杂的证候。又如红绛舌白滑腻苔，在外感病提示营分有热，气分有湿；在内伤杂病则提示阴虚火旺，兼痰湿内阻。

（三）同类舌象的鉴别

同样的舌质和舌苔因兼症不同，可以有多种辨证意义。这是分析舌象时应注意的另一个问题。如短缩舌，兼舌苔厚腻者，常见于风痰阻络的中风病；兼舌短缩而舌质红绛干燥者，则多由热盛伤津所致。可见同类舌象因兼症不同，虚实寒热大相径庭，临证须细加鉴别。

（四）舌象的动态分析

在疾病发展过程中，舌象亦随之有相应变化，所以也要注意舌象的动态分析。如在外感病中舌苔由薄变厚，表明邪由表入里；舌苔由白转黄，为病邪化热的征象；舌色转红，舌苔干燥为邪热充斥，气营两燔；舌苔剥落，舌质光红为热入营血，阴液已伤等。在内伤杂病的发展过程中，舌象亦会产生一定的规律性变化。如中风患者舌色淡红，舌苔薄白，表示病情较轻，预后良好；如舌色由淡红转红，转暗红、红绛、紫暗，舌苔黄腻或焦黑，或舌下络脉怒张，表明风痰化热，瘀血阻滞。反之，舌色由暗红、紫暗转为淡红，舌苔渐化，多提示病情趋向稳定好转。掌握舌象与疾病发展变化的关系，可以充分认识疾病不同阶段所发生的病理改变，为早期诊断、早期治疗提供重要依据。

（五）对"舌症不符"的分析

在临床辨证中，有时会遇到一部分患者舌象与其他症状不一致的情况，需要综合、仔细分析其病机。常见者有以下几种：

1. 疾病出现寒热虚实真假时，舌与症不符

如真热假寒证，由于热邪太盛，格阴于外，故出现四肢厥冷的症状，但舌色红绛，舌苔黄燥、焦黑，并有尿赤、脉数有力、烦渴等症。这时舌红绛与四肢厥冷看似相反，实质上舌象反映了热证的一般特征，而四肢厥冷是由于"热深厥亦深"所致。舌象虽与四肢厥冷不符，但两者均反映了疾病的本质。

2. 旧病与新病夹杂而致舌症不符

如久病血虚的患者，在新感外邪而发热时，舌色不一定红；久病气阴两虚，舌光无苔的患者，虽有积滞，亦无厚苔可见。其均是由于旧病影响，使舌象与新病不符。

3. 药物治疗的影响，造成舌象与病症不符

如外感温热病热入营血阶段，舌色当红绛，但由于采取了有关治疗措施（如降温、补液等），病虽入于营分，出现神昏谵语等症，但舌色未发生相应变化。又如长期使用某些药物（如肾上腺皮质激素）可致舌红而胖大；或过用抗菌药物，常出现舌苔厚腻或灰黑苔，兼见恶心、纳呆等症；或久服某些解痉镇痛药，可引起舌红而干等。

总之，舌诊在辨证中具有重要诊断意义，大部分患者舌象符合疾病变化的一般规律，是诊断疾病的重要依据。但也有少数患者的舌象比较特殊，必须四诊合参，结合其他临床症状进行综合分析，才能得出合理的判断。

七、舌诊的临床意义

舌象作为中医辨证不可缺少的客观依据，对临床辨证、立法、处方、用药，判断疾病转归，分析病情预后，都有十分重要的意义。正如《临症验舌法》所说："凡内外杂症，亦无一不呈其形、著其色于舌……据舌以分虚实，而虚实不爽焉；据舌以分阴阳，而阴阳不谬焉；据舌以分脏腑、配主方，而脏腑不差、主方不误焉。危急疑难之顷，往往症无可参，脉无可按，而惟以舌为凭；妇女幼稚之病，往往闻之无息，问之无声，而惟有舌可验。"中医舌诊的临床意义主要有如下几个方面。

（一）判断邪正盛衰

正气盛衰能明显地反映于舌。如气血充盛则舌体红润；气血不足则舌色淡白。津液充足则舌质舌苔滋润；津液不足则舌干苔燥。胃气旺盛则舌苔有根；胃气衰败则舌苔无根，或光剥无苔。气血运行正常则舌色红活鲜明；气滞血瘀则舌色青紫或舌下络脉怒张。脏腑功能失常亦常见于舌，如脾失健运，湿邪困阻每见舌苔厚腻；肝风内动多有舌体震颤或歪斜；心脾积热则舌生疮疡，或见吐舌、弄舌等。

（二）区别病邪性质

不同的病邪致病，舌象特征亦各异。如外感风寒，苔多薄白；寒湿为病，苔多白腻；痰饮、湿浊、食滞，或外感秽浊之气，均可见舌苔厚腻；燥热为病，则舌红苔燥；瘀血内阻，舌紫暗或有斑点等。故风、寒、热、燥、湿、痰、瘀、食等诸种病因，大多可从舌象上加以辨别。

（三）分辨病位浅深

病邪侵犯人体不同部位，舌质、舌苔亦会出现相应的规律性变化。以外感温热病而言，其病位可划分为卫、气、营、血四个层次。邪在卫分，可见舌尖红，苔薄黄；邪入气分，则见舌红苔黄；邪入营分，可见舌绛少苔；邪入血分，可见舌绛紫，舌枯少苔或无苔。说明不同的舌象提示病位浅深不同。

（四）判断病势与预后

从舌象的转化可以推判病势进退。从舌苔上看，舌苔由白转黄，由黄转焦黑色，苔质由润转燥，均提示热邪加甚，津液被耗，病情加重；苔由黄转白，由燥变润，为邪热渐退，津液复生，病情减轻。若满舌厚腻苔突然剥落，舌光滑无苔，是邪盛正衰，胃气、胃阴暴绝的征象；舌苔突然增厚，是病邪急剧入里的表现，两者均为恶候。又如从舌体观察，舌色由淡红转为红、绛，甚至绛紫，或舌上起芒刺，是邪热深入营血，有伤阴、血瘀之势；舌色由淡红转为淡白、淡青紫，或舌胖嫩湿润，则为阳气受伤，阴寒渐盛。舌荣有神，舌面薄苔，舌态正常者为邪气未盛，正气未伤之象，预后较好。舌质枯晦，舌苔无根，舌态异常者为正气亏损，胃气衰败，病情多凶险。

八、危重舌象诊法

当病情发展到危重阶段时，可出现如猪腰舌、干荔舌等危重舌象，多提示脏腑阴阳气血精津枯竭，病情凶险，预后不良，多属难治，故常被古人称为"死证""绝证"。危重舌象往往多以舌质异常为主要表现。周学海在《形色外诊简摩·舌质舌苔辨》中说："舌质有变，全属血分与五脏之事……故舌苔无论何色，皆属易治；舌质既变，即当察其色之死活。活者，细察柢里，隐隐犹见红活，此不过血气之有阻滞，非脏气之败坏也。死者，柢里全变，干晦枯萎，毫无生气，是脏气不至矣，所谓真脏之色也。"危重舌象虽属难治，但也并非绝对，仍要四诊合参，全面分析。

常见危重舌象主要表现如下：

（1）舌色暗红，光绛如镜面，或如去膜猪腰者，多属热病伤阴，胃气将绝。

（2）舌质粗糙有刺，干枯燥裂，有如鲨鱼皮，是津液枯竭的危象。

（3）舌质敛缩如荔枝干肉，干而无津，是热极津枯的重症。

（4）舌本干晦如猪肝色，或舌色红如柿色，为气血败坏的危候。

（5）舌质短缩伴有阴囊缩入，是肝气将绝的危候。

（6）舌色紫绛带黑，为肾气将绝的危候。

（7）舌起白花如雪花片状，是脾气将绝的危候。

本章小结

望诊被列为四诊之首，前人有"望而知之谓之神"之说。医生能否正确运用望诊，对病证的诊断至关重要。望诊主要包括全身望诊、局部望诊、望排出物、望小儿食指络脉和望舌。

全身望诊包括神、色、形、态四个方面。望神可以了解精气的盛衰，判断病情的轻重和预后。望神主要从眼神、神情、气色、体态四个方面进行，其中尤以望眼神为重点，临床上神的表现形式主要有得神、少神、失神、假神和神乱五种。望色可判断气血盛衰，分辨病邪性质，确定病变部位，预测疾病转归。青色主寒证、痛证、气滞证、血瘀证和惊风，赤色主热证、戴阳证，黄色主脾虚、湿证，白色主虚证、寒证、脱血，黑色主寒证、痛证、血瘀证、肾虚证和水饮。望形主要观察患者形体的强弱、胖瘦、体质形态和其他异常表现。体胖能食，属形盛有余；体胖食少，为形盛气虚；体瘦食多，属中焦有火；体瘦食少，属中气虚弱。望态包括动静姿态和异常动作两个方面。学习中应注意了解动静姿态和异常动作的要点、各种姿态及异常动作的表现及临床意义。

在全身望诊的基础上，可根据病情的需要，对患者的某些局部进行深入、仔细的观察。应熟悉局部望诊如望头面、五官、躯体、四肢、二阴、皮肤等的临床意义，可以补充全身望诊的不足，有利于疾病的准确诊断。同时也要熟悉望排出物诊断疾病的总规律及痰涎唾涕、呕吐物、大便、小便等的特征表现及临床意义。一般来说，凡色白、清稀者，多属虚证、寒证；凡色黄、黏稠者，多属实证、热证。望舌包括望舌质和望舌苔两部分，舌与脏腑、经络、气血、津液密切相关，舌象的变化能客观地反映正气盛衰、病邪深浅、病邪性质、病势进退。对 3 岁以内的小儿还需观察食指络脉。小儿食指络脉，其诊断病证的要点为：三关测轻重，浮沉分表里，色泽辨病性，淡滞定虚实。

复习思考题

1. 如何鉴别假神与疾病恢复状态？
2. 虚证常见哪些面色？主痛证的面色又有哪些？
3. 如何根据患者的坐、卧姿态，判断病性的阴阳寒热虚实？
4. 结合"望色十法"，阐述临床如何动态观察面色。
5. 怎样辨别斑与疹？
6. 如何从望诊的角度分析呕吐物变化情况？
7. 举例说明舌诊的临床意义。
8. 阐述舌苔厚薄变化的临床意义。

同步练习

同步练习答案

拓展阅读

第二章

闻　诊

闻诊 PPT 课件

学习目标

1. 掌握音哑与失音、谵语与郑声、咳嗽、哮喘、呃逆、嗳气等的表现及其临床意义。
2. 熟悉呻吟、惊呼、喷嚏、嗅气味等的表现及其临床意义。
3. 了解闻诊的发展概况。
4. 熟练运用闻诊收集病情资料并分析其临床意义。

闻诊是医生通过听声音和嗅气味诊察疾病的方法。

闻诊包括听声音、嗅气味两个方面。听声音指听患者的声音、呼吸、语言、咳嗽、呕吐、呃逆、嗳气、鼻鼾、喷嚏、呵欠、太息、肠鸣等各种声响。嗅气味指嗅病体所发出的各种异常气味及排出物和病室的气味。

据甲骨文有关记载，早在殷代就有"疾言"病名的描述，即表现在言语方面的疾病，需闻声来诊断。《内经》奠定了闻诊的理论基础，不仅提出了五音、五声应五脏的理论，也记载了应用闻诊来判断疾病性质的方法，如《素问·脉要精微论》曰："声如从室中言，是中气之湿也；言而微，终日乃复言者，此夺气也；衣被不敛，言语善恶不避亲疏者，此神明之乱也。"《难经·六十一难》亦曰："闻而知之者，闻其五音，以别其病。"汉代张仲景更以患者的语言、呼吸、喘息、咳嗽、呕吐、呃逆、呻吟等声音作为闻诊的主要内容。后世医家又将患者的体气、口气、分泌物和排泄物等异常气味列入闻诊范围。

听声音、嗅气味之所以能够判断疾病，主要是人体的各种声音和气味变化，是在脏腑生理活动和病理变化过程中产生的。首先，五音（角、徵、宫、商、羽）和五声（呼、笑、歌、哭、呻）配属五脏，从五音五声的异常改变可以观察五脏的病变。《医宗金鉴·四诊心法要诀》曾指出，肝气实，多呼声忿急；心气实，多笑声雄壮；脾气衰，则歌声怠慢；肺气伤，则哭声悲嘶；病深伤肾，则呻声低微。其次，机体感受不同病邪，会引起体内不同的病理变化，声音、气味亦会出现不同的改变。如寒邪多无臭味，热邪多有气味；咳声高亢多为肺热，咳声低沉多为肺寒。

病变时的声音、气味并不总是显而易见的，常需细心观察，才能识别。诊察时应注意两个方面：将患者声音、气味与其周围人群的声音、气味相比较；将患者声音、气味的变化，与其自身往常的声音、气味进行比较。由于遗传、种族、季节、时辰、地理环境、饮酒、情绪等因素的影响，声音、气味也有相应变化，均非疾病所致，应注意鉴别。

● 第一节 听声音 ●

声音是人体生命活动的外在征象之一，可反映脏腑功能活动和气、血、津液的盛衰。声音的发出，不仅是喉、会厌、舌、齿、唇、鼻等局部器官协调活动、共同发挥作用的结果，而且与肺、肾、脾、肝、心诸脏有密切的关系。肺主气，司呼吸，气动则有声，故肺为发声的动力；肾主纳气，为气之根，必由肾间动气上出于舌而后能发出声音；脾主运化，为气血生化之源；肝主疏泄，可调畅气机；心主神志，语言发受心神之主宰等，均与发声有关。

所以无论外感抑或内伤，当引起脏腑功能失常或发音器官发生病变时，均会造成声音之异常。因此可借声音变化，以判断局部或内在脏腑的病变。

一、正常声音

健康人在安静状态下，可无声音发出，或仅有轻微的呼吸之声。由于性别、年龄、身体等形质禀赋不同，声音亦有差别。男性多声低而浊，女性多声高而清，儿童则声音尖利清脆，老人则声音浑厚低沉。此外，声音还受其他因素如情绪、职业等的影响，如生气时发声忿厉而急，悲哀时则发声悲惨而断续；长期在嘈杂的环境下工作，平时说话声常较高亢有力。这些变化均属于正常范围。

二、病变声音

病变声音指疾病反映于声音上的变化，表现为患者语声异常或出现本不该有的声音。听声音主要诊察患者的语言、呼吸、咳嗽、呕吐、呃逆、嗳气等声音的高低、强弱、清浊、缓急等变化。

一般来说，起病急，病程短，声音高亢有力，语声连续者，多属阳证、实证、热证；起病缓，病程长，声音低微无力，语声断续者，多属阴证、虚证、寒证。

（一）语声

语声的改变主要指语声高低、语调改变、音哑或失音等，可反映正气的盛衰、病邪的性质和病情的轻重。

1. 语声语调改变

语声高亢有力，声音连续，前轻后重者，多属实证、热证。语声低微，气短懒言，声音断续，前重后轻者，多属虚证、寒证。语声极弱，气短不续，欲言而无力复言者，是宗气大虚之征。

声音重浊，多为外邪袭表，或湿邪内困，肺气不宣，鼻窍不利所致。

2. 音哑或失音

音哑为声音嘶哑，失音为完全不能发音。新病音哑或失音，多因外感风寒、风热，或痰湿内蕴，致肺气不宣，清肃失司所致，属于实证，古人喻为"金实不鸣"。久病音哑或失音，多因肺肾阴亏，精不上承所致，属于虚证，即所谓"金破不鸣"。若久病重病而声音突然嘶哑，为肺气将绝。《医学准绳六要》曰："声嘶色败，久病不治。"

在情绪发生变化之时，也可突然发生失音，而喉部检查无异常者，多见于脏躁。若出现持续性声音嘶哑，并逐渐加重者，应及时检查咽喉有无肿瘤等异常变化。

妊娠晚期，孕妇出现音哑或失音者，称为"子瘖"。属生理现象，系胞胎渐长，压迫肾之脉络，使肾精不能上荣于咽喉舌本所致，产后可不治而愈。

此外，应注意失音与失语是两个不同的症状。失音是声音不能发出，失语是不能言语。失语多见于中风病。

3. 呻吟

呻吟指患者身体不适时所发出的低哼声或像叹气的声音。可见于疼痛，或肾虚。

4. 惊呼

惊呼指患者突然发出惊叫声。小儿高热惊风，常见阵发性惊叫。痫病发作时，口中发声似猪羊鸣叫，多因肝风夹痰上逆所致。

（二）语言

语言的辨别，主要是判断患者语言的表达与应答能力有无异常和吐字是否清晰。"言为心声"，语言反映人的神明活动，多与心神有关。病态语言包括谵语、郑声、错语、独语、狂言等，均属语言错乱，为心主神明功能失常的表现，多由热扰心神，或心气大伤，或痰迷心窍或痰火扰心等所致。

1. 谵语

谵语指神识不清，语无伦次，声高有力，烦躁多言。属热扰心神之实证，可见于温病邪入心包，或伤寒阳明腑实证。

2. 郑声

郑声指神识不清，语多重复，时断时续，声音细微。属心气大伤，精神散乱之虚证。《伤寒论》曰："实则谵语，虚则郑声，郑声者，重语也。"

3. 错语

错语指语言表达经常出错，但错后自知。多因气血不足，心神失养，或肾精亏虚，髓海空虚所致。

4. 独语

独语指自言自语，喃喃不休，见人则止。多因气血不足，心神失养，或气郁生痰，痰蒙心窍所致，可见于癫病、郁病。《四诊抉微》曾曰："独言独语，言谈无绪，心神他寄，思虑伤神，乃为心病。"

5. 狂言

狂言指精神错乱，语无伦次，笑骂狂言，不避亲疏，登高而歌，弃衣而走。多因情志不遂，气郁化火，痰火扰神所致，可见于狂病或伤寒蓄血证。

6. 言謇

言謇指神志清楚，但吐字含混不清或困难，可兼有半身不遂，口眼㖞斜等。多因风痰阻络所致，常见于中风先兆或中风。

（三）呼吸

病态呼吸的观察，主要辨析呼吸之强弱、缓急、粗细、清浊。肺为气之主，肾为气之根，故呼吸与肺肾两脏关系最为密切，亦与其他脏腑有关。呼吸气粗、气急，多属实证、热证；呼吸气微、低怯，多属虚证、寒证。病理性呼吸声音还有气喘、哮鸣、少气、短气等征象。

1. 喘

喘指呼吸困难，短促急迫，甚则张口抬肩，鼻翼翕动，难以平卧。喘有虚实之分。实喘者发病急骤，气粗声高息涌，惟以呼出为快，仰首目突，一般形体较壮实，脉实有力。多因外邪袭肺，或痰热郁肺，气道不利所致。如《景岳全书·喘促篇》说："实喘者，气长而有余……胸胀气粗，声高息涌，膨膨然若不能容，惟以呼出为快也。"虚喘者发病徐缓，病程较长，喘声低微，息短不续，动则加剧，但以引长一息为快，形体虚弱，动则气喘汗出，脉虚无力。多因肺气虚或久病及肾，气失摄纳所致。如《景岳全书·喘促篇》说："虚喘者，气短而不续……慌张气怯，声低息短，惶惶然若气欲断，提之若不能升，吞之若不相及，劳动则甚，而惟以急促似喘，但得引长一息为快也。"

2. 哮

哮指呼吸急促，喉中痰鸣如哨或如水鸡声，甚则端坐呼吸，不能平卧。多反复发作，不易痊愈。多因宿痰内伏，复感外邪所引发。患者往往因季节转换或过食酸咸生冷食物突然复发，发作前常有如鼻痒、咽痒、胸闷、咳嗽等先兆症状。

哮与喘均为呼吸困难的表现，但哮不同于喘。喘以呼吸气促困难为特征，而哮以喉有痰鸣或如水鸡声为特征。《医学正传·哮喘》曾曰："哮以声响言，喘以气息言，夫喘促喉间如水鸡声者谓之哮，气促而连续不能以息者谓之喘。"又，哮必兼喘，喘未必兼哮。

3. 少气

少气指呼吸微弱，语声低微无力。《景岳全书》曰："少气者，气少不足以息也。"多因体质虚弱，或久病肺肾气虚所致。

4. 短气

短气指呼吸短促，不相接续，似喘而不抬肩，气急而无痰声。短气有虚实之分，虚以肺气不足为多；实为痰饮、气滞、血瘀等蕴阻于肺所致。短气属虚者必兼少气。如《诸病源候论·短气候》谓："肺虚则少气，亦令短气，其人气微，常如少气，不足以呼吸。"

（四）咳嗽

咳嗽是肺失肃降、肺气上逆所产生的一种症状。有声无痰谓之咳，有痰无声谓之嗽，有痰有声谓之咳嗽。咳嗽多见于肺脏疾患，但亦与其他脏腑病变有关。《素问·咳论》指出："五脏六腑皆令人咳，非独肺也。"外感内伤皆可引起咳嗽。听咳嗽声音，结合痰之量、色、质、味等兼症，可辨病证之寒热虚实。

咳嗽声音重浊，伴鼻塞流清涕，恶寒无汗，属实证，多为风寒犯肺。

咳声不扬，痰稠色黄，不易咳出，多属邪热犯肺。

咳声重浊不扬，痰多、色白而黏，易于咯出，多属痰湿蕴肺。

干咳声短、清脆，无痰或痰少而黏，咽干，多为燥邪犯肺或肺阴虚。

咳声低微，少气者，属虚证，多为肺气虚。

某些咳嗽声音异常，具有特殊的诊断意义。如咳嗽阵发，连声不断，咳止时带吸气吼声如鹭鸶叫声，是"顿咳"，又名"百日咳"。因外感时邪，与伏痰搏结，阻遏气道，肺失清肃所致，是儿童易患的传染病。咳声如犬吠，吸气困难，喉部肿胀，见有白色伪膜，此为"白喉"，是疫毒时邪，壅阻喉部，气道不畅所致，病情凶险。

（五）呕吐

呕吐指胃失和降，胃内容物（饮食、痰涎）上逆，经口而出的症状。呕指有声有物，吐指有物无声，有声无物称干呕。一般统称为呕吐。引起呕吐的原因很多，有生理性和病理性之区别。如妇女受孕后，出现妊娠反应，多于晨间或闻到刺激性气味时发生恶心呕吐，不属病理变化。临床上可根据呕吐声音的强弱和吐势的缓急，以辨别疾病的寒热虚实。

吐势徐缓，声低无力，呕吐物清稀者，多属虚寒证。常因脾胃阳虚，胃失和降，胃气上逆所致。

吐势较猛，声高有力，呕吐物呈黏痰黄水，或酸或苦者，多属实热证。常因邪热犯胃，胃气上逆所致。

呕吐呈喷射状，提示邪热入营，扰乱神明，或见于脑部外伤者，病情危重。

泛恶欲吐与头胀痛并见，多见于肝阳上亢较重者。

呕吐痰涎，兼见头晕目眩，脘闷，心悸者，多属痰饮内阻。

呕吐酸腐，嗳气厌食，脘腹胀满者，为饮食停滞。

恶心呕吐，兼发热、胁肋胀痛、目黄，多见于肝胆湿热。

突然呕吐，伴发热恶寒，胸脘满闷者，多属外邪犯胃。

朝食暮吐或暮食朝吐，古称"反胃"，多属脾胃阳虚。口干欲饮，饮后即吐，是水逆证，多因饮停于胃，胃失和降所致。上吐下泻，猝然发作者，为霍乱，因感受暑湿、寒湿秽浊之气及饮食不慎所致。

因食物中毒引起呕吐者，多兼有腹泻，常有集体发病的特点，需进一步了解饮食卫生状况。

（六）呃逆

呃逆指胃气上逆，通过咽喉所发出的不由自主的冲击声，声短而频。俗称"打嗝"。唐以前称"哕"。在疾病过程中发生呃逆，可根据呃声长短、高低和间歇时间不同，以辨别病证的寒热虚实，判断疾病的预后。

呃声高亢洪亮、有力，多见于实热证；呃声沉缓、有力，多见于实寒证。呃声低微无力，多见于脾胃阳虚；呃声急促少力，多见于胃阴不足。若久病呃逆不止，声低气怯无力，形瘦骨立，是胃气衰败的危候。如《素问·宝命全形论》谓："病深者，其声哕。"

此外，情志抑郁亦可发生频繁呃逆，甚则持续数日或数周，但入睡后呃逆可自行停止。

若偶因进食过快，或偶感风寒，或大笑等原因引起呃逆，无其他病史及兼症，一般为时短暂，大多能自行终止。

（七）嗳气

嗳气指胃气上逆，胃中气体上冲，出于咽喉而发出的声音，声长而缓。古称"噫"。正常人饮食之后，偶有嗳气，并非病态。临床根据嗳气声音高低和气味的不同，可判断病性之寒热虚实。

嗳气酸腐，脘腹胀痛，多是食滞胃脘。

嗳气频频发作，嗳声响亮，可随情绪变化而减轻或加剧，多属肝气犯胃。

嗳气声低，无酸腐气味，多属胃虚气逆。

（八）鼻鼾

鼻鼾指熟睡或昏迷时鼻喉发出的异常呼吸声，俗称"打呼噜"。正常人特别是劳累后在熟睡时亦可闻鼾声，不属病态。鼻鼾多见于形体肥胖及鼻咽部疾患之人，常为痰气交阻，息道不畅所致。若在昏迷状态下鼾声不绝，可见于热入心包，或中风入脏之危候。

（九）喷嚏

喷嚏是由肺气上冲于鼻而发出的声音。临证应注意喷嚏的次数及有无兼症。若偶发喷嚏者，不属病态。若新病喷嚏，兼鼻塞流涕，恶寒身疼，多属表证。久病不愈，忽有喷嚏者，是阳气来复，为疾病向好之兆。《医碥·欠嚏》说："嚏由气盛，郁勃使然，故阳虚者无嚏，得嚏则谓佳兆。"

突然和反复发作的鼻痒、喷嚏、流清涕、鼻塞，多见于鼻鼽。常由肺气亏虚，卫表不固，风寒乘虚侵入，或吸入花粉、烟尘而引起。

（十）呵欠

呵欠指张口深吸气，微有响声的一种表现。因困倦而欠者，不属病态。若不拘时间，呵欠频频，多见阴盛阳虚之证。呵欠频频不息，与情绪有关者，多见于肝郁气滞。《金匮要略·妇人杂病脉证并治》篇曰："妇人脏躁，善悲伤欲哭，象如神灵所作，数欠伸，甘麦大枣汤主之。"

老年人频繁呵欠者，应警惕有发生中风之可能。

（十一）叹息

叹息指患者自觉胸中憋闷而长嘘气或发出响声，嘘后胸中觉舒的一种表现。古称"太息"。多为肝郁气滞，气机不畅所致，常在情绪郁闷时叹息；亦可见于心阳不足，宗气亏虚者。

（十二）肠鸣

肠鸣，亦称腹鸣。指腹中胃肠蠕动，所产生的漉漉作响的声音。正常人一般难以直接闻及。声响较大者，患者或身旁之人即可听到。临床应注意肠鸣发生的频率、强度和音调等变化，以判断疾病的寒热虚实。

脘腹部水声漉漉，得温则减，受寒或饥饿时加重，是由中气不足，水饮停聚于胃肠所致。

肠鸣声响亮频急，脘腹痞满，大便泄泻者，多为寒湿或湿热客于胃肠。

肠鸣阵作，伴有腹痛欲泻，泻后痛减，胸胁满闷不舒者，为肝脾不调。

肠鸣稀少，持续3～5分钟才听到1次者，多提示肠道传导功能障碍。若肠鸣完全消失，腹胀满痛者，多属肠道气滞不通的重证。

● 第二节 嗅气味 ●

嗅气味指嗅辨与疾病有关的气味，包括病体、排出物以及病室的气味。正常人气血流畅，脏腑气血得水谷精微充养而能进行正常的新陈代谢，故不产生异常气味。若脏腑为病邪所困，气血运行不畅，脏腑功能失常，秽浊排除不利，可产生异常的气味。临床可通过诊察患者散发出的各种气味，以判断病性

嗅气味视频

的寒热虚实。一般来说，气味酸腐臭秽者，多属实热；无气味或微有腥臭者，多属虚寒。

一、病体、排出物气味

病体出现异常气味，与全身或局部病变有关，与分泌物、排泄物的异常变化也有关。

（一）口气

口气指从口中散发出的异常气味。正常人无异常口气散发。

口气明显或散发臭气，称为口臭。多为口腔不洁，或有龋齿，或消化不良，或胃热。

口气酸臭，兼胃脘胀闷者，多因宿食内停所致。

口气腥臭，咳吐脓血者，为肺痈。

呼气中带有血腥气，可因咯血或呕血。

服毒者呼气时，伴有毒物的气味（如有机磷农药中毒者，呼出蒜臭味），在急救时有重要的指导意义。

（二）痰、涕之气和鼻气

正常情况下，人体排出少量的痰、涕，但通常无异常气味。

咳吐脓血痰，味腥臭，多为肺痈，为热毒炽盛所致。

咳痰清稀、无气味，多属寒证；咳痰黄稠、气味腥，多属热证。

鼻出臭气，流黄稠浊涕不止，多为鼻渊。

鼻流清涕无味，多属表寒证。

（三）汗气

汗气指随汗出而散发出的气味。

周身有腥膻气味，多因持续汗出，久蕴于皮肤所致，常见于湿温、风湿、热病所致。

两侧腋下散发臊臭气味，出汗时加重，为狐臭病。多因湿热邪气郁于腋下所致。

（四）呕吐物之气

呕吐物清稀无臭味，多属胃寒；呕吐物酸腐臭秽难闻，多属胃热；呕吐物酸腐，夹杂未消化食物残渣，多为食积。呕吐物夹脓血腥臭者，多属胃痈。

（五）排出物之气

大便臭秽难闻者，多为湿热证；大便溏泻，微有腥臭者，多为寒湿证。大便泄泻，臭如败卵，为伤食。

小便黄、腥臭者，多为膀胱湿热；小便量多色清、无臭者，多为虚寒证。尿甜并有烂苹果样气味，为消渴病。

带下色黄而秽臭，多为湿热下注。

带下量多清稀而微腥，多为寒湿。

带下奇臭，并见异常颜色，应警惕妇科癌病。

产后恶露臭秽者，多为湿热或湿毒下注。

二、病室气味

病室气味是由病体或患者排出物散发所形成。在病室通风良好的情况下，若气味充斥病室，说明病情危重。

病室臭气触人，多为瘟疫类疾病。

病室有尸臭气味，是脏腑败坏之征兆。

病室有血腥气味，患者多患失血症。

病室有尿臊气味，多见于水肿病晚期。

病室有烂苹果样气味，多见于消渴病晚期。

病室有蒜臭气味，多见于有机磷农药中毒。

本章小结

闻诊包括听声音和嗅气味。听声音包括声音、语言、呼吸、咳嗽、喘哮、胃肠异常声音等方面内容，嗅气味包括病体、分泌物和排泄物以及病室的气味。

临床中要运用好闻诊，掌握规律，辨清不同之处，有利于对病机的把握。一般而言，语声高亢，重浊而粗，洪亮有力，烦躁多言，声音连续者，多属阳证、实证、热证；语声低微，细小低弱，懒言静默者，多属阴证、虚证、寒证。在辨呼吸中，包括了喘、哮、短气、少气等，主要与肺肾病变有关。呼吸正常，属形病气未病；呼吸异常，属形气俱病。呼吸气粗而促，疾出疾入，多见于热证、实证；呼吸气微，徐出徐入，多见于寒证、虚证。咳嗽不止于肺，亦不离乎肺。呕吐、呃逆、嗳气均属胃气上逆。

凡气味腥臭不显或无臭者，多属虚证、寒证；气味酸腐臭秽者，多属实证、热证。在通风良好的情况下，若异常气味充斥病室，则说明病情危重。

复习思考题

1. 怎样根据语声的变化判断疾病的寒热虚实？

2. "金破不鸣" "金实不鸣" 如何区别？

3. 如何辨别呃逆的寒热虚实？

4. 口气的临床意义有哪些？

5. 临床常见病室气味有哪些？各自有什么临床意义？

同步练习

同步练习答案

拓展阅读

第三章

问　诊

📖 学习目标

1. 掌握问诊的内容及常见现在症状的表现及其临床意义。
2. 熟悉问诊的方法及注意事项。
3. 了解问诊的意义。
4. 熟练运用问诊收集病情资料并分析其临床意义。

问诊概述视频

　　问诊是医生通过对患者或陪诊者进行有目的的询问，以了解疾病的发生、发展、诊治经过、现在症状和其他有关情况，从而诊察病情的一种方法。

　　问诊是中医诊察疾病的重要方法之一，受到历代医家的重视，并在长期的医疗实践中不断补充完善。如《素问·三部九候论》曰："必审问其所始病，与今之所方病，而后各切循其脉。"《素问·疏五过论》又谓："凡欲诊病者，必问饮食居处。"《难经》明确指出："问而知之谓之工。""问而知之者，问其所欲五味，以知其病所起所在也。"东汉张仲景对问诊也非常重视，常作为临床诊断、治疗的主要依据之一。如通过问饮食等察胃气有无、辨病位深浅、断病情顺逆等。明代张景岳将问诊视为"诊病之要领，临证之首务"，并在《景岳全书·十问篇》中，将问诊归纳为十问。清代喻嘉言在《寓意草·与门人定议病式》中对问诊的一般项目、现病史、既往史等内容都作了详细的规定。

● 第一节　问诊的意义及方法 ●

一、问诊的意义

问诊在疾病的诊治过程中具有重要意义，主要体现在以下五个方面：

1. 获取诊断线索

患者的自觉症状，疾病的发生、发展、变化过程，诊治经过，患者的既往病史、生活习惯、饮食嗜好等，只有通过问诊才能获得。这些资料，是医生分析病情、判断病位、掌握病性、辨证治疗的重要依据。

2. 收集病情资料

问诊常为其他诊法的先导。由于受条件的限制，一些属于其他三诊的内容，如一些疾病在发作时，患者的神、色、形、态及声音表现，各种排出物的色、质、量、味等情况，临床也多通过询问而获得，问诊对其他三诊检查具有一定的指导意义。

3. 有利于早期诊疗

在某些疾病的早期，患者往往仅有较少的自觉症状，此时医生只有通过问诊，才能抓住诊断的重要线索，为疾病的早期诊断和治疗提供依据。

4. 有助于健康教育

现代社会中，一些不良的生活方式、社会心理因素，或疾病本身所致的不良情绪等，在疾病的发生、发展及康复过程中起重要作用。通过问诊，可直接了解患者的发病原因或诱因及相关影响因素等，有利于对因精神心理因素所致疾病的正确诊断、心理疏导与健康教育。

5. 有益于医患沟通

问诊过程是临床建立良好医患关系的重要时机。正确的问诊方法和良好的问诊技巧，能使患者感受到医生的亲切、可信，使其有信心与医生合作，这对诊治疾病也十分重要。

二、问诊的方法

问诊的过程，是医生询问和思辨相结合的过程。问诊的内容繁多，患者的个体差异较大，医生在和患者的短暂交流中，要及时、准确、全面地获得有关病情资料，问诊的方法、沟通技巧以及问诊内容的把握，则颇显重要。

1. 抓住重点，全面询问

医生在问诊时，既要突出重点，又要详尽全面。主诉和现病史（包括现在症状）是问诊的核心内容，是中医辨证诊断的主要依据。医生要认真倾听患者叙述的痛苦和不适，善于从中抓住主症、确定主诉，并围绕主诉有目的地进行深入、细致的询问。既要重视主症，还要了解一般兼症，广泛收集有关临床资料，避免遗漏病情，影响诊断。切忌主次轻重不分，泛泛而问。

2. 边问边辨，问辨结合

问诊的过程，实际也是一个医生思辨的过程。因此，问诊时医生必须注重并善于对患者所述的主诉，从纵、横两个角度进行分析思考，并根据中医辨证理论，结合望、闻、切三诊的信息追踪新的线索，进一步有重点地询问，以便深入了解病情。要做到边问边辨、边辨边问、问辨结合，减少问诊的盲目性，提高诊断的正确性。

三、问诊的注意事项

临床中要运用好问诊，除必须熟练掌握问诊的内容、要点和重点，具备坚实的理论基础和较丰富的临床经验之外，同时还应注意以下事项：

1. 诊室安静，避免干扰

问诊应该在安静适宜的环境下进行，以免受到各种因素的干扰，尤其对于某些病情不便当众表述的患者，更应单独询问。

2. 态度和蔼，严肃认真

医生要视患者为亲人，关心体贴患者的疾苦。问诊时，态度既要严肃认真，又要和蔼可亲，细心询问，耐心听取患者的陈述，以取得患者的信任与合作。

3. 语言亲切，通俗易懂

问诊时切忌使用患者听不懂的医学术语，如便溏、潮热、里急后重等。问诊过程中，应避免出现悲观、惊讶的语言或表情，以免增加患者的思想负担而使病情加重。

4. 适当提示，避免套问

当患者叙述病情不清楚或不全面时，医生可以进行必要的提示或启发，但不可凭个人主观意愿去暗示、套问患者，以避免所获病情资料片面或失真。

5. 危重患者，抢救为先

问诊时应分清标本缓急，对危急患者应抓住主症，扼要询问，并重点检查，以便争取时机，迅速抢救。待病情缓解后再详细询问。切不可机械地苛求完整记录而延误抢救时机，造成不良后果。

 思政元素

精益求精，厚德笃行

《黄帝内经》奠定了问诊基础，历代医家不断补充，使之逐渐完善。明代张介宾创作《十问篇》，便于临床应用。清代喻嘉言的《寓意草》拟定了病案书写格式，其中对问诊的一般项目、现病史、既往史等内容都作了详细规定，与现在中医病案的书写内容相近。

问诊在四诊中占有重要的地位，不仅可以收集其他三诊无法取得的病情资料，还可以通过问诊了解患者的思想、心理动态，密切医患关系，帮助患者树立治愈疾病的信心。中医问诊具备诊断和治疗的双重作用，本质上是医德与医术结合的精华。因此，娴熟掌握问诊技巧是学习中不可忽视的重要环节。临床问诊时态度应和蔼认真，语言要通俗易懂，准确把握患者的情绪和心理状况，及时对患者进行心理疏导，充分发扬医学人道主义精神，做到"仁者爱人""皆如至亲之想"。德艺双馨，乃为医之首、大医之道。

第二节　问诊的内容

问诊的内容主要包括一般情况、主诉、现病史、既往史、个人生活史、家族史等。询问时，应根据就诊对象，如初诊或复诊、门诊或住院等实际情况，有针对性地进行询问。

问诊的内容
PPT 课件

一、一般情况

一般情况包括姓名、性别、年龄、婚否、民族、发病节气、职业、籍贯、工作单位、现住址、电话号码、就诊时间等。

询问一般情况，便于与患者或家属进行联系和随访，对患者的诊断和治疗负责；还可使医生获得与疾病有关的资料，为诊断治疗提供一定的依据。如年龄、性别、职业、籍贯等不同，各有不同的多发病。麻疹、水痘、顿咳等病多见于小儿；胸痹、中风等多见于中老年人。妇女有月经、带下、妊娠、产育等疾病；男子可有遗精、阳痿等病变。老年人气血已虚，抗病力弱，患病虚证居多；青壮年气血充盛，抗病力强，患病多属实证。长期从事水中作业者，易患寒湿痹病；硅肺、汞中毒、铅中毒等病常与职业有关。某些地区因水土关系而使人易患瘿瘤病，疟疾在岭南等地发病率较高等。

二、主诉

主诉是患者就诊时最感痛苦的症状、体征及持续时间。如"腹胀、便溏 1 个月""咳喘反复发作 20 年，加重 1 周"等。

主诉通常是患者就诊的主要原因，也是疾病的主要矛盾所在，是调查、分析、处理疾病的重要线索，具有重要的诊断价值。主诉中一般只有 1～3 个症状，多为患者现阶段的主症。确切的主诉常可作为某系统疾病的诊断向导，可初步估计疾病的范畴和类别、病势的轻重缓急。

问诊时医生要善于抓住主诉，并围绕主诉进行深入细致的询问，即围绕主诉问深问透，如引起主症的原因、部位、性质、程度、时间、加重缓解的因素、伴随症状等。

一般病情简单，病程短者，主诉容易确定；病情复杂，病程较长，多脏腑病变，症状繁多者，主诉的提取则相对困难。这时应以患者目前最感痛苦而急于解决的症状或体征作为主诉。如患者叙述有眩晕、汗出、心悸、胸痛、神疲、乏力等感觉，若其中主要症状是心悸、胸痛，医生便可根据此主症，初步考虑为心病。然后围绕该主症进一步深入询问胸痛的部位、性质、程度、时间及有关兼症和病史，再结合其他三诊全面诊察，便可作出正确诊断。

记录主诉时，要描述具体的症状或体征，文字要简洁精练，一般不超过 20 个字。通常不能把病名或患者的诊断检查结果作为主诉，但患者就诊时无自觉症状，也未发现异常体征，而现代医学体检、化验或仪器检查发现异常时，可以例外。

三、现病史

现病史指围绕主诉从起病到此次就诊时疾病的发生、发展、变化以及诊治的经过。包括发病情况、病变过程、诊治经过、现在症状四个方面。

1. 发病情况

发病情况指首次发病时的具体情况，主要包括发病时间的新久、发病原因或诱因，最初的症状及其性质、部位，当时曾作过何种处理等。询问患者的发病情况，对辨别疾病的病因、病位、病性有重要作用。一般起病急、病程较短者，多属实证；患病已久，反复发作，经久不愈者，多属虚证或虚实夹杂证。如因情志不舒而致胁肋胀痛、急躁易怒者，多属肝气郁结；因暴饮暴食而致胃脘胀满疼痛者，多属食滞胃脘等。

2. 病变过程

病变过程指患者从起病到此次就诊时的病情发展变化情况。一般可按发病时间的先后顺序，询问其病情演变的主要过程。如某一阶段出现过哪些主要表现，症状的性质、程度有何变化，何时好转或加重，何时出现新的病情，有无变化规律等。通过询问病变过程，可以了解邪正斗争情况及病情的发展趋势等。

3. 诊治经过

诊治经过指患者患病后至此次就诊前所接受过的诊断及治疗情况。对初诊患者，应详细询问此前曾就诊医院、检查结果、诊断结果、治疗情况、服用药物情况及治疗效果等。了解既往诊治情况，可作为当前疾病诊断与治疗的参考。

4. 现在症状

现在症状指患者就诊时所感到的所有痛苦和不适，以及与病情相关的全身情况。现在症状是问诊的主要内容，也是辨证与辨病的重要依据。现在症状虽属现病史范畴，但因其包括的内容较多，故将另列一节专门讨论。

四、既往史

既往史又称过去病史，主要包括患者平素健康状况以及过去曾患疾病情况。

1. 既往健康状况

患者平素的健康状况，可能与其现患疾病有一定关系，故可作为分析判断病情的依据。如素体健壮，现患疾病多为实证；素体衰弱，现患疾病多为虚证；素体阴虚，易感温燥之邪，多为热证；素体阳虚，易受寒湿之邪，多为寒证。

2. 既往患病情况

既往患病情况指患者过去曾患过的疾病情况。应了解患者有无药物、食物或其他接触物的过敏史、手术治疗史、小儿预防接种情况等。询问既往病史对诊断现患疾病有一定作用。如哮病、痫病等经治疗后，症状虽已消失，但尚未根除，某些诱因常可导致复发。

五、个人生活史

个人生活史主要包括生活经历、精神情志、饮食起居、婚姻生育等情况。

1. 生活经历

询问患者的出生地、居住地及经历地，有助于排除某些地方病或传染病的诊断。

2. 精神情志

精神情志的变化，对某些疾病的发生、发展与变化有一定影响。因此，了解患者的性格特征、当前精神情志状况及其与疾病的关系等，有助于当前疾病的诊断和辅助治疗。

3. 饮食起居

饮食偏嗜、生活起居失调，是导致一些疾病发生的原因之一。如素嗜肥甘者，多病痰湿；贪食生冷者，易患寒证；偏食辛辣者，易患热证。素喜凉恶热者，多为阳气偏盛，喜热恶凉者，多为阴气偏盛。好逸恶劳，易生痰湿、瘀血；劳倦过度，易患诸虚劳损；起居失常，饮食无节，嗜酒过度者，易患胃病、肝病等。可见问饮食起居情况，对分析判断病情有一定意义。

4. 婚姻生育

对成年患者，应注意询问是否结婚、结婚年龄、爱人的健康状况，以及有无传染病或遗传病。育龄期女性，应询问月经初潮年龄或绝经年龄，末次月经时间，月经周期、行经天数和带下的量、色、质等变化。对已婚女性，还应询问妊娠次数、生产胎数，有无流产、早产、难产等。

六、家族史

家族史主要询问患者的父母、兄弟姐妹、子女等有血缘关系亲属的健康和患病情况，必要时应询问直系亲属的死亡原因。询问家族史，对诊断某些遗传病及传染病具有重要意义。

第三节　问现在症状

问现在症状是指对患者就诊时所感到的痛苦和不适，以及与其病情相关的全身情况进行详细询问。

现在症状是当前病理变化的反映，是诊病、辨证的主要依据。如疼痛、胀满、困重、麻木等，都是患者自身的痛苦感觉，往往缺乏客观征象，只有通过问诊方能得知。因此，中医历来对现在症状的问诊极为重视。

问现在症状的范围广泛，内容较多。清代陈修园《医学实在易·问证诗》在参考《景岳全书·传忠录·十问篇》的基础上，对《十问篇》进行了修改，即"一问寒热二问汗，三问头身四问便，五问饮食六问胸，七聋八渴俱当辨，九问旧病十问因，再兼服药参机变，妇人尤必问经期，迟速闭崩皆可见，再添片语告儿科，天花麻疹全占验。"十问歌内容言简意赅，目前仍有指导意义，但在实际运用中，宜根据患者的不同情况，灵活而有主次地进行询问，不能千篇一律地机械套问。

一、问寒热

问寒热指询问患者有无怕冷或发热的感觉。寒与热是疾病常见症状之一，是辨别病邪性质和机体阴阳盛衰的重要依据。

问寒热视频

寒即怕冷，是患者的主观感觉，临床有恶风、恶寒、寒战、畏寒之别。恶风指患者遇风觉冷，避之可缓的症状，较恶寒轻。恶寒指患者自觉怕冷，多加衣被或近火取暖而寒冷不能缓解者。寒战指恶寒严重，伴有全身发抖的症状，为恶寒之甚。畏寒指患者身寒怕冷，加衣覆被，或近火取暖而寒冷能缓解者。

热即发热，除指体温高于正常外，还包括体温正常，但患者自觉全身或某一局部发热，如五心烦热（自觉胸中烦热，手足心发热）。

寒与热的产生，主要取决于病邪性质和机体阴阳盛衰两个方面。邪气致病时，若感受寒邪，寒为阴邪，其性清冷，故寒邪致病多见恶寒等症；若感受热邪，热为阳邪，其性炎热，故热邪致病多见发热等症。机体阴阳失调时，阳盛则热，阴盛则寒，阴虚则热，阳虚则寒。可见，寒热是阴阳盛衰的表现，即寒为阴象，热为阳征。通过询问患者怕冷与发热情况，可作为辨别病变性质和阴阳盛衰变化的依据。

了解寒热情况，首先应询问患者有无怕冷或发热的症状，若有则应进一步询问寒热出现的时间、寒热的轻重、持续的长短及其兼症等。

临床常见的寒热症状有恶寒发热、但寒不热、但热不寒、寒热往来四种类型。

（一）恶寒发热

恶寒发热指患者恶寒与发热同时并现，多见于外感病初期阶段，是诊断表证的重要依据。因外邪侵袭肌表，卫阳被遏，肌腠失于温煦则恶寒；邪气外束，玄府闭塞，卫阳失宣则发热。在外感病中，恶寒常是主症，也是发热的前奏，为诊断表证所必需。故古人云"有一分恶寒便有一分表证"。

由于感受外邪的性质不同，寒热症状的轻重可分为以下三种类型：

1. 恶寒重发热轻

即患者感觉恶寒明显，伴有轻微发热。为外感风寒所致，主风寒表证。由于寒为阴邪，寒邪袭表伤阳，故恶寒明显；又因寒性凝滞，使卫阳郁闭失宣，故同时出现轻微发热。

2. 发热重恶寒轻

即患者感觉发热较重，同时又感轻微怕冷。是外感风热所致，主风热表证。由于风热为阳邪，阳邪致病则阳盛，阳盛则热，所以发热较重；又因风热袭表，使腠理开泄，故同时有轻微恶寒。

3. 发热轻而恶风

即患者感觉有轻微发热并有恶风感。多因外感风邪所致，属伤风表证。由于风性开泄，腠理疏松，阳气郁遏不甚，所以发热恶风皆轻。

外感表证的寒热轻重，不仅与病邪性质有关，还与邪正盛衰密切相关。如邪正俱盛者，恶寒发热皆较重；邪轻正虚者，恶寒发热均较轻；邪盛正虚者，多为恶寒重而发热轻。

此外，个别里证亦可表现为寒热并见，故当详辨。如疮疡在火毒内发的早期，或酿脓的中期等阶段，均可出现寒热并见的症状，此为邪正剧烈斗争的反映。

（二）但寒不热

但寒不热指患者只感怕冷而不觉发热的症状。多属阴盛或阳虚所致的里寒证。根据发病急缓和病程长短，可分为以下两种类型：

1. 新病畏寒

新病畏寒指患者新病即感觉怕冷而无发热症状。可见于寒邪直接侵袭脏腑的里实寒证。如患者突然畏寒，四肢不温，或脘腹冷痛，或咳喘痰鸣者，多因感受寒邪较重，阳气郁遏，皮毛失其温煦所致。

2. 久病畏寒

久病畏寒指患者经常畏寒肢冷，得温可缓，属里虚寒证。常伴面白舌淡，脉沉迟无力等，多因阳气虚衰，形体失于温煦所致。

（三）但热不寒

但热不寒指患者只发热不觉寒冷，或反恶热的症状。多属阳盛或阴虚所致的里热证。根据发热的轻重、时间、特点等不同，可分为壮热、潮热、微热三种类型：

1. 壮热

壮热指患者高热（体温 39℃ 以上）持续不退，不恶寒反恶热者。多伴面赤汗多，烦渴饮冷，脉洪大等。多因外邪入里，正盛邪实，邪正相搏，阳热内盛，蒸达于外所致。常见于外感温热病气分阶段，或伤寒阳明经证，属里实热证。

2. 潮热

潮热指发热如潮汐之有定时，即按时发热，或按时热甚者。有日晡潮热、午后潮热及夜间潮热之分：

（1）日晡潮热：常于日晡即申时（下午 3～5 时）发热明显，或热势更甚。见于阳明腑实证，故又称阳明潮热。临床常兼口渴饮冷，腹满硬痛，大便秘结，舌苔黄燥等症。由于阳明气旺于日晡之时，加之胃肠燥热内结而导致。

（2）湿温潮热：午后发热明显，并见身热不扬（肌肤初扪之不觉很热，但扪之稍久即感灼手）者，多属湿温发热。因湿邪遏制，热难透达，湿郁热蒸而致。

（3）阴虚潮热：午后或夜间低热，常伴颧红、盗汗、舌红少苔等症，多属于阴虚火旺。因阴液亏虚，阴不制阳，阳气偏亢，午后卫阳渐入于里，夜间卫阳行于里，使体内偏亢的阳气更加亢盛而生内热，故午后和夜间有低热。若患者自觉有热自骨髓向外蒸发之感觉，称骨蒸潮热。《诸病源候论·虚劳骨蒸候》曾说："蒸病有五：一曰骨蒸，其根在肾……"肾主骨，久病肾阴亏虚，阴不制阳，虚火内灼而致骨蒸潮热。

3. 微热

微热指热势不高，体温一般不超过 38℃，或仅自觉发热者。多见于温热病后期和某些内伤杂病。其发热时间一般较长，病因、病机较为复杂，如阴虚发热、气虚发热、气阴两虚发热、气郁发热等。

长期低热，兼颧红、五心烦热等症者，多属阴虚发热。

长期微热，劳累则甚，兼疲乏、少气、自汗等症者，多属气虚发热。

每因情志不舒而时有微热，兼胸闷、急躁易怒等症者，多属气郁发热。

小儿于夏季气候炎热时长期发热，兼有烦渴、多尿、无汗等症，至秋凉自愈者，多属气阴两虚发热。

（四）寒热往来

寒热往来指恶寒与发热交替发作，又称往来寒热。寒热往来是邪正相争，互为进退的病理表现，为半表半里证的特征，可见于伤寒少阳病和疟疾。

1. 寒热往来，发有定时

寒热往来，发有定时指寒战与高热交替发作，每日或二三日发作一次，发有定时。兼有头痛剧烈、口渴、多汗等症，常见于疟疾。由于疟邪侵入人体，伏藏于半表半里之间，入与阴争则寒，出与阳争则热，故寒战与高热交替出现，休作有时。

2. 寒热往来，发无定时

寒热往来，发无定时指患者时冷时热，发作无时间规律。见于伤寒少阳病。因邪正相争于半表半里，邪胜则恶寒，正胜则发热，故恶寒与发热交替发作。

此外，气郁化火、热入血室等，有时也可出现寒热往来。

二、问汗

汗为阳气蒸化津液从玄府达于体表而成。《素问·阴阳别论》曰："阳加于阴谓之汗。"正常汗出具有调和营卫、滋润皮肤等作用。正常人在体力活动、进食辛辣、气候炎热、衣被过厚、情绪激动等情况下汗出，属生理现象。若当汗出而无

问汗视频

汗，不当汗出而汗多，或仅见身体的某一局部汗出，均属病理现象。

病理性的无汗或有汗，与正气不足和病邪侵扰等因素有密切关系。由于病邪性质及正气亏损的程度不同，临床可出现不同情况的病理性汗出。所以，通过询问患者汗出的异常情况，对判断病邪的性质及机体阴阳的盛衰具有重要意义。

问汗时，应注意了解患者有汗无汗，出汗的时间、多少、部位及其主要兼症等。

（一）有无汗出

在疾病过程中，尤其对外感病患者，询问汗的有无，是判断感受外邪的性质和卫阳盛衰的重要依据。

1. 表证有汗

多见于外感风邪所致的伤风表证，或为外感风热所致的风热表证。由于风性开泄，热性升散，风热袭表，腠理疏松，故见汗出。

2. 表证无汗

多属外感寒邪所致的风寒表证。因寒性收引，腠理致密，玄府闭塞，故而无汗。

3. 里证有汗

导致里证汗出的原因较多，如阳盛实热、阴虚内热、阳气亏虚、亡阳或亡阴等。临床应结合汗出的特点及其兼症进行辨证。如汗出量多，伴壮热面赤、口渴饮冷、舌红苔黄者，属里实热证，因里热炽盛、蒸津外出所致。

4. 里证无汗

里证无汗指当汗出时而不汗出，常因阳气不足，蒸化无力，或津血亏耗，生化乏源所致。多见于久病虚证患者。

（二）特殊汗出

特殊汗出指在汗出的时间、汗出的状况等方面，具有某些特征的病理性汗出。主要有下列四种：

1. 自汗

自汗指经常日间汗出，活动后尤甚的症状。多见于气虚证、阳虚证，常伴气短乏力、畏寒等症。由于阳气亏虚，不能固卫肌表，玄府不密，津液外泄，故见自汗；动则耗伤阳气，故汗出尤甚。

2. 盗汗

盗汗指入睡时汗出，醒后汗止的症状。多见于阴虚内热证，常伴有颧红、潮热、五心烦热、舌红少苔等症。因阴虚阳亢，虚热内生，入睡之后，卫阳入里，肌表不固，虚热蒸津外泄，故睡时汗出；醒后卫阳复归于表，肌表固密，虽阴虚内热，也不能蒸津外出，故醒后汗止。若气阴两虚者，临床常自汗、盗汗并见。

3. 大汗

大汗指汗出量多的症状。有虚实之分。蒸蒸大汗，伴见壮热烦躁、大渴喜饮者，属里热炽盛，蒸津外泄所致。若在亡阳或亡阴等病情危重的情况下，出现大汗不止的症状，又称绝汗、脱汗。亡阳之汗，冷汗淋漓如水，伴见面色苍白、肢厥脉微，为阳气亡脱，津随气泄之象。亡阴之汗，热汗质黏如油，伴见躁扰烦渴、脉细数疾，为内热逼迫，阴津涸竭外泄所致。

4. 战汗

战汗指患者先恶寒战栗而后汗出的症状。常见于伤寒邪正剧烈斗争阶段，是病变发展的转折点。应注意观察战汗后病情的变化，如汗出热退，脉静身凉，是邪去正复之佳象；若汗出而身热不减，仍烦躁不安，脉来疾急，为邪胜正衰之危候。

（三）局部汗出

身体的某一局部汗出异常，也是体内病变的反映，其病证有虚实寒热之别，应注意了解具体汗出的部位及伴随症状，以审症求因。临床常见的局部汗出，有以下几种：

1. 头汗

头汗指仅见头部或头项部汗出较多，又称但头汗出。可因上焦热盛，迫津外泄；或中焦湿热蕴结，湿郁热蒸；或元气将脱，虚阳上越，津随阳泄等导致。素体阳气偏盛之人，在进食辛辣、热汤、饮酒时，因阳气旺盛，热蒸于头而见头汗，不属病态。

2. 半身汗出

半身汗出指患者仅一半身体汗出，另一半无汗的症状。或左侧，或右侧，或上半身，或下半身。无汗的半身常是病变的部位，多因风痰或瘀痰、风湿等邪气阻滞经络，营卫不得周流，气血失畅所致。多见于中风病、痿病及截瘫等患者。

3. 手足心汗

手足心汗指仅手足心汗出较多的症状。多因阳气内郁，或阴虚阳亢，或中焦湿热郁蒸所致。容易紧张、敏感的性格类型，其阴阳每易偏颇失调，而表现出手足心汗出。

4. 心胸汗

心胸汗指心胸部易汗出或汗出过多的症状。多见于心脾两虚或心肾不交之证。

5. 阴汗

阴汗指阴部及其周围出汗较多的症状。多由下焦湿热郁蒸所致。

临床上除应辨别以上各种汗症外，还需注意了解汗的冷热、色泽等情况。如冷汗，多因阳气虚衰或惊吓所致；热汗，多由里热蒸迫所致；黄汗，多因风湿热邪交蒸所致。

三、问疼痛

疼痛是临床上最常见的自觉症状，机体的各个部位均可发生。疼痛有虚、实之分。导致疼痛的原因很多，因感受外邪，或气滞血瘀，或痰浊凝滞，或食滞虫积等，阻滞脏腑经络，闭塞气机，使气血运行不畅，为"不通则痛"，属因实致痛；因气血不足，或阴阳亏损，使脏腑经络失养，为"不荣则痛"，属因虚致痛。

问疼痛视频

问疼痛时，应注意询问疼痛的部位、性质、程度、时间、喜恶及伴随症状等。

（一）问疼痛的性质

由于导致疼痛的病因、病机不同，故疼痛的性质各异。询问疼痛的性质特点，对于分析导致疼痛的病因、病机具有重要意义。

1. 胀痛

胀痛指疼痛伴有胀满的感觉。是气滞作痛的特点。如胸胁、脘腹等处胀痛，时发时止，多属气滞所致。若头目胀痛，则多为肝阳上亢或肝火上炎所致。

2. 刺痛

刺痛指疼痛如针刺之状。是瘀血致痛的特征之一。刺痛以胸胁、脘腹等处较为常见，多伴痛处固定、拒按、夜间痛甚等。

3. 走窜痛

走窜痛指痛处游走不定，或走窜攻痛。其中胸胁、脘腹疼痛而走窜不定者，多因气滞所致；肢体关节疼痛而游走不定者，多见于风邪偏胜所致之行痹。

4. 固定痛

固定痛指痛处固定不移。胸胁、脘腹等处固定作痛，多属血瘀所致；肢体关节固定疼痛，多见于寒或湿邪偏胜所致之痛痹、着痹。

5. 冷痛

冷痛指疼痛伴有冷感而喜暖。属寒证。常见于腰脊、脘腹、头部、四肢关节等处。因寒邪阻络，收引凝滞所致者，属实寒证；因阳气不足，脏腑、肢体失于温煦而致者，属虚寒证。

6. 灼痛

灼痛指疼痛伴有灼热感，喜凉恶热。属热证。常见于胃脘、胸胁、咽喉、关节等处。因火热之邪窜扰所致者，为实热证；阴虚火旺所致者，为虚热证。

7. 绞痛

绞痛指疼痛剧烈如刀绞。多因有形实邪阻闭气机，或寒邪凝滞气机所致。如心脉痹阻所致的"真心痛"，或结石阻塞尿路所致的腰腹痛，或寒邪内侵肠胃所致的脘腹痛等，多具有绞痛的特点。

8. 隐痛

隐痛指疼痛不甚剧烈，尚可忍耐，但绵绵不休。多属虚证。常见于头部、胸胁、脘腹等部位，多由阳气、精血亏虚，脏腑经络失养所致。

9. 重痛

重痛指疼痛伴有沉重的感觉。多因湿邪困阻气机所致。常见于头部、四肢、腰部以及全身。但若头部重痛者，亦可因肝阳上亢，气血上壅所致。

10. 酸痛

酸痛指疼痛伴有酸软感。常见于四肢、项背、腰背等部位。多因湿邪侵袭肌肉关节，气血运行不畅所致，或因肾虚骨髓失养而成。

11. 闷痛

闷痛指疼痛伴有满闷、憋闷的感觉。常见于胸部。多因痰浊阻肺，或痰瘀阻滞心脉，气机不畅所致。

12. 掣痛

掣痛指疼痛由一处而连及他处，抽掣牵扯作痛，也称引痛、彻痛。多因邪气阻滞，经脉不通，或筋脉失养所致。

13. 空痛

空痛指疼痛伴有空虚感觉。常见于头部或小腹部，多由气血、精髓亏虚，组织器官失于荣养所致。

一般而言，新病疼痛，痛势剧烈，持续不解，或痛而拒按者，多属实证；久病疼痛，痛势较轻，时痛时止，或痛而喜按者，多属虚证。冷痛喜温，遇寒痛剧，得温痛减者，属寒证；灼痛喜凉，痛处发热，遇寒觉舒者，属热证。

（二）问疼痛的部位

机体的各个部位与一定的脏腑、经络相联系。通过询问疼痛的部位，可以了解病变所在的脏腑、经络等病位。

1. 头痛

头痛指头的某一部位或整个头部疼痛的症状。"头为诸阳之会"，手、足三阳经均直接循行于头部，足厥阴肝经亦上行于头与督脉相交。故根据头痛的部位，结合经脉的循行，可以确定病属何经。如头痛连项者，属太阳经；两侧头痛者，属少阳经；前额痛连及眉棱骨者，属阳明经；巅顶痛者，属厥阴经。

引起头痛的原因甚多，无论外感、内伤，虚实诸证，均可引发头痛。凡发病急，病程短，头痛较剧，痛无休止者，多属实证；常因外感风、寒、暑、湿、火热之邪，或瘀血阻滞，或痰浊上扰，或肝火上炎等所致。凡发病缓，病程长，痛势绵绵，时作时止者，多属虚证；常因气血阴精亏少，脑海空虚，脉络失养所致。

此外，某些耳、目、鼻的疾病亦可引起头痛。临床应根据病史、兼症及头痛的性质，辨别头痛的原因。

2. 胸痛

胸痛指胸部正中或偏侧疼痛。多为心肺病变。问诊时，首先应注意分辨胸痛的确切部位，如胸前"虚里"部位作痛，或痛彻臂内者，病位在心；胸膺部位作痛，常兼咳喘者，病位在肺。临床应根据胸痛的部位，结合疼痛的性质及兼症，综合分析判断引起胸痛的原因。

左胸心前区憋闷作痛，时痛时止者，多因痰、瘀等邪气阻滞心脉所致，见于胸痹等。胸痛剧烈，面色青灰，手足青冷者，多因心脉急骤闭塞所致，见于厥（真）心痛等。

胸痛，咳喘气粗，壮热面赤者，多因热邪壅肺，肺络不利所致。胸痛，壮热，咳吐脓血腥臭痰者，多因痰热阻肺，热壅血瘀所致，可见于肺痈等。胸痛，干咳，颧赤盗汗，午后潮热者，多因肺阴亏虚，虚火灼络所致，可见于肺痨等。

3. 胁痛

胁痛指胁的一侧或两侧疼痛。胁肋为肝胆所居之处，故多与肝胆病变有关。如肝郁气滞、肝胆湿热、肝胆火盛、瘀血阻络及饮停胸胁等，阻滞气机，经脉不利，则常致胁痛。临床应根据胁痛的性质及兼症进行辨证。

4. 脘痛

脘痛指上腹部、剑突下胃脘部疼痛。脘乃胃腑所居之处，胃气以和降为顺，若胃失和降、气机不畅，则可导致胃脘痛。因寒、热、气滞、瘀血、食积所致者，属实证；因胃阴虚或胃阳不足，胃失所养所致者，属虚证。实证多在进食后疼痛加重，虚证多在进食后疼痛减轻。若胃脘疼痛无规律，且痛无休止而见明显消瘦者，应考虑胃癌的可能。临床应根据病史，结合疼痛的性质、特点和兼症进行辨证。

5. 腹痛

腹痛指胃脘以下、耻骨毛际以上的部位发生疼痛。腹部的范围较广，可分为大腹、脐腹、小腹、少腹四部分。脐以上为大腹，属脾；脐周围二寸（以同身寸计算）的腹部为脐腹，为足太阴脾经循行之处，内藏大小肠；脐腹以下至耻骨毛际以上为小腹，属膀胱、胞宫、大小肠；小腹两侧为少腹，是足厥阴肝经所过之处。

腹痛可由多种病因引起。总属脏腑气机不利，经脉气血阻滞，或脏腑经络失养而成。临床问腹痛时，应与按诊密切配合。首先查明疼痛的确切部位，判断病变所在脏腑。然后结合疼痛的性质及兼症，了解引起疼痛的原因，以辨病证之虚实。因寒凝、热结、气滞、血瘀、食积、虫积等所致者，属实证；由气虚、血虚、阳虚等所致者，属虚证。

大腹隐痛，喜温喜按，食少便溏者，为脾阳亏虚；小腹胀满而痛，小便频急涩痛者，为膀胱湿热；小腹刺痛，随月经周期而发者，多瘀阻胞宫；少腹冷痛拘急，牵引阴部者，为寒凝肝脉；小腹疼痛，痛而欲泻，泄后痛减者，为肠道气滞所致。小儿脐腹疼痛，时作时止者，多为虫积。

由于腹痛涉及的脏腑较多，病因病机复杂，临证时还要注意与内科、外科及妇科疾病所致腹痛的鉴别。

6. 背痛

背痛指自觉背部疼痛的症状。脊背痛多与督脉、足太阳经、手三阳经病证有关。如脊背痛不可俯仰者，多因督脉损伤所致；背痛连及项部，常因风寒之邪客于太阳经脉而致；肩背作痛，走窜不定，遇风寒痛增者，多为风寒湿邪侵袭，经脉阻滞不通所致。

7. 腰痛

腰痛指腰脊正中或腰部两侧疼痛。因"腰为肾之府"，故腰痛常见于肾脏及其周围组织的病变。多因肾虚失养，寒湿侵袭，瘀血或结石阻滞，或带脉损伤等导致。临床诊察时常结合按诊，询问患者腰部两侧有无叩击痛，作为肾病诊断的重要指征。

腰部经常酸软而痛，多属肾虚；腰部冷痛沉重，阴雨天加重，多属寒湿侵袭；腰痛如刺，固定不移，多为瘀血阻滞；若腰脊疼痛连及下肢，多属经络阻滞；腰部突然剧痛，向少腹部放射，尿血者，多因结石阻滞；腰痛连腹，绕如带状，多因带脉损伤所致。临床应根据病史和疼痛的性质，以确定引起腰痛的原因。

8. 四肢痛

四肢痛指四肢肌肉、筋脉、关节等部位疼痛。常见于痹病，多因风寒湿邪侵袭，或风湿郁而化热，或痰瘀阻滞气血运行所致。临床主要根据疼痛的性质特点进行辨证。

疼痛游走不定者为行痹，以感受风邪为主；疼痛剧烈，遇寒尤甚，得热痛缓者为痛痹，以感受寒邪为主；重着而痛，阴雨天加重者，为着痹，以感受湿邪为主；四肢关节灼热肿胀而痛者，为热痹，因感受风湿热邪所致；关节疼痛剧烈，伴肿大变形，屈伸受限者，多因湿热久蕴，痰瘀阻络，筋脉拘挛所致。若独见足跟或胫膝酸痛者，则多属肾虚所致，常见于年老体衰之人。

9. 周身疼痛

周身疼痛指头身、腰背、四肢等部位均觉疼痛。临床应注意询问发病时间，了解病程之长短。一般新病周身疼痛，多属实证，常因感受风寒湿邪，经气不舒而致；若久病卧床不起而周身作痛，则属虚证，乃气血亏虚，失其荣养所致。

四、问头身胸腹不适

问头身胸腹不适
PPT 课件

问头身胸腹不适指询问头身胸腹部位除疼痛之外的其他不适或异常感觉。如头晕、耳鸣耳聋、目眩、胸闷、心悸、胁胀、脘痞、腹胀、身重、麻木、乏力等，症状之有无及其程度、特点等。

1. 头晕

头晕指患者自觉头脑有晕眩感，重者感觉自身或景物旋转，站立不稳的症状。多因清窍失养，或清窍受扰所致。头晕是临床常见症状，可由多种原因引起。对头晕的询问，应注意了解引发或加重头晕的可能因素及兼有症状。

如头晕而胀，烦躁易怒，舌红苔黄，脉弦数者，多为肝火上炎；头晕胀痛，头重脚轻，耳鸣，腰膝酸软，舌红少苔，脉弦细者，多为肝阳上亢；头晕面白，神疲体倦，每因劳累而加重，舌淡脉弱者，多为气血亏虚；头晕且重，如物裹缠，胸闷呕恶，舌苔白腻者，多为痰湿内阻；若外伤后头晕刺痛者，多属瘀血阻络。

2. 耳鸣与耳聋

（1）耳鸣：指患者自觉耳内鸣响的症状。耳鸣有虚实之分：凡突发耳鸣，声大如潮，按之鸣声不减或加重者，多属实证，多因肝胆火盛，上扰清窍所致。若渐觉耳鸣，声音细小，如闻蝉鸣，按之鸣声减轻或暂止者，多属虚证，常由肝肾阴虚，肝阳上扰所致；或因肾虚精亏，髓海不充，耳失所养而成。

（2）耳聋：指患者听力减退，甚至听觉丧失的症状。耳聋程度较轻者也称"重听"，《杂病源流犀烛·卷二十三》曾说："耳聋者，声音闭隔，竟一无所闻者也；亦有不至无闻，但闻之不真者，名为重听。"一般新病暴聋者，多属实证，常由肝胆火逆，或邪壅上焦，耳窍失灵，或药毒损伤耳窍等所致。久病或年老渐聋者，属于虚证，多因肝肾亏虚，精气虚衰，不能上充清窍所致。

3. 目眩及目昏、雀盲、歧视

（1）目眩：指患者自觉视物旋转动荡，如坐舟车，或眼前如有蚊蝇飞动之感，亦称眼花。由肝阳上亢、肝阳化风及痰湿上蒙清窍所致者，多属实证或本虚标实证；由气虚、血亏、阴精不足，目失所养引起者，多属虚证。

（2）目昏、雀盲、歧视：目昏指视物昏暗不明，模糊不清。雀盲指白昼视力正常，每至黄昏以后视物不清，亦称夜盲。歧视指视一物成二物而不清的症状。

三者均为视力不同程度减退的病变，各有特点，但其病因、病机基本相同，多由肝肾亏虚，精血不足，目失充养而致。常见于久病或年老体弱之人。

4. 进食哽噎感

进食哽噎感指患者自觉进食吞咽受阻，哽噎不顺，饮食难下，甚至食入即吐，或伴有胸膈阻塞感，多属噎膈。常因气郁、痰浊、瘀血郁结食道，或津伤血燥，食道干涩，致食道窄隘。

5. 胸闷

胸闷指患者自觉胸部有痞塞满闷的症状。胸闷与心、肺、肝脏气机不畅关系密切。临证应注意询问胸闷的特点及伴随症状，进行鉴别诊断。

如胸闷，伴心悸、气短者，多属心气不足，心阳不振；胸闷，心痛如刺者，多属心血瘀阻；胸闷，伴咳喘痰多者，多属痰湿蕴肺；胸闷，伴胁胀、抑郁、善太息者，多因肝郁气结所致。

6. 心悸

心悸指患者自觉心跳不安、不能自主的症状。心悸多是心神或心脏病变的反映。常因心之气血阴阳亏虚，或痰饮水湿、瘀血阻滞而导致。心悸有惊悸与怔忡之分。

因惊恐而心悸，或心悸易惊，恐惧不安者，称为惊悸。多由外因引起，常时发时止，全身情况较好，病情较轻。心跳剧烈，上至心胸，下至脐腹者，谓之怔忡。怔忡常是惊悸的进一步发展，多由内因引起，劳累即发，持续时间较长，全身情况较差，病情较重。

形成心悸的原因较多，如惊骇气乱，心神不安；或营血亏虚，心神失养；或阴虚火旺，内扰心神；或心阳气虚，鼓搏乏力；或脾肾阳虚，水气凌心；或心脉痹阻，血行不畅等。临床应根据心悸的轻重特点及其兼症之不同进行辨证。

7. 胁胀

胁胀指患者自觉一侧或两侧胁部胀满不舒的症状。多见于肝胆病变。如胁胀易怒，善太息，多为情志不舒，肝气郁结；胁胀口苦，舌苔黄腻，多属肝胆湿热。

8. 脘痞

脘痞指患者自觉胃脘部胀闷痞满不舒的症状。脘痞是脾胃病变的反映，多因中焦气机不利，升降失职而致。脘痞有虚实之分。如脘痞纳呆，嗳腐吞酸者，多为饮食伤胃；脘痞腹胀，纳呆呕恶，苔腻者，多为痰湿中阻；脘痞食少，腹胀便溏者，多属脾胃虚弱；脘痞干呕，饥不欲食者，多属胃阴亏虚。

9. 腹胀

腹胀指患者自觉腹部胀满，痞塞不舒，如物支撑的症状。腹胀主要因脾胃、肠、肝肾等病变，导致中焦气机不畅所致。腹胀有虚实之分。腹部时胀时减而喜按者，属虚证，多因脾胃虚弱，失于健运所致；持续胀满不减而拒按者，属实证，多因食积胃肠，或实热内结，阻塞气机而致。

若腹胀如鼓，皮色苍黄，腹壁青筋暴露者，称为臌胀。多因酒食不节，或情志所伤，或虫积血瘀，致使肝脾肾功能失常，气血水互结，聚于腹内而成。

10. 身重

身重指患者自觉身体有沉重酸困的症状。身重主要与水湿泛溢及气虚不运有关。身重，脘腹胀满，苔腻者，多因湿邪困脾，阻滞经络所致；身重，浮肿尿少者，系水湿内停，泛溢肌肤所致；身重，嗜卧，倦怠乏力者，多因脾气亏虚，机体失养所致。热病后期见身重乏力，多系邪热耗气伤阴，形体失养所致。

11. 麻木

麻木指患者肌肤感觉减退，甚至消失的症状，亦称不仁。多见于头面、四肢部位。由于气血亏虚，或肝风内动，或湿痰、瘀血阻闭经络，使经脉失于荣养所致。临床应结合伴随症状进行鉴别。

12. 乏力

乏力指患者自觉肢体倦怠无力的症状。乏力是多种内科疾病的常见症状，常因气血亏虚，或脾虚湿困等导致，与肝脾两脏关系最为密切。

此外，尚有嘈杂、恶心、神疲、心烦、胆怯、身痒等症，也属问头身胸腹不适的范围，临床时也应注意询问。

五、问饮食口味

问饮食口味指询问患者口渴与饮水、食欲与进食量及口中味觉等情况。饮食的摄纳与消化吸收，主要与脾胃、肝胆、大小肠、三焦等脏腑功能活动密切相关。通过询问饮食与口味情况，可了解体内津液的盈亏、输布及脾胃和相关脏腑功能的盛衰，判断疾病的寒热虚实。

问饮食口味
视频

问饮食口味，应注意了解有无口渴、饮水多少、喜冷喜热，有无食欲、食量多少、食物的喜恶，以及口中有无异常味觉等。

（一）口渴与饮水

口渴即口中干渴的感觉，饮水指实际饮水的多少。口渴与饮水密切相关，口渴与否，是体内津液盛衰和输布情况的反映。

1. 口不渴饮

口不渴饮指患者口不渴而不欲饮水。口不渴饮提示津液未伤，多见于寒证、湿证，或无明显燥热证者。由于寒湿邪气不耗津液，故口不渴而不欲饮。

2. 口渴欲饮

口渴欲饮指患者口干渴而欲饮水。口渴欲饮提示津液损伤，多见于燥证、热证。口渴的程度直接反映体内津伤的程度。如口干微渴，兼发热者，多见于外感热病初期，伤津较轻；大渴喜冷饮，兼壮热面赤，汗出，脉洪数者，提示热盛伤津较重；口渴多饮，伴多食易饥，小便量多，体渐消瘦者，为消渴病，因肺胃燥热伤津所致；口燥咽干，兼颧红盗汗，舌红少津者，属阴虚内热证，由于阴虚津不上承所致。

3. 渴不多饮

渴不多饮指患者口中干渴，但饮水不多。多因津液失于输布所致。常见于湿热证、痰饮内停、瘀血内停及温病营分证。

渴不多饮，兼身热不扬，头身困重，苔黄腻者，属湿热证，由于湿热内蕴，津失布散所致；渴喜热饮，饮水不多，多为痰饮内停，津不上承所致；口干但欲漱水而不欲咽，兼舌紫暗或有瘀斑者，多属瘀血内停，气化不利所致；口渴饮水不多也可见于温病营分证，多因邪热入营，蒸腾营阴上承所致。

（二）食欲与食量

食欲指对进食的要求和进食的欣快感觉，食量即实际的进食量。食欲和食量与脾胃、肝胆等脏腑功能密切相关。脾气健运，胃气和降，肝胆疏泄条达，则食欲正常，并能保持适当的食量。如脾胃或相关脏腑发生病变，常可引起食欲与进食的异常。

询问患者的食欲与食量，对于判断患者脾胃等脏腑功能的强弱及疾病的预后转归有重要意义。临床常见有食欲减退、厌食、消谷善饥、饥不欲食、偏嗜食物等异常情况。

1. 食欲减退

食欲减退指患者进食的欲望减退，或食之无味，食量减少，甚至不想进食的症状。又称不欲食、食欲不振、纳呆、纳少。

食欲减退是疾病过程中常见的病理现象，主要为脾胃病变的反映，或是其他脏腑病变影响脾胃功能的表现。其病机有虚实之分。虚者多因脾胃虚弱，运化无力；实者多因饮食积滞，或湿邪内阻等所致。如食欲减退，伴腹胀便溏，神疲倦怠，面色萎黄，舌淡脉虚者，多属脾胃虚弱所致；食少纳呆，伴头身困重，脘闷腹胀，舌苔厚腻者，多由湿盛困脾所致；食欲减退，伴嗳腐吞酸，苔厚腻者，属饮食积滞。

2. 厌食

厌食指厌恶食物，或恶闻食味。

厌食，兼嗳气酸腐，脘腹胀满者，属食滞胃肠；厌食油腻，兼脘腹痞闷，呕恶便溏，肢体困重者，属脾胃湿热；厌食油腻，伴胁肋胀痛灼热，口苦泛恶，身目发黄者，为肝胆湿热。妊娠早期短暂择食或厌食，多为妊娠反应，因妊娠后冲脉之气上逆，影响胃之和降所致，一般属生理现象。但严重厌食，反复出现恶心呕吐者，则属病态，为妊娠恶阻。

3. 消谷善饥

消谷善饥指食欲亢进，进食量多，但食后不久即感饥饿的症状，又称多食易饥。多因胃火炽盛，腐熟太过所致。多见于消渴病，或瘿病。

若多食易饥，兼多饮多尿者，为消渴病；兼颈前肿物，心悸多汗者，多为瘿病；兼大便溏泄者，多属胃强脾弱。胃强则胃腐熟功能亢进而多食，脾弱则运化功能减弱而便溏。

4. 饥不欲食

饥不欲食指患者有饥饿感，但不想进食，或进食不多。多因胃阴不足，虚火内扰所致，常伴脘痞、嗳气、干呕等症。胃阴不足，虚火内扰则有饥饿感；阴虚胃弱，腐熟功能减退，故不欲食。

5. 食量变化

在疾病过程中，食欲恢复，食量渐增，是胃气渐复，疾病向愈之兆；若食欲逐渐不振，食量渐减，是脾胃功能逐渐衰弱的表现，提示病情加重。

久病或重病患者，一般食少无味，甚至不能进食，如突然欲食或暴食，称为"除中"，是中气衰败，脾胃之气将绝的危象，属假神。

6. 偏嗜食物或异物

偏嗜食物或异物指偏嗜某种食物，或嗜食生米、泥土、纸张等异物。嗜食异物者，多见于小儿虫积，常伴有消瘦、腹痛、腹胀等。

正常人因地域与生活习惯不同，常有饮食偏嗜，一般不会引起疾病。但若偏嗜太过，则有可能导致病变。如偏嗜肥甘，易生痰湿；偏食生冷，易伤脾胃；过食辛辣，易病燥热等。妇女妊娠期间，偏嗜酸辣等食物，属生理现象。

（三）口味

口味指口中异常的味觉或气味。口味异常，常是脾胃功能失常或其他脏腑病变的反映。

1. 口淡

口淡指自觉口中乏味。多见于脾胃虚弱、寒湿中阻。

2. 口苦

口苦指自觉口中有苦味。多见于热证，如心火、肝胆火旺。

3. 口酸

口酸指自觉口中有酸味或泛酸，或酸腐气味。多因肝胃郁热或伤食所致。

4. 口甜

口甜指自觉口中有甜味。多见于脾胃湿热或脾虚之证。若口中甜而黏腻不爽，兼舌苔黄腻，多属脾胃湿热；若舌苔薄白，口中涎沫稀薄，多为脾虚所致。

5. 口咸

口咸指自觉口中有咸味。多与肾虚及寒水上泛有关。

6. 口涩

口涩指自觉口有涩味，如食生柿子感觉，燥涩不适。为燥热伤津，或脏腑阳热偏盛，气火上逆所致。

7. 口黏腻

口黏腻指自觉口中黏腻不爽。多由湿热、痰热，或痰湿、寒湿中阻所致，常伴有舌苔厚腻。口黏腻常与味觉异常同见，如黏腻而甜，多为脾胃湿热；黏腻而苦，多属肝胆湿热等。

此外，尚有口麻、口腔疼痛者，虽不属口味的异常，但有临床意义。口舌麻木而感觉减退者，应注意肝阳化风之可能，亦可因某些药物过量所致。口腔疼痛者，多因脾胃或心火上炎所致。

六、问睡眠

睡眠是维持机体阴阳平衡的重要生理活动。睡眠情况与人体卫气循行、阴阳盛衰、气血盈亏及心肾等脏腑功能密切相关。正常情况下，卫气昼行于阳经，阳气盛则醒；夜行于阴经，阴气盛则眠。若机体气血充盈，阴平阳秘，心肾相交等，则睡眠正常。若机体阴阳失调，气血亏虚，心肾不交等，则可出现睡眠异常的病理变化。

问睡眠 PPT 课件

问睡眠，主要询问睡眠时间的长短、入睡的难易、有无做梦等情况，并结合其他兼症，以了解机体阴阳气血的盛衰、心脾肝肾等脏腑功能的强弱。睡眠异常主要有失眠和嗜睡。

1. 失眠

失眠指经常不易入睡，或睡而易醒，难以复睡，或睡而不酣，时易惊醒，甚至彻夜不眠的症状。又称不寐或不得眠。失眠主要以睡眠时间不足、深度不够以及不能消除疲劳、恢复体力与精力为特征，常并见多梦。

失眠是阳不入阴，神不守舍的病理表现。由机体阴阳失调，阴虚阳盛所致。其病机有虚实之分。由阴血亏虚，心神失养，或心虚胆怯，神魂不安，或阴虚火旺，内扰心神所致者，属虚证，常见于心脾两虚、心肾不交、心胆气虚等证；由邪气内扰，使心神不宁而致者，属实证，如心火、肝火、痰热内扰心神之失眠及食滞内停的"胃不和则卧不安"等。

2. 嗜睡

嗜睡指神疲困倦，睡意很浓，经常不自主地入睡的症状。也称多寐、多睡眠。嗜睡多因机体阴阳失调，阳虚阴盛，或痰湿内盛所致。

如困倦嗜睡，伴头目昏沉，胸闷脘痞，肢体困重者，乃痰湿困脾，清阳不升所致。若饭后嗜睡，兼神疲倦怠，食少纳呆者，多由中气不足，脾失健运所致。大病之后，精神疲乏而嗜睡，是正气未复的表现。若患者精神极度疲惫，欲睡而未睡，似睡而非睡，肢冷脉微者，系心肾阳衰，阴寒内盛之故。

嗜睡与昏睡不同。嗜睡者，神疲困倦，时时欲睡，但呼之即醒，应答准确；昏睡者日夜沉睡，神志模糊，不能正确应答，属昏迷范畴。如温热病出现高热昏睡，是热入心包之象；中风患者见昏睡而有鼾声、痰鸣者，为痰瘀蒙蔽心神。

七、问二便

问二便
PPT 课件

大小便是水谷代谢的产物。通过排便可以及时清除体内的垃圾（代谢废物），对人体健康具有重要的意义。大便的排泄，虽由大肠所司，但与脾胃的腐熟运化、肝的疏泄、命门的温煦、肺气的肃降等功能密切相关。小便的排泄，虽由膀胱所主，但与肾的气化、脾的运化转输、肺的肃降和三焦的通调等功能密不可分。

询问大小便状况，不仅可以了解机体消化功能强弱、水液代谢情况，而且亦是判断病证寒热虚实的重要依据。如《景岳全书》曰："二便为一身之门户，无论内伤外感，皆当察此，以辨其寒热虚实。"

问二便，应注意询问二便的性状、颜色、气味、便量、便次、排便感觉及兼有症状等。这里着重介绍二便的性状、次数、便量、排便感等内容。

（一）大便

健康成人一般每日或隔日大便 1 次，为黄色成形软便，排便顺畅，便内无脓血、黏液及未消化的食物。便次、便质及排便感的异常，主要有下列情况：

1. 便次异常

（1）便秘：指大便秘结不通，排便时间延长，或欲便而艰涩不畅的症状，亦称大便难。多因热结肠道，或津液亏少，或阴血不足，以致肠道燥化太过，肠失濡润而传导失常所致。亦有因气机郁滞，或气虚传送无力，或阳虚寒凝，以致腑气不畅而便秘者。

便秘以虚实为纲，实者多因邪滞胃肠，壅塞不通而致；虚者常因气血阴阳不足，肠失温润，推动无力而成。临床不能单凭排便周期长短论便秘，应结合便质及其他兼症等情况进行综合判断。

（2）泄泻：指便次增多，便质稀薄，甚至便稀如水样的症状。泄泻亦有虚实之别。实证多因外感寒湿、湿热、疫毒之邪，或内伤饮食，或情志失调等引起；虚证多因脾胃虚弱，或命门火衰所致。多种因素均可致脾失健运，小肠清浊不分，水液直趋于下，大肠传导亢进，发为泄泻。其中尤以脾虚、湿盛最为关键。

一般新病泻急者，多属实证；病久泄缓者，多属虚证。临床应注意询问大便的性状及兼症等，以审证求因。如泻下黄糜，腹痛，肛门灼热，舌苔黄腻者，多属湿热泄泻，泻下清稀，腹冷痛，肠鸣者，多属寒湿泄泻；泻下臭秽，嗳腐吞酸，腹胀纳减者，多属食滞内停；因情志所伤，腹痛肠鸣作泻，泻后痛暂减者，为肝郁乘脾；久泄倦怠，腹痛隐隐，纳少消瘦者，为脾胃虚弱；黎明前腹痛作泄，泄后则安，伴形寒肢冷，腰膝酸软者，为"五更泄"，多由肾虚命门火衰，火不暖土，阴寒湿浊内积所致。

2. 便质异常

除便秘、泄泻常伴有便质异常外，常见的还有以下几种：

(1) 完谷不化：指大便中含有较多未消化的食物残渣。新起者多因饮食所伤，食滞胃肠；久病者多属脾胃虚寒、肾虚命门火衰所致。

(2) 溏结不调：若大便时干时稀，多因肝郁脾虚、肝脾不调所致；若大便先干后稀，多属脾胃虚弱。

(3) 脓血便：指大便中夹有脓血、黏液。多见于痢疾或肠癌等疾病。常因湿热积滞交阻于肠，脉络受损，气血瘀滞而化为脓血所致。

(4) 便血：指血自肛门排出，包括血随便出，或便黑如柏油状，或单纯下血的症状。多因脾胃虚弱，气不摄血，或胃肠积热、湿热蕴结等所致。有远血与近血之分。

若血色暗红或紫黑，或便黑如柏油状者，为远血，多见于胃脘等上部出血。若便血鲜红，血附在大便表面或于排便前后滴出者，为近血，多见于内痔、肛裂、息肉痔及锁肛痔（直肠癌）等肛门部的病变。

3. 排便感异常

(1) 肛门灼热：指排便时肛门有灼热感。多因大肠湿热下注，或大肠郁热下迫直肠所致。见于湿热泄泻或湿热痢疾。

(2) 里急后重：指腹痛窘迫，时时欲便，肛门重坠，便出不爽的症状。是痢疾的主症之一。多因湿热内阻，肠道气滞所致。

(3) 排便不爽：指排便不通畅，有滞涩难尽之感。多因湿热蕴结，肠道气机不畅，或肝气犯脾，肠道气滞，或因食滞胃肠等所致。

(4) 大便失禁：指大便不能控制，滑出不禁，甚则便出而不自知的症状。多因脾肾虚衰，肛门失约所致。见于久病年老体衰，或久泻不愈的患者。

若新病腹泻势急而大便未能控制，或神志昏迷而大便自行流出，虽亦为肛门失约，但不属脾肾虚衰。

(5) 肛门气坠：指肛门有下坠感，甚则脱肛。若肛门气坠常于劳累或排便后加重者，多属脾虚中气下陷，常见于久泻久痢或年老体弱患者；若肛门气坠，伴肛门灼热者，则属于湿热蕴结。《河间六书》曾说："风热不散，谷气流溢，传于下部，故令肛门肿满。"

（二）小便

一般情况下，健康成人日间排尿 3～5 次，夜间 0～1 次，每昼夜总尿量 1000～1800 ml。尿次和尿量受饮水、温度（气温、体温）、出汗、年龄等因素的影响。

小便为津液所化，了解小便有无异常，可诊察体内津液的盈亏和有关脏腑的气化功能。临床应重点询问尿量、尿次的多少，尿质及有无排尿感觉异常等情况。

1. 尿量异常

(1) 尿量增多：指尿次、尿量皆明显超过正常。小便清长量多者，常见于虚寒证，多因阳气亏虚，气化无力，水津直趋膀胱所致。多尿兼多饮、多食、消瘦等症者，为消渴病。

(2) 尿量减少：指尿次、尿量皆明显少于正常。多因津液损伤或水液停聚所致，常见于各种热病和水肿、癃闭、臌胀等疾病。可因热盛伤津，或汗吐下伤津，导致小便化源不足所致，或因肺脾肾功能障碍，气化不利，水湿内停，或因湿热蕴结，尿路阻塞，水道不利所致。

2. 尿次异常

(1) 小便频数：指排尿次数增多，时欲小便的症状，亦称尿频。多因膀胱湿热，气化失职；或肾气不固，膀胱失约所致。临证时应结合病程长短、小便色质等情况进行综合判断。

新病小便频数，短赤急迫，伴尿道灼痛者，属膀胱湿热；久病小便频数，量多色清，夜间尤甚者，多属肾气不固。

（2）癃闭：指以排尿困难，尿量减少，甚至小便闭塞不通为主要特征的病证。其中小便不畅，点滴而出为癃；小便不通，点滴不出为闭，合称癃闭。主要由肾与膀胱气化失司所致。癃闭有虚实之分，应结合全身情况进行辨证。

虚性癃闭，多因久病或年老肾阳亏虚，气化无力，开合失司所致；实性癃闭多由瘀血、结石、湿热阻滞或阴部手术等，使膀胱气化失司，尿路阻塞所致。

3. 排尿感异常

（1）小便涩痛：指排尿时自觉小便涩滞不畅，尿道灼热疼痛的症状。多因湿热蕴结，膀胱气化不利所致，常见于淋证与淋病。

（2）余沥不尽：指小便后点滴不尽的症状，又称尿后余沥。多因肾气不固，膀胱失约所致，常见于老年或久病体衰者。

（3）小便失禁：指小便不能随意控制而自遗的症状。多属肾气不固或下焦虚寒所致。若神昏而小便自遗者，属危重证候。

（4）遗尿：指成人或 3 周岁以上小儿，在睡眠中经常不自主地排尿的症状，俗称尿床。多因禀赋不足，肾气亏虚，膀胱失约所致。

八、问情志

人的情志活动是以心为主导，诸脏共同参与的复杂的情感活动。询问患者情志异常与否，对于准确判断以情绪异常为主要表现的疾病，了解患者的情绪状态，及时进行心理疏导具有重要意义。

问情志
PPT 课件

对情志状态的检查，主要通过询问患者的主观体验，同时注意观察患者的面部表情、姿态、动作及讲话的声音、语气等加以综合判断，并根据情绪反应的强度、持续时间和性质等，确定患者是否存在情志的异常。常见的情志异常有情志抑郁、情绪亢奋、焦虑、恐惧、烦躁五种类型。

1. 情志抑郁

情志抑郁是一种不愉快的情绪体验。常表现为持续的情绪低落，心境苦闷，兴趣缺乏，寡言少语，愁眉不展，善悲易哭，甚至意志消沉，悲观绝望，自罪自责，有自杀观念或行为等。多因肝郁气滞痰凝，阻闭心神而成，也与心脾肾功能失调有关。

2. 情绪亢奋

情绪亢奋指患者的情感活动显著增强，表现为与环境不相符的过分的愉快、欢乐的病态喜悦。如精力异常充沛，兴奋多语，语声高昂，表情极其丰富，对一切都感到非常乐观。多因肝郁化火，痰火互结，内扰心神所致。

3. 焦虑

焦虑指在缺乏明显客观因素或充分根据的情况下，患者经常忧虑不安，紧张恐惧，甚则坐卧不宁。经常担心可能发生和难以预料的某种危险或不幸事件，也可突然出现强烈的恐惧感，有如大祸临头，惶惶不安，或自己濒临死亡之感，并伴有心悸胸闷，胸前压迫感，如将要窒息等。多因心之气血亏损，心神失养，或痰热内扰，心神不安所致。常见于心胆气虚、心脾两虚、阴虚内热及胆郁痰扰等证。

4. 恐惧

恐惧指患者对某种客观刺激产生的一种不合理的恐惧反应，表现为紧张、害怕、提心吊胆，并伴有心悸、气促、汗出、颤抖、面色改变等。多见于心胆气虚、胆郁痰扰等证。

5. 烦躁

烦躁指自觉心中烦热难耐，手足躁扰不宁的表现。多由邪热、痰火，或阴虚火旺，内扰心神所致。

九、问女子

由于妇女有月经、带下、妊娠、产育等生理病理特点，故对妇女的问诊，还应注意询问月经、带下、妊娠、产育等情况。妇女妊娠、产育的病变，将在《中医妇科学》中专门讨论。

问女子
PPT 课件

妇女月经、带下的异常，不仅是妇科常见疾病，也是全身病理变化的反映。因而即使一般疾病也应询问月经、带下情况，作为诊断妇科或其他疾病的依据。

（一）月经

月经指发育成熟的女子，胞宫周期性出血的生理现象。月经的形成与肾、肝、脾胃、胞宫、冲任二脉及气血等关系十分密切，所以询问月经的有关情况，可以判断机体脏腑功能强弱及气血盛衰。

月经一般每月一次，周期一般 28 天左右，行经天数 3～5 天，经量中等（一般为 50～100 ml），经色正红，经质不稀不稠，不夹血块。女子 14 岁左右月经初潮，49 岁左右绝经。

问月经，应注意了解月经的周期，行经的天数，月经的量、色、质，以及有无闭经或痛经等表现。必要时可询问末次月经日期，初潮或绝经年龄。

1. 经期异常

（1）月经先期：指连续 2 个月经周期出现月经提前 7 天以上的症状。多因气虚不摄，冲任不固，或因阳盛血热、肝郁血热、阴虚火旺，热扰冲任，血海不宁而致。

（2）月经后期：指连续 2 个月经周期出现月经延后 7 天以上的症状。多因精血亏虚，血海不能按时满溢，或因气滞血瘀、寒凝血瘀、痰湿阻滞，冲任受阻所致。

（3）月经先后无定期：指月经周期或提前或延后达 7 天以上，并连续 3 个月经周期以上的症状。又称经期错乱、月经愆期。多因肝气郁滞，气机逆乱；或因脾肾虚损，冲任气血失调，血海蓄溢失常所致。

2. 经量异常

（1）月经过多：指月经周期基本正常，但经量较常量明显增多。多因热扰冲任，迫血妄行，或因气虚不摄，冲任不固，或因瘀阻胞络，血不归经所致。

（2）月经过少：指月经周期基本正常，但经量较常量明显减少，甚至点滴即净的症状。多因精血亏少，血海失充，或因寒凝、血瘀、痰湿阻滞，冲任气血不畅所致。

（3）崩漏：指非正常行经期间阴道出血的症状。若出血势急而量多者，谓之崩（中）；势缓而量少，淋漓不断者，谓之漏（下），合称崩漏。崩与漏在病势上虽有缓急之分，但发病机理基本相同，在疾病演变过程中，又常交替出现。

崩漏的形成，多因热伤冲任，迫血妄行，或因脾肾气虚，冲任不固，或因瘀阻冲任，血不归经所致。

（4）闭经：指女子年逾 16 周岁，发育成熟，而月经尚未来潮，或已行经后又中断停经 6 个月以上者。闭经有生理与病理之分。在妊娠期、哺乳期、更年期或绝经期的月经停闭，属生理现象；部分少女初潮后，偶尔出现一时性停经，又无其他不适反应者，不作闭经论治。

病理性闭经，主要因冲任气血失调所致。有虚实之分。因脾肾亏损，冲任不足，血海空虚所致者，属虚证；因气滞或寒凝血瘀，或痰湿阻滞，胞脉不通而致者，属实证。

3. 经色、经质异常

色淡红质稀，多为气虚或血少不荣；色深红质稠，乃血热内炽；经色紫暗，夹有血块，兼小腹冷痛，属寒凝血瘀所致。

4. 痛经

痛经指在经期或行经前后，出现周期性小腹疼痛，或痛引腰骶，甚至剧痛难忍的症状，亦称经行腹痛。临床主要根据疼痛的性质特点及时间进行辨证。若经前或经期小腹胀痛或刺痛，多属气滞或血瘀；小腹冷痛，得温痛减者，多属寒凝或阳虚；经期或经后小腹隐痛，多属气血两虚，胞脉失养所致。

（二）带下

带下是妇女阴道内的分泌物。生理性带下为少量、无色、无臭的分泌物，具有润泽阴道的作用。若带下过多，淋漓不断，或有色、质、气味的异常变化，即为病理性带下。但妇女在月经期前后、排卵期或妊娠期，带下量略有增加，仍属生理现象。

问带下，应注意询问量、色、质和气味等情况。因带下颜色不同，故有白带、黄带、赤白带、五色带等区分。

1. 白带

白带指带下色白量多。若白带质稀如涕，淋漓不绝而无臭味，多属脾肾阳虚，寒湿下注；白带质稠，状如凝乳或豆腐渣状，气味酸臭者，多属湿浊下注所致。

2. 黄带

黄带指带下色黄，质地黏稠，气味臭秽的症状。多属湿热下注所致。

3. 赤白带

赤白带指白带中混有血液，赤白杂见的症状。多属肝经郁热，或湿毒蕴结所致。

4. 五色带

五色带指中老年妇女带下黄赤略褐，伴异常臭秽气味。多因湿热夹毒下注所致，应警惕癌瘤之可能。

十、问男子

对男子的询问，应注意其有无阴茎勃起、排泄精液等方面的异常情况。阴茎勃起异常有阳痿、阳强，精液排泄异常有不射精、遗精、早泄等。这些表现既是男科的常见疾病，也是男子全身性病理变化的反映。故应加以询问，以作为诊断男科或其他疾病的依据。

问男子
PPT 课件

1. 阳痿

阳痿指男子阴茎不能勃起，或勃起不坚，或坚而不久，致使不能进行房事的一种病症。

阳痿有虚实之分。一般初病、骤发、青壮年患病者，多属实证；久病、渐发、中老年患病者，多属虚证。虚证多因房劳过度，或思虑劳心，或忧郁太过而致；实证多因情志不遂，或邪气内停，阻滞宗筋而成。临证应结合全身症状综合分析。

阳痿而伴有面色淡白，畏寒肢冷，腰膝酸痛等症者，为肾阳不足，命门火衰；伴面色无华，心悸少寐，倦怠食少，神疲乏力等症者，为心脾两虚；伴抑郁寡欢，或急躁易怒，善太息，胁肋胀闷，脉弦等症者，为肝气郁结；伴小便灼热，或滴白浑浊，少腹不适，睾丸抽痛等症者，为湿热下注；继发于跌仆金刃等外伤，或盆腔、会阴部手术，并伴有少腹、睾丸局部刺痛，舌紫暗等症者，为瘀血阻络所致。

2. 阳强

阳强指阴茎异常勃起，久举不衰的一种病症。阳强而胀痛剧烈，伴急躁易怒，胁肋胀痛，口苦心烦等症者，为肝火内扰所致；阳强而疼痛较轻，勃起持续时间较短，伴有性欲亢进，头晕耳鸣，潮热盗汗，腰膝酸软等症者，为肝肾阴虚，相火妄动所致。

3. 遗精

遗精指不经性交而精液自行遗泄的病症。成年未婚男子，或婚后夫妻分居者，一个月遗精 1~2 次，且无明显不适或其他异常表现者，为精满自溢，属生理现象。遗精频繁，甚至清醒时，精液自出，并出现其他症状者，属病理表现。

遗精频作，甚至滑精，伴头昏目眩，耳鸣腰酸等症者，为肾气虚损，精关不固所致；阳强易举，梦中遗精，伴夜寐不安，五心烦热等症者，属于阴虚火旺，心肾不交所致；有梦而遗，伴面白无华，心悸气短，失眠健忘等症者，为心脾两虚所致；遗精频作，或有梦而遗，伴排尿时精液流出，或小便赤涩不畅，或阴部潮湿发痒等症者，多属湿热下注所致。

4. 早泄

早泄指性交时间极短即精液自泄，不能正常进行房事的病症。早泄，一般多属虚证，病位多责之于肾。早泄伴腰膝酸软或冷痛，神疲乏力，舌淡脉弱、两尺尤甚者，属肾之阳气不足所致；早泄伴阳事易兴，虚烦不寐，腰膝酸软，潮热盗汗者，属肝肾阴虚，相火妄动所致。

十一、问小儿

儿科古称"哑科"，问诊比较困难，医生主要通过询问陪诊者获得有关疾病的资料。小儿在生理上具有脏腑娇嫩、生机蓬勃、发育迅速的特点；在病理上具有发病较快、变化较多、易虚易实的特点。因此，问小儿病除一般问诊内容外，还要结合小儿的特点，着重询问下列几个方面：

问小儿
PPT 课件

1. 出生前后情况

新生儿（出生后至 1 个月）的疾病，多与先天因素或分娩情况有关，故应着重询问妊娠期及产育期母亲的营养健康状况，有何疾病，曾服何药，分娩时是否难产、早产等，以了解小儿的先天情况。

婴幼儿（1 个月至 3 周岁）发育较快，需要充足的营养供给，但其脾胃功能又较弱，如喂养不当，易患营养不良、腹泻以及"五软""五迟"等病。故应重点询问喂养方法及坐、爬、立、走、出牙、学语的迟早等情况，从而了解小儿后天营养状况和生长发育是否符合规律。

2. 预防接种、传染病史

小儿 6 个月～5 周岁之间，从母体获得的先天免疫力逐渐消失，而后天的免疫机能尚未形成，故易感染水痘、麻疹等急性传染病。预防接种可帮助小儿建立后天免疫功能，以减少感染发病。患过某些传染病如麻疹，常可获得终身免疫力，而不会再患此病。若密切接触传染病患者，如水痘、丹痧等，常可引起小儿感染发病。因此，询问上述情况，可作为确定诊断的重要依据。

3. 易使小儿致病的原因

小儿脏腑娇嫩，抵抗力弱，调节功能低下，易受气候及环境影响而发病。如因感受六淫之邪而导致外感病，出现发热恶寒、咳嗽、咽痛等症；小儿脾胃较弱，消化力差，极易伤食，而出现呕吐、泄泻等症；婴幼儿脑神经发育不完善，易受惊吓，而见哭闹、惊叫等症。所以要了解小儿致病原因，应注意围绕上述情况进行询问。

本章小结

通过系统、详实的问诊，可以了解疾病的发生、发展过程和诊疗经过、现在症状及其他相关信息，从而获得疾病诊断的重要线索，为诊断提供重要依据。

根据临床需要，一般可将问诊内容分为常规问诊、重点问诊和全面问诊三大类。常规问诊适用于每个患者，即对每个患者都要询问，内容包括问饮食、二便、睡眠、情志四项。通过询问四大常规内容，医者可以及时掌握患者整体功能的基本现状，对于判断疾病的轻重吉凶及预后转归具有重要意义。重点问诊适用于急诊、门诊患者，重点询问当前的主要病痛及其相关情况（发病时间、部位、性质等），有助于在短时间内抓住重点，明确诊断，及时处理。全面问诊适用于住院患者，要求在重点问诊及常规问诊的基础上，全面、系统地了解患者所有的病情及相关资料。

临床中要运用好问诊，必须熟悉问诊的方法，熟练掌握问诊的内容和要点，做到有目的（围绕诊断及鉴别诊断）、有重点（主诉、现病史）、有次序（现病史、既往史、个人生活史、家族史）地进行询问。

问诊的难点在于抓住主诉。主诉往往是疾病现阶段的主要矛盾所在，问诊应围绕主诉而展开。

问现在症状范围较广，包括问寒热、汗出、疼痛、头身胸腹不适、饮食、二便、睡眠、情志、女子、男子、小儿等内容。问寒热应掌握恶寒发热、但寒不热、但热不寒、寒热往来四种类型的特征及临床意义。问汗要重点掌握自汗、盗汗、大汗、战汗四种特殊汗出的特征及临床意义。问疼痛应问清疼痛性质和部位，前者常提示不同的病因病机，后者则提示不同的脏腑经络病位。问头身胸腹不适，应熟悉头晕、胸闷、心悸、脘痞、腹胀、身重、耳鸣耳聋、目眩等异常情况的临床特征及意义。问睡眠应掌握失眠和嗜睡的临床特征及意义。问情志应熟悉情志抑郁、情绪亢奋、焦虑、恐惧、烦躁等的临床特征及意义。问饮食口味应掌口渴与饮水、食欲与食量和口中味觉异常的临床特征及意义。问二便要注重便次、便质的情况及有无排便感的异常。问女子主要询问月经、带下有无异常。问男子应注意询问有无阴茎勃起异常及排泄精液异常等情况。问小儿要注意询问出生前后情况、发育营养、饮食等情况。

复习思考题

1. 何谓主诉？简述主诉的诊断价值及书写要求。
2. 简述常见的寒热类型特征及临床意义。
3. 里证四种特殊汗出的特征及临床意义。
4. 怎样区别亡阴之汗与亡阳之汗？
5. 简述寒热虚实所致疼痛的临床特征。
6. 食欲减退、消谷善饥、饥不欲食分别有何临床意义？
7. 尿量增多与尿量减少的常见原因有哪些？

同步练习　　　　同步练习答案　　　　病案实例　　　　病案实例答案　　　　拓展阅读

第四章

切　诊

切诊 PPT 课件

学习目标

1. 掌握寸口诊法的部位和方法、正常脉象的特点及生理变异、常见脉象的特征与临床意义、相兼脉的概念和主病规律。

2. 熟悉脉诊的原理、意义、脉象要素及脉症顺逆与从舍。熟悉按诊的方法、意义和内容。

3. 了解遍诊法、三部诊法、真脏脉、诊妇人脉、诊小儿脉。

4. 熟练运用切诊收集病情资料并分析其临床意义。

切诊是医生用手对患者体表某些部位进行触、摸、按、压，以获得病情资料的一种诊察方法。切诊包括脉诊和按诊两部分，其中脉诊是医生切按患者一定部位的脉搏；按诊是对患者的肌肤、手足、胸腹、腧穴等处进行触摸按压。

本章分脉诊和按诊两个部分。

● 第一节 脉　诊 ●

脉诊，又称切脉，是医生用手指切按患者的脉搏，根据脉动应指的形象，以了解病情、判断病证的一种诊察方法。

中医脉诊历史悠久。《史记·扁鹊仓公列传》曰："至今天下言脉者，由扁鹊也。"《内经》载有"三部九候诊法""人迎气口诊法"等脉法。《难经》倡"独取寸口"候脉诊病。东汉张仲景确立了"平脉辨证"的原则，创立了寸口、人迎、跌阳（太溪）三部诊法。西晋王叔和《脉经》进一步完善了寸口脉法、寸口三部与脏腑的关系等，确定了二十四种脉象，是我国现存最早的脉学专著，亦为后世脉法之滥觞。明代张景岳《景岳全书·脉神章》对脉神、正脉十六部、脉之常变及胃气脉等阐述至详。李时珍《濒湖脉学》载二十七脉的脉体、主病和同类脉的鉴别，并编成"七言诀"，易于诵习。李士材《诊家正眼》增订脉象为二十八种。此外，尚有李延昰《脉诀汇辨》、贺升平《脉要图注详解》、周学霆《三指禅》等脉学专著，均可参考。

脉诊要凭借医生手指的灵敏触觉来体会分辨。因此，学习脉诊既要系统掌握脉学的基础理论、基本知识，又要熟练掌握切脉的基本技能，通过反复实践，仔细体察，方能做到心里明了，指下易辨。

一、脉象形成的原理

脉象是脉动应指的形象。脉象的形成与心脏的搏动、脉道的通利、气血的盈亏和各脏腑的协调作用直接相关。人体的血脉贯通全身，内连脏腑，外达肌表，运行气血，周流不休，所以脉象能够反映全身脏腑功能及阴阳、气血的整体状况。

（一）心和脉是形成脉象的主要脏器

心主血脉，心脏搏动将血液排入脉管内并推动其运行从而形成脉搏。脉搏搏动应指即为脉象。由此可见心、脉是脉象形成的主要脏腑和组织，而心脏又居于主导地位。心脏搏动是形成脉象的动力，脉动源出于心，脉象的至数、均匀度、有力与无力等与心脏搏动的频率、节律、强弱相应。《素问·脉要精微论》曰："夫脉者，血之府也。"脉管是气血运行的通道，并具有约束、控制和推动血液沿着脉管运行的作用，是气血周流不息，正常循行的重要条件。因此，脉的结构和功能状态能直接影响脉象。

（二）气血是形成脉象的物质基础

气血是构成人体和维持人体生命活动的基本物质，脉管是气血运行的通道，运行于脉管之中的气血构成脉象形成的重要物质基础。脉管依赖于血液的充盈和濡养而发挥其功能，血液的盈亏和运行状态可直接影响脉管的充盈度和流利度。气为血之帅，气是血液化生的物质基础和动力，血液在脉管中运行有赖于气的推动作用，脉壅遏营气有赖于气的固摄作用，且心脏搏动的强弱、节律也有于赖气的调节。可见气血对于脉象的形成是至关重要的。脉象一定程度可反映气血的状况，如气血充足，脉象则和缓有力；气血不足，脉象则细弱无力；气滞血瘀，脉象则细涩不畅。

（三）脏腑协同是脉象正常的前提

血液循行于脉管中，流布全身，循环不休，除了心脏的主导作用外，还有赖于其他各脏的协调、配合。肺朝百脉，循行于全身的血脉，均汇聚于肺，且肺主气，通过肺气的敷布，血液才能布散全身。脾胃为后天之本，气血生化之源，脉"胃气"之盛衰与脾胃关系密切；脾主统血，血液在脉管内循行而不溢于脉外，有赖于脾气的统摄作用。肝藏血，具有贮藏血液、调节血量的作用；肝主疏泄，可使气血调畅，经脉通利。肾藏精，为先天之本，元气之根，是各脏腑功能活动的原动力，肾气充足则脉象有根；肾精又可以化血，是血液生成的重要物质基础之一。所以，正常脉象的形成与脏腑协同密切相关。

二、脉诊的部位

脉诊的部位可分为遍诊法、三部诊法和寸口诊法三种。

（一）遍诊法

遍诊法即《素问》三部九候诊法。切脉的部位有头、手、足三部，每部又各分天、人、地三候，三三合而为九，故称为三部九候诊法，其具体部位如下（图 4-1）：

上部（头部）

天——两额之动脉（如太阳穴）以候头角之气。

人——耳前之动脉（如耳门穴）以候耳目之气。

地——两颊之动脉（如巨髎穴）以候口齿之气。

中部（手部）

天——手太阴（如寸口脉）以候肺。

人——手少阴（如神门穴）以候心。

地——手阳明（如合谷穴）以候胸中之气。

下部（足部）

天——足厥阴（如五里穴或太冲穴）以候肝。

人——足太阴（如箕门穴或冲阳穴）以候脾（胃）。

地——足少阴（如太溪穴）以候肾。

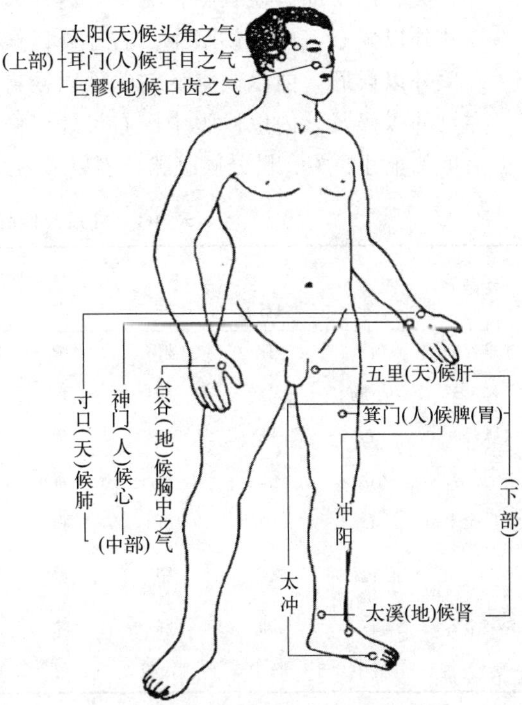

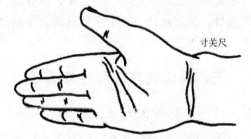

图 4-1　三部九候诊法示意图

（二）三部诊法

三部诊法首见于汉代张仲景《伤寒论》，即诊人迎、寸口、趺阳三脉。其中，以寸口候十二经，以人迎、趺阳分候胃气。亦有去趺阳加太溪脉，以候肾气者。

（三）寸口诊法

寸口诊法，始见于《内经》，详于《难经》，推广于晋代王叔和的《脉经》。寸口又称气口，或脉口，其位置在腕后高骨（桡骨茎突）内侧桡动脉所在部位。

诊脉独取寸口的原理：一是寸口位于手太阴肺经的原穴太渊穴部位，十二经脉之气皆汇聚于此，故称为"脉之大会"；二是肺朝百脉，脏腑气血通过百脉均聚会于肺，所以寸口脉气能够反映脏腑气血的生理病理变化；三是手太阴肺经起于中焦，而中焦为脾胃所居之处，脾胃为后天之本，气血生化之源，故脏腑气血的盛衰均可反映于寸口，正如《素问·五脏别论》所言："胃者水谷之海，六腑之大源也。五味入口，藏于胃，以养五脏气，气口亦太阴也。是以五脏六腑之气味，皆出于胃，变见于气口。"

寸口为桡动脉循行之处。在桡骨茎突处，桡动脉的行径比较固定，解剖位置亦较表浅，与毗邻组织比较分明，切按方便，有利于诊察，故为脉诊的理想部位。

寸口分寸、关、尺三部（图 4-2），即以桡骨茎突为标记，其内侧部位为关，关前（腕端）为寸，关后（肘端）为尺。两手各有寸、关、尺三部合而为六部脉。

寸、关、尺三部，每部又分浮、中、沉三候，此为寸口诊法的三部九候，与遍诊法的三部九候名同而实异。

图 4-2　诊脉寸关尺示意图

寸、关、尺三部分候脏腑首见于《内经》。按照《素问·脉要精微论》所叙述的内容是：

左寸外以候心，内以候膻中。右寸外以候肺，内以候胸中。

左关外以候肝，内以候膈。右关外以候胃，内以候脾。

左尺外以候肾，内以候腹中。右尺外以候肾，内以候腹中。

后世关于寸、关、尺分候脏腑，多以《内经》为依据而略有变更。具体内容参见表 4-1。

表 4-1　寸口分候脏腑几种观点比较表

| 文献 | 寸 | | 关 | | 尺 | | 说明 |
	左	右	左	右	左	右	
《难经》	心	肺	肝	脾	肾	肾	大小肠配心肺是表里相属。右肾属火，故命门亦候于右尺
	小肠	大肠	胆	胃	膀胱	命门	
《脉经》	心	肺	肝	脾	肾	肾	
	小肠	大肠	胆	胃	膀胱	三焦	
《景岳全书》	心	肺	肝	脾	肾	肾	大肠配左尺，是金水相从；小肠配右尺，是火归火位
	心包络	膻中	胆	胃	膀胱大肠	三焦命门小肠	
《医宗金鉴》	心	肺	肝	脾	肾	肾	小肠配左尺，大肠配右尺，是以部位相配，故又以三焦分配寸关尺三部
	膻中	胸中	膈、胆	胃	膀胱、小肠	大肠	

以上所列举的几家观点，其分歧点主要在于大、小肠和三焦，而对五脏的分候观点基本一致。现在关于寸、关、尺分配脏腑，原则上多以下列为准：

左寸可候心与膻中；右寸可候肺与胸中。

左关可候肝、胆与膈；右关可候脾与胃。

左尺可候肾与小腹；右尺可候肾与小腹。

这种分配方法体现了《内经》"上竟上""下竟下"的原则，即上（寸脉）脉以候上（身躯上部），下（尺脉）以候下（身躯下部）。

必须指出，寸口部寸、关、尺分配脏腑，实质上是指寸、关、尺所候的是五脏六腑之气，而不是指脏腑之脉出于何部，正如李时珍所云："两手六部皆肺经之脉，特取此以候五脏六腑之气耳，非五脏六腑所居之处也。"

此外，也有不分寸、关、尺，但分浮、中、沉以候各脏病的方法，如左手浮取候心，中取候肝，沉取候肾；右手浮取候肺，中取候脾，沉取候命门。这是因病情危急，而求其根本的一种方法。

三、脉诊的方法和注意事项

（一）脉诊的方法

医生以左手切按受检者的右手，以右手切按受检者的左手。

诊脉指法要领可概括为：中指定关，食指定寸，无名指定尺，三指平齐，以指目按脉体，指法有举、按、寻、总按、单按等。

诊脉的方法视频

1. 定位

医生诊脉下指时，须中指定关，食指定寸，无名指定尺。即医生先用中指按在受检者掌后高骨内侧关脉部位，然后用食指按在关前定寸，用无名指按在关后定尺。小儿寸口部位甚短，一般多用"一指定关法"诊脉，即用拇指或食指统按寸、关、尺三部脉。

2. 布指

医生三指略呈弓形，指端平齐，以指目（指尖与指腹交界处）触按脉体，因指目感觉较灵敏。布指的疏密要和受检者的身材高矮和手臂长短相适应。身高臂长者，布指宜疏；身矮臂短者，布指宜密。

3. 举按寻

举按寻是诊脉时运用指力的轻重和挪移手指，以探索、辨别脉象的指法。用轻指力按在皮肤上以体察脉象的方法，叫举法，又称浮取或轻取；用重指力按至筋骨间以体察脉象的方法，叫按法，又称沉取或重取；手指用力适中，按至肌肉以体察脉象，或指力从轻到重，从重到轻，左右前后推寻，以寻找脉动最明显的特征，称为寻法。

4. 总按与单按

总按是三指同时用力诊脉的方法，是从总体上辨别寸关尺三部和左右两手的脉象。单按是用一个手指诊察某一部脉象的方法。临床上总按、单按常配合使用。一般先总按，以全面诊察脉象的变化，而后再单按，以重点了解各部脉的变化。

（二）注意事项

1. 时间

清晨（平旦）是诊脉的最佳时间。《素问·脉要精微论》曰："诊法常以平旦，阴气未动，阳气未散，饮食未进，经脉未盛，络脉调匀，气血未乱，故乃可诊有过之脉。"清晨未进食、未活动之时，人体内外环境都比较安静，气血经脉受到的干扰因素较少，脉象能较准确地反映机体的基础生理状况，也比较容易诊得患者的真实脉象。但临床实际中不必局限在平旦切脉，保证患者处于安静的内外环境之中是脉诊的基本要求。一般脉诊之前，要先让患者休息片刻，使呼吸调匀，气血平静，诊室也要保持安静，避免各种因素的干扰，以利于医生体会脉象。

每次脉诊的时间，每手候脉不少于1分钟，两手候脉以3分钟左右为宜，总以辨清脉象为目的。

2. 体位

诊脉时受检者取坐位或正卧位，手臂放平与心脏处于同一水平，直腕，手心向上，手指略弯曲，并在腕关节背部垫上松软的脉枕。不正确的体位将会影响局部气血的运行而影响脉象。

3. 平息

一呼一吸称为一息。平息是指诊脉时医生要保持呼吸自然均匀，用自己一呼一吸的时间去计算患者脉搏的至数。另一方面，提示医生诊脉时必须虚心宁静，思想集中，全神贯注，仔细体会，才能识别指下的脉象，正如《素问·脉要精微论》所说："持脉有道，虚静为保。"

四、脉象要素

脉象的种类繁多，古代医家主要从位、数、形、势四个方面进行分析归纳。其中位是指脉动部位的浅深；数是指脉动频率的快慢和脉动节律的整齐与否；形是指脉动的形态，具体包括脉形的粗细、长短，脉管的紧张度及脉搏往来的流利度；脉势是指脉搏应指的强弱，与脉的紧张度和流利度也相关。

近代医家通过对脉学文献的整理和实验研究的总结，将构成脉象的要素，大致归纳为八个方面，即脉象的部位、至数、长度、宽度、力度、流利度、紧张度、均匀度等。现将脉象的八个要素介绍如下：

脉位：指脉动显现部位的浅深。脉位表浅为浮脉；脉位深沉为沉脉。

至数：指脉搏的频率。一息脉来四五至为平脉，一息五六至为数脉，一息不足四至为迟脉。

脉长：指脉动应指的轴向范围长短。即脉动范围超越寸关尺三部称为长脉，应指不及寸、尺部，但见关部或寸部者称为短脉。

脉力：指脉搏的强弱。脉搏应指有力为实脉，应指无力为虚脉。

脉宽：指脉动应指的径向范围大小，即手指感觉到脉道的粗细。脉道宽大的为大脉，狭小的为细脉。

流利度：指脉搏来势的流利通畅程度。脉来流利圆滑者为滑脉；来势艰难，不流利者为涩脉。

紧张度：指脉管的紧急或弛缓程度。脉管绷紧为弦脉；弛缓为缓脉。

均匀度：一是指脉动节律是否均匀；二是指脉搏力度、大小是否一致。一致为均匀，不一致为参差不齐。

五、平脉

平脉是指正常人在生理条件下出现的脉象，又称常脉。《素问·平人气象论》曰："人一呼脉再动，一吸脉亦再动，呼吸定息，脉五动，闰以太息，命曰平人，平人者不病也。"

（一）平脉形态特征

平脉形态表现为寸、关、尺三部有脉，一息四五至，不浮不沉，不大不小，从容和缓流利，柔和有力，节律一致，尺脉沉取应指有一定力量，并随生理活动、气候、季节和环境的不同而有相应变化。

（二）平脉特点

平脉的特点是有胃、有神、有根。

1. 脉有胃气

胃为水谷之海，后天之本，是人体气血之源。人以胃气为本，有胃气则生，少胃气则病，无胃气则死；脉亦以胃气为本，充则健，少则病，无则亡。如《素问·平人气象论》曰："人以水谷为本，故人绝水谷则死。脉无胃气亦死。"脉象从容、和缓、流利，是为有胃气的基本特征。即使是病脉，不论浮沉迟数，但有徐和之象，便是有胃气。诊察脉象胃气的盛衰有无，对于判断脾胃功能的盛衰、气血盈亏及疾病的进退转归，均有重要的临床意义。

2. 脉贵有神

心主血而藏神，脉为血之府，精血充盈，心神健旺，脉象自然有神。所谓脉象有神是指脉来柔和有力，节律整齐。即使微弱的脉，微弱之中未至于完全无力的为有神；弦实之脉，弦实之中仍带有柔和之象为有神。神以精气为物质基础，故诊脉神之有无，可察精气之盛衰。

3. 脉贵有根

肾为先天之本，为元阴、元阳之所藏，是人体脏腑组织功能活动的原动力。肾气充足，反映于脉象必根基坚实。脉象有根是指尺脉沉取应指有力。病虽重，尺脉尚滑实有力，提示肾气犹存，还有生机，如《脉诀》曰："寸口虽无，尺犹不绝，如此之流，何忧殒灭。"因此，诊察脉象根之有无，可测知肾精盈亏和肾气盛衰。

总之，脉象之有胃、有神、有根，是从不同侧面强调正常脉象的必备条件。人体是一个有机整体，生理上密切相联，故脉象之胃、神、根三者亦是三位一体，相互补充，而不能截然分开的。如周学海认为"脉以胃气为有神"，脉有胃气即脉象有神。因此，无论何种脉象，只要有力之中不失柔和，和缓之中不失有力，节律整齐，尺部应指，就是有胃、有神、有根的表现，脉属正常，或虽患病，精气未败，生机犹存，预后尚好。

（三）平脉的生理变异

脉象随人体内外因素的影响而有相应的生理性变化。《医宗必读·脉法心参》曰："酒后之脉常数，饮后之脉常洪，远行之脉常疾，久饥之脉常空，室女尼姑多濡弱，婴儿之脉常七至。"可见不同的生理状态对脉象的影响是很明显的，切脉时应考虑这一点。

1. 四季气候

不同季节气候的变化，时刻影响着机体的生理活动，人体适应这种变化的生理性调节又可反映在脉象上，故《素问·脉要精微论》曰："万物之外，六合之内，天地之变，阴阳之应……四变之动，脉与之上下。"《素问·平人气象论》则以"春胃微弦""夏胃微钩""秋胃微毛""冬胃微石"来概括四季平脉，因此平人应四时变化，脉象有春微弦、夏微洪、秋微浮、冬微沉的变化。春季虽阳气初升，但寒未尽除，气机有约束之象，故脉稍弦。夏天阳气隆盛，脉气来势盛而去势衰，故脉稍洪。秋天阳气欲敛，脉象洪盛已减，轻浮如毛，故脉稍浮。冬天阳气潜藏，脉气沉而搏指。

2. 地理环境

不同的地理环境也能影响脉象。南方地势低下，气候温热、潮湿，人体肌腠疏松，故脉多细软或略数；北方地势高峻，空气干燥，气候偏寒，人体肌腠紧缩，故脉多沉实。

3. 性别

由于性别不同，体质则有差异，脉象也随之不同。女性脉象较男性濡弱而略快，妇女妊娠期脉常见滑数而冲和。

4. 年龄

随着年龄的增长，脉象将产生相应的变化。年龄越小，脉搏越快，婴儿脉搏每分钟120～140次，五六岁幼儿脉搏每分钟90～110次，年龄渐长则脉象渐和缓。青年体壮脉搏有力，老人气血虚弱，精力渐衰，脉搏较弱。儿童脉象较软，老人脉多兼弦。

5. 体格

身躯高大的人，脉的显现部位较长；矮小的人，脉的显现部位较短。瘦人肌肉薄，脉常浮；胖人皮下脂肪厚，脉常沉。经常锻炼之人脉多缓而有力。

6. 情志

不同的情志也可影响脉象变化。《素问·经脉别论》云："人之居处、动静、勇怯，脉亦为之变乎？……凡人之惊恐恚劳动静，皆为变也。"如喜则伤心而脉缓，怒则伤肝而脉急，惊则气乱而脉动等。当情志恢复平静之后，脉象也恢复正常。

7. 劳逸

运动和远行之后，脉多急疾；入睡之后，脉多迟缓；脑力劳动者，脉多弱于体力劳动者。

8. 饮食

饮食、酒后脉多数而有力；饥饿时脉象稍缓而乏力。

此外，有些人脉不见于寸口，而从尺部斜向手背，称为斜飞脉；若脉出现在寸口的背侧，称为反关脉；还有出现于腕部其他位置的，都是生理变异的脉位，即桡动脉解剖位置的变异，不属病脉。凡常见六脉沉细等同而无病象的，称为六阴脉；六脉常见洪大等同而无病象的，称为六阳脉。

六、常见脉象

在脉学发展过程中，由于医生对脉象的感觉和体会不同，以致在历代脉学文献中，脉象的种类和命名各不一致。《脉经》提出 24 种脉象，《濒湖脉学》提出 27 种脉象，李士材《诊家正眼》又增加疾脉。近代多从 28 种脉论述。

脉象的辨别是通过位、数、形、势四个方面来体察的。具体来说，是通过脉象的部位、至数、长度、宽度、力度、均匀度、流利度、紧张度八种要素来辨识的。如浮沉是脉位的不同，迟数是至数的不同，虚实是力量强弱（气势）的不同。有些脉象，又是几个方面相结合的，如洪、细则是形态和气势的不同。

（一）常见脉象的特征及临床意义

1. 浮脉

【脉象特征】轻取即得，重按稍减而不空；举之有余，按之不足。

浮脉指脉动显现部位表浅，可理解为"浅脉"。崔氏《脉诀》云："浮脉轻手可举；泛泛在上，如水漂木。"

【临床意义】主表证，亦主虚证。

【机理分析】邪袭肌腠，卫阳抵抗外邪，则脉气鼓动于外，应指而浮。

但久病体虚，也有见浮脉的，多浮大无力，不可误作外感论治。如《濒湖脉学》曰："久病逢之却可惊。"

生理性浮脉可见于形体偏瘦者。夏秋之时阳气升浮，也可见浮脉。

2. 沉脉

【脉象特征】轻取不应，重按始得；举之不足，按之有余。

沉脉指脉动显现部位较深，位于皮下筋骨，可理解为"深脉"。

【临床意义】主里证。

【机理分析】邪郁于里，气血内困，则脉沉而有力；若脏腑虚弱，正气不足，阳虚气陷，不能升举，脉气鼓动无力，故脉沉而无力。

生理性沉脉可见于肥胖者。冬季气血收敛，脉象也偏沉。

3. 迟脉

【脉象特征】脉来迟慢，一息不足四至。

迟脉的脉率减慢，至数少于正常脉率。

【临床意义】主寒证。

【机理分析】寒凝气滞，阳失健运，故脉象见迟。迟而有力，为寒积实证；迟而无力，多属虚寒。

脉迟不可概认为属寒证，如伤寒阳明腑实证邪热结聚，阻滞血脉流行，也可见迟脉，但迟而有力，按之必实，故临证当脉症合参。

生理性迟脉可见于运动员或久经锻炼之人，脉迟而有力。

4. 数脉

【脉象特征】脉来急促，一息五六至。

数脉的脉率加快，至数快于正常脉率。

【临床意义】主热证。

【机理分析】邪热亢盛，气血运行加速，故见数脉，必数而有力；久病阴虚，虚热内生，脉也见数，但细数而无力。

若虚阳外浮而见数脉，则数大而无力，按之豁然而空。

生理性数脉可见于婴幼儿。正常人在运动和情绪激动时，脉率也加快。

5. 洪脉（附大脉）

【脉象特征】脉来极大，充实有力，状若波涛汹涌，来盛去衰。

洪脉的脉位表浅，脉形宽大，脉来状若波峰高大的波涛，汹涌盛满，应指有力；脉去状若落下之波涛势缓力弱。

【临床意义】主气分热盛，亦主邪盛正衰。

【机理分析】内热充斥，脉道扩张，气盛血涌，故脉见洪象。

若久病气虚，或虚劳、失血、久泻等病证见洪脉，则多属邪盛正衰的危候。《诊宗三昧·师传三十二则》曰："若病后久虚，虚劳失血，泄泻脱元，而见洪盛之脉，尤非所宜。"

生理性洪脉可见于夏季。因夏季阳气亢盛，脉象稍显洪大。

附：大脉

【脉象特征】脉体宽大，但无脉来汹涌之势。《诊宗三昧》云："大脉者，应指满溢，倍于寻常。"

【临床意义】多见于健康人，或提示病情加重。

【机理分析】健康人寸口三部皆大，为体魄健壮之征象。疾病中出现大脉，提示病情加重，如《素问·脉要精微论》所言："大则病进。"若脉大而数实为邪实；脉大而无力则为正虚。

6. 细脉（小脉）

【脉象特征】脉细如线，但应指明显。

细脉又称小脉，其特点为脉形细小，指下往来推寻之如细线，但按之不绝，应指明显。

【临床意义】主气血两虚，诸虚劳损，又主湿病。

【机理分析】营血亏虚不能充盈脉道，气虚则无力鼓动血液运行，故脉体细小而软弱无力；湿性重浊黏滞，湿邪阻压脉道，气血运行不利，也见细脉。

若温热病神昏谵语而见细数脉，是热邪深入营血或邪陷心包的证候。

生理性细脉可见于冬季。因寒冷刺激，脉道收缩，故脉象偏于沉细。

7. 微脉

【脉象特征】极细极软，按之欲绝，若有若无。

微脉的脉形非常细小，脉力极为软弱，轻取之不见，重按之似无。

【临床意义】主气血大虚，阳气衰微。

【机理分析】阳衰气微，无力鼓动，故见微脉。轻取之似无是阳气衰；重按之似无是阴气竭。久病脉微，是正气将绝；新病脉微主阳气暴脱。

8. 散脉

【脉象特征】浮散无根，稍按则无，至数不齐。

散脉轻取之散乱而不聚，稍用重力按之则无，漫无根蒂，故《濒湖脉学》有"散似杨花无定踪"之说，且节律不齐，脉力不均。

【临床意义】主元气离散，脏腑之气将绝。

【机理分析】气虚血亏，精气欲竭，阴不敛阳，阳气浮越于外，脉气不能内敛，故举之浮散而不聚，重按则无。为正气耗散，脏腑之气将绝的危候。

9. 虚脉

【脉象特征】三部脉举之无力，按之空虚。

虚脉的脉搏力弱，寸、关、尺三部轻取之皆无力，重按之均空虚。

【临床意义】主虚证。

【机理分析】气不足以运其血，故脉来无力；血不足以充于脉，脉道空虚，则按之空虚。故虚脉包括气血两虚及脏腑诸虚。

10. 实脉

【脉象特征】三部脉举按均有力。

实脉的脉搏力强，寸、关、尺三部轻取、重按之皆有力。

【临床意义】主实证。

【机理分析】邪气亢盛而正气不虚，正邪相搏，气血壅盛，脉道坚满，故应指有力。

11. 滑脉

【脉象特征】往来流利，如盘走珠，应指圆滑。

滑脉的脉形应指圆滑，往来流畅，如同圆珠在指下流畅地滚动。

【临床意义】主痰饮，食滞，实热。

【机理分析】实邪壅盛于内，气实血涌，故脉往来甚为流利，应指圆滑。

平人脉滑而冲和，是营卫充实之象，是为平脉。妊娠妇女亦常见滑脉，是气血充盛而调和的表现。

12. 涩脉

【脉象特征】往来艰涩不畅，如轻刀刮竹。

涩脉的脉形细小，往来涩滞不畅，脉率较慢，节律不齐，脉力不均。

【临床意义】主伤精，血少，气滞血瘀，痰食内阻。

【机理分析】精亏血少，不能濡养经脉，血行不畅，脉气往来艰涩，故脉涩而无力；气滞血瘀，或痰食胶固，气机不畅，血行受阻，则脉涩而有力。

13. 长脉

【脉象特征】脉形长，首尾端直，超过本位。

长脉的脉搏搏动范围超过寸、尺两部，脉体较长。

【临床意义】主肝阳有余，阳盛内热等有余之证。

【机理分析】阳亢、热盛、痰火内蕴，使气逆壅盛，脉道充实，故脉体长而满溢，超过寸、尺。

生理性长脉可见于正常人。脉长而和缓，是气血充足，运行畅通之象，如《素问·脉要精微论》所言："长则气治。"

14. 短脉

【脉象特征】首尾俱短，不及三部。

短脉的脉搏搏动范围不足本位，只出现在寸或关部，尺脉常不显。

【临床意义】主气郁，气虚。

【机理分析】气虚不足，无力鼓动血行，故脉短而无力，如《素问·脉要精微论》所言："短则气病。"亦有因气郁血瘀，或痰滞食积，阻碍脉道，以致脉气不伸而见短脉，则短涩而有力。故短脉不可概作不足论，应注意脉之有力无力。

15. 弦脉

【脉象特征】端直以长，如按琴弦。

弦脉的脉形直而长，脉体较硬，脉势较强，诊脉时有挺然指下的感觉。

【临床意义】主肝胆病，诸痛，痰饮。亦主虚劳，胃气衰败。

【机理分析】肝主疏泄，调畅气机，以柔和为贵。邪气滞肝，疏泄失常，气机不利，或诸痛、痰饮，阻滞气机，脉气因而紧张，则出现弦脉。虚劳内伤，中气不足，肝木乘脾，亦常见弦脉；若弦而细劲，如循刀刃，便是胃气全无，病多难治。

生理性弦脉可见于春季，脉象外应自然界生发之气，故脉象弦而柔和。健康人中年之后，脉亦兼弦，老年人脉象多弦硬，为阴血不足，血脉失于濡养而失柔和之性的表现。

16. 芤脉

【脉象特征】浮大中空，如按葱管。

芤脉的脉位浅表，脉形大而脉体软而无力，按之中空。

【临床意义】主失血，伤阴。

【机理分析】因突然失血过多，血量骤减，营血不足，无以充脉，或津液大伤，血不得充，血失阴伤则阳无所附而散于外，故见芤脉。

17. 紧脉

【脉象特征】脉来绷急，状如牵绳转索。

紧脉的指感比弦脉更加绷急有力，且有左右弹指的感觉。

【临床意义】主寒证，痛证，宿食。

【机理分析】寒邪侵袭人体，阻遏阳气，寒邪与正气相搏，以致脉道紧张而拘急，故见紧脉。寒邪在表，脉见浮紧；寒邪在里，脉见沉紧。剧痛、宿食之紧脉，也是寒邪积滞与正气相搏的缘故。

18. 缓脉

【脉象特征】一息四至，来去缓慢。

缓脉的脉率稍快于迟脉，应指均匀，或脉势弛纵，缓慢无力。

【临床意义】主湿病，脾胃虚弱。

【机理分析】湿性黏滞，气机为湿所困，或脾胃虚弱，气血不足以充盈鼓动，故脉见缓慢无力，弛纵不鼓。有病之人脉转和缓，是正气恢复之征。

生理性缓脉见于正常人，表现为脉来从容不迫，应指均匀，和缓有神，是神气充沛的正常脉象。

19. 革脉

【脉象特征】浮而搏指，中空外坚，如按鼓皮。

革脉的特点是轻取脉搏搏动范围大且脉体坚硬，重按则乏力，有豁然空虚感，如手指按在鼓皮上外急内空。

【临床意义】主亡血，失精，半产，漏下。

【机理分析】由于正气不固，精血不藏，以致气无所恋而浮越于外，以致脉来浮大搏指，外强中干，犹如按绷急的鼓皮。

20. 牢脉

【脉象特征】脉沉而实大弦长。

牢脉的特点是轻取、中取均不应，沉取始得，坚牢不移，且脉形大而体长较硬，应指有力。

【临床意义】主阴寒内实，疝气癥瘕。

【机理分析】因阴寒内积，阳气沉潜于下所致。牢脉主实，有气血之分，癥积有形肿块，是实在血分；瘕聚、疝气等无形痞结，是实在气分。若牢脉见于失血、阴虚等证，便属危重征象。

21. 弱脉

【脉象特征】极软而沉细。

弱脉的特点是沉取始得，脉形细小，脉势软而无力，不耐重按。

【临床意义】主气血不足，阳气亏虚。

【机理分析】血虚脉道不充，则脉形细小；阳气亏虚，脉搏乏力，脉气不能外鼓，故脉位深沉，脉势软而无力。病后正虚，见脉弱为顺；新病邪实，见脉弱为逆。

22. 濡脉

【脉象特征】浮而细软。

濡脉的脉位表浅，脉形细小，脉势软而无力，轻取即得，重按不显。

【临床意义】主诸虚，又主湿。

【机理分析】气虚不能内敛，则脉浮软无力；精血亏虚，脉道不充则脉细小。湿邪阻压脉道，脉气不振，则脉亦见濡。

23. 伏脉

【脉象特征】重手推筋按骨始得，甚则伏而不现。

伏脉的脉位较沉脉更深，需重按至骨，并推动筋肉方可应指，甚至伏而不现。

【临床意义】主邪闭，厥证，痛极。

【机理分析】因邪气内伏，脉气不得宣通所致。若两手脉潜伏，甚或太溪与趺阳脉都不现的，属险证。

24. 动脉

【脉象特征】脉形如豆，厥厥动摇，滑数有力。

动脉搏动仅见关部，应指圆滑有力，脉率快。《脉经》云："动脉见于关上，无头尾，大如豆，厥厥然动摇。"

【临床意义】主痛，惊。

【机理分析】动脉是阴阳相搏，升降失和，气血乖异，故脉道随气血冲动而呈滑数有力；气为血阻故脉体较短。痛则气结，惊则气乱，气血运行紊乱，则脉行躁动不安，故痛、惊皆可见动脉。

25. 促脉

【脉象特征】脉来数而时一止，止无定数。

促脉的脉率较快，节律不齐，呈不规则的歇止。

【临床意义】主阳盛实热，气血痰饮宿食停滞，亦主脏气虚弱，阴血衰少。

【机理分析】阳盛实热，阴不和阳，故脉来急数有力而时见脉歇止；气血痰饮宿食等有形实邪阻滞，脉气不相接续而时见歇止。若真元衰惫，脏气虚弱，阴血衰少，致脉气不相接续而见促脉者，必促而细小无力。

26. 结脉

【脉象特征】脉来缓而时一止，止无定数。

结脉的脉率慢，节律不齐，呈不规则的歇止。

【临床意义】主阴盛气结，寒痰血瘀，亦主气血虚衰。

【机理分析】阴盛而阳不和，故脉缓慢而时一止；寒痰血瘀，气郁不舒，脉气阻滞，故见结而有力。若久病虚损，气虚血弱，脉气不续，多见结而无力。

27. 代脉

【脉象特征】脉来一止，止有定数，良久方来。

代脉的脉势较弱，脉律不齐，呈有规则的歇止，间歇时间较长。

【临床意义】主脏气衰微，亦主风证、痛证、七情惊恐、跌打损伤。

【机理分析】脏气衰微，气血亏损，元气不足，以致脉气不能衔接而止有定数。至于风证、痛证、七情惊恐、跌打损伤诸病而见代脉，是因病而致脉气不能衔接，脉亦见歇止。

28. 疾脉

【脉象特征】脉来急疾，一息七八至。

疾脉的脉率非常快，比数脉更快。

【临床意义】主阳极阴竭，元气将脱。

【机理分析】疾病在热极时往往有疾脉，疾而按之益坚是阳亢无制，真阴垂危之候；若疾而虚弱无力是元阳将脱之征。痨瘵亦可见疾脉，多属危候。

生理性疾脉可见于剧烈运动后，婴儿脉来一息七至亦属平脉，不作疾脉论。

（二）常见脉象的鉴别

在上述 28 种脉象中，有些脉象通过位、数、形、势四个方面容易区别，但有些脉象非常相似，容易混淆不清，因而要加以鉴别。在长期的医疗实践中，历代医家对脉象的鉴别积累了丰富的经验，如王叔和在《脉经》中已指出一些相类脉象的不同，李时珍在《濒湖脉学》中编有"相类诗"以便鉴别，徐灵胎更具体说明了脉象鉴别的方法，提出了比类法和对举法。这些均是鉴别脉象的好方法。

1. 比类法

比类法是指用近似脉象相比的方法进行脉象鉴别。比类法包括两个方面：一是归类或分纲，即将相似脉象归为一类进行比较；二是辨异，即分析相似脉象的异同点。

（1）归类

历代医家对脉象归类的方法并不一致。张仲景把脉象分为阴阳两大类，滑伯仁主张以浮、沉、迟、数、滑、涩六脉来统领各脉，陈修园则主张以浮、沉、迟、数、虚、实、大、缓八脉统领 28 脉。将 28 脉进行归类、分纲，可提纲挈领，执简驭繁。现在一般多采用浮、沉、迟、数、虚、实六个纲脉对 28 脉加以归类比较（表 4-2）。

表 4-2 常见脉象分类比较

脉纲	脉名	脉象	主病
浮脉类	浮	举之有余,按之不足	表证,亦主虚证
	洪	脉来极大,充实有力,状如波涛汹涌,来盛去衰	气分热盛,亦主邪盛正衰
	濡	浮细而软	诸虚,又主湿
	散	浮散无根,稍按则无,至数不齐,脉力不均	元气离散,脏腑之气将绝
	芤	浮大中空,如按葱管	失血,伤阴
	革	浮而搏指,中空外坚,如按鼓皮	亡血,失精,半产,漏下
沉脉类	沉	举之不足,按之有余	里证
	伏	脉位深,重手推筋按骨始得,甚则伏而不见	邪闭,厥病,痛极
	牢	脉沉而实大弦长,轻取中取均不应,沉取始得,坚牢不移	阴寒内实,疝气癥瘕
	弱	极软而沉细	气血不足,阳气亏虚
迟脉类	迟	脉来迟慢,一息不足四至	寒证
	缓	一息四至,脉来缓慢,其脉率快于迟脉	湿证,脾胃虚弱
	涩	往来艰涩不畅,如轻刀刮竹	精伤血少,气滞血瘀,痰食内阻
	结	脉来缓而时一止,止无定数	阴盛气结,寒痰血瘀,亦主气血虚衰
数脉类	数	脉来急促,一息五六至	热证
	促	脉来数而时一止,止无定数	阳盛实热,气血痰饮宿食停滞,亦主脏气虚弱,阴血衰少
	疾	脉来急疾,一息七八至	阳极阴竭,元气将脱
	动	脉形如豆,厥厥动摇,滑数有力	痛,惊
虚脉类	虚	三部脉举之无力,按之空虚	虚证
	微	极细极软,按之欲绝,若有若无	气血大虚,阳气衰微
	细	脉细如线,但应指明显	气血两虚,诸虚劳损,亦主湿
	代	脉来一止,止有定数,良久方来	脏气衰微,亦主风证,痛证,七情惊恐,跌打损伤
	短	首尾俱短,不及三部	气郁,气虚
实脉类	实	三部脉举按均有力	实证
	滑	往来流利,如盘走珠,应指圆滑	痰饮,食滞,实热
	紧	脉来绷急,状如牵绳转索	寒证,痛证,宿食
	长	脉形长,首尾端直,超过本位	肝阳有余,阳盛内热
	弦	端直以长,如按琴弦	肝胆病,诸痛,痰饮,亦主虚劳,胃气衰败

（2）辨异

在了解相似脉象相同点的基础上，再对各自脉象的不同点加以比较而予以鉴别，有利于掌握常见脉象的特征。现将一些相似脉鉴别如下：

浮脉与芤脉、革脉、散脉：四者脉位均表浅。不同的是浮脉举之泛泛有余，重按稍减而不空，脉形不大不小；芤脉浮大无力，中间独空，如按葱管；革脉浮而搏指，中空外坚，如按鼓皮；散脉浮散无力，漫无根蒂，稍用力则形散若无，至数不齐，脉力不匀。

沉脉与伏脉、牢脉：三者脉位均在深部，故轻取均不应。不同的是沉脉重取始得；伏脉较沉脉部位更深，着于筋骨，故重按亦无，须推筋着骨始得，甚则伏而不见；牢脉沉取实大弦长，坚牢不移。

迟脉与缓脉：二者均以息计，迟脉一息不足四至；缓脉稍快于迟脉，一息四至，脉来徐缓。

数脉与滑脉、疾脉：滑脉与数脉有相似之处，但滑脉指形与势，滑脉流利，圆滑似数，而数脉指至数言，一息五六至。《濒湖脉学》强调："莫将滑数为同类，数脉唯看至数间。"疾脉也以息计，疾脉更快于数，一息七八至。

实脉与洪脉：二者在脉势上均是充实有力。但洪脉状若波涛汹涌，盛大满指，来盛去衰，浮取明显；而实脉长大坚实，应指有力，举按皆然，来去俱盛，故有"浮沉皆得大而长，应指无虚幅幅强"之说。

细脉与微脉、弱脉、濡脉：四者均是脉形细小且软弱无力。但细脉形小而应指明显；微脉则极细极软，按之欲绝，有时至数不清，起落模糊；弱脉沉细而无力；濡脉脉位与弱脉相反，浮细而无力。

芤脉与革脉：二者均有中空旁实之象。但芤脉浮大无力中空，如按葱管，显示脉管柔软；革脉浮大搏指，弦急中空，如按鼓皮，显示脉管较硬。

弦脉与长脉、紧脉：弦脉与长脉相似，但长脉超过本部，如循长竿，长而不急；弦脉虽长，但脉气紧张，指下如按琴弦。《医述》曰："长类于弦而盛于弦，弦脉带急，长脉带缓。"弦脉有似紧脉，二者脉气皆紧张，但弦脉如按在琴弦上，无绷急之势，紧脉如按在拉紧的绳索上，脉势绷急，在脉形上，紧脉比弦脉大。

短脉与动脉：二者在脉形上皆有短缩之象。但短脉是形状短缩而涩且常兼迟，不满三部；动脉其形如豆，常兼滑数有力。《医述》曰："短类于动而衰于动，动脉形滑而且数，短脉形涩而必迟。"

结脉、代脉、促脉：三者均属于节律失常而有歇止的脉象。但结脉、促脉是不规则的间歇，歇止时间短；而代脉则是有规则的歇止，且歇止的时间较长，这是结脉、促脉与代脉的不同之处。结脉与促脉虽均有不规则的间歇，但结脉是迟而歇止，促脉是数而歇止。

2. 对举法

对举法是将两种相反的脉象运用对比的方法进行鉴别。现将相反脉鉴别如下：

浮脉与沉脉：是脉位浅深相反的两种脉象。浮脉脉位表浅，轻取即得，主表属阳；沉脉脉位深沉，轻取不应，重按始得，主里属阴。

迟脉与数脉：是脉率快慢相反的两种脉象。迟脉搏动比正常脉慢，即一息不足四至，主寒；数脉搏动则比正常脉快，即一息五六至，主热。

虚脉与实脉：是脉的搏动力量强弱相反的两种脉象。虚脉三部举按均无力，主虚证；实脉举按均有力，主实证。

滑脉与涩脉：是脉的流利度相反的两种脉象。滑脉往来流利通畅，指下圆滑，如盘走珠；涩脉往来艰难滞涩，极不流利，如轻刀刮竹。

洪脉与细脉：是脉体宽度和气势皆相反的两种脉象。洪脉脉体阔大，充实有力，来势盛而去势衰；细脉脉体细小如线，脉势软弱无力，但应指明显。

长脉与短脉：是脉形长短相反的两种脉象。长脉的脉搏搏动超过寸关尺三部；短脉的脉搏搏动范围小，前不至寸部或后不及尺部。

紧脉与缓脉：是脉的紧张度相反的两种脉象。紧脉脉势紧张有力，如按转绳；缓脉脉来势缓松弛，一息四至。

七、相兼脉

28脉中，有些脉象属单因素脉，如浮、沉、迟、数等脉便属此类；而有些脉本身就是由几种因素复合而成，如弱脉由沉、细、虚三脉合成，濡脉由浮、细、虚三脉合成，牢脉由沉、实、大、弦、长五脉合成。这些复合脉象皆属于28脉之内，其主病已如上述。

所谓相兼脉，是指28脉中两种或两种以上的脉象相兼出现。这些相兼脉象的主病，往往等于各组成脉象所主病的总和。例如浮数脉，因浮脉主表证，数脉主热证，故浮数脉主表热证；又如浮紧脉，浮脉主表证，紧脉主寒证，浮紧脉则主表寒证。同理，沉数而无力之脉主里虚热证；沉迟而有力之脉主里实寒证。余可类推。

现将临床上常见的相兼脉及其主病举例如下：

浮紧脉：主外感风寒之表寒证，或风寒湿痹。

浮缓脉：主风邪伤卫，营卫不和的太阳中风证。

浮数脉：主风热袭表的表热证。

浮滑脉：主表证夹痰或风痰，常见于素体痰盛而又感受外邪者。

沉迟脉：主里寒证，常见于脾肾阳虚、阴寒凝滞的病证。

弦数脉：主肝热证，常见于肝郁化火或肝胆湿热等病证。

滑数脉：主痰热、痰火、湿热或食积化热。

洪数脉：主气分热盛，多见于外感热病的中期。

沉弦脉：主肝郁气滞、寒滞肝脉或水饮内停。

沉涩脉：主血瘀，常见于阳虚而寒凝血瘀者。

弦细脉：主肝肾阴虚、血虚肝郁或肝郁脾虚。

沉缓脉：主脾虚而水湿停留。

细数脉：主阴虚火旺。

弦滑数：见于肝郁夹痰、风阳上扰或痰饮内停等证。

八、真脏脉

在疾病危重期出现无胃、无神、无根的脉象，称为真脏脉，又称怪脉、败脉、死脉、绝脉。是病邪深重，元气衰竭，胃气已败的征象。元代危亦林《世医得效方》列怪脉十种，称为"十怪脉"，后世医家除去十怪脉中的偃刀、转豆、麻促，称为"七绝脉"。现将十怪脉简介于下：

1. 釜沸脉

【脉象特征】脉在皮肤，浮数之极，至数不清，如釜中沸水，浮泛无根。

【临床意义】为三阳热极，阴液枯竭之候，多为临死前的脉象。

2. 鱼翔脉

【脉象特征】脉在皮肤，头定而尾摇，浮浮泛泛，似有似无，如鱼在水中游动。

【临床意义】为三阴寒极，阳亡于外之候。

3. 虾游脉

【脉象特征】脉在皮肤，如虾游水，时而跃然而去，须臾又来，其急促躁动之象仍如前。

【临床意义】为孤阳无依，躁动不安之候。

4. 屋漏脉

【脉象特征】脉在筋肉之间，如屋漏水，良久一滴，溅起无力，状如水滴溅地貌，即脉迟而结代，搏动无力。

【临床意义】为胃气、营卫俱绝之候。

5. 雀啄脉

【脉象特征】脉在筋肉间，连连数急，三五不调，止而复作，如雀啄食之状。

【临床意义】为脾胃之气衰败，精气已绝于内。

6. 解索脉

【脉象特征】脉在筋肉之上，乍疏乍密，散乱无序，如解乱绳之状，即脉搏跳动忽快忽慢，节律紊乱。

【临床意义】主肾与命门之气皆亡。

7. 弹石脉

【脉象特征】脉在筋肉之下，如指弹石，辟辟凑指，毫无柔软和缓之象。

【临床意义】为肾气竭绝之象。

8. 偃刀脉

【脉象特征】如抚刀刃，浮之小急，按之坚大而急，即脉弦细紧急，如手触刀刃之感。

【临床意义】是肝之危脉。

9. 转豆脉

【脉象特征】脉来累累，如循薏苡仁之状，即脉来如豆转，来去捉摸不定，并无息数。

【临床意义】是心之危脉。

10. 麻促脉

【脉象特征】脉如麻子之纷乱，细微至甚，即脉来急促零乱，极细而微。

【临床意义】是卫枯营血独涩，属于危重之候。

真脏脉绝大多数是由心脏器质性病变引起的心律失常的脉象。这些真脏脉一旦出现，常常预示着疾病已发展至极严重的阶段，临床上应积极进行救治。

九、诊妇人脉与小儿脉

（一）诊妇人脉

妇人有经、孕、产等特有的生理变化及相关疾病，其脉象亦可出现相应改变。

1. 诊月经脉

妇女经期气血调和，则脉现滑数。妇人左关尺脉，忽洪大于右手，口不苦，身不热，腹不胀，是月经将至。寸关脉调和，而尺脉绝不至者，月经多不利。

妇人闭经有虚实之分。尺脉虚细涩，是精血不足的虚证；尺脉弦涩有力，是气滞血瘀的实证。

2. 诊妊娠脉

妇人婚后月经停止，脉象滑数冲和，尺脉尤显，兼饮食异于平常，嗜酸或呕吐等症者，为妊娠之征。《素问·阴阳别论》云："阴搏阳别，谓之有子。"《素问·平人气象论》又云："妇人手少阴脉动甚者，妊子也。"指出妇人两尺脉搏动强于寸脉或左寸脉滑数动甚者，均为妊娠之征。尺脉候肾，胞宫系于肾，妊娠后胎气鼓动，故两尺脉滑数搏指，异于寸部脉者为有孕之征。

3. 诊临产脉

孕妇临产时，其脉象或搏动部位亦有特殊变化。妇人临产时：一是尺脉转为紧急而数之脉；二是妇人两中指顶节之两旁脉搏跳动较平时明显而剧烈。

（二）诊小儿脉

小儿脉与成人有不同，其寸口脉位狭小，难分寸、关、尺三部，加之小儿临诊时易惊哭，脉气亦随之变化，故难于准确掌握。后世医家有一指定三关（一指总候三部）的诊法，是小儿脉诊的主要方法。

1. 一指三部诊法

一指三部诊法的操作方法：医生用左手握小儿手，对三岁以下的小儿，用右手大拇指按在高骨脉上，分三部以定息数；对四岁以上的小儿，则以高骨中线为关，以一指向两侧滚转以寻三部；七八岁可以挪动拇指诊三部；九岁以上可以次第下指，依寸、关、尺三部诊脉；十五岁以上可按成人三部诊法进行。

2. 小儿脉象主病

三岁以下的小儿，一息七八至为平脉；五六岁的小儿，一息六至为平脉，一息七至以上为数脉，一息四五至为迟脉。

一般小儿脉象只诊浮沉、迟数、强弱、缓急，以辨别阴阳寒热表里，邪正盛衰，不详求二十八脉。浮数为阳，沉迟为阴。强弱可测虚实，缓急可测邪正。数为热，迟为寒。沉滑为痰食，浮滑为风痰。紧主寒，缓主湿，大小不齐为食滞。

小儿肾气未充，脉气止于中候。无论何脉，重按多不见。如重按乃见，便与成人的实牢脉同论。

十、脉症顺逆与从舍

（一）脉症顺逆

脉症顺逆是指从脉象与症状的相应与不相应，以判断疾病的顺逆。一般情况，脉象与疾病的症状性质是一致的，即脉症相应。但由于病情复杂多变，临床上也有脉象与疾病的症状性质不一致的情况，即脉症不相应。从判断疾病的顺逆来看，脉症相应者为顺证，脉症不相应者为逆证。如暴病脉来浮、数、洪、实者为顺证，反映正气充盛能抗邪；久病脉来沉、细、弱为顺证，说明有邪衰正复之机。新病脉见沉、细、弱、微，说明正气已衰；久病脉见浮、数、洪、实，则表示正衰而邪不退，均属逆证。

（二）脉症从舍

由于脉症有不相应的情况，故脉与症必有一真一假，或为症真脉假，或为症假脉真，所以临证时必须仔细辨明脉症的真假以决定从舍，或舍脉从症，或舍症从脉。

1. 舍脉从症

舍脉从症是指在症状反映疾病的本质，脉象与疾病本质不相符合时，应以症状作为辨证的依据而舍去脉象。如症见腹部胀满，疼痛拒按，大便燥结，舌红苔黄厚焦燥，而脉迟者，此症反映的是实热内结肠胃为真，而该迟脉是热结胃肠，阻滞血脉运行所致，为迟脉主病之变，是假寒象，故应当舍脉从症。

2. 舍症从脉

舍症从脉是指在脉象反映疾病的本质，症状与疾病本质不相符合时，应以脉象作为辨证的依据而舍去症状。如热邪郁闭于里，症见四肢厥冷，而脉滑数者，此脉反映的是内热炽盛为真，而症状四肢厥冷是热邪深伏于内，阳气被遏，郁闭于里，不能外透，格阴于外所致的假寒象，故应当舍症从脉。

需要指出的是，脉和症均是病证在不同侧面的反映。脉有从舍，也说明了脉象只是疾病临床表现的一个方面，因而不能把脉作为诊断疾病的唯一依据。脉症相应，常说明病证之病机较为单纯，而脉症不符，恰恰说明病证之病机较为复杂。因此，临证不可盲目地对脉症进行从舍，而应四诊合参，仔细辨别，综合分析，才能作出正确判断。

十一、脉诊的临床意义

诊脉是中医临床不可缺少的诊察步骤和内容。脉诊之所以重要，是由于脉象能传递机体各部分的生理病理信息，是窥测体内脏腑功能变化的窗口，可为临床诊断疾病提供重要依据。

脉诊的临床意义，可归纳为以下四个方面：

（一）辨别疾病病位

疾病部位有表里浅深不同，而脉象的浮沉可以反映疾病部位的表里浅深。浮脉多主病位表浅，沉脉多主病位在里。两手寸口部的寸、关、尺三部与五脏有一定对应关系，即左手寸、关、尺可候心、肝、肾；右手寸、关、尺可候肺、脾、肾。因此，不同的脏腑疾病可以通过左右手寸关尺三部的脉象变化反映出来。

（二）判断疾病性质

病性主要包括寒热虚实。脉象能较客观地反映疾病性质，如迟脉和数脉主要反映疾病的寒热性质，迟脉多主寒证，数脉多主热证；脉象的有力与无力可反映疾病过程中的邪正盛衰，脉象无力多见于虚证，脉象有力常见于实证。

（三）推测病因、病机

从脉象推测病因、病机在许多古医籍中都有记载，如《金匮要略·水气病脉证并治》曰："寸口脉沉而紧，沉为水，紧为寒，沉紧相搏，结在关元。"寸口脉沉紧，是寒水结在下焦的关元部位。又如《金匮要略·胸痹心痛短气病脉证治》曰："夫脉当取太过不及，阳微阴弦，即胸痹而痛。"阳微阴弦是指关前（寸部）脉微弱，关后（尺部）脉弦急，阳微为胸阳不足，阴弦为阴邪内盛，故脉阳微阴弦，说明上焦阳虚，下焦阴邪乘虚上犯，导致胸痹而痛。

（四）推断疾病的进退预后

脉诊对于判断病情的轻重，推测疾病预后凶吉，有一定的临床意义。如外感病脉象由浮转沉，表明病邪由表入里，病情加重；由沉转浮，表明正气来复，可祛邪外出。外感热病，热势渐退，脉象出现缓和，是将愈之候；若脉急疾，烦躁者，则为病情加重。久病脉见缓和，是胃气渐复，病退向愈之佳兆；久病气虚、虚劳、失血、久泻久痢而见洪脉，则多属邪盛正衰之危候。

第二节 按 诊

按诊是切诊的组成部分，在中医诊法中具有不容低估的重要地位。在切诊中，除了脉象信息的获取单列为脉诊外，人体其他部位凡是用手的触觉去获取信息的方法均属于按诊范畴。因此按诊所涉及的部位非常广泛，外至皮毛，内至脏腑筋骨，涵盖的内容相当丰富。

《内经》对按诊已有详细的描述。《素问·调经论篇》曰："实者外坚充满，不可按之，按之则痛……虚者聂辟气不足，按之则气足以温之，故快然而不痛。"《灵枢·水胀》曰："以手按其腹，随手而起，如裹水之状。"《内经》记载的按诊部位很广，涉及按虚里、尺肤、腹部、手足、腧穴等。历代以降，对按诊的论述甚多。东汉张仲景在《伤寒杂病论》中就有很多有关胸腹部按诊的内容，如《伤寒论》"伤寒六七日，结胸热实，脉沉而紧，心下痛，按之石鞭"等。晋唐以来，诸多医家对按诊也很重视，并且在临床运用方面有新的发挥。如唐代孙思邈在《备急千金要方》对腹水进行按诊，曰："凡水病之初……腹内转侧有声……不即治之，须臾身体稍肿，腹中尽胀，按之随手起，为水已成。"金代李东垣提出按手足辨内伤发热和外感发热；明代王肯堂按腹部以鉴别臌胀、疳疾。清代张振鋆《厘正按摩要术》对按诊有广泛的运用，并有不少独到的见解。清代俞根初的《通俗伤寒论》则设按胸腹专篇，描述了腹部按诊寒热虚实的鉴别要领，曰："凡满腹痛，喜按者属虚，拒按者属实。喜暖手按抚者属寒，喜冷物按放者属热。"可见，按诊的方法和临床应用代有发展，使按诊成为中医切诊不可或缺的重要组成部分。

一、按诊的体位与方法

（一）按诊的体位

根据按诊的目的和检查部位的不同，应采取不同的体位。按诊时患者可取坐位或仰卧位。

1. 坐位

头颈部、乳房、皮肤、手、足部位的按诊，患者一般取坐位。医生面对患者，用左手稍扶病体，右手触摸按压某一局部。根据需要，医生也可以位于患者的背后进行按诊，例如颈部瘿瘤的按诊。

2. 卧位

按胸腹时，患者一般取卧位，全身放松，两腿自然伸直，两手放在身旁。医生站在患者右侧，用右手或双手对患者胸腹某些部位进行切按。在切按腹内肿块或腹肌紧张度时，可令患者屈起双膝，使腹肌松弛，或做深呼吸，便于切按。

（二）按诊的方法

按诊主要有触、摸、按、叩四法。

1. 触法

医生用手指或手掌轻轻接触患者的肌肤，以了解皮肤的凉热、润燥等情况，用于分辨疾病的性质、病属外感还是内伤、汗出情况以及气血津液的盈亏情况，多用于头额部、四肢及胸腹部皮肤等的按诊。

2. 摸法

医生用指掌稍用力寻抚局部，以探明局部的感觉情况及肿物的形态、质地、大小、光滑度等，探查病变范围大小、病邪性质等，多用于颈部、腧穴、浅表肿胀等的按诊。

3. 按法

医生用重力按压或推寻局部，了解深部有无压痛或肿块的形态、大小、质地、活动程度、与周围组织的关系等情况，以辨脏腑虚实和邪气痼结等情况，多用于胸腹、深部组织等的按诊。

4. 叩法

医生用手叩击患者身体某部，使之震动产生叩击音、波动感或震动感，以明确病变性质和程度的一种检查方法。叩击法有直接叩击法和间接叩击法两种。

（1）直接叩击法：医生用中指指尖或并拢的二、三、四、五指的掌面轻轻地直接叩击或拍打按诊部位，通过听音响和叩击手指的感觉来判断病变部位的情况。例如，对臌胀患者腹部可进行直接叩诊，医生根据叩击音及手感来辨别气臌或水臌。若叩之音如击鼓者为气臌，叩之音实而浊者为水臌。也可将手放于患者腹部两侧对称部位，用一侧手叩击，若对侧手掌感到有震动波者，是有积水的表现。

（2）间接叩击法：分为拳掌叩击法和指指叩击法。①拳掌叩击法是医生用左手掌平贴在患者的诊察部位，右手握成空拳叩击左手背，边叩边询问患者叩击部位的感觉。医生根据患者的感觉以及左手震动感，以推测病变部位、性质和程度。临床常用以诊察腹部和腰部疾病。如用拳掌叩击法叩击腰部，患者有叩击痛时，除考虑可能与局部骨骼疾病有关外，主要与肾脏疾病有关。②指指叩击法是医生用左手中指第二指节紧贴患者诊察部位，其他手指稍微抬起，勿与体表接触，右手指自然弯曲，以中指指端叩击左手中指第二指节前端，叩击方向应与叩击部位垂直，叩击时应用腕关节与掌指关节活动之力，指力要均匀适中，叩击动作要灵活、短促、富有弹性，叩击后右手中指应立即抬起，以免影响音响。常用于对胸背腹及肋间的诊察。如两肋叩击音实而浊，多为悬饮之表现。

医生在进行按诊时应注意以下事项：①按诊的体位、手法、光线的选择应具有针对性。按诊时必须根据不同疾病要求的诊察目的和部位，选择适当的体位和方法。否则，将难以获得准确的诊断资料。触、摸、按三法的区别在于指力轻重不同，所达部位浅深有别。触法则用手轻诊皮肤，摸法则稍用力达于肌层，按法则重指力诊筋骨或腹腔深部。临床操作时常综合运用，先触摸，后推按，由轻到重，由浅入深，从健康部位开始，逐渐移向病变区域，先远后近，逐层了解病变的情况。光线要适当，侧面光对按诊时某些变化的观察很有帮助。

②医生要体贴患者，举止要稳重大方，态度要严肃认真，手法要轻巧柔和，避免突然暴力或冷手按诊，同时要解除患者的紧张情绪，让患者尽量放松，以避免因精神紧张而出现假象反应，影响诊察的准确性。③要嘱咐患者主动配合，使患者能随时准确地反映自己的感受。如诊察患者肝、脾时，请患者作腹式呼吸运动，随着患者的深吸气，有节奏地进行按诊，同时亦可让患者由仰卧位改为侧卧位配合诊察。④要边检查边注意观察患者的反应及表情变化，注意对侧部位以及健康部位与疾病部位的比较，以了解病痛所在的准确部位及程度。

二、按诊的意义

按诊是在其他诊法的基础上，更进一步地深入探明疾病的性质、部位、程度等情况。对于胸腹部的疼痛、肿胀、痰饮、癥块等病变，通过触按，更可以充实诊断与辨证所必需的资料，为全面分析病情、判断疾病提供重要的指征和依据。

三、按诊的部位和内容

根据诊察疾病的需要，按诊部位涉及到全身各部分。临床上常用的按诊部位有按头部、按颈项、按胸胁、按脘腹、按肌肤、按手足、按腧穴等。

（一）头面按诊

指根据病情的需要，有目的地对头面、五官进行触摸，以了解局部及内脏病变的情况。

1. 按眉端（据《四诊抉微》）

适用于半岁之内的小儿。以无名指、中指、食指，按于发际额前眉心之间。儿头在左，举右手；儿头在右，举左手；食指为上，中指为中，无名指在下。

三指俱热，主伤风邪，鼻塞，气粗，发热，咳嗽；三指俱冷，主外感风寒，内伤饮食，发热吐泻；中指、食指热，主上热下冷；无名指、中指热，主夹惊之候；食指热，主胸中气粗，乳食不消。

2. 按额部

按前额可以了解机体的寒热情况。四指并拢轻触前额，或以掌心触按额部，感知额部热与不热。

额上热，为发热；额上不热，为不发热。同时可与触摸手掌心相互比较诊察，如额上热甚于掌心热，为热在表；掌心热甚于额上热，为热在里。

3. 按眼部

眼部按诊是中医检查眼疾的常用方法之一，常用以辨别疾病的虚实寒热。面对患者，医生用手指触按眼球或病患之处。手法要轻柔，切忌暴力和脏手。

眼睛疼痛，按之缓解，为虚；按之痛增，为实。目痛剧烈，眼珠欲脱，伴头痛呕吐，按压眼球，坚硬如石，为绿风内障或雷头风；胞睑生肿物，按之硬痛，为脓未成；按之顶软有波动感，是脓已成。泪窍有脓，按之沁沁而出，为漏睛。

（二）颈部按诊

颈项部易出现结节、肿块、痛疽之类的病症，或出现颈脉搏动、肌肉僵硬等征象。因此，对颈项进行按诊，对临床相关病证的诊断有一定的价值。

1. 按结节

医生站在患者的对面、侧面、后面，对颈侧、颌下、耳后部用手进行仔细抚摸，注意有无结节、大小、质地、压痛、活动度及与周围组织的关系等。

颈侧、颌下、耳后部摸到皮里膜外结节如垒，大者为瘰，小者为疬，连贯如串珠者，称瘰疬。急性者，结节大如鸽卵，根盘散漫，质地稍坚，按之疼痛，常伴见恶寒发热，颈项强痛。如肿痛加剧，结节顶尖皮色渐转淡红，溃破后脓液外泄，容易收口，常由风热火毒夹痰而致。慢性者，结节初起如豆，一至三五枚不等，渐渐串生，累累如连珠，按之坚硬，初起推之能动，无寒热痛痒，日久则推之不移，不易溃破。如将溃破则皮肤颜色发暗，破溃后脓液清稀，夹有败絮状物，收口不易，久久难愈，可伴潮热盗汗，消瘦乏力等症状。多由郁火消烁阴液，凝炼为痰所致。

2. 按瘿肿

医生站在患者的背侧，用食指自喉结下方中间部位向后上外方向推移，也可以站在患者对面，用双手拇指平贴于颈前自喉结下方中间部位向后上外方向推移。如扪及肿块，则让患者做吞咽运动，肿块随吞咽而上下移动的，该肿块即为瘿肿。在按诊时，应注意瘿肿大小程度、对称性情况、硬度、表面光滑及有无结节、压痛感等。

瘿肿乃位于颈前颌下喉结处的肿物，能随吞咽而上下移动。多为肝郁气滞痰凝所致，或与地方水土有关。根据瘿肿的质地形态特点，瘿肿有肉瘤、筋瘤、血瘤、气瘤、骨瘤之分。肉瘤属脾，软似棉硬似馍，外形如碗覆其上，乃郁结伤脾，内有湿痰；筋瘤属肝，质地较硬，青筋盘曲，为怒动肝火，血燥筋变；血瘤属心，软硬相间，伴球状隆起，边缘清楚，有时可触及搏动，有时表面皮肤上有血丝，按之可暂时褪色，多为心火暴急，迫血沸腾，复被外邪所搏；气瘤属肺，软而不硬，或消或长，时有变化，多由劳伤元气，腠理不密，复受外邪搏击所致；骨瘤属肾，坚硬如石，疙瘩高起不平，紧贴于骨，推按不移，多因肾火郁结，骨失荣养，瘀血凝结所致。

3. 诊颈脉

颈脉有怒张或搏动异常情况时，应进一步用手寻按，测候搏动强弱、快慢等情况，以了解气血运行、津液输布及病证的寒热虚实。正常人立位或坐位时颈脉、人迎脉常不显露。

若右侧颈脉怒张明显者，多见于心肾阳气虚衰，水气凌心之水肿病，正如《灵枢·水胀》曰："水始起也，目窠上微肿，如新卧起之状，其颈脉动。"

若在安静状态下出现人迎脉的明显搏动，则为心肺瘀阻、肝阳上亢、心气虚衰、水气凌心等证。人迎脉的搏动减弱，多为血脉瘀阻。

4. 诊气道位移情况

患者舒适坐位或仰卧位，使颈部处于自然直立状态，医生将食指与无名指分别置于两侧胸锁关节上，然后将中指置于气道之上，观察中指是否在食指与无名指中间，或以中指置于气道与两侧胸锁乳突肌之间的间隙，据两间隙是否等宽来判断气道有无偏移。

气道偏移多因压迫或牵连所致。悬饮、癥积、单侧瘿肿可将气道推向健侧，而肺痿等可将气道拉向患侧。

（三）胸胁按诊

胸胁即前胸和侧胸部的统称。前胸部指缺盆（锁骨上窝）至横膈的区域，侧胸部指腋下至第11、12肋骨端的区域，又称胁肋部或胁部。胸骨体下端剑突谓之"鸠尾"；肋骨下之软肋处谓之"季胁"；左乳下心尖搏动处为"虚里"。胸胁是心肺、肝胆、脾所在之处，通过按诊可以了解相关内脏的病变。在胸胁按诊中，也采用触、摸、按、叩的方法，但以叩诊应用较多，特别是指指叩诊法应用最多。胸部按诊包含胸肺按诊、虚里按诊、乳房按诊等内容，以测候肺、心、乳房的情况；胁部按诊主要测候肝、胆、脾的情况。

1. 按胸（肺）

采用指指叩击法。患者多取坐位，也可先仰卧位诊察前胸，然后侧卧位诊察侧胸及背部。叩击时，医生左手中指应沿肋间隙滑行（与肋骨平行），右手指力应适中。顺序应由上而下，先按前胸，再按侧胸和背部。叩诊时要注意倾听叩诊音的变化，并注意两侧对称部位的比较。

正常胸（肺）部叩诊呈清音，但肥胖、胸肌发达或乳房较大者叩诊音稍浊，背部较前胸音浊，上方较下方音浊。胸部自上而下叩诊时，浊音与实音交界处即为肺下界。平静呼吸时，肺下界正常位于锁骨中线第6肋（左侧可因胃脘鼓音区影响而有变动）、腋中线第8肋、肩胛线第10肋。

肺下界下移可见于肺胀、腹腔脏器下垂等；肺下界上移可见于肺痿、臌胀、腹内肿瘤或癥瘕等。前胸高突，叩之膨膨然有如鼓音，其音清者，系肺气壅滞所致，多为肺胀，或气胸；叩之音浊或呈实音，并有胸痛，多为饮停胸膈，或肺痨损伤，或肺内有肿瘤，或为肺痈。胸部压痛，局部有青紫肿胀，多因外伤所致。

2. 按乳房

乳房按诊的正确方法是将手指并拢，用手指末两节的指腹平放在乳房表面，轻轻地触按，切忌用手指抓捏，否则会将正常的乳腺组织误认为肿块。乳房以乳头为中心划水平和垂直两线，分为内上、内下、外上、外下四个象限。检查的顺序，习惯上从乳房的内上象限→外上象限→外下象限→内下象限，然后触摸乳头、乳晕部，并注意检查时有无乳头溢液。由于乳房外上方为乳腺癌的好发部位，故对此部位要反复触诊。如有副乳，还要仔细触诊有无肿块。

乳房触诊的内容有：①有无触痛及触痛的部位、范围、浅深、性质。②有无肿块及肿块位置、大小、形态、硬度、数目、活动度、边界、有无粘连、有无压痛等，并注意腋窝、锁骨下淋巴结的情况。③乳头肿块与乳头溢液的关系。

乳房轻触即痛，皮肤发红有灼热感，肿块增大较迅速，多为乳痈。乳房肿块大小不一，呈片状、结节、条索、颗粒状，边界欠清，质地不坚，活动度好，常有压痛者，多为乳癖。乳房肿块，呈圆形、椭圆形或结节形，质地坚韧，边界清楚，表面光滑，推之活动而不痛者，多为乳核。乳房有结节如梅李，质地较硬，边界不清，皮肉相连，触痛不明显，病变发展缓慢，日久破溃，流稀脓夹有豆渣样物者，多为乳痨。

男子或儿童出现乳晕下扁圆形肿块，质地稍硬，或一侧或两侧，轻度压痛，为乳疬。

乳房肿块质硬，形状不规则，高低不平，边界不清，腋窝多可扪及肿块，应考虑乳腺癌的可能。

3. 按虚里

虚里即心尖搏动处，位于左乳下第4、5肋间，乳头直下稍内侧（图4-3）。诊虚里时，患者一般

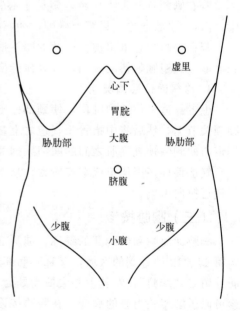

图4-3　胸胁脘腹部划分图

采取坐位和仰卧位，医生位于患者右侧，用右手全掌或指腹平抚于虚里部，并调节压力。按诊内容包括有无搏动、搏动部位及范围、搏动强度和节律、频率、聚散等，以了解宗气之强弱、疾病之虚实、预后之吉凶。

按虚里视频

虚里是胃之大络，为诸脉之所宗。其搏动有赖于宗气的鼓动。正常情况下，虚里搏动应手，动而不紧，缓而不怠，聚而不散，搏动直径范围为 2～2.5 cm，节律一致，一息 4～5 至，是心肺之气充盛，宗气积于胸中的征象。因惊恐、大怒或剧烈运动后，虚里动高，休息后能平复如常者不属病态；肥胖之人因胸壁较厚，虚里搏动不明显，亦属生理现象。

虚里搏动微弱者，为宗气内虚，或饮停心包所致；虚里搏动数急而时有一止，为宗气不守；虚里搏动剧烈，动而应衣，按之弹手，为宗气外泄；虚里搏动停止，绝而不应，是心肺气绝，属于死候。

4. 按胁部

按胁部常采取仰卧位或侧卧位，除在胸侧腋下至肋弓部位进行按、叩外，还应从上腹部中线向两侧肋弓方向轻循，并按至肋弓下，以了解两胁内脏器的状况。按诊时应注意是否有肿块及压痛，肿块的质地、大小、形态等。

肝胆位居右胁，肝胆经脉分布两胁，故按胁肋主要是了解肝胆疾病。脾脏叩诊区在左侧腋中线上第 9～11 肋间，左胁部按诊应考虑排除脾脏病变。

正常情况下，两胁部（包括肋缘下）无脏可触及，无压痛。只有腹壁松弛的瘦人，在深吸气时在肋弓下缘可触到肝脏下缘，质地柔软，无压痛。

胁痛喜按，按之空虚为虚证；胁痛拒按，按之满实为实证。

右胁下肿块，质软，表面光滑，边缘钝，有压痛者，多为肝著等；右胁下肿块，质地坚硬，按之表面凹凸不平，边缘不规则，常有压痛，应考虑肝癌；右侧腹直肌外缘与肋缘交界处附近触到梨形囊状物，并有压痛，多为胆石、胆胀等胆囊病变。

疟疾后胁下可触及痞块，按之硬者为疟母。

（四）脘腹按诊

脘腹内所藏许多重要的脏腑，胸骨鸠尾穴以下凹陷称心下，心下为胃脘，脐上二寸（以同身寸计算）为下脘穴，脐下二寸为石门穴，以下脘至石门之间为直径划一圆周，其圆周之内称为脐腹；脐以上称为大腹，包括左上腹、右上腹；脐腹以下为小腹；小腹两侧为少腹。因此按诊脘腹部，可以了解其凉热、软硬、胀满、肿块、压痛以及脏器大小等情况，以辨别病证部位及属性。

按诊时，首先要了解脘腹部不同区域与脏腑之间的关系，按所诊脏腑的不同，首先确定诊区目标。一般肝脏诊区位于大腹右上方至右肋缘下及鸠尾下方；脾脏诊区位于大腹左侧上方至左肋缘下方；胆位于大腹右侧腹直肌外缘与肋缘交界处；胃位于上腹部偏左；肠位于脐周围（十二指肠在脐右上方，小肠及肠管在脐周围），乙状结肠在左髂窝部，盲肠位于右下腹；肾脏诊区位于腰部左右肋缘下方；膀胱、胞宫位于小腹部耻骨联合的上方；胞宫、附件位于左右少腹部。

诊区目标确定后，再考虑按诊应采取的体位和方法。通常采用仰卧位或侧卧位，也可取坐位。取坐位时，医生应在患者右侧，左手稍扶患者肩背部，右手第二、三、四、五指自然并拢，用指腹或食指桡侧按腹；取仰卧位时，患者应屈膝，以免局部肌肉紧张，医生应在患者右侧，右手第二、三、四、五指自然并拢，用指腹或食指桡侧按寻。按诊时应注意了解局部手感情况，有无胀满、痞块、软硬程度，以及有无压痛、压痛程度及脏器大小等。

1. 辨寒热

凡腹部按之冷而喜温者，属寒证；腹部按之热而喜凉者，属热证；胸腹灼热而四肢厥冷者，为真热假寒。

2. 辨软硬

正常人腹壁按之柔软、张力适度。腹部按之松弛而软为虚，腹部按之紧张而硬为实。若全腹松软无力，紧张度降低，多见于久病重病之人，精气耗损，气血亏虚以及体弱年老之人和经产妇等；若全腹紧张度消失，多见于痿病等；若右下腹紧张，多见于肠痈患者；右上腹紧张，可见胆石、胆胀患者。

3. 辨胀满

胀满有虚实之别。凡脘腹部按之手下饱满充实而有弹性，有压痛者，多为实满；若脘腹部虽然膨满，但按之手下虚软而缺乏弹性，无压痛者，多属虚满。脘部按之有形而胀痛，推之漉漉有声者，为胃中有水饮。

4. 辨臌胀

腹部胀大，如鼓之状，腹壁青筋怒张，皮色苍黄者，称为臌胀。应注意水臌与气臌之鉴别。医生两手分置于腹部两侧相对位置，一手轻拍腹壁，感觉如囊裹水，另一手觉有波动感，按腹壁有凹痕，叩诊有移动性浊音，为水臌；一手轻拍腹壁，另一手无波动感，按之亦无凹痕，叩之如击鼓之膨膨然者，为气臌。另外，高度肥胖之人亦可有腹大如鼓，但按之柔软，且无脐突及其他病证表现，需要鉴别。

5. 辨肿块

腹内肿块，谓之癥瘕、积聚。按诊时要注意肿块的部位、形态、大小、硬度、有无压痛和能否移动等情况。凡肿块推之不移，痛有定处者，为癥积，病属血分；肿块推之可移，或痛无定处，聚散不定者，为瘕聚，病属气分。肿块大者为病深；形状不规则，表面不光滑者为病重；坚硬如实者为恶候。

6. 辨虫积

左下腹部结块，按之起伏聚散，往来不定，或按之形如条索状，久按转移不定，或按之手下如蚯蚓蠕动者，多为虫积。

7. 辨压痛

腹痛喜按，按之痛减，腹壁柔软者，多为虚证，常见于脾胃气虚等；腹痛拒按，按之痛甚，并伴有腹部硬满者，多为实证，如饮食积滞、胃肠积热之阳明腑实、瘀血肿块等。

腹部压痛的出现，多表示该处腹腔内的脏器有损害。右季肋部压痛，见于肝、胆、右肾和升结肠的病变；上腹部压痛，见于肝、胆、胃、胰和横结肠病变；左季肋部压痛，见于脾、左肾、降结肠等病变；右腰部压痛，多见于肾和升结肠病变；左腰部压痛，见于左肾、降结肠病变；脐部压痛，见于小肠、横结肠病变；下腹部压痛，常见于膀胱疾病、肠痈或女性生殖器官病变。左少腹作痛，按之累累有硬块者，多为肠中有宿粪；右少腹作痛而拒按，或按之局部有压痛，若突然移去手指，腹部疼痛加剧（反跳痛），或按之有包块应手者，常见于肠痈等病。

（五）腰背按诊

背以脊柱、肋骨为支架，附有肌肉，前连胸骨，组成胸腔，故曰背为"胸中之府"。背部因具体部位不同又分项背、肩背与腰背。项背指与项相连的部位，肩背指与肩相连的部位，腰背则是与腰相连的部位。

腰部指背部第 12 肋骨以下至髂嵴以上的部位。腰为躯体运动的枢纽，上连背脊，下至尾骶。腰与肾的功能密切相关，故称"腰为肾之府"。

脊柱居背部与腰部的正中，为躯体的栋梁，是支持躯体之力、运动和负荷的重要部位，赖肾中精气的充养。督脉贯脊，行于背腰正中，为阳经之海；足太阳膀胱经夹脊行于督脉之两侧；带脉绕腰一周如束带，总束阴阳诸经。项背大椎穴为手三阳经脉会聚之处，腰背部之腧穴为五脏六腑之所系，所以腰背部出现变化或有压痛敏感点，往往体现脏腑与经络的病变。背部的变化，在脏多与心肺有关，在经络与阳经关系密切；腰部的病变，在脏多与肾有关，在经络多与足太阳、足少阴、带脉有关。

腰背部位的按诊主要用于检查是否有脊柱侧凸以及压痛情况。

1. 诊脊柱侧凸

患者取坐位，低头弯腰，两肘撑膝，使脊柱棘突暴露比较明显。然后观察脊柱有无侧弯；或用一手食指与中指，在棘突两侧自上而下按摸，一方面利用手指滑行时的感觉来检查脊柱是否侧弯，一方面可根据棘突两侧皮肤，经按压摩擦而产生的充血带是否平直，予以判断。

2. 诊腰背疼痛

在人体的腰背部位，有许多穴位，除了督脉上的穴位，还有华佗夹脊穴，更有足太阳经的背俞穴，系脏腑之气输注于太阳经之部位，也是人体感受外邪之门户。故脏腑经络有病时，可以在背俞上出现异常感觉或触及特殊变化。所以对腰背部位的穴位尤其是背俞穴进行按压，找出压痛点或异常变化，可以用来推测是何脏何腑的病症。

用拇指循脊柱自上而下按压，再循脊柱旁 1.5 寸及 3 寸部位，用均匀的指力按压。根据疼痛部位相应的穴位，用来推测是何脏何腑的病症。如发现第 10～12 胸椎靠左侧（相当于脾俞、胃俞）压痛明显，可能为胃（十二指肠）溃疡。

纵轴压痛也是检查脊柱痛的方法之一。嘱患者坐起或站立，医生用手重压头顶，或者将一手掌平置头顶，另一手握拳向手掌用中等力量捶之，如发生脊柱某一部位疼痛，说明该部位疾病可能性大。

附：

脊柱简易定位法：项背部最突出的一个棘突为第 7 颈椎棘突，是颈椎和胸椎的分界标志，肩胛冈内侧端平第 3 胸椎棘突，肩胛骨下角平第 7 胸椎棘突，两季肋下缘连线平第 2 腰椎棘突，髂后上棘平第 3、4 腰椎棘突间隙。

（六）肌肤按诊

肌肤按诊指触摸某些部位的肌肤，通过诊察其寒热、润燥、滑涩、疼痛、肿胀、皮疹疮疡等情况，以分析病情的寒热虚实及气血阴阳盛衰的诊断方法。

按肌肤时，可根据病变部位不同，选择适宜体位，以充分暴露按诊部位为原则。医生右手手指自然并拢，掌面平贴诊部肌肤之上，并轻轻滑动，以诊肌肤的寒热、润燥、滑涩，有无皮疹、结节、肿胀、疼痛等。若患者有疼痛时，医生应在局部进行轻重不同程度的按压，以找准疼痛的部位、范围、程度和性质。若发现有结节时，应对结节进一步按诊。可用右手拇指与食指寻其结节边缘及根部，以确定结节的大小、形态、软硬程度、活动情况等。若诊察有肿胀时，医生应用右手拇指或食指在肿胀部位进行按压，以掌握肿胀的范围、性质等。疮疡按诊时，医生两手拇指和食指自然伸出，其余三指自然屈曲，用两食指寻按疮疡根底及周围肿胀状况；未破溃的疮疡，可用两手食指对应夹按，或用一食指轻按疮疡顶部，另一食指置于疮疡旁侧，诊其软坚，有无波动感，以了解成脓的程度。

正常肌肤温润而有光泽，富有弹性，无皮疹、肿胀、疼痛、疮疡、结节等。

1. 诊寒热

按肌肤的寒热可了解人体阴阳的盛衰、病邪的性质等。

一般肌肤寒冷、体温偏低者，为阳气衰少；肌肤灼热，体温升高者，多为实热证。

若肤冷肢厥，大汗淋漓，脉微欲绝者，为亡阳之征。若四肢肌肤尚温，汗出如油，而脉躁疾无力者，为亡阴之征。身灼热而肢厥，为阳热内闭，不得外达，属真热假寒证。

外感病汗出热退身凉，为表邪已解；皮肤无汗而灼热者，为热甚。

身热初按热甚，久按热反转轻者，为热在表；久按其热反甚者，为热在里。

肌肤初扪之不觉很热，但扪之稍久即感灼手者，为身热不扬。常兼头身困重、脘痞、苔腻等症，主湿热蕴结。

2. 诊润燥滑涩

通过触摸患者皮肤的滑润和燥涩，可了解汗出与否及气血津液的盈亏。

一般皮肤干燥者，尚未出汗；湿润者，身已出汗；干瘪者，为津液亏虚；肌肤滑润者，为气血津液充盛；肌肤枯涩者，为气血津液不足。

新病皮肤多滑润而有光泽，为气血未伤之表现；久病肌肤枯涩者，为气血两伤；肌肤甲错者，多为血虚失荣或瘀血所致。

3. 诊疼痛

通过触摸肌肤，可了解疼痛的情况，分辨疾病的虚实和疼痛的部位。

濡软喜按，按之痛减者，为虚证；硬痛拒按，按之痛剧者，为实证；轻按即痛者，病在表浅；重按方痛者，病在深部。

4. 诊肿胀

用手按压肌肤肿胀情况，可以辨别水肿、气肿、血肿。

肌肤肿胀，按之凹陷，不能随手而起，为水肿，由风水相搏或水湿浸渍所致。若肿起急剧，病程较短，四肢浮肿出现于颜面浮肿之后，兼有恶寒发热，咽喉痒痛，鼻塞流涕，喷嚏，为风水相搏；若肿起缓慢，病程较长，四肢浮肿明显，皮色光亮，兼有畏寒肢冷，神疲肢楚，乏力气短，为阳虚水停。

肌肤肿胀，随按随起者，为气肿，系气血郁阻，痰浊阻滞所致。多见于黏液性水肿。

肌肤肿胀，按之硬满，疼痛明显，拒按触碰，为血肿。若肤色青紫，无灼热感，多见于外伤血络，血瘀肌肤；若肌肤灼热，为热盛血壅，瘀热互阻。

下肢肿胀，皮肤粗糙或有皮皱，厚如象皮，按之无压痕者，多见于丝虫病。

5. 诊疮疡

触按疮疡局部的凉热、软硬，可判断病证之阴阳寒热。

肌肤疮疡，按之肿硬而不热者，多为寒证；按之肿处灼热，有压痛，红肿明显者，多为热证。根盘平塌漫肿者，属阴证；根盘收束而隆起者，属阳证。患处坚硬多无脓；边硬顶软为脓已成。

6. 诊结节

皮里膜外，突出皮面或隐没于里，形如果核，触之坚硬，为痰凝、火郁，或气血瘀滞，或疫气浸淫而致。

7. 诊尺肤

诊尺肤即通过触摸患者肘部内侧至掌后横纹处之间的肌肤，以了解疾病虚实寒热性质的诊察方法。诊尺肤可采取坐位或仰卧位。患者前臂内侧面向上平放，尺肤部充分暴露，医生用指腹或手掌平贴尺肤处并上下滑动，以感觉尺肤的寒热、滑涩、缓急（紧张度）。诊尺肤应注意左、右尺肤的对比。

诊尺肤视频

诊尺肤早在《灵枢·论疾诊尺》就有记载："余欲无视色持脉，独调其尺，以言其病，从外知内。审其尺之缓急、小大、滑涩，肉之坚脆，而病形定矣。"

健康人尺肤温润滑爽而有弹性。若尺肤热，兼脉象盛实躁动的，多为热证；尺肤寒，脉象细小，多为泄泻、少气；按尺肤窅而不起者，多为风水肤胀；尺肤涩而不滑，为经脉不通，气血运行滞涩；尺肤粗糙如枯鱼之鳞者，多为精血不足，或有瘀血内阻。

（七）手足按诊

手足按诊指触摸患者手足部位的冷热程度，以判断病情的寒热虚实及表里内外顺逆的方法。正常情况下手足一般是温润的。额部温度低于掌心温度，掌心温度略高于手背温度。

按诊时患者可取坐位或卧位，充分暴露手足。医生可单手抚摸，亦可用双手分别抚握患者双手足，并作左右比较。也可以结合额部触诊情况来分析和比较。

手足俱冷者，为阳虚寒盛，属寒证；手足俱热者，多为阳盛热炽，属热证。

手足心与手足背温度比较，若手足背热甚者，多为外感发热；手足心热甚者，多为内伤发热。

小儿指尖冷主惊厥。中指独热主外感风寒。中指指尖独冷，为麻疹将发之象。

热证见手足热者，属顺候；热证反见手足逆冷者，属逆候，多因热盛而阳气闭结于内，不得外达，即真热假寒之"热深厥亦深"的表现。

（八）腧穴按诊

腧穴按诊指按压身体的某些特定穴位，通过穴位的变化和反应来判断内脏某些疾病的方法。腧穴是脏腑经络之气转输之处，是内脏病变反映于体表的反应点。因此，早在《灵枢·背腧》就有记载："欲得而验之，按其处，应在中而痛解，乃其输也。"

按腧穴视频

根据按诊需要，患者可取坐位或卧位。医生用单手或双手的食指或拇指按压腧穴，注意发现穴位上是否有结节或条索状物，有无压痛或其他敏感反应。若有结节或条索状物时，手指应在穴位处滑动按寻，进一步了解指下物的形态、大小、软硬程度、活动情况等，然后结合望、闻、问诊所得资料综合分析判断疾病。如肺俞穴摸到结节，或按中府穴有明显压痛者，为肺病的反应；按上巨虚穴下1~2寸处有显著压痛者，为肠痈的表现；肝病患者在肝俞或期门穴常有压痛等。

此外，还可通过指压腧穴作试验性治疗，从而协助鉴别诊断。如指压双侧胆俞穴可明显缓解胆道蛔虫腹痛，而其他原因所致腹痛则无效，可资鉴别。

诊断脏腑病变的常用腧穴有：

肺病：中府、肺俞、太渊；

心病：巨阙、膻中、大陵；

肝病：期门、肝俞、太冲；

脾病：章门、太白、脾俞；

肾病：气海、太溪；

大肠病：天枢、大肠俞、阴陵泉；

小肠病：关元；

胆病：日月、胆俞；

胃病：胃俞、足三里、梁丘；

膀胱病：中极；

女子胞病：三阴交、筑宾。

本章小结

切诊包括脉诊和按诊两部分。

脉诊是中医学的特色诊法之一，《内经》云："微妙在脉，不可不察。"目前诊脉多"独取寸口"，诊脉指法要领是：中指定关，食指定寸，无名指定尺，三指平齐，以指目按脉体，指法有举、按、寻、总按、单诊等。平脉具有有胃、有神、有根的特点，因四季气候、地理环境等因素的影响，脉象亦有生理性差异。28脉按位、数、形、势之不同，可分为六大类，浮脉类包括浮、洪、濡、散、芤、革，沉脉类包括沉、伏、牢、弱，迟脉类包括迟、缓、涩、结，数脉类包括数、促、疾、动，虚脉类包括虚、微、细、代、短，实脉类包括实、滑、紧、长、弦。每种脉象应掌握脉象特征和临床意义，熟悉常见脉象的鉴别。相兼脉的主病就是各组成脉象所主病的总和。真脏脉是无胃、无神、无根的脉象，是病邪深重，元气衰竭，胃气已败的征象。诊妇人脉应注意经、孕、产的脉象特点，诊小儿脉常用"一指定三关"的诊法，只诊浮沉、迟数、强弱和缓急。当临床脉、症不相应时，常说明病证之病机较为复杂，此时应详细审察，综合判断，而不可盲目地对脉、症进行从舍。

按诊是医生用手对患者体表进行触、摸、按、叩，以诊察病情的方法，具有其他诊法不可替代的作用。按诊时，态度要认真、手法宜轻柔，一般先轻后重，由浅入深，并注意密切观察。按诊内容丰富，上至头部，下至足部，皮肉筋骨以及脏腑、腧穴、疮疡都是按诊所及的范围，临床上应根据诊察疾病的需要，选择性地对一些部位做仔细的按诊，以辨别疾病的寒热虚实、部位浅深及病证趋势。按虚里可测候宗气强弱；按脘腹可分辨虚实寒热、气臌水臌、虫积癥瘕；按肌肤可了解寒热润燥、水肿气肿；审痈疡可了解阴阳属性、有脓无脓；按手足可了解寒热真假、内伤外感；按腧穴可了解病位所在。

复习思考题

1. 何谓脉象有胃、有神、有根？如何从脉象上进行识别？

2. 如何鉴别细脉、弱脉、濡脉、微脉？

3. 试述洪脉、滑脉、弦脉、紧脉的脉象特征和临床意义。

4. 举例说明相兼脉象的临床意义。

5. 如何鉴别癥积与瘕聚？

6. 如何从按诊的角度区别痈疡的阴阳属性、有脓无脓？

同步练习

同步练习答案

病案实例

病案实例答案

拓展阅读

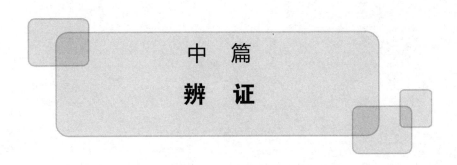

中　篇
辨　证

　　辨，即辨认、辨别、分析。证是机体在致病原因和条件作用下，机体与环境之间，脏腑、经络、气血津液之间关系失衡的综合表现。辨证就是通过对各种临床资料进行分析，对疾病当前的病因、病性、病位、病势等本质作出判断，即分析和辨别疾病的证候，是认识和诊断疾病的主要过程和方法。辨证之中，尤应强调辨明疾病的病因、病性、病位。

　　辨病因，即辨别疾病发生、发展的原因。病因可分为外感病因、内伤病因及其他病因。六淫、疠气归属于外感病因，七情内伤、饮食失宜、劳逸过度归属于内伤病因，痰饮、瘀血、外伤、虫积及药邪因素归属于其他因素。

　　辨病性，即辨别病证的性质。大体而言，病性是以阴阳盛衰所表现的寒、热、虚、实为主，具体而言，病性又有气、血、津液变化的不同，如气虚、气滞、血虚、血瘀、津亏等。

　　辨病位，即辨别病证所在的部位。病位有在表、在里，或在半表半里之分。若内伤杂病又有在脏、在腑之异，外感病证又有六经、卫气营血、三焦之别。

　　在中医数千年的发展历史中，辨证论治作为中医诊断及治疗疾病的重要手段和方法，占有重要的地位。历代医家创立了许多辨证方法，这些辨证方法各有其适用范围和特点，并相互补充和联系，形成了中医学多种辨证方法共存的诊疗体系。中医学的辨证方法，概而言之，有八纲辨证、病因辨证（六淫、疫疠辨证、情志内伤辨证、劳伤、食积、虫积、外伤、药邪辨证）、病性辨证（气血辨证、津液辨证）、病位辨证（脏腑辨证、六经辨证、卫气营血辨证、三焦辨证、经络辨证）等。

　　在诊断疾病的过程中，八纲辨证是各种辨证方法的总纲，而其他各种辨证方法均是在八纲辨证基础上的进一步深化。

第五章

八纲辨证

学习目标

1. 掌握八纲辨证常见证候的概念、临床表现和辨证要点。
2. 熟悉八纲证候间的关系。
3. 了解八纲辨证的发展源流及临床意义。
4. 熟练运用八纲辨证方法进行临床辨证分析。

八纲辨证
PPT课件

八纲，即表、里、寒、热、虚、实、阴、阳八个辨证纲领。

任何一种疾病，从大体病位来说，可分在表在里；从基本性质来说，有寒与热之别；从邪正盛衰的关系来说，可反映为实或虚；从疾病类别来说，均可归属于阴或阳。因此，尽管疾病的表现极其复杂，但基本都可以归纳于八纲之中。

八纲辨证，是将望、闻、问、切四诊所获得的病情资料，进行综合分析，从而辨别疾病现阶段病变部位深浅、病变性质寒热、邪正斗争盛衰、病证类别阴阳的方法。

《内经》中虽无"八纲"这一名词，但其相关内容已有散在论述。如《素问·阴阳应象大论》指出："察色按脉，先别阴阳……阳病治阴，阴病治阳。"《内经》为八纲辨证奠定了理论基础。

东汉张仲景所著《伤寒杂病论》之六经病证中，无不贯穿着阴阳、表里、寒热、虚实的内容。从疾病的病性来讲，三阳病多为热证、实证，属阳证；三阴病多为寒证、虚证，属阴证。

而将此八者作为辨证纲领者，实际上形成于明代。张介宾在《景岳全书》中设"阴阳篇"与"六变篇"，明确提出二纲统六变，曰："阴阳既明，则表与里对，虚与实对，寒与热对，明此六变，明此阴阳，则天下之病固不能出此八者。"

近人祝味菊在《伤寒质难》中提出八纲之名曰："所谓八纲者，阴阳、表里、寒热、虚实是也。""夫病变万端，大致不出八纲范围。明八纲，则施治有所遵循，此亦执简驭繁之道也。"

八纲辨证是分析疾病共性的辨证方法，是其他辨证方法的基础和总纲。在诊断疾病过程中，能起到提纲挈领的作用。因此，学习和掌握八纲辨证，对整个辨证体系的运用具有指导性意义。

● 第一节 八纲基本证候 ●

表证与里证、寒证与热证、虚证与实证、阴证与阳证，是四对相互对立，又相互联系的基本证候。

一、表里辨证

表里是辨别病位浅深和病势轻重的两个纲领。表里是相对的概念。就病位而言，皮肤属表，筋骨属里；脏与腑而言，腑属表，脏属里；经络与脏腑而言，经络属表，脏腑属里；三阳经与三阴经而言，三阳经属表，三阴经属里等。

一般而论，外有病属表，病较轻浅；内有病属里，病较深重。就病势而言，外感病者，病邪入里一层，病深一层；出表一层，病轻一层。因此，任何疾病的辨证，均可分辨病位的表里，而对于外感病来说，意义尤为重要。

表里辨证，是对外感病发展阶段性的最基本认识。因为内伤杂病的证候一般属于里证范畴，故分辨病位的表里并非必需，而主要辨别在"里"的具体脏腑等病位。然而外感病则往往具有由表入里、由浅而深的传变发展过程。通过表里辨证，可以审察病情的深浅轻重及病理变化的趋势。表证病浅而轻，里证病深而重。表邪入里为病进，里邪出表为病退。了解病的轻重进退，就能掌握疾病的演变规律，从而赢得诊疗主动权。

（一）表证

【概念】指六淫、疠气等外邪，经皮毛、口鼻侵犯机体，正（卫）气抗邪于肌表浅层，以新起恶寒发热为主要表现的轻浅证候。表证多见于外感病的初期阶段，一般具有起病急、病位浅、病程短的特点。

【临床表现】恶寒（或恶风）发热，头身疼痛，鼻塞，流涕，咽喉痒痛，微有咳嗽、气喘，舌淡红，苔薄白或薄黄，脉浮。

【证候分析】外邪袭表，卫气受遏，肌表失于温煦，故见恶寒；正邪相争，卫气失于宣发，郁而发热，故见发热；外邪束表，经气郁滞不畅，不通则痛，故见头身疼痛；肺主皮毛，鼻为肺窍，皮毛受邪，内应于肺，肺失宣降，鼻咽不利，故见鼻塞、流涕、咽喉痒痛、咳嗽等症状；邪气在表，未伤及里，尚未影响胃气的功能，故舌象无明显变化；正气奋起抗邪，脉气鼓动于外，故脉浮。

【辨证要点】因外邪有六淫、疠气之异，故表证的具体证候表现各有差异，但一般均以新起恶寒，或恶寒发热并见，脉浮，脏腑症状不明显为共同特征。

（二）里证

【概念】泛指病位在内，病邪深入脏腑、气血、骨髓所表现的证候。里证与表证相对而言，其概念非常宽泛，除了表证及半表半里证以外，其他证候皆属里证的范畴。里证多见于外感病的中、后期或内伤杂病，一般具有病位较深、病情较重、病程较长的特点。

【临床表现】里证病位广泛，临床表现多样，难以用几个症状全面概括，但其基本特征为无新起恶寒发热，以脏腑、气血、津液病变为主要表现。具体内容详见相关章节。

【证候分析】里证病因复杂，大致有三种情况：一是表邪不解，内传入里，侵犯脏腑所致；二是外邪直接侵犯脏腑、气血、骨髓而成，即所谓"直中"；三是七情失常、饮食不节、劳逸过度等因素，影响脏腑气血功能而致病。

【辨证要点】无新起恶寒发热，以脏腑、气血、津液病变为主要表现。

附：半表半里证

【概念】指病邪既非完全在表，又未完全入里，邪正相搏于表里之间所表现的证候。

【临床表现】寒热往来，胸胁苦满，心烦，喜呕，默默不欲饮食，口苦，咽干，目眩，脉弦。

【证候分析】对半表半里的认识，基本上类同于六经辨证的少阳病证。外邪由表入里，邪正交争于半表半里，少阳枢机不利，故见寒热往来、胸胁苦满等表现。

【辨证要点】寒热往来，胸胁苦满，口苦，咽干，目眩，脉弦等。

（三）表证与里证的鉴别要点

辨别表证和里证，主要是审察其寒热症状，内脏证候是否明显及舌象、脉象等的变化。《医学心悟·寒热虚实表里阴阳辨》指出："一病之表里，全在发热与潮热，恶寒与恶热，头痛与腹痛，鼻塞与口燥，舌苔之有无，脉之浮沉以分之。假如发热恶寒，头痛鼻塞，舌上无苔（按：应为薄白苔），脉息浮，此表也。假如潮热恶热，腹痛口燥，舌苔黄黑，脉息沉，此里也。"一般来说，表里证的鉴别可概括为以下几点：

（1）恶寒发热同时并见者属表证，但寒不热或但热不寒者属里证。

（2）表证以头身疼痛、鼻塞、喉痒等为常见症，内脏证候不明显；里证以内脏证候，如咳嗽、气喘、心悸、腹痛、呕吐、泄泻之类表现为主症。

（3）表证舌苔多无变化，而里证舌苔多有变化。表证多见脉浮，里证多见脉沉。

此外，辨表里证还需考虑起病的缓急、病情的轻重、病程的长短等。

二、寒热辨证

寒热是辨别疾病性质的两个纲领。《素问·阴阳应象大论》曰："阳胜则热，阴胜则寒。"寒热是机体阴阳偏盛偏衰的具体表现，阴盛或阳虚表现为寒证；阳盛或阴虚表现为热证。《景岳全书·传忠录》曰："寒热者，阴阳之化也。"

寒证、热证与恶寒、发热两个症状不能混淆。恶寒、发热是疾病中常见的症状，而寒证、热证则反映疾病的本质。寒热之辨证不仅是依靠恶寒或发热与否来判断，更是通过对四诊所获得的一系列症状、体征，进行全面分析、归纳之后所得。具体而言，寒证是对一组具有寒性特征的症状、体征的概括；热证是对一组具有热性特征的症状、体征的概括。如患者表现为恶寒重，发热轻，口淡不渴，舌苔薄白润，脉浮紧等，应诊断为表寒证；相反，若表现发热重，恶寒轻，口微渴，舌边尖红赤，脉浮数等，则应诊断为表热证。

（一）寒证

【概念】指感受阴寒邪气或机体阳虚阴盛所表现的具有冷、凉、白、稀等特点的证候。根据阴盛或阳虚而寒，有实寒证、虚寒证之别；根据病位之浅深，又有表寒证、里寒证之分。

【临床表现】由于病因与病位不同，各类寒证的临床表现不尽相同，常见的有恶寒，畏寒，冷痛，喜暖，面色白，口淡不渴，痰、涎、涕清稀，肢冷蜷卧，小便清长，大便稀溏，舌淡，苔白润或白滑，脉迟或紧等。

【证候分析】实寒证多见感受寒邪，或过食生冷寒凉，起病急骤，体质壮实；虚寒证多见内伤久病，阳气耗伤，病史较长，体质虚弱。寒邪客表，多为表寒证；寒邪内入脏腑，或因阳气亏虚所致，则多为里寒证。

寒邪凝滞，阳气被遏，或阳气不足，虚寒内生，机体失其温煦，故见恶寒、畏寒、冷痛、喜暖、面色白、肢冷蜷卧等症；阴寒内盛，津液未伤，故见口淡不渴；寒邪伤阳，或阳虚气化不足，故见痰、涕、涎清稀，小便清长、大便稀溏，如《素问·至真要大论》曰："诸病水液，澄澈清冷，皆属于寒。"阳虚不化，寒湿内生，则舌淡，苔白润或白滑；寒主收引，受寒则脉道收缩拘急故脉紧，阳虚鼓动乏力则脉迟。

【辨证要点】怕冷，喜暖，面色白，口淡不渴，排出物清稀，舌淡苔白，脉迟或紧等。

（二）热证

【概念】指感受阳热邪气或机体阴虚阳亢所表现的具有温、热、赤、稠等特点的证候。根据阳盛或阴虚而热，有实热证、虚热证之别；根据病位之浅深，又有表热证、里热证之分。

【临床表现】由于病因与病位不同，各类热证的临床表现不尽相同，常见的有发热，恶热喜冷，面红目赤，口渴喜冷饮，烦躁不宁，痰、涕黄稠，大便干结，小便短赤，甚或吐血、衄血，舌红苔黄而干，脉数等。

【证候分析】实热证多因外感火热邪气，或过服辛辣温热之品，或体内阳热之气过盛，病势急骤，形体壮实；虚热证多因房室劳伤，劫夺阴精，或内伤久病，阴液耗损而致虚热内生，病程较长，体质瘦弱。热邪客表，多为表热证；热邪侵犯脏腑，或因阴液亏虚所致，则多为里热证。

热邪亢盛或阴虚无以制阳，阳热偏亢，故见发热、恶热喜凉；火热之性炎上，故见面红目赤；火热伤阴，津液被耗，故小便短赤；津伤则需引水自救，故口渴喜冷饮；热扰心神，则烦躁不宁；阳热煎熬津液，故见痰、涕等分泌物黄稠，如《素问·至真要大论》所说："诸转反戾，水液浑浊，皆属于热。"火热之邪灼伤血络，迫血妄行，则吐血、衄血；肠热津亏，传导失司，故见大便秘结；舌红苔黄为热证，舌干少津为伤阴；阳热亢盛，血行加速，故见数脉。

【辨证要点】发热，面红目赤，口渴喜冷饮，排出物稠浊，舌红苔黄，脉数等。

（三）寒证与热证的鉴别要点

辨别寒证与热证，不能孤立地根据某一症状作出判断，应对疾病的全部表现进行综合观察、分析，尤其是对寒热的喜恶、口渴与否、面色赤白、四肢温凉、二便、舌象、脉象等方面的鉴别尤为重要。

《医学心悟·寒热虚实表里阴阳辨》曰："一病之寒热，全在口渴与不渴，渴而消水与不消水，饮食喜热与喜冷，烦躁与厥逆，溺之长短赤白，便之溏结，脉之迟数以分之。假如口渴而能消水，喜冷饮食，烦躁，溺短赤，便结，脉数，此热也；假如口不渴，或假渴而不能消水，喜饮热汤，手足厥冷，溺清长，便溏，脉迟，此寒也。"寒证与热证的主要区别如表 5-1 所示。

表 5-1　寒证与热证鉴别表

项目	寒热喜恶	口渴	面色	四肢	二便	舌象	脉象
寒证	恶寒喜暖	口淡不渴	白	冷	大便稀溏 小便清长	舌淡 苔白润	脉迟或紧
热证	恶热喜凉	渴喜冷饮	红	热	大便干结 小便短赤	舌红 苔黄干	脉数

三、虚实辨证

虚实是辨别邪正盛衰的两个纲领。《素问·通评虚实论》说:"邪气盛则实,精气夺则虚。"虚实主要反映病变过程中人体正气和致病邪气斗争的盛衰变化。邪气盛实者主要表现为实证,正气不足者主要表现为虚证。《景岳全书·传忠录》亦说:"虚实者,有余不足也。"

(一)实证

【概念】指人体感受外邪,或疾病过程中阴阳气血失调,体内病理产物蓄积,以邪气盛实,正气不虚为基本病机,以有余、亢盛、停聚为特点的证候。

【临床表现】由于感邪性质、邪犯部位等的差异,实证的证候表现各不相同,难以用几个症状为代表。临床一般是新起、暴病多实证,病情急剧者多实证,体质壮实者多实证,症状剧烈者多实证,舌苍老、脉实有力者为实证。如《难经·四十八难》云"入者为实""急者为实"。如实热证多可见发热,腹胀痛拒按,呼吸气粗,痰涎壅盛,大便秘结,小便短赤,舌质苍老,舌苔厚腻,脉实等。

【证候分析】实证范围极为广泛,临床表现十分复杂,其病因、病机主要可概括为两个方面:一是风寒暑湿燥火、疠气以及虫毒等外邪侵犯人体,正气奋起抗邪,因而形成病势较为亢奋、急迫的外感实证。二是脏腑功能失调,气化失司,气机阻滞,产生痰、饮、水、湿、脓、瘀血、宿食等病理产物,积于体内,逐渐形成内伤实证。

【辨证要点】新起,暴病,病情急剧,体质壮实,症状剧烈,舌苍老,脉实有力者多为实证。

(二)虚证

【概念】指人体气血、阴阳、津液、精髓等正气亏虚,而邪气不著,以不足、松弛、衰退为特点的证候。

【临床表现】各种虚证的表现极不一致,无法用几个症状概括。临床一般以久病、势缓者多虚证,耗损过度者多虚证,体质素弱者多虚证,症状平缓者多虚证,舌娇嫩、脉虚无力者为虚证。如《难经·四十八难》云"出者为虚""缓者为虚"。如阳虚的常见症状有面色淡白或萎黄,精神萎靡,倦怠乏力,气短自汗,形寒肢冷,大便稀溏或滑脱,小便清长或失禁,舌淡胖嫩,脉沉迟无力;阴虚的常见症状有形体消瘦,五心烦热,盗汗,舌红少苔或无苔,脉细数无力。

【证候分析】虚证的形成,有先天不足、后天失调和疾病耗损等几方面,尤以后天失调和疾病耗损为主。如饮食失调,营血生化之源不足;思虑太过、悲哀猝恐、过度劳倦等,耗伤气血营阴;房事不节,耗损肾精元气;久病失治、误治等,耗伤正气;大吐、大泻、大汗等,导致阴液气血耗损等,均可形成虚证。虽然虚证的成因各异,但均以气、血、阴、阳不足以及脏腑虚损为主要病变。

【辨证要点】久病,势缓,耗损过度,体质素弱,症状平缓,舌娇嫩,脉虚无力者多为虚证。

(三)实证与虚证的鉴别要点

鉴别证候虚实,同样不能孤立地根据某一症状作出判断,如腹痛一症在虚证、实证均可见,应结合病程、体质、症状、舌象、脉象等多方面进行综合分析。

《医学心悟·寒热虚实表里阴阳辨》曰："一病之虚实，全在有汗与无汗，胸腹胀痛与否，胀之减与不减，痛之拒按与喜按，病之新久，禀之厚薄，脉之虚实以分之。假如病中无汗，腹胀不减，痛而拒按，病新得，人禀厚，脉实有力，此实也。假如病中多汗，腹胀时减，复如故，痛而喜按，按之则痛止，病久，禀弱，脉虚无力，此虚也。"实证与虚证的主要区别如表 5-2 所示。

表 5-2　实证与虚证鉴别表

项目	实　证	虚　证
病程	短（新病）	长（久病）
体质	较壮实	多虚弱
精神	亢奋	萎靡
声息	声高息粗	声低息微
疼痛	拒按	喜按
胸腹胀满	不减	时减
大便	秘结	稀溏
小便	不利或短赤涩痛	清长、夜尿多
舌象	舌质苍老，苔厚	舌淡胖嫩，苔少或无苔
脉象	有力	无力

四、阴阳辨证

由于阴、阳分别代表事物相互对立的两个方面，无所不指，也无所定指，故疾病的性质、临床的证候，一般都可归属于阴或阳的范畴。正如《景岳全书·传忠录》曰："医道虽繁，而可以一言蔽之者，曰阴阳而已。"因此，阴阳可作为辨证的基本大法，是八纲辨证的总纲。

根据阴阳学说中阴与阳的基本属性，可以对疾病的症状、病位、病性、病势等进行阴阳分类。八纲中的表里、寒热、虚实六纲，虽可以从不同侧面概括病情，但只能说明疾病某一方面的特征，而不能反映疾病的全貌，而阴阳则可以对疾病进行总的归纳，使复杂证候纲领化，可概括其他六个方面的内容，即表、热、实属阳；里、寒、虚属阴，此即所谓"二纲六变"。因此，阴阳是辨证归类的最基本纲领。

（一）阴证

【概念】凡符合阴的一般属性，具有抑制、沉静、衰退、晦暗等表现，症状表现于内的、向下的、不易发现的，或病邪性质为阴邪致病、病情变化较慢的，均属阴证。里证、虚证、寒证均属阴证范围。

【临床表现】不同疾病，表现出的阴证证候不尽相同，各有侧重。一般常见的症状有：面色㿠白或暗淡，精神萎靡，倦怠乏力，身重蜷卧，少气懒言，语声低怯，呼吸缓而微，畏寒肢冷，口淡不渴，痰、涕、涎清稀，大便溏薄，小便清长，舌淡胖嫩，苔白滑，脉沉迟、细、弱、微等。

【证候分析】精神萎靡、体倦乏力、声低息微，是虚证的表现；畏寒肢冷、口淡不渴、身重踡卧，痰、涕、涎清稀，大便溏薄、小便清长，是里寒的症状；舌淡胖嫩、苔白滑，脉沉迟、细、微弱均为虚寒的体征。

【辨证要点】里证、虚证、寒证均属阴证范围。

（二）阳证

【概念】凡符合阳的一般属性，具有兴奋、躁动、亢进、明亮等表现，症状表现于外的、向上的、容易发现的，或病邪性质为阳邪致病、病情变化较快的，均属阳证。表证、热证、实证均属阳证范围。

【临床表现】不同疾病，表现出的阳证证候不尽相同。一般常见的症状有恶寒发热，或壮热，面红目赤，心烦躁扰，语声高亢，呼吸快而粗，喘促痰鸣，痰、涕黄稠，口渴喜饮，大便秘结或热结旁流，小便短赤涩痛，舌红绛或点刺，苔黄、灰黑而干，脉实、洪、数、浮、滑等。

【证候分析】恶寒发热、脉浮，是表证的特征；面红目赤、烦躁不安、壮热、口渴喜饮、痰涕黄稠，为热证的表现；语声高亢、喘促痰鸣、大便秘结或热结旁流、小便短赤涩痛，是实证的症状；舌红绛、点刺，苔黄、灰黑，脉实、洪、数、滑均为实热的体征。

【辨证要点】表证、热证、实证均属阳证范围。

（三）阴证与阳证的鉴别要点

由于阴证、阳证是总括表里、寒热、虚实的纲领，其所涵盖的具体内容是多方面、多层次的，现按四诊的有关内容，将阴证、阳证进行对照（表5-3）。

表5-3　阴证与阳证鉴别表

项目	阴证	阳证
望诊	面色㿠白或晦暗,踡卧,身倦乏力,精神萎靡,痰、涕清稀,舌淡胖嫩,苔白润滑	面红目赤,烦躁不安,痰涕黄稠,口唇燥裂,舌红绛或点刺,苔黄、灰、黑而干
闻诊	语声低怯,静而少言,呼吸气微而缓	语声高亢,烦而多言,呼吸气粗而快,喘促痰鸣
问诊	纳呆,口淡乏味,不渴或口干喜热饮,大便溏薄,小便清长	消谷善饥,渴喜冷饮,大便秘结或热结旁流,小便短赤涩痛
切诊	腹痛喜按,身寒肢冷,脉象虚、沉迟无力或微、弱	腹痛拒按,身热肢暖,脉象浮、数、洪、滑、实

第二节　八纲证候间的关系

八纲之表里、寒热、虚实、阴阳，各自概括了一个方面的病理本质。然而各个方面之间，又是相互联系、不可分割的，如病性的寒热、邪正相争的虚实，均不能离开病位表里而存在。同样，也没有可以离开寒热虚实等病性而独立存在的表证或里证。因此，用八纲来分析、判断证候，并不是彼此孤立、绝对对立、静止不变的，而是相互间可有兼夹、错杂，并随病变发展而不断变化。临床辨证时，不仅要注意八纲基本证候的识别，更应把握八纲证候之间的相互关系。八纲证候间的相互关系，可主要归纳为证候相兼、证候错杂、证候转化、证候真假四个方面。

一、证候相兼

广义的证候相兼，是指疾病某一阶段各种不同证候同时存在。狭义的证候相兼，即指在疾病某一阶段，其病位无论是在表、在里，但在病变性质上没有寒与热、虚与实相反的证候存在。此处是指狭义的证候相兼。

表里、寒热、虚实各自是从不同的侧面反映疾病某一方面的本质，故不能互相概括、替代。临床上的证候不可能只涉及病位或病因病性的某一方面，因此在辨证的时候，论病位之在表在里，必然要区分其寒热、虚实性质；论病性之属寒属热，必然辨别病位在表或在里、邪盛或正虚；论病情之虚实，必察其病位之表里、病性之寒热。

八纲辨证在临床上常见的相兼证候有表实寒证、表实热证、里实寒证、里实热证、里虚寒证、里虚热证等。理论上讲，尚有表虚寒、表虚热，但对外邪初袭、病位处于肌表浅层的表证而言，矛盾的主要方面在于外邪，一般不存在气血阴阳的亏虚，所以区分表虚寒、表虚热，无实际意义。

关于"表虚证"有两种说法：一种是指感受风邪，风性开泄，腠理疏松而汗出的证候，是与外感寒邪，寒性收引，腠理闭塞所致无汗的表实证相对而言，前者有汗为表虚，后者无汗为表实；另一种是指肺气虚，或肺脾气虚所致的卫阳不固证，但其实际上属于里虚寒证的范畴。

（一）表实寒证

【概念】指寒邪袭表所表现的证候，常简称为表寒证。

【临床表现】恶寒重，发热轻，头身疼痛，无汗，苔薄白润，脉浮紧。

【证候分析】外感寒邪，卫气被遏，肌表失于温煦，故见恶寒；正邪相争，卫气失于宣发，郁而为热，故见发热；寒为阴邪，故恶寒重发热轻；寒凝经脉，经气不利，故身痛；寒性收引，腠理闭塞则无汗；脉浮紧是寒邪束表的表现。

【辨证要点】恶寒重，发热轻，头身疼痛，无汗，苔薄白润，脉浮紧。

（二）表实热证

【概念】指热邪侵袭肌表所表现的证候，常简称为表热证。

【临床表现】发热，微恶风寒，头痛，有汗，口微渴，舌边尖红，脉浮数。

【证候分析】热邪袭表，卫气被郁，故恶寒发热；热为阳邪，故发热重恶寒轻；热性升散，腠理疏松，故见汗出；热邪伤津不甚，故口微渴；脉浮数是风热之邪在表之象。

【辨证要点】发热，微恶风寒，头痛，有汗，口微渴，舌边尖红，脉浮数。

（三）里实寒证

【概念】指阴寒内盛，困遏阳气所表现的证候。

【临床表现】畏寒喜暖，面色白，四肢欠温，口淡不渴，腹冷痛拒按，大便溏泻或艰涩不畅，小便清长，舌苔白润，脉迟有力或紧。

【证候分析】常因寒邪直中脏腑，或纳凉饮冷等所致。

阴寒内盛，阳气被遏，不能温煦机体，故畏寒肢冷、面白；寒为阴邪，津液不伤，故口淡不渴；水湿不化，下注肠中，故便溏；寒自内生，肠道传导迟滞，故大便艰涩、排出困难；阳不化气，故尿清；寒凝气滞，不通则痛，故见腹冷痛拒按；苔白润，脉沉或紧均为里寒之象。

【辨证要点】畏寒喜暖，面色白，口淡不渴，腹冷痛拒按，舌苔白润，脉迟有力或紧。

（四）里实热证

【概念】指体内阳热亢盛所表现的证候。

【临床表现】发热，恶热喜凉，面红目赤，口渴喜冷饮，烦躁不安，腹胀满痛拒按，大便秘结，小便短赤，舌红苔黄燥，脉洪、滑、数、实。

【证候分析】多因外邪入里化热，或热邪直接侵入脏腑，或情志过极郁而化火，或过食辛辣所致。

里热亢盛，故见发热面赤、恶热喜凉；热伤津液，故见口渴、便结、尿短赤；热扰心神，则烦躁；舌红苔黄燥、脉数为里实热之象。

【辨证要点】发热，面红目赤，口渴喜冷饮，腹胀满痛拒按，便干溲黄，舌红苔黄燥，脉洪、滑、数、实。

（五）里虚寒证

里虚寒证指体内阳气亏损所表现的证候，详见第七章第四节中的阳虚证。

（六）里虚热证

里虚热证指机体阴液不足所表现的证候，详见第七章第四节中的阴虚证。

二、证候错杂

证候错杂指在疾病的某一阶段，八纲中相对的两纲或两纲以上并存所表现的证候。

八纲中的证候错杂主要有表里同病、寒热错杂、虚实夹杂，临床辨证应对其进行综合考察。

（一）表里同病

表里同病指患者在同一时期，表证和里证同时出现。出现的原因主要有两类：一是外感邪气入里，表证未罢而里证又起；或外感病未愈，复伤于饮食劳倦等；一类是内伤病未愈而又感外邪。

表里同病仅是就病位而言。临床上，在病位表现为表里同病的同时，常有病性之寒热、虚实的变化。常见以下两类情况：

1. 病位为表里同病，但病性相同，有以下四个证候

（1）表里俱寒：里有寒而又表寒外束。症状有头痛、身痛、恶寒、肢冷、腹痛、吐泻、脉迟等。

（2）表里俱热：宿有内热，又外感热邪。症状有发热，喘而汗出，咽干引饮，烦躁谵语，便秘尿涩，舌质红，舌苔黄燥或起芒刺，脉数等。

（3）表里俱虚：脏腑虚弱，复感风邪。症状有自汗、恶风、眩晕、心悸、食少、便溏、脉虚等。

（4）表里俱实：外感寒邪未解，内有痰瘀食积。症状有恶寒发热，无汗，头身疼痛，腹部胀满，二便不通，脉实等。

2. 病位为表里同病，但病性相反，亦有以下四个证候

（1）表寒里热：表寒未解而里热已作，或本有里热而表受寒邪。症状有恶寒发热，头身疼痛，口渴引饮，心烦，便秘溲黄等。

（2）表热里寒：素体阳气不足，或伤于饮食生冷，同时外感热邪；或表热证未解，而过用寒凉，致脾胃阳气受损。症状有发热汗出，饮食难化，便溏，溲清，舌体胖，苔稍黄等。

（3）表虚里实：内有痰瘀食积，又感风邪者。症状有自汗恶风，腹胀拒按，纳呆，便秘，苔厚等。

（4）表实里虚：素体虚弱，复感外邪。症状有恶寒发热，无汗，头痛身痛，时或腹痛，纳少或吐，自利等。

（二）寒热错杂

寒热错杂指患者在同一时期，既有寒证，又有热证，寒热同时出现。寒热错杂是就疾病的性质而言，结合病位则有上下寒热错杂和表里寒热错杂。

1. 上寒下热

患者在同一时期内，表现为上部有寒，下部有热的证候。如素有胃脘冷痛、食少之寒证，又同时出现尿频、尿急、尿痛、小便短赤的热证。此即为胃有寒、膀胱有热的上寒下热证。

2. 上热下寒

患者在同一时期内，表现为上部有热，下部有寒的证候。如咳嗽胸痛、痰黄稠带血为热证，同时又有腹痛喜暖喜按、大便稀溏之寒证。此即为肺有热而脾有寒的上热下寒证。

关于表里寒热错杂，又具体表现为表寒里热及表热里寒，详见表里同病。

（三）虚实夹杂

指患者在同一时期，既有虚证，又有实证，正虚和邪实同时出现。将病情虚实与病位相结合，可有表虚里实、表实里虚、上虚下实、上实下虚等。但无论何种形式的虚实夹杂，其辨证的目的在于指导治疗，即根据虚实错杂的具体情况，采用适宜的攻补兼施法。因此，更具临床意义的是根据虚实夹杂证中虚实的主次关系，将其分为实证夹虚、虚证夹实和虚实并重三类。

1. 实证夹虚

实证夹虚指疾病的性质以邪实为主，而又夹有正虚的证候。此证常因实证过程中邪气太盛，损伤人体的正气所致；亦可见于原来体虚而复感外邪的患者。如本为发热、心烦、便秘、舌红苔黄的里热证，由于里热炽盛，损伤津液，继而又出现口渴、尿短黄、苔干而少等津液损伤症状，此即实热兼津亏，属实中夹虚之证。

2. 虚证夹实

虚证夹实指疾病的性质以正虚为主，而又夹有邪实的证候。此证可见于素体大虚而复感较轻邪气的患者；亦可见于实证日久，正气大伤而余邪未尽的患者。如温病后期，身热，颧赤，口干舌燥，神倦，耳聋，舌绛少苔等，是温热病邪深入下焦，耗损肝肾之阴，属虚中夹实之证。

3. 虚实并重

虚实并重指疾病的性质以正虚与邪实并重的证候。此证可见于原系严重的实证，久则伤正明显，而邪实未减；亦可见于正虚明显，而感邪较重的患者。如小儿疳积，往往虚实并重，既有大便泄泻、完谷不化、形瘦骨立等脾胃虚弱的表现，又有腹部膨大、烦躁不安、贪食不厌、舌苔厚浊等饮食积滞化热的症状。

三、证候真假

证候真假指某些疾病在病情危重阶段，会出现一些与疾病本质不一致，甚至相反的"假象"，掩盖了病情的真象。

所谓"真",是指与疾病本质相符的证候；所谓"假",是指疾病表现的某些不符合常规认识的假象,即与疾病本质所反映的常规证候不相符的表现。对于证候的真假,必须认真辨别,才能去伪存真,抓住疾病的本质,对病情作出准确的判断。证候真假主要有寒热真假和虚实真假。

（一）寒热真假

当疾病发展到寒极或热极的时候,有时会出现与疾病本质相反的一些假象,如"寒极似热"即为真寒假热,"热极似寒"即为真热假寒。

1. 真寒假热

内有真寒而外见假热的证候。其产生机理是阳气虚衰,阴寒内盛,逼迫虚阳,浮越于外,故称阴盛格阳证。其中虚阳浮越于上者常称为戴阳证。临床表现有身热、口渴、面赤、脉大等热象,但身热反欲盖衣被,或自感烦热而胸腹必无灼热；口虽渴但不欲饮或不多饮或喜热饮；面虽赤却表现为颧红如妆,嫩红带白,游移不定；脉虽大而按之无力,同时可见精神萎靡,四肢厥冷,大便稀溏,小便清长,舌淡苔白等一派真寒之象。

2. 真热假寒

内有真热而外现假寒的证候。其产生机理为邪热内盛,阳气郁闭于内而不能外达四肢,出现四肢厥冷等表现,故称阳盛格阴证。且热势越盛则肢厥越严重,即所谓"热深厥亦深"。临床表现有四肢厥冷、脉沉等寒象,但虽肢冷而不恶寒,反恶热,且胸腹灼热；脉虽沉却滑数有力。同时更见高热,烦渴饮冷,口鼻气热,咽干口臭,大便干结,小便短赤,舌红苔黄干等一派热象。

3. 寒热真假的鉴别要点

辨别寒热的真假,应从以下三方面综合考虑：

（1）了解疾病发生、发展的全过程。一般情况下假象多出现在疾病的中后期,而真象多始终贯穿疾病全过程。

（2）症状出现的部位。假象的出现,多在四肢、皮肤和面色等方面,而脏腑气血、津液等方面的表现,多能真实地反映疾病的本质。故辨证时应以里证、舌象、脉象等作为诊断的依据,如口渴与否,小便清长与短赤,舌质淡白与红绛、润与燥,脉之有力无力等。

（3）假象与真象之症状表现并不相同。如假热的面赤仅在颧颊上,颜色浅红而娇嫩,浮露于皮肤,时隐时现；而真热的面赤则是满面通红。再如假寒虽有四肢厥冷,但伴见胸腹大热,按之灼手,或周身寒冷而不欲近衣被；而真寒的肢冷并见身踡卧,欲加衣被等。

对于寒热真假的辨别,《温疫论·论阳证似阴》指出："捷要辨法,凡阳证似阴,外寒而内必热,故小便血赤；凡阴证似阳者,格阳之证也,上（外）热下（内）寒,故小便清白。但以小便赤白为据,以此推之,万不失一。"确为经验之谈。

（二）虚实真假

在疾病的某些特殊情况下,出现与疾病虚实本质相反的假象。《内经知要》曾谓"至虚有盛候"便是指真虚假实,"大实有羸状"即是指真实假虚。

1. 真实假虚

疾病本质为实证,但出现类似虚证的表现。真实假虚的机理多为热结肠胃,或痰食壅滞,或湿热内蕴,或瘀血停蓄等大积大聚之实邪,阻滞经脉,气血不能畅达,以致机体得不到濡养所致。临床表现可见神情默默,形体羸瘦,倦怠懒言,脉沉、伏或涩等。但虽默默不语，语时声高气粗；身体羸瘦，而腹部硬满拒按；虽倦怠不欲动，但动辄有力，动之觉舒；脉虽沉伏或迟涩，但按之有力。此外，舌质多见苍老，舌苔厚腻。《顾氏医镜》曰："聚积在中，按之则痛，色红气粗，脉来有力，实也；甚则默默不欲语，肢体不欲动，或眩晕昏花，或泄泻不实，是大实有羸状。"

2. 真虚假实

极虚之病，可能出现类似盛实的表现。真虚假实的机理多为脏腑虚衰，正气不足，运化无力，以致气血阻滞，经络不通所致。如素体脾虚，运化乏力，出现腹满胀痛，脉弦等类似实证的现象。但其腹满时有缓解，不似实证之腹满不减；疼痛喜按，不似实证之拒按；脉虽弦，但按之无力。《顾氏医镜》曰："心下痞痛，按之则止，色悴声短，脉来无力，虚也；甚则胀极而不得食，气不舒，便不利，是至虚有盛候。"

3. 虚实真假的鉴别要点

辨别证候虚实的真假，以下几个方面需要注意：

（1）脉象的有力无力、有神无神，尤以沉取之象为真谛。《景岳全书·传忠录》曰："虚实之要，莫逃乎脉。如脉之真有力、真有神者，方是真实证；似有力、似有神者，便是假实证。"辨证时脉象应以沉候为据，重按有力、有神为真实证，无力、无神为真虚证。正如李士材《医宗必读·疑似之症须辨论》所云："彼假症之发现，皆在表也，故浮取脉而脉亦假焉；真病之隐伏，皆在里也，故沉候脉而脉可辨耳。"

（2）舌质的苍老与嫩胖。舌质嫩胖淡白为真虚，苍老坚敛为真实。

（3）言语发声、气息之高亢与低怯。语声高亢、气粗者多为实证；语声低怯、息微者多为虚证。

（4）综合参考疾病的全过程。如发病原因、诱因、疾病演变情况、治疗经过以及体质强弱、病之新久等。

四、证候转化

证候转化指疾病在其发展、变化过程中，八纲中相互对立的证候之间可以相互转化，转化后原来证候的本质和表现均已改变。因此，证候转化与证候的相兼、错杂、真假等概念都不相同。但在证候转化这种质变发生之前，往往有一个量变的过程。因而在证候转化之先，常有证候错杂的关系。八纲的证候转化包括表里出入、寒热转化、虚实转化三类。

（一）表里出入

疾病在发展过程中，由于正邪相争，双方力量对比发生了消长变化。若表证不解，可以内传而变成里证，称为由表入里；某些里证，其病邪可以从里向外透达，称为由里出表。一般而言，由表入里多提示病情加重，由里出表多预示病情减轻。因此，掌握病势的表里出入，对于预测疾病的发展与转归，及时改变治法或因势利导，均具有重要意义。

1. 由表入里

由表入里指先出现表证，后出现里证，而表证随之消失的病变，即表证转化为里证。多见于外感病的初、中期阶段，由于机体未能抗邪向外，或邪气过盛，或护理不当，或因失治误治等，邪气不从外解，以致向里传变，使病情加重。如先有恶寒发热、脉浮等表证，随着病情发展，出现了但发热不恶寒，口渴引饮，舌红苔黄，脉洪数等症时，提示表邪入里化热而形成里热证。

2. 由里出表（或称里邪出表）

由里出表指某些里证，病邪从里透达于外，表明邪有出路，病情有向愈的趋势。但需要注意的是，由里出表是在里之邪气有向外透达之机，但这并不是里证转化成表证。因为它不是原有在里的证候消失，而又出现恶寒发热、脉浮等表证的特征性证候。正如《景岳全书·传忠录》所说："病必自表而入者，方得谓之表证；若由内以及外，便非表证矣。"临床上，某些里证在治疗及时、护理得当时，机体抵抗力增强，驱邪外出，从而表现出病邪向外透达的症状或体征。如麻疹患儿热毒内闭时，疹不出而见发热、喘咳、烦躁等症，若麻毒外透，则疹出而烦热、喘咳消除；外感温热病中，常见发热、烦渴等症，随汗出而热退身凉，烦躁等症减轻，便是邪气由里出表，向外透达的表现。

（二）寒热转化

寒热转化指在一定的条件下，疾病的寒热属性发生转变，寒证转化为热证，热证转化为寒证。

1. 寒证化热

原来是寒证，后来出现热证，寒证随之消失的病变。常见于外感寒邪未及时发散，而机体阳气偏盛，寒邪从阳化热，形成热证；也可见于治疗不当，过用辛温燥烈之品，寒证化热。如寒湿痹病，原为关节冷痛、重着、麻木，由于治疗用药温燥太过，患处出现红肿灼痛，即为寒证化热。

2. 热证转寒

原来是热证，后出现寒证，热证随之消失的病变。多见于热毒炽盛，正不胜邪，阳气耗散，而转为虚寒证，甚至虚脱亡阳的证候；亦可见于失治误治而损伤阳气的患者。热证转寒有渐变与骤变之别。如高热患者，由于大汗不止，气随汗泄，或吐泻过度，阳随津脱，出现体温骤降，四肢厥冷，面色苍白，脉微欲绝的虚脱亡阳证，这是急骤转化的过程。又如热痢日久，阳气渐耗，转化为虚寒痢，则是渐变的过程。

寒热证的转化，是由邪正力量的对比所决定的，其关键又在于机体阳气的盛衰。寒证转化为热证，是人体正气尚强，阳气较为旺盛，寒邪郁而化热，提示正气尚能抗御邪气；热证转化为寒证，多属邪盛正虚，正不胜邪，阳气耗伤而处于不足乃至衰败状态，提示正气无力抗邪，病情严重。

（三）虚实转化

虚实转化指在疾病发展过程中，由于正邪相争，二者之间的盛衰关系发生了本质性变化，实证可以转变为虚证，虚证亦可转化为实证。实证转虚临床常见，基本上是病情转变的一般规律；而虚证转实则常为因虚而致实，形成虚实夹杂之证。

1. 实证转虚

实证转虚指先出现实证，后出现虚证，实证随之消失的证候转化。多因病邪久留，或失治、误治，损伤正气而致。例如高热、口渴、汗出、脉洪大之实热证，因治疗不当，日久不愈，导致津气耗伤，出现形体消瘦，面白少气，不欲饮食，苔少或无苔，脉细无力等症状，即属实证转虚。

2. 因虚致实

因虚致实指病本虚证，由于正虚、脏腑功能失调，而使痰、食、血、水等病理产物蓄积，邪实上升为矛盾的主要方面，而表现以实为主的证候。如心气虚患者，症见心悸气短，胸闷，久病未愈，突然出现心胸憋闷疼痛不止，痛如针刺，面唇青紫等心血瘀阻征象。总之，所谓虚证转化为实证，并不是指正气来复，病邪转为亢盛，邪盛而正不虚的实证，而是在虚证基础上出现以实证为主要矛盾的证候，就本质而言当属虚实夹杂范畴。

第三节　八纲辨证的意义

八纲是从具体事物中抽象出来的概念，是对疾病过程中机体反应状态最一般的概括，通过八纲可找出疾病的关键，确定其类型，预决其趋势，为治疗指引方向。

八纲辨证是对辨证诊断提出的最基本的要求，用八纲辨别归纳证候，是分析疾病共性的辨证方法，因此属于纲领证。八纲辨证是辨证的基础，适用于临床各科疾病的辨证，而其他辨证分类方法，如脏腑辨证、六经辨证等则是在八纲辨证基础上的具体深化。

八纲辨证是从八个方面对疾病本质作出纲领性的辨别，但并不意味着八纲辨证只是把各种证候简单、截然地划分为八个部分。由于八纲之间不是彼此孤立的，而是相互联系的、可变的，其间存在相兼、错杂、转化的关系，如表里同病、寒热错杂、虚实夹杂、由表入里、里邪出表、寒证化热、热证转寒、实证转虚、因虚致实等，并且有可能出现证候的真假，如真热假寒、真寒假热、真实假虚、真虚假实等，这就大大增加了八纲辨证的复杂程度，也形成了多种较为具体的证候，如表里实寒证、表寒里热证等，从而进一步扩大了八纲辨证对病情进行辨证的可行性、实用性。总之，临床上的证候尽管复杂多变，但都可用八纲进行概括。

当然，八纲辨证对疾病本质的认识，还是不够深刻、具体。如里证的概念非常广泛，八纲未能明确其病变处于何脏何腑；寒与热不能概括湿、燥等邪气的病理性质；虚证、实证也都各有种种不同的具体病变内容。因此，八纲毕竟只是"纲"，八纲辨证是比较笼统、抽象的辨证方法，临床时不能只满足于对八纲的分辨，而应当结合其他辨证分类方法，对疾病的证候进行深入的分析和判断。

总之，八纲辨证不是的证候的简单归纳，而是通过其相互关系，较为突出地反映了辨证法的思想，中医学的许多辨证观点都是通过八纲的关系而体现出来的。因此，八纲概念的确立，标志着中医辨证逻辑思维的建立和完善，反映了辨证体系中的许多基本内容，这对于其他辨证方法的学习，对于临床正确认识疾病过程，具有重要的指导意义。

本章小结

八纲辨证是对疾病从表里、寒热、虚实、阴阳八个方面归纳、分析进行诊断的一种方法，虽然还要和病因辨证、病位辨证、病性辨证结合起来，才能使诊断趋于完善，但作为其他各种辨证方法的基础，在诊断中起到了提纲挈领的作用。

八纲理论的基本内容是在阴阳理论指导下，以表里来分析辨别病位，以寒热、虚实来分析辨别病性，此三者还共同包含了对病变趋势以及病情严重程度即病势的分析；以"阴阳"作总纲，统括其他六纲。疾病的表现虽然极其复杂，但基本上都可用阴阳、表里、寒热、虚实四对纲领性证候加以归纳。八纲辨证是从各种辨证方法的个性中概括出来的共性，是各种辨证的纲领。

八纲虽有各自不同的见证，但并不是单纯的、孤立的，而是存在着"相兼""错杂"的复杂关系，有时还会出现"假象"，如虚实真假等。同时，八纲各证更不是一成不变的，而是依一定条件相互转化。表证入里为病情加重，里邪出表为病势向愈；寒证变热证、热证转寒证，是疾病寒热属性的逆转；实证转虚证则多为正不胜邪。因此，在辨证过程中要认真地调查研究，连贯起来进行思索，透过现象抓住本质，及时掌握疾病的转化，只有这样才能有中肯的分析、正确的诊断，从而进行恰当的治疗。

当然，八纲辨证在临床分析、判断病证时，应和其他辨证方法结合应用。

复习思考题

1. 里证有哪些基本特点？形成里证的主要原因有哪些？
2. 如何鉴别表证与里证？辨表里有何临床意义？
3. 证候转化与证候真假有何不同？
4. 热证为什么可以转化为寒证？
5. 虚实转化有哪几种类型？如何理解"虚证转实"？
6. 何谓"至虚有盛候""大实有羸状"？

同步练习　　同步练习答案　　八纲辨证案例分析　　病案实例　　病案实例答案　　拓展阅读

第六章

病因辨证

📚 **学习目标**

1. 掌握六淫、疫疠辨证常见证候的概念、临床表现和辨证要点。
2. 熟悉情志内伤辨证的概念、临床表现和辨证要点。
3. 了解劳伤、食积、虫积、外伤、药邪辨证的概念、临床表现和辨证要点。
4. 熟练运用六淫、疫疠、情志内伤等辨证方法进行临床辨证分析。

病因辨证
PPT 课件

病因辨证是通过分析疾病现阶段的症状、体征，结合病史，求得病因的一种辨证方法，亦即审证求因。任何疾病的发生，皆有因可循。不同的病因，通过不同的方式、途径侵犯人体，所表现出的证候亦有差异。临床通过对发病、病史、症状、体征等方面进行综合分析，可以推断出其病变形成和发病原因。

病因辨证是中医辨证体系中不可或缺的一环，是八纲辨证在病因学层面的深入与细化，能对疾病变化的趋势和规律作出更为准确的判断。

病因可分为外感、内伤和其他三大类。外感性病因是指来源于自然界，多从肌表、口鼻侵入人体，引起外感疾病的致病因素，包括外感六淫和疫疠邪气；内伤性病因是内脏受到某些原因的影响，以致气血阴阳失调，脏腑功能失常而发病的致病因素，包括情志、饮食、劳伤等；其他类病因是指外感及内伤以外的致病因素，包括外伤、食积、虫积、外伤、药邪等。

病因辨证，主要包括有六淫、疫疠辨证，情志内伤辨证，劳伤、食积、虫积、外伤、药邪辨证等。

第一节　六淫、疫疠辨证

六淫、疫疠辨证是对六淫、疫疠之邪所致病证的辨识方法。

六淫是风、寒、暑、湿、燥、火六种病邪的统称。六淫辨证，是根据六淫的性质和致病特点，对四诊所收集的各种病情资料进行分析、归纳，辨别疾病当前病理本质是否存在着六淫病证的辨证方法。六淫病证的发生，多与季节有关。春多风病，夏多暑病，长夏多湿病，秋多燥病，冬多寒病，故又称之为"时令病"。但在四时气候变化中，六淫并非固定不变，由于六淫病证的发生是因外邪侵入而致，各病证既可单独存在，又可相互兼夹，还可在一定条件下发生转化。人体感受邪气，可随体质禀赋不同，反映出不同的变化。六淫致病的共同特点是：发病急，病程短，初起多见表证，常兼夹致病。

疫疠，又名瘟疫、毒气、疫毒，是由感染疫疠毒邪而引起的具有强烈传染性的疾病，可以经空气传染、口鼻侵犯致病，也可随饮食、蚊虫叮咬、虫兽咬伤、皮肤接触等途径传染而发病。《素问·刺法论》说："五疫之至，皆相染易，无问大小，病状相似……正气存内，邪不可干，避其毒气。"《素问·本病论》曰："厥阴不退位，即大风早举，时雨不降，湿令不化。民病温疫，疵废，风生，皆肢节痛，头目痛，伏热内烦，咽喉干引饮。"由此可见瘟疫具有传染性、流行性、临床表现相似、发病与气候有关等特点。

一、风淫证

【概念】风淫证指风邪侵袭人体肤表、经络等，导致卫外功能失常，表现出符合"风"性特征的证候，亦称外风证。

【临床表现】恶风，微发热，汗出，头痛，鼻塞流涕，喷嚏，喉痒，轻微咳嗽，舌苔薄白，脉浮缓，或突发皮肤瘙痒，或成瘾疹，此起彼伏，漫无定处，或肢体、面部麻木不仁，口噤，口眼㖞斜，或颈项强直，或肢体关节游走性疼痛，屈伸不利，或新起面睑、肢体浮肿等。

【证候分析】本证多因气候突然异常，环境不适，机体抗病力薄弱等因素，导致风邪从皮毛或口鼻侵犯人体，使肺卫失和而致。风淫证根据其病位不同而有不同的证候。

风为阳邪，其性轻扬、开泄，善行而数变，具有发病迅速，变化快，游走不定等特点。风为春季的主气，但终岁常在，常与其他病邪合并侵袭人体而致病。风邪袭表，使毛窍、肌腠疏松，卫气不固，故见恶风发热、汗出。风邪上扰清窍，故头痛。风邪犯及肺卫，肺卫失宣，鼻窍不利，故见咳嗽、咽喉痒痛、鼻塞、流清涕、喷嚏。风邪上袭于喉，则喉痒，或轻微咳嗽。风邪侵袭，病位在表，故舌苔薄白而脉浮缓。风邪游走于肌肤之间，营阴郁滞不畅，则皮肤瘙痒。风热相搏，则成风疹，因风性善行而数变，故抓之即为风块、漫无定处、此起彼伏。风邪或风毒侵袭经络，经气阻滞不畅，轻则可见局部麻木、口眼㖞斜，重则肌肉僵直、痉挛、抽搐。风与寒湿合邪，侵袭筋骨关节，痹阻经络，流窜关节，则肢体关节游走性疼痛、屈伸不利。风邪侵袭，肺失通调，水湿泛滥肌肤，则新起面睑、肢体浮肿。

寒、热、火、湿、痰、水、毒等邪气，多依附于风而侵犯人体，形成不同的兼夹证，如风寒证、风热证、风火证、风湿证、风痰证、风水证、风毒证等。

【辨证要点】以恶风，微热，汗出，喉痒，脉浮缓；或突起风团、皮肤瘙痒，风疹；或肌肤不仁，颈项强直；或肢体关节游走性疼痛等为辨证要点。

二、寒淫证

【概念】寒淫证指寒邪侵袭机体，阳气被遏，以恶寒、无汗、局部冷痛、脉紧等为主要表现的证候。

【临床表现】恶寒重发热轻，无汗，或战栗，头项腰脊强痛，身体骨节皆痛，脉浮紧；或形寒肢冷，脘腹疼痛，肠鸣，泄泻，呕吐；或咳嗽，哮喘，咳白痰，口不渴或渴喜热饮，小便清长，面白或青，苔白，脉沉紧或沉迟有力；或手足拘挛，甚则手足寒厥，皮肤紫暗；

或肢体关节痛甚，痛有定处，肿胀，局部畏寒，色白，触之不温，遇寒则痛，得热痛减，舌苔白腻或滑，脉弦紧。

【证候分析】本证多因气温骤降，涉水淋雨，着衣单薄，露宿，在冰雪严寒处停留，食生饮冷等感受阴寒之邪所致。寒淫证常分为伤寒证和中寒证。伤寒证是指寒邪外袭于肤表，阻遏卫阳所表现的表实寒证，又称风寒表证。中寒证是指寒邪直中于里，伤及脏腑、气血，遏制并损伤阳气，阻滞脏腑气机和血液运行所表现的里实寒证，又称内寒证、里寒证等。

寒性收引、凝滞，最易伤人阳气，影响气血运行，易引起疼痛等症，但一般均有得热则减的特点。寒为阴邪，寒邪袭表，与卫气相搏，阳气不得宣泄，腠理闭塞，因而引起恶寒重，甚则战栗，无汗。腠理紧闭，卫阳失于宣散，故发热。寒邪凝滞，经气郁遏不畅，故头、项、腰脊强痛，身体骨节皆痛。寒邪外束，阻遏经脉，卫阳抗邪，则脉浮紧。寒遏阳气，故形寒肢冷。寒滞胃肠，脾胃之阳为寒所凝，气血运行不畅，则腹痛、肠鸣；胃气上逆则见呕吐；寒邪扰及胃肠，清浊不分，水谷精微下走肠道，故泄泻。寒邪客肺，肺失宣降则咳嗽、哮喘；寒伤阳气，气不化津，湿聚为痰，则咳白痰。寒则凝滞气血，则面白或青、苔白、脉沉紧或沉迟有力。寒伤阳气，四肢失于温煦，故手足拘挛甚至寒厥；皮肤色紫，是寒凝血瘀之象。寒邪凝滞，气血运行不畅，不通则痛，故肢体、关节痛甚，且痛有定处。寒邪凝滞，阻碍气机，气机不通，故肿胀、局部畏寒。血凝而不充于肤，故皮色白。血凝而气亦不布，故触之不温。寒则气血凝涩，不得宣通，热则气血流通，通则不痛，故遇寒痛甚、得热痛减。寒邪凝滞，水湿难化，故舌苔白腻或滑。寒邪郁遏阳气，阻抑脉道，脉道因之而紧张，故脉见弦紧。

【辨证要点】以形寒肢冷，无汗，局部冷痛，遇寒则重，得热则减，苔白，脉紧或沉迟有力等为辨证要点。

三、暑淫证

【概念】暑淫证指外感暑热之邪，耗气伤津，以发热、汗出、口渴、疲乏等为主要表现的证候。

【临床表现】身热，口渴喜饮，汗出，神疲气短，胸闷肢重，小便短赤，舌红，苔白或黄，脉濡数；或高热，汗出不止，甚者四肢抽搐，角弓反张，牙关紧闭，卒然昏倒，不省人事；或气喘，头晕头痛，恶热心烦，面赤；或见脘闷，吐利，呕恶。若热退，而汗出不止，喘喝欲脱，脉散大者，为津液欲脱。

【证候分析】本证多因夏季天气炎热，或劳作于高温之下，感受外界暑邪而致。暑淫证有伤暑证和中暑证之别。伤暑证为人体感受暑湿之邪，汗出过多，耗气伤津所致。中暑证是由于人在夏令烈日之下劳动过久，暑热上扰清窍，内灼神明，引动肝风所致。

暑热之邪，伤人最速，故发病初起多有暑冒肺卫和径入阳明胃经的表现。心主火，暑邪亦属火，故暑邪极易内传，伤及心营。暑热之邪最易伤元气，又易耗液伤津；又因夏令雨湿较多，因此暑热又有夹湿之证。此外，由于炎暑亢盛，贪凉饮冷，或乘凉太过，暑热之邪易为寒湿所迫，故又有暑兼寒湿者。暑性炎热升散，故身热、舌红。暑邪伤津耗气，故口渴喜饮、汗出多、神疲气短、小便短赤。暑夹湿邪，阻碍气机，故见胸闷、肢重。暑兼湿热，脉见濡数。暑蒙心神，引动肝风，故见高热，甚者四肢抽搐、角弓反张、牙关紧闭、卒然昏倒、不省人事。暑易伤气，故脉虚。卫气受困，肺气宣降失常，故气喘。暑热上蒸，熏灼清窍，则头晕头痛。暑性炎热，燔灼阳明，故恶热心烦、面赤。暑湿内郁，则见脘闷。暑伤脾胃，运化失职，气机升降失职，故吐利、呕恶。

暑热盛极，耗气伤津，脉气亦受损，故暑热之邪虽已解除，但由于津气损伤过重，正气不能固摄于外，可见身已无热象而汗出不止，脉形散大而无力之象。津气耗伤过甚，气少不足以息，故喘喝欲脱。此为津气大虚，化源欲绝之象，与阳气外亡而汗出肢冷、脉微欲绝者，并不相同，应予注意。

临床上诊断暑淫证，要抓住三点：一是时当夏季，气候炎热；二是发热恶热，烦渴喜冷饮，尿赤灼热，舌红脉数等阳热内盛表现；三是神疲气短，汗多尿少，食少乏力等津气耗伤的症状。

【辨证要点】以夏季身热，心烦，口渴喜冷饮，尿少而热，汗多，神疲气短等为辨证要点。

四、湿淫证

【概念】湿淫证指感受外界湿邪，阻遏人体气机与清阳，以头身困重、肢体倦怠、关节酸痛重着等为主要表现的证候。

【临床表现】头重如裹，肢体酸楚，关节疼痛，四肢倦怠，脉濡缓，舌苔薄白而滑；或皮肤起疱，破流黄水，足趾奇痒，皮破液出；或肢体重着，关节肿痛，肌肤麻木；或面色晦垢，胸脘痞闷，腹痛肠鸣，泻下溏垢，舌苔滑腻，脉濡、缓或细；妇女可见带下量多。

【证候分析】本证多因气候潮湿，淋雨涉水，冒受雾露等，感受外界湿邪所致。湿淫证又称外湿证。

湿为阴邪，最易损伤人之阳气。脾喜燥而恶湿，湿邪侵犯人体，最易损伤脾阳。湿邪易阻碍气机运行，其性重浊黏滞，病多缠绵难愈。湿邪郁闭清阳，卫气失于宣达，故头重如裹；湿阻经络，气机不畅，故肢体酸楚、四肢倦怠。湿遏于表，气失舒化，见舌苔薄白而滑。湿邪浸渍肌肤，湿与风热相蒸，搏于气血，则皮肤起疱，或为黄水疮，溃破则流出黄水滋黏、浸淫蔓延。湿气下注，浸渍足趾，则奇痒、擦破则渗出水液。湿邪流注着于关节，阻滞气机，则肢体重着、关节肿痛。气机不畅，则肌肤麻木。湿邪内蕴，阻滞气机，则胸脘痞闷。湿侵脾胃，升降失司，清浊不分，故腹痛肠鸣、泻下溏垢。脉象濡缓、沉细，是湿性黏腻，阻抑脉道之故。苔白腻而滑，属湿盛阻遏阳气之象。

此外，湿邪还可与风、暑、水、痰、毒等邪气合并为病，形成不同的相兼证，如风湿证、暑湿证、水湿证、痰湿证、湿毒证等，各自可有不同的证候表现。

确定本证，应抓住以下要点：一是以局部或全身困重、痞闷，排出物增多且秽浊，舌苔白腻为特征性表现；二是起病缓慢，病情迁延而难愈，其症状的发生或加重，常与潮湿环境、阴雨气候有关。

【辨证要点】以头重如裹，肢体重着，关节肿痛，或胸脘痞闷，腹痛肠鸣，舌苔白腻，脉象缓濡等为辨证要点。

五、燥淫证

【概念】燥淫证指外感燥邪，耗伤津液，以口鼻、咽喉、皮肤干燥等为主要表现的证候。

【临床表现】发热，微恶风寒，头痛，汗少或无；或见干咳少痰，痰黏难咯；或痰中带血，鼻孔、口唇、咽喉干燥，皮肤干燥甚至皲裂，口渴饮水，大便干燥，小便短黄，舌苔干燥，脉浮。

【证候分析】本证多因秋令气候干燥，或居处干旱少雨，感受外界燥邪所致。

燥淫证的发生有明显的季节性或地域性。燥为秋天的主气。燥邪致病的特点为枯涸干劲，易伤津液。肺喜润恶燥，故燥邪每多伤肺。燥热犯表，卫表失和，故发热、微恶风寒、头痛、汗少。燥邪伤津耗液，官窍、肌肤等失却濡养，故口唇、鼻孔、咽喉干燥，皮肤干燥甚至皲裂，口渴饮水、大便干燥、小便短黄、舌苔干燥。燥热犯肺，肺津耗伤，失于宣肃，故干咳少痰、痰黏难咯；肺络损伤，则可见痰中带血。燥邪犯表，故脉浮。

由于秋令气燥有偏温偏凉的不同，故外感燥邪又有温燥和凉燥的区别。

温燥多因秋初气候尚热，炎暑未消，气偏于热，燥热迫于肺卫，灼液伤津，故多见发热微恶风寒、少汗、干咳、咽干、咳逆胸痛，甚则痰中带血丝，舌苔黄而干燥、脉浮稍数。

凉燥多因秋令肃杀，气寒而燥，寒燥袭于肺卫，故多见恶寒微发热、无汗、干咳、咽干、唇燥、苔白而干、脉象浮稍紧。

临床常见的燥淫证有燥邪犯表证、燥邪犯肺证、燥干清窍证等。

【辨证要点】多见于秋季，以官窍、肌肤等干燥不润，或见干咳少痰，痰黏难咯，以及轻微表证等为辨证要点。

六、火淫证

【概念】火淫证指外感温热火邪，阳热内盛，以发热、口渴、面红、便秘、尿黄、舌红、苔黄、脉数等为主要表现的证候。

【临床表现】发热恶热，面红目赤，头目胀痛，心烦失眠，渴喜冷饮，小便短赤，大便秘结；或狂乱妄动，神昏谵语，抽搐；或各种急性出血及斑疹；或局部肿痛而化脓成疮疡，舌红绛，苔黄燥或灰黑起芒刺，脉滑数有力。

【证候分析】本证多因外感温热火邪，或因其他外邪郁积化热、化火所致。

火、热、温邪同属一类性质，仅有轻重之别。温为热之渐，火为热之极，故常有火热、温热并称。火、热、温邪为阳邪，其性燔灼急迫，伤津耗气，具有炎上、生风、动血、易致疮疡的特点。

火邪与热邪所致病证的主要区别是：热邪致病，临床多表现为全身性弥漫性发热征象；火邪致病，临床多表现为某些局部症状，如肌肤局部红、肿、热、痛等。火热为阳邪，其性燔灼，故发热恶热、舌红绛、苔黄或灰黑起芒刺。火性炎上，导致气血上逆，故面红目赤、头目胀痛。火热之邪上扰心神，故心烦失眠，重者狂乱妄动、神昏谵语。火热易于伤津劫液，导致体内阴液不足，故渴喜冷饮、小便短赤、大便秘结。火邪常可加速血行或迫血妄行，故见脉滑数、斑疹和各种急性出血症。火邪耗血伤肝，筋膜舒缩失常而引动肝风，故手足抽搐。火邪壅滞局部，血败肉腐成脓，故现疮疡。

火淫证的常见证型有风热犯表证、肺热炽盛证、心火亢盛证、胃热炽盛证、热扰胸膈证、肠热腑实证、肝火上炎证、肝火犯肺证、热闭心包证、热入营血证等。

【辨证要点】以发热恶热，面赤，口渴喜冷饮，烦躁或狂躁，便秘尿赤，舌红脉数等为辨证要点。

六淫致病特点与辨证要点鉴别见表 6-1。

表 6-1 六淫致病特点与辨证要点鉴别表

鉴别要点	风淫	寒淫	暑淫	湿淫	燥淫	火淫
共同特点	发病急,病程短,初起多见表证,常兼夹致病					
致病特点	风为阳邪,其性轻扬、开泄,善行而数变,发病迅速,变化快,游走不定	寒为阴邪,凝滞、收引、易伤阳气	暑为阳邪,其性炎热、升散,伤津耗气,暑多夹湿	湿为阴邪,易伤阳气,阻遏气机,湿性重浊、黏滞、趋下,易袭阴位	燥性干涩,易伤津液,易伤肺脏	火为阳邪,其性炎上,易耗气伤津,易生风动血,易致痈疡,易扰神
辨证要点	恶风,微热,汗出,喉痒,脉浮缓,或突起风团、皮肤瘙痒、瘾疹,或肌肤不仁,颈项强直,或肢体关节游走性疼痛等	形寒肢冷,无汗,局部冷痛,遇寒则重,得热则减,苔白,脉紧或沉迟有力等	夏季身热,心烦,口渴喜冷饮,尿少而赤,汗多,神疲气短等	头重如裹,肢体重着,关节肿痛,或胸脘痞闷,腹痛肠鸣,舌苔白腻,脉缓濡等	多见于秋季,官窍、肌肤等干燥不润,或见干咳少痰,痰黏难咯,以及轻微表证等	发热恶热,面赤,口渴喜冷饮,烦躁或狂躁,便秘尿赤,舌红脉数等

七、疫疠

【概念】疫疠,又名瘟疫、疫毒,指由感染疫疠毒邪而引起的传染性病证。

【临床表现】疫疠致病,起病急骤,来势较猛,传变较快,变化较多。病初恶寒发热俱重,继之壮热,头身疼痛,面红,口渴引饮,汗出,烦躁,甚则神昏谵语,四肢抽搐,舌红绛,苔黄厚干燥或苔白如积粉,脉数有力。

若兼头面、颈部红肿疼痛,咽喉剧痛,为大头瘟。兼有发热,咽喉红肿糜烂疼痛,全身遍布猩红色皮疹,为烂喉痧。兼有咽喉肿痛,覆盖白膜,咳声嘶哑,声如犬吠,吞咽、呼吸困难,为疫喉。若面色发青,手足冰冷,头痛欲裂,甚至昏乱,肠绞痛,为闷疫。若阵阵痉咳不止,咳剧则面色青紫,涕泪俱出,呕吐,咳止时伴有鹭鸶样叫声,多见于小儿,为疫咳,又称为"顿咳""百日咳"。兼腹痛明显,下利赤白脓血,里急后重,时时欲泻,为疫毒痢。若恶寒发热,面目、眼白、齿垢、全身发黄,甚则手足逆冷,神志不清,谵语,目光呆滞,遗尿,甚至舌卷囊缩,循衣摸床等,为疫黄。

【证候分析】疫疠之邪从口鼻而入,或内伏膜原,表里分传,故病初即见恶寒发热俱重,疫毒迅速弥漫三焦,则致壮热、头身疼痛。瘟疫疠邪上攻,则见面红、舌红绛。若疫邪上蒸于舌面,可致苔白如积粉。热盛迫津外泄,故汗出量多。热扰神明,则烦躁,重者神昏谵语。热极生风,筋脉拘急,可见四肢抽搐。若风温毒邪壅滞于少阳胆经,致使气血壅滞于局部,而见头面、颈部红肿疼痛,咽喉剧痛。若疫毒壅滞于肺胃,上攻咽喉,则咽喉红肿糜烂;外泄于肌肤,全身遍布猩红色皮疹。若燥火疫毒从口鼻而入,毒聚咽喉不散,则咽喉肿痛、覆盖白膜、拭之不去;若白膜覆盖,阻滞气道,致咳声嘶哑、声如犬吠,吞咽、呼吸困难。若疫毒深伏体内,郁闭气机,则见面色发青、手足冰冷、头痛欲裂,甚至昏乱、肠绞痛。若内有伏痰,又感疫疠之邪,疫毒与痰互结,深伏于肺,致肺失清肃,肺气上逆,而见阵发性痉咳不止。咳剧则气机逆乱,可出现面色青紫、涕泪俱出、呕吐等症。若饮食不洁,湿热疫毒侵袭胃肠,阻滞气机,灼伤气血,致腹痛、时时欲泻、里急后重、下利赤白脓血。疫毒挟带湿热之邪入侵人体,出现全身发黄等症。

疫疠的致病特点:一是传染性强,流行面广,一旦流行,疫区内无论老幼男女,触之即病；二是发病急骤，病情危笃，传变迅速；三是传染途径多从口鼻而入，既有空气传染，也有接触传染；四是疫疠的形成和流行需要一定的自然和社会条件，如气候反常，洪水泛滥，战乱频仍，生活贫困，环境卫生极差等；五是疫疠致病对不同动物种属有一定的选择性，所以"牛病而羊不病，鸡病而鸭不病，人病而禽兽不病"。

【辨证要点】以传染性强、症状相似、发病急、病情重、传变快为辨证要点。

● 第二节 情志内伤辨证 ●

情志病证是因七情太过、不及或持续时间过久，导致机体阴阳失调，气血不和，经脉不通，脏腑功能紊乱而发生的病证。

人的喜、怒、忧、思、悲、恐、惊七种情志活动，原系人的精神意识对外界事物的反应，是人人皆有的情绪体验。一般情况下不会导致或诱发疾病。作为致病因素，是指七情过于强烈、持久或失调，引起脏腑、气血功能失调而致病。《素问·举痛论》曰："怒则气上，喜则气缓，悲则气消，恐则气下，……惊则气乱，……思则气结。"《灵枢·口问》曰："悲哀愁忧则心动，心动则五脏六腑皆摇。"心为五脏六腑之大主，而总统魂魄，兼赅意志。故忧动于心则肺应，思动于心则脾应，怒动于心则肝应，恐动于心则肾应，说明五志惟心所使而致病。七情病的致病特点：一是由情志因素引起；二是出现异常的情志变化、气机紊乱、脏腑功能失常，严重时可以损伤精气，甚至危及生命。

一、喜伤证

【概念】喜伤证指因过度惊喜而难以抑制，伤及心神，神不守舍，甚者引动心火，炼液成痰，痰火互结，以精神涣散、心悸不宁等为主要表现的证候。

【临床表现】精神涣散，心悸不宁，少寐难安，语无伦次，嬉笑不休，举止失常，甚则精神迷乱，脉数无力。

【证候分析】喜则气和志达，营卫通利，是正常的生理现象。过喜则损伤心气，心气不敛，神不守舍，则见精神涣散、心悸不宁、少寐难安。若引动心火，神失所藏，则可出现嬉笑不休。心火内盛，炼液成痰，痰火互结，蒙蔽心窍，则语无伦次、举止无常，甚则精神迷乱。心气涣散则脉数无力。

【辨证要点】有导致过度惊喜的情志因素存在，以精神涣散、心悸不宁、少寐难安等心神不敛的表现为辨证要点。

二、怒伤证

【概念】怒伤证指过度愤怒或长期郁怒，导致肝失疏泄，肝气上逆，以急躁易怒、头胀头痛等为主要表现的证候。

【临床表现】急躁易怒，面红目赤，两胁胀痛，胸闷太息，头胀头痛，或视人如敌，怒目骂詈，甚或发狂，昏厥吐血，诸症常随情绪变化加重或减轻，舌红苔黄，脉弦或弦数有力等。

【证候分析】怒为肝之志，肝为刚脏，体阴用阳而主怒，故怒之为病，系属肝胆。肝胆之气郁遏不舒而为怒。郁怒伤肝，怒则气上，升发太过，化热而阳亢则成本证。

肝气郁滞而欲发，则两胁胀痛、急躁易怒、胸闷太息。肝气上逆，血随气升，上冲于头，故面红目赤、头胀头痛，甚至吐血。怒则气逆化火，上扰神明，则视人如敌、怒目骂詈，甚则发狂，或突致昏厥。随情绪变化，郁怒之肝气更加不畅或可得到暂时缓解，故其症亦随之加重或减轻。舌红苔黄、脉弦或弦数有力，为气逆阳亢之征。

【辨证要点】有导致愤怒的情志因素存在，以急躁易怒、胸胁胀闷、头胀头痛等为主要辨证要点。

三、思伤证

【概念】思伤证指思虑过度，伤及心脾，致脏腑气机紊乱，以腹胀纳呆、心悸失眠等为主要表现的证候。

【临床表现】腹部胀满，不思饮食，倦怠乏力，面色萎黄，头晕健忘，心悸失眠，消瘦，脉沉细结。

【证候分析】《素问·阴阳应象大论》曰："思伤脾。"脾在志为思，思虑太过，则气结而不散。脾气郁结不畅，故腹部胀满。脾失健运，故不思饮食。病久脾虚，气血生化乏源，机体失养，则倦怠乏力、面色萎黄、消瘦。思虑过度，伤及心神，神明失濡，故头晕健忘、失眠多梦。神失所守，故心悸不宁。气结不散，故脉沉细结。

【辨证要点】有导致思虑过度的情志因素存在，以腹胀纳呆、倦怠乏力、心悸失眠等为辨证要点。

四、忧伤证

【概念】忧伤证指忧愁过度，脾肺失司，气机郁滞，以郁郁寡欢、忧愁不解等为主要表现的证候。

【临床表现】郁郁寡欢，忧愁不解，表情淡漠，胸闷腹胀，倦怠乏力，失眠多梦，头晕健忘，食欲减退，脉缓或结等。

【证候分析】肺在志为忧，忧则气结。肺主气，脾经多气，忧愁过度，抑郁气机，气机不畅，故郁郁寡欢、忧愁不解、表情淡漠。忧伤及心，心神失养，故失眠多梦，头晕健忘。忧伤及肺，肺气郁闭不宣，则胸闷。子病及母，伤及于脾，则倦怠乏力、腹胀。脉缓或结乃气滞不宣之象。

【辨证要点】有导致忧愁的情志因素存在，以郁郁寡欢、忧愁不解、胸闷倦怠等为主要辨证要点。

五、悲伤证

【概念】悲伤证指悲伤过度，伤及肺心，气机消散，以善悲欲哭、意志消沉等为主要表现的证候。

【临床表现】善悲欲哭，意志消沉，精神萎靡，面色惨淡，疲乏少力，脉结。

【证候分析】悲为肺之志。《灵枢·本神》曰："心气虚则悲。"悲则肺伤气消，神气不足，涣散不收，故见善悲欲哭、意志消沉、精神萎靡、面色惨淡、疲乏无力。所谓善悲者，不必实有可悲之事，心中只是怏怏不快，虽遇可喜，亦只强为欢笑而已。气消血行不畅，则脉结。

【辨证要点】有导致悲伤的情志因素存在，以善悲欲哭，意志消沉，神疲乏力等为主要辨证要点。

六、恐伤证

【概念】指恐惧过甚，气泄下行，肾失固摄，以恐惧不安、心悸不宁、二便失禁等为主要表现的证候。

【临床表现】恐惧不安，心悸不宁，常欲闭门独处，如恐人将捕之，夜寐难安，甚则二便失禁，或为滑精，阳痿，舌苔薄白，脉弱。

【证候分析】恐为肾志，过恐伤肾。而恐病的形成，又与心、肝、胆有关，《灵枢·本神》曰："肝气虚则恐。"因心藏神，神伤则心怯而恐，故常见恐惧不安、心悸不宁、夜寐难安。《沈氏尊生书·卷六》曰："肝者，肾之子，水强则胆壮，水衰则血虚，故易恐。"常欲闭门独处，如恐人将捕之。恐则气下，肾气不固，故出现二便失禁、滑精、阳痿等症。脉弱为恐惧伤肾，肾气不足之象。

【辨证要点】有导致过度恐惧的情志因素存在，以恐惧不安、心悸不宁、二便失禁、滑精等为辨证要点。

七、惊伤证

【概念】指猝然惊吓，气行逆乱，损及心胆，以胆怯易惊、惊悸不宁等为主要表现的证候。

【临床表现】胆怯易惊，惊悸不宁，神不守舍，坐卧不安，失眠多梦，神疲乏力，或见短气自汗，舌淡红苔薄白，脉短或动。

【证候分析】惊的发生，多由于猝闻巨响，或目见异物，遇危临险，猝然惊吓，惊则气乱，致气行逆乱，使心无所倚，神气失守，故见胆怯易惊、惊悸不宁、神不守舍、坐卧不安、失眠多梦等症。过度惊吓，暴伤心气，而见神疲乏力、短气自汗。惊则气乱，故脉见短或动。

【辨证要点】有导致过度惊骇的情志因素存在，以胆怯易惊、惊悸不宁、坐卧不安、失眠多梦等为辨证要点。

● 第三节 劳伤、食积、虫积、外伤、药邪辨证 ●

人体健康需要劳逸结合，饮食要节制、洁净，起居要规律，并且注意人身安全，防止外伤，安全用药，谨遵医嘱，否则会损伤正气或影响脏腑的生理机能，使人体产生疾病。《素问·上古天真论》曰："食饮有节，起居有常，不妄作劳，故能形与神俱……以酒为浆，以妄为常，醉以入房……逆于生乐，起居无节，故半百而衰也。"《素问·痹论》亦说："饮食自倍，肠胃乃伤。"本节主要介绍劳伤、食积、虫积、外伤及药邪等的辨证。

一、过劳所伤

【概念】指过度劳累，损耗脏腑，气血失常所引起的病证。

【临床表现】精神困顿，疲乏无力，饮食减退，嗜卧，懒言，声低息弱，气喘自汗，或心悸，健忘，失眠，多梦，或头晕耳鸣，神疲气弱，腰膝酸软，男子阳痿早泄、梦遗、滑精，女子经少、梦交、宫冷不孕，舌淡苔白，脉弱。

【证候分析】过劳包括劳力、劳神、房劳三个方面。劳力太过，易耗伤元气，导致精神困顿、疲乏无力、饮食减退、嗜卧等；肺气耗损则懒言、声低息弱、气喘；卫外之气不固，则自汗出。劳神太过，暗耗心血，可见心悸健忘、失眠、多梦等。若房劳太过，耗损肾精，无以生髓，髓海空虚，元神失养，故头晕耳鸣、神疲气弱；腰为肾之府，肾精亏虚，骨失所养，则腰膝酸软；肾阳不足，真火失其温煦，故男子阳痿、滑精，女子经少、宫冷不孕；真阴不足，真火失其润涵，虚火浮越，则男子梦遗，女子梦交；舌淡苔白，脉弱，均为脏腑、气血亏虚之象。

此外，辨劳倦还须了解久视伤血，久卧伤气，久坐伤肉，久立伤骨，久行伤筋，以及劳倦之后，汗出过多，耗气伤津；五劳者，烦冗劳心，谋虑劳肝，过思劳脾，过忧劳肺，色欲劳肾；另外肺劳伤气，心劳伤神，脾劳伤食，肝劳伤血，肾劳损精等，亦须详细辨别。

【辨证要点】以有过度劳累史，神疲乏力，嗜卧，心悸，头晕耳鸣，腰膝酸软等为辨证要点。

二、过逸所伤

【概念】指过度安逸，不劳少动，使气血运行不畅所致的病证。

【临床表现】肢软乏力，形体肥胖，行动不便，动则气喘，心悸短气，食少纳呆，舌淡脉细。

【证候分析】过逸，则气血运行不周，肌肉松缓，筋骨脆弱，故常感肢体乏力而易疲劳；气机不畅，水湿失于运化输布，停聚于肌腠之间，则体肥而行动不便；气郁不行，则脾胃呆滞，血脉失于宣畅，则心悸短气、动则气喘、食少纳呆；舌淡脉细，为过度安逸，气血渐弱之象。

【辨证要点】以过度安逸，体胖乏力，气喘心悸等为辨证要点。

三、食积

【概念】指因饮食不节，或脾胃素虚，受纳腐熟运化失常，以致宿食停滞胃肠所表现的证候。

【临床表现】脘腹胀痛，胸膈痞塞，嗳腐吞酸，或呕吐酸腐食物，纳呆厌食，大便秘结，或酸腐臭秽，或夹有未消化的食物，舌苔厚腻，脉滑。

【证候分析】多因暴饮暴食，过食肥甘、生冷、辛辣，酗酒，或脾胃素弱，贪食不化，以致腐熟运化失健等因素引起。

宿食停积，胃肠气滞，不通则痛，故脘腹胀痛、胸膈痞塞。食积于胃，郁而为热，食积化腐，腐浊之气随胃气上逆，则嗳腐吞酸，或呕吐酸腐食物。宿食内停，脾胃纳运失职，故纳呆厌食。食积肠道，气机阻滞，故便秘。食滞于中，大肠传导不利，则大便酸腐臭秽或夹有未消化的食物。食浊相蒸，则舌苔厚腻、脉滑。

【辨证要点】以有饮食不节病史，脘腹胀痛，嗳腐吞酸，厌食为辨证要点。

四、虫积

【概念】指寄生在人体肠道的虫类，扰乱脏腑气机，耗损人体营血所引起的病证。

【临床表现】脐腹部疼痛，时痛时止，或隐痛，或绞痛，或攻痛，疼痛剧烈，腹胀便溏，恶心呕吐，异嗜；腹部可触及条索状物，时聚时散；或皮疹，灼热，瘙痒，肿痛；或喉痒，胸闷；或吐虫；或大便排虫，肛门瘙痒；因痒不寐，面色淡白或萎黄，心悸气短，四肢乏力，头晕耳鸣，形体消瘦，唇舌色淡，脉细弱或弦；甚则浮肿，腹水，阳痿，经闭。

【证候分析】人体常见的寄生虫有蛔虫、蛲虫、绦虫、钩虫、血吸虫等。这类寄生虫寄居于体内，不仅消耗营养物质，还可以造成各种损害，导致疾病发生。

饮食不洁，虫居肠道，扰乱气机，蛔虫窜动肠道，则脐腹作痛；虫静则痛止，故疼痛以时痛时止为特点。蛔虫钻窜，聚而成团，阻于肠道或胆道，故出现腹部绞痛、攻痛，疼痛剧烈。虫由饮食入胃，或由肺卫及胃，脾胃气机失调，运化失司，故出现腹胀便溏、恶心呕吐、异嗜。虫聚则气不通，故腹部可触及条索状物，虫散则索状物消失。虫毒侵及肌肤，引起皮疹、灼热、瘙痒、肿痛等。肺与皮毛相表里，由皮肤深及于肺，肺气失宣，故出现喉痒、胸闷。如蛔虫上扰于胃，气机逆乱，可呕吐蛔虫。虫积肠道，随大便而出，则大便排虫。若内居蛲虫，夜则窜出肛门产卵，故致肛门奇痒而不能寐。病深日久，虫居肠道，脾胃虚损日甚，气血化源不足，耗损营血，故见面色淡白或萎黄、形体消瘦、心悸气短、四肢乏力、头晕耳鸣、唇舌色淡、脉细弱。弦脉主痛。病及于肾，肾虚水泛，故出现浮肿，甚则腹水、阳痿、经闭等脾肾两虚之症。

【辨证要点】以脐腹部疼痛，时痛时止，面黄体瘦，大便排虫为辨证要点。

五、外伤

外伤是对各种外力或外物直接作用于人体所造成的局部症状或整体损伤的总称，主要包括金刃、跌仆伤以及虫兽咬伤。各种创伤的共同特征：轻则皮肤、肌肉创伤，血脉瘀阻，而出现局部疼痛、血肿、瘀斑、出血等；重则损伤筋骨、内脏，发生骨折、关节脱位，内脏出血或破裂，甚至虚脱等。

（一）金刃伤

【概念】指金属器刃损伤身体所致的创伤。

【临床表现】有明确的金刃损伤史。轻者局部皮肉损伤、流血、瘀积肿痛，重者伤筋折骨，疼痛剧烈，流血不止，面色苍白，头晕目眩，脉象微弱，甚则面容苦笑，牙关紧闭，筋惕，角弓反张，筋肉抽搐等。

【证候分析】金刃损伤局部，致使皮肉肌肤、脉络受损，轻者可见局部皮肉损伤、流血、瘀积肿痛，重者可见伤筋折骨、疼痛剧烈、流血不止。血溢脉外，则出血；气血郁滞脉外，则疼痛、红肿；失血过多，则气随血脱，可见面色苍白、头晕目眩、脉象微弱等虚脱证候；若风邪入侵伤口，邪初在表，则寒热、筋惕；邪入肌腠，半表半里，则见苦笑面容、牙关紧闭、角弓反张、筋肉抽搐等症。

【辨证要点】以有明确的金刃损伤史，局部皮肉破损出血，肿痛，流血不止，甚或见虚脱证候为辨证要点。

（二）虫兽伤

【概念】指毒虫、毒蛇、狂犬等动物伤害人体引起的病证。

【临床表现】有明确的虫兽伤病史。轻则局部红肿疼痛，麻木，或发疹，重则牵引四肢发麻或痛甚，头晕，胸闷，手足疼痛。亦有出现瘀斑及出血甚至创口坏死者。若为狂犬咬伤，发作时则有恐水、畏光、畏声等症。

【证候分析】虫兽伤分无毒和有毒两种。无毒者，则其局部仅见红肿疼痛，一经消毒处理，即可自愈。若有毒者，则局部红肿疼痛、麻木等症甚重，或局部血肿、瘀斑，甚至出血不止，创口坏死。毒从伤口侵入，阻滞经络，郁滞气血，则见四肢发麻或痛甚，严重者可见头晕、胸闷。

狂犬咬伤，其毒邪潜伏于内，一段时间后发病。其停留时间的长短与年龄、伤口部位、伤口深浅、毒邪量及毒力大小等因素有关。如儿童发病较快；头面部咬伤发病较早；深咬伤潜伏时间短；其他如受寒、过度劳累等均可能使其提早发病。毒邪发作，毒势弥漫，可上犯元神之府，扰及清窍，使神志、经络调节失常，经气逆乱，因而出现恐水、畏光、畏声等症。

【辨证要点】以有明确的虫兽伤病史，并见局部红肿疼痛、麻木等症为辨证要点。若为狂犬咬伤，病发作时则有恐水、畏光、畏声等症。

（三）跌仆伤

【概念】指因跌仆、坠堕、撞击、闪挫、压扎等所引起的损伤。

【临床表现】有跌仆损伤病史。一般伤处红肿疼痛、伤筋、破损、出血、骨折、瘀肿、血脱等；若被重物压扎或挤压，或从高处坠下，可致吐血、尿血；若坠堕时头颅着地，骨陷伤脑，则眩晕不举，戴眼直视，口不能语，甚至昏厥等。

【证候分析】跌仆损伤主要是由跌仆时，经络气血郁滞，致伤处破损、疼痛、肿胀。伤及血络，则出血甚或血脱。伤及筋骨可见筋伤、骨折、活动受限、瘀血、红肿。另需注意其病变要视跌仆时损伤的部位及其是否伤及内脏而定。如被重物挤压于胸部，严重者除胸廓损伤外，内及心肺，则出现心肺症状。重物压扎腹部或腰部，可见尿血。如从高处坠下，头颅着地，颅骨粉碎，骨陷伤脑，则现眩晕不举、戴眼直视、口不能语，甚至昏厥等危象。

【辨证要点】以有跌仆损伤病史，并见局部破损、出血等症为辨证要点。

六、药邪伤

【概念】指因药物使用不当而引起的病证。

【临床表现】药邪伤的临床表现多种多样，或皮肤瘙痒，皮疹；或头晕心悸，恶心呕吐，腹痛腹泻，哮喘，舌麻；甚者全身肌肉震颤，烦躁，黄疸，紫绀，出血，昏迷乃至死亡。

【证候分析】药性有偏颇，药物毒性有大小，故用药不当，均可引起药毒。隋代巢元方《诸病源候论·解诸药毒候》曰："凡药物云，有毒及有大毒者，皆能变乱，于人为害，亦能杀人。但毒有大小，自可随所犯而救解之。但着毒重者，亦令人发病时咽喉强直，而两眼睛疼，鼻干，手脚沉重，常呕吐，腹里热闷，唇口习习，颜色乍青乍赤，经百日便死。其轻者，乃身体习习而痹，心胸涌涌然而吐，或利无度是也。"

误服或用药不当，易致药物过敏及药物中毒。药物过敏可出现皮肤瘙痒、皮疹、哮喘等症。药物中毒的症状与药物的成分、用量有关，轻者常表现为头晕心悸、恶心呕吐、腹痛腹泻、舌麻等，重者可出现全身肌肉震颤、烦躁、黄疸、紫绀、出血、昏迷乃至死亡。

【辨证要点】以有过量服药或误食药物史，并出现各种身体不适的症状为辨证要点。

本章小结

病因辨证是通过对疾病所表现的症状、体征及病史等进行综合分析，从而求得对疾病现阶段病因认识的一种辨证方法。人之有病，或感六淫，或伤七情，或为劳倦、食积、虫积、外伤、药邪所伤，皮肤、肌肉、经络、脏腑等受其邪而成病。辨证时，既要注意对病因的识别，还要重视机体正气的盛衰，二者皆明，方可论治无误。病因辨证主要包括有六淫、疫疠辨证，情志内伤辨证，劳伤、食积、虫积、外伤、药邪辨证。

六淫、疫疠辨证是侧重外感病病因的辨证方法。六淫、疫疠为外在病邪，往往与季节有关。侵入人体后之病变过程，会随体质异同而产生不同病机，因此疾病的表现是复杂多变的。主要包括风淫证、寒淫证、暑淫证、湿淫证、燥淫证、火淫证及疫疠。情志内伤辨证是辨别七情内伤为病的辨证方法，主要包括喜伤证、怒伤证、思伤证、忧伤证、悲伤证、恐伤证、惊伤证。劳伤、食积、虫积、外伤、药邪辨证是用于劳逸过度、饮食不节、虫积于内及外伤、药邪等原因所致疾病的辨证方法。

复习思考题

1. 如何理解风淫证的临床表现？
2. 暑淫证的常见证候有哪些？
3. 如何理解恐伤证的临床表现？
4. 如何理解过劳、过逸致病的机理？

同步练习　　　　同步练习答案　　　　病案实例　　　　病案实例答案　　　　拓展阅读

第七章

病性辨证

病性辨证
PPT 课件

📚 学习目标

1. 掌握气病、血病、津液病、阴阳虚损病各证候的概念、临床表现及辨证要点。

2. 熟悉气病、血病、津液病、阴阳虚损病各证候的证候分析及相似证的鉴别。

3. 了解气病、血病、津液病、阴阳虚损病的临床意义及临床应用范围。

4. 了解气血津液阴阳兼病各证候的概念、临床表现及辨证要点。

5. 熟练运用病性辨证相关理论进行临床病证分析。

病性辨证是在中医理论指导下，对患者所表现的各种症状、体征等，进行分析、归纳、判断，从而确定疾病当前证候性质的方法。病性辨证可以看作是八纲辨证在病性方面的进一步深入。

病性指病证的性质，亦即病理变化的本质属性，可分为一般病性与具体病性。一般病性是八纲辨证中的寒、热、虚、实等，属于抽象的病性概念，而具体病性是以气血津液、阴阳盛衰的变化为主，如气虚、气陷、气滞、气逆、血虚、血瘀、津亏、阴虚、阳虚、亡阴、亡阳等。

辨病性是临床辨证中非常重要的内容之一。由于病性是疾病当前的病理本质，是对疾病一定阶段整体反应状态的概括，亦是对邪正相互关系的综合认识，具有整体、动态的特点。因此，在进行病性辨证时，一般须对症状、体征以及体质、环境等进行综合分析，方可使辨证结果准确。

本章重点介绍气病辨证、血病辨证、津液病辨证、阴阳虚损病辨证、气血津液兼病辨证的主要内容。

● 第一节　气病辨证 ●

气病辨证是根据患者所表现的症状、体征等，依据气的生理、病理特点，分析、判断疾病中有无气的亏损或运行障碍的证候。

气病证候的分类：一方面为气的亏虚，主要包括气虚证、气陷证、气不固证、气脱证，属虚证的范畴；另一方面为气的运行失常，主要有气滞证、气逆证、气闭证，一般属实证的范畴。

气的病变与脏腑功能的失调是密不可分的。掌握气的病变规律，可以为辨别脏腑病变的性质打下基础。

一、气虚类证

气虚类证包括气虚证、气陷证、气不固证和气脱证。

气虚类证视频

（一）气虚证

【概念】指元气不足，脏腑功能减退，以神疲、乏力、脉虚等为主要表现的证候。

【临床表现】精神疲惫，体倦乏力，气短声低，少气懒言，头晕目眩，自汗，动则诸症加重，舌质淡嫩，脉虚。

【证候分析】形成气虚证的原因，主要有久病、重病、劳累过度等，使元气耗伤太过，或先天不足，后天失养，致元气生成匮乏，或年老体弱，脏腑功能减退而元气自衰。

由于元气不足，脏腑功能衰退，故出现神疲、乏力、气短、声低、懒言；气虚不能推动营血上荣，则头晕目眩、舌淡嫩；卫气虚弱，不能固护肌表，故自汗；劳则气耗，故活动劳累则诸症加重；气虚鼓动血行之力不足，故见脉虚。

元气亏虚，而以某脏腑功能减退所表现的证候为主者，临床常见证有心气虚证、肺气虚证、脾气虚证、肾气虚证、胃气虚证等，甚至可为多脏腑气虚证候并存。

气陷证、气不固证、气脱证等，常是气虚的进一步发展，或为其特殊表现。

气虚可导致多种病理变化。如气虚运化无权，推动无力，可导致营亏、血虚、阳虚、生湿、生痰、水停、气滞、血瘀；气虚失于固摄则易感外邪等。同时气虚可与血虚、阴虚、阳虚、津亏等相兼为病，而为气血两虚证、气阴两虚证、阳气亏虚证、津气亏虚证等。

【辨证要点】形体虚弱，以神疲、乏力、气短、脉虚等为辨证要点。

（二）气陷证

【概念】指气虚无力升举，清阳之气下陷，以自觉气坠，或脏器下垂为主要表现的证候。

【临床表现】头晕眼花，气短疲乏，脘腹腰坠胀，大便稀溏，形体消瘦，或见内脏下垂，脱肛，阴挺，舌淡嫩，脉虚。

【证候分析】气陷多是气虚的发展，或为气虚的一种特殊表现形式。一般指脾（中）气的下陷。

清阳之气不升，则自觉气短、头晕眼花；气陷而机体失却充养，则神疲乏力、形体消瘦；脾失健运，水谷精微下趋，则大便稀溏；气陷无力升举，不能维持脏器正常位置，故觉脘腹腰坠胀，甚至内脏下垂、脱肛、阴挺；舌淡嫩、脉虚均为气虚之象。

【辨证要点】以形体虚弱，脘腹腰坠胀，脏器下垂兼气虚为辨证要点。

（三）气不固证

【概念】指气虚失其固摄之职，以自汗，或大便、小便、精液、月经、胎元等不固为主要表现的证候。

【临床表现】气短，疲乏，面色淡白，或见自汗不止，或流涎不止，或遗尿，余溺不尽，小便失禁，或大便滑脱失禁，或妇女崩漏，或各种慢性出血，或滑胎，小产，或男子遗精，滑精，早泄，舌淡，脉虚。

【证候分析】气不固，包括不能固摄津液、血液、小便、大便、精液、胎元等。其辨证既有气虚证的一般证候表现，又有各自"不固"的证候特点。

气虚失于推动、温养，故气短、疲乏、面色淡白；气不摄津则可表现为自汗、流涎；气虚不能固摄二便，可表现为遗尿、余溺不尽、小便失禁，或大便滑脱失禁；气不摄血，则可导致妇女崩漏，或各种慢性出血；气虚胎元不固，可导致滑胎、小产；气不摄精，则见遗精、滑精、早泄；舌淡、脉虚为气虚之象。

【辨证要点】以疲乏、气短、脉虚及自汗或二便、经、精、胎等的不固为辨证要点。

（四）气脱证

【概念】指元气亏虚已极，急骤外泄，以气息微弱、汗出不止等为主要表现的危重证候。

【临床表现】呼吸微弱而不规则，汗出不止，口开目合，手撒身软，神识朦胧，二便失禁，面色苍白，舌淡，苔白润，脉微。

【证候分析】气脱证可由气虚证、气不固证发展而来，也可以在大汗、大吐、大泻或大失血等情况下，出现"气随津脱""气随血脱"，或于长期饥饿、极度疲劳、暴邪骤袭等状态下发生。

真气欲脱，则心、肺、脾、肾等脏腑之气皆衰。气息微弱欲绝、汗出不止，为肺气外脱之征；面白、脉微、神识朦胧，为心气外越之象；二便失禁为肾气欲脱的表现；身软、口开、手撒，为脾气外泄之征；目合，为肝气衰退之象。

【辨证要点】病势危重，以神识朦胧、气息微弱、汗出不止、脉微等为辨证要点。

二、气滞类证

气滞类证包括气滞证、气逆证、气闭证。

气滞类证视频

（一）气滞证

【概念】指人体某一脏腑、经络气机阻滞，运行不畅，以胀闷疼痛为主要表现的证候。

【临床表现】胸胁、脘腹等处或损伤部位的胀闷或疼痛，疼痛性质可为胀痛、窜痛、攻痛，症状时轻时重，部位不固定，按之无形，痛胀常随嗳气、肠鸣、矢气而减轻，或随情绪变化而增减，脉象多弦，舌象可无明显变化。

【证候分析】引起气滞证的原因，主要有三方面：一是情志不舒，如忧郁悲伤、思虑过度，而致气机郁滞；二是痰饮、瘀血、宿食、蛔虫、砂石等病理产物的阻塞，或阴寒凝滞，湿邪阻碍，外伤络阻等，均可致气机郁滞；三是脏气虚弱，运行乏力而气机阻滞。

气机运行不畅，阻塞不通，故胀闷不适、疼痛；气善行走，气失运行，聚散无常，故疼痛多见胀痛、窜痛、攻痛，且部位不定，按之无形，时轻时重；气聚则痛增，气行则痛减，故疼痛常随嗳气、肠鸣、矢气而减轻，或随情绪变化而增减。气机不利，脉气不舒，故见脉弦。

临床常见的气滞证有肝气郁结证、胃肠气滞证、肝胃气滞（不和）证等，并表现出各自的证候特征。

气滞常可导致血行不畅而形成气滞血瘀；气机郁滞日久，可以化热、化火；气机不利，可影响水液代谢而产生痰湿、水液内停。气滞一般是气逆、气闭的病理基础。

【辨证要点】以胸胁脘腹或损伤部位的胀闷、胀痛、窜痛等为辨证要点。

（二）气逆证

【概念】指气机失调，气逆上冲，以咳嗽喘促、呃逆、呕吐、头痛等为主要表现的证候。

【临床表现】咳嗽频作，呼吸喘促；或呃逆、嗳气不止，或呕吐、呕血；或头痛、眩晕，气从少腹上冲胸咽，甚至昏厥等。

【证候分析】气逆主要是指肺胃之气不降而上逆，或肝气升发太过而上逆。气逆可因外邪侵袭、痰饮瘀血内停、寒热刺激、情志过激而致，亦可因虚而逆等。

由于气逆证有肺气上逆、胃气上逆、肝气上逆的不同，故可表现出不同的证候。肺气上逆以咳喘为主症；胃气上逆以呃逆、呕恶、嗳气等为主症；肝气上逆以头痛、眩晕、气从少腹上冲胸咽、昏厥等为主症。

气逆也是一种病机，临床应注意辨别病因、病位，如胃寒气逆证、胃火气逆证等。

【辨证要点】以咳喘，或呕吐、呃逆，或头痛、眩晕等为辨证要点。

（三）气闭证

【概念】指邪气阻闭神窍或脏器、官窍，以突发昏厥或绞痛为主要表现的实性急重证候。

【临床表现】突然发生、势急、症重，或为昏厥，或为内脏出现绞痛，或四肢厥冷，或有二便闭塞，呼吸气粗，声高，脉沉弦有力等。

【证候分析】气闭证是因强烈精神刺激、砂石、蛔虫、痰浊、瘀血内积等，使气机闭阻而成。

极度精神刺激，可使神机闭塞，故突发昏厥；痰浊、瘀血、砂石、蛔虫等阻塞脉络、管腔等，导致气机闭塞，则突发内脏绞痛，或四肢厥冷，或二便不通；因邪实所致，故声高而息粗、脉沉弦有力。

【辨证要点】以突发昏厥，或内脏绞痛，或四肢厥冷，息粗，脉实为辨证要点。

● 第二节　血病辨证 ●

血病辨证是根据患者所表现的症状、体征等，依据血的生理、病理特点，分析、判断疾病中有无血液亏损或运行障碍的证候。

血病证候的分类：一方面为血液亏虚，主要包括血虚证、血脱证，属虚证的范畴；另一方面为血液运行失常，主要有血瘀证、血热证、血寒证，一般属实证的范畴。

血液病变与脏腑功能失调有密切的关系。掌握血液病变的一般规律，可以为辨别脏腑病变的病理性质打下基础。

一、血虚类证

血虚类证主要包括血虚证和血脱证。

（一）血虚证

血虚类证视频

【概念】指血液亏虚，不能濡养脏腑、经络、组织，以面、睑、唇、舌淡白，脉细为主要表现的证候。

【临床表现】面色淡白或萎黄，眼睑、口唇、舌质、指甲的颜色淡白，头晕眼花，两目干涩，心悸，多梦，健忘，神疲，手足发麻，或妇女月经量少、色淡，月经后期，甚或经闭，脉细无力等。

【证候分析】导致血虚的原因，主要有两个方面：一是血液耗损过多，新血未能及时补充，主要见于各种出血之后，或久病、大病之后，或劳神太过，阴血暗耗，或因虫积肠道，耗伤营血等所致；二是血液生化不足，可见于脾胃运化功能减退，或进食不足，或因其他脏腑功能减退，不能化生血液所致。

血液亏虚，脉络空虚，形体组织失于濡养，则颜面、眼睑、口唇、舌质、指甲的颜色淡白，脉细无力；血虚而脏腑、组织失濡，则头晕、眼花、两目干涩、手足发麻，妇女月经量少、色淡，月经后期，甚或经闭；血虚失养，心神失濡，故心悸、多梦、健忘、神疲。

血虚证主要有心血虚证和肝血虚证，可有血虚肠燥证、血虚肤燥生风证。

血虚可与气虚、阴虚、血瘀等兼并存在，而为气血两虚证、阴血亏虚证、血虚夹瘀证。血虚进一步发展可致血脱。

【辨证要点】病体虚弱，以面、睑、唇、舌等颜色淡白，脉细为辨证要点。

（二）血脱证

【概念】指突然大量出血或长期反复出血，血液亡脱，以面色苍白、脉微或芤为主要表现的危重证候。

【临床表现】面色苍白，头晕，眼花，心悸，气短，舌色枯白，脉微或芤等。

【证候分析】导致血脱证的主要原因是突然大量出血，诸如呕血、便血、崩漏、外伤失血等，也可以因长期失血，或血虚进一步发展而成。所以大失血、严重血虚等病史可以作为血脱证的主要诊断要点。

血液大量耗失，血脉空虚，不得荣润，则面色苍白、舌色枯白、脉微或芤；血液亡失，心脏、清窍失养，则见心悸、气短、头晕、眼花等症。

【辨证要点】有血液严重耗失的病史，以面色苍白，脉微或芤等为辨证要点。

二、血瘀证

血病实证视频

【概念】指瘀血内阻，血行不畅，以固定刺痛、肿块、出血、瘀血色脉征为主要表现的证候。

【临床表现】有疼痛、肿块、出血、瘀血色脉征等方面的表现。疼痛：刺痛，痛处拒按，固定不移，常在夜间痛甚。肿块：在体表者包块色青紫，腹内者触及质硬而推之不移。出血：出血紫暗或夹血块，或大便色黑如柏油状，或妇女崩漏。瘀血色脉征：面色黧黑，或唇甲青紫，或皮下紫斑，或肌肤甲错，或腹露青筋，或皮肤出现丝状红缕，或舌有紫色斑点，舌下络脉曲张，脉多细涩，或结、代。

【证候分析】产生瘀血的原因可有多个方面：一是外伤、跌仆及其他原因造成的体内出血，离经之血未及时排出或消散，瘀积于内；二是气滞而血行不畅，以致血脉瘀滞；三是血寒而使血脉凝滞，或血热而使血行壅聚、血受煎熬，血液浓缩黏滞，致使脉道瘀塞；四是气虚、阳虚而运血无力，血行迟缓。

血瘀证的机理主要为瘀血内积，气血运行受阻，不通则痛，故有刺痛、固定不移、拒按等特点；夜间阳气内藏，阴气用事，血行较缓，瘀滞益甚，故夜间痛增；血液瘀积不散，凝结成块，则肿块紫暗；血不循经而溢出脉外，则见各种出血；血行障碍，血液不能濡养肌肤，则皮肤干涩、肌肤甲错；血行瘀滞，则面色黧黑、唇甲青紫；脉络瘀阻，则腹露青筋，或见丝状红缕，舌有紫色斑点、舌下络脉曲张；脉细涩，或结、代，亦为瘀血内停之象。

瘀血可阻滞于各种脏器、组织，而有不同的血瘀证名。如瘀阻心脉证、瘀阻脑络证、胃肠血瘀证、肝经血瘀证、瘀阻胞宫证、下焦瘀血证、瘀滞脉络证等，并表现出各自脏器、组织的证候特点。

血瘀与气滞可互为因果，或同时为病，而为气滞血瘀证。血瘀可与痰、热等合并为病，而为瘀痰互结证、瘀热互结证。瘀血内阻还可导致血虚、水停等病理改变。

【辨证要点】以固定刺痛、肿块、出血、瘀血色脉征为辨证要点。

三、血热证

【概念】指火热内炽，侵迫血分，以身热口渴、斑疹吐衄等为主要表现的证候，即血分的热证。

【临床表现】咳血、吐血、二便出血等各种急性出血，色深红，或斑疹显露，或为疮痈，身热夜甚，口渴，面赤，心烦，失眠，躁扰不宁，甚或狂乱、神昏谵语，舌绛，脉数疾。

【证候分析】血热证的形成：一是外感热邪，或他邪化热，传入血分；二是情志过极，气郁化火，或过食辛辣燥热之品，火热内生，侵扰血分。

热在血分，迫血妄行，可见各种出血、色深红，或斑疹显露；血行加速，脉道扩张，则见面红目赤、舌绛、脉数疾；血热内扰心神，则见心烦、失眠、躁扰不宁，甚则狂乱、神昏谵语；热邪内犯营血，灼血腐肉，可为疮痈脓疡；身热夜甚、口渴，为热邪升腾，耗伤津液之象。

血热证常见于外感温热病中，即卫气营血辨证中的血分证，又可见于外科疮疡病、妇科月经病及其他杂病之中。

【辨证要点】以各种急性出血、血色深红，或斑疹显露，身热口渴，烦躁谵语，舌绛，脉数等为辨证要点。

四、血寒证

【概念】指寒邪客于血脉，凝滞气机，血行不畅，以患处冷痛拘急等为主要表现的证候，即血分的寒证。

【临床表现】形寒畏冷，手足或少腹等冷痛拘急，得温痛减，肤色紫暗发凉，或痛经，月经愆期，经色紫暗，夹有血块，唇舌青紫，苔白滑，脉沉迟弦涩。

【证候分析】血寒证是因寒邪侵犯血脉，或阴寒内盛，凝滞脉络而成。

寒凝脉络，气血运行不畅，阳气不得流通，组织失于温养，故常表现为形寒畏冷、手足或少腹等患处寒冷、疼痛；寒性凝滞收引，故其痛具有拘急冷痛、得温痛减的特点；肤色紫暗、痛经、月经愆期、经色紫暗、夹有血块、唇舌青紫、脉沉迟弦涩，均为阴寒内盛，血行不畅之征象。

血寒证属实寒证范畴，寒滞肝脉证、寒凝胞宫证、寒凝脉络证等均属于血寒证。

【辨证要点】以患处冷痛拘急，形寒畏冷，唇舌青紫，经色紫暗等为辨证要点。

第三节　津液病辨证

津液病辨证是根据患者所表现的症状、体征等，依据津液的生理、病理 津液病辨证视频特点，分析辨别疾病当前病理本质中是否存在津液亏虚或运化障碍的证候。

津液的病变，可以由各种病因侵扰而导致，亦可由脏腑功能失常而形成。津液生成不足或丧失过多，就会出现伤津、脱液；若输布、排泄障碍，就会导致水液停聚，而表现为痰、饮、水湿等。

津液病证候，包括津液不足所致的津液亏虚证和水液停聚而形成的痰证、饮证、水停证。

一、津液亏虚证

【概念】指体内津液亏少，脏腑、组织、官窍失却滋润，以口鼻、唇舌、皮肤干燥，便干尿少等为主要表现的证候。

【临床表现】口、鼻、唇、舌、咽喉、皮肤等干燥，甚则皮肤枯瘪，眼窝深陷，口渴欲饮水，小便短少而黄，大便秘结，舌红，脉细数。

【证候分析】大汗、大吐、大泻、高热、烧伤等，使津液耗损过多；或外界气候干燥，或体内阳热偏亢，耗伤津液；或饮水过少，或脏气虚衰，使津液生成不足等，均可形成津液亏虚的证候。

津液亏少，不能充养、濡润脏腑、组织、官窍，则见口、鼻、唇、舌、咽喉、皮肤干燥，甚则皮肤枯瘪，眼窝深陷，口渴欲饮水，小便短少而黄、大便秘结等干燥少津的症状；津液亏少，阳热偏旺，则舌红、脉细数。

一般津液损伤较轻者，称为伤津、津亏，以干燥症状为主要表现；津液损伤较重者，则称为液耗、液脱，常有皮肤枯瘪、眼球深陷的临床特征。但临床上常将二者合称而不作严格区分。

津液亏虚的常见证有肺燥津伤证、胃燥津亏证、肠燥津亏证等，均有干燥症状，并表现出各自脏腑的证候特点。气虚、血虚与津液亏虚可互为因果或同病，而形成津气亏虚证、津枯血燥证等。

外界燥邪耗伤津液所见证候，为燥淫证，属于外燥；体内津液亏虚所致者，为津液亏虚证，属于内燥。

【辨证要点】以口、鼻、唇、舌、咽、皮肤干燥，便干尿少等为辨证要点。

二、痰证

【概念】指痰浊内阻或流窜，以咳吐痰多、胸闷、眩晕、体胖，或局部有圆滑包块，苔腻、脉滑等为主要表现的证候。

【临床表现】咳嗽痰多，痰质黏稠，胸脘痞闷，呕恶，纳呆，或头晕目眩，或形体肥胖，或神昏而喉中痰鸣，或神志错乱而为癫、狂、痴、痫，或局部有圆滑柔韧的包块，如瘰疬、瘿瘤、乳癖、痰核等，苔腻，脉滑。

【证候分析】痰是体内水液停聚凝结而形成的一种质稠浊而黏的病理产物。形成痰的原因很多，如外感六淫、饮食不当、情志刺激、过逸少动等，影响肺、脾、肾等脏的气化功能，以致水液失其输布而停聚凝结成痰。

痰浊内停于肺，肺失宣发肃降，故咳吐痰多、胸闷；痰浊中阻，胃失和降，可见脘痞、纳呆、泛恶呕吐痰涎；痰质地稠浊而难以消散，故常凝结积聚于某些局部而形成圆滑包块，如瘰疬、瘿瘤、乳癖、痰核等；痰可随气升降，流窜全身，如痰蒙清窍，则头晕目眩，或可见神昏而喉中痰鸣；痰蒙心神，则可见神志错乱而为癫、狂、痴、痫；痰泛于肌肤，则见形体肥胖；苔腻、脉滑等为痰浊内阻的表现。

根据痰的性状及兼症不同，痰证有寒痰、热痰、湿痰、燥痰以及风痰、瘀痰、脓痰等之分。痰可流窜、停积于多个脏腑、组织间，形成相应证候，临床常见的痰证有痰蒙心神证、痰火扰神证、痰阻心脉证、痰浊阻肺证、痰热壅肺证、痰阻胞宫证、风痰阻络证、痰气郁结证、瘀痰阻络证等，其证候除有痰的表现外，必兼有其他病性及痰所停部位的症状。

痰之为病，颇为广泛，见症多端，因而有"百病多因痰作祟""怪病多痰"之说。

【辨证要点】以咳吐痰多，胸闷，呕恶，眩晕，体胖，或局部有圆滑包块，苔腻，脉滑等为辨证要点。

思政元素

崇德博学，求实创新

外弟岁，一日醉饱后，乱言、妄语、妄见。询之，系伊亡兄附体，言生前事甚的，乃叔在边叱之。曰：非邪，食腥与酒太过，痰所为耳。灌盐汤一大碗，吐痰一二升，汗因大作，困睡一宵而安。（《格致余论·虚病痰病有似邪祟论》）

对于癫狂的病因病机，世俗认为是鬼邪作祟，朱丹溪不盲从、不迷信，重探究、重思考，提出从痰论治癫狂而获效。

"百病从痰论治"是丹溪学派的主要学术特色，不仅开创了中医痰证临床诊治与理论发展的新局面，而且反映了中医辨证论治的独特魅力，也启发了后世医家诊治神志疾病的思路。朱丹溪严谨认真、刻苦钻研的治学态度给后学作出了表率，为医者"必须博极医源，精勤不倦，不得道听途说"，要深刻领悟"大医精诚、医者仁术"的精神，明白医者不仅要有精湛的医术，更要有高尚的品德修养，以德御术，德术双修。

三、饮证

【概念】指水饮停聚于腔隙或胃肠，以胸闷脘痞、咳吐清稀痰涎、肋间饱满、苔滑等为主要表现的证候。

【临床表现】脘腹痞胀，泛吐清水，脘腹部水声漉漉，或肋间饱满，咳唾引痛，或胸闷，心悸，息促不得卧，或咳吐清稀痰涎，或喉间哮鸣有声，或身体疼痛而沉重，甚则肢体浮肿，头目眩晕，舌苔白滑，脉弦。

【证候分析】饮是体内水液停聚而转化成的一种较痰清稀、较水混浊的病理性产物。可因外邪侵袭，或为中阳素虚，使水液输布障碍，停聚成饮。

饮邪主要停积于胃肠、胸胁、心包、肺、肌表等部位。饮邪停留于胃肠，阻滞气机，胃失和降，可见泛吐清水、脘腹痞胀、腹部水声漉漉，是为狭义的痰饮。饮邪停于胸胁，阻碍气机，压迫肺脏，则有肋间饱满、咳唾引痛、胸闷息促等症，是为悬饮。饮邪停于心包，阻遏心阳，阻滞气血运行，则见胸闷心悸、气短不得卧等症；饮邪犯肺，肺失宣降，气道滞塞，则见胸闷、咳吐清稀痰涎，或喉间哮鸣有声等，均为支饮。水饮流溢四肢体表，则身体疼痛而沉重，甚则肢体浮肿，是为溢饮。饮邪内阻，清阳不能上升，则见头目眩晕。舌苔白滑、脉弦，亦为饮邪内停的表现。

根据饮停部位的不同，临床有饮停胃肠证、饮停胸胁证、饮停心包证、饮邪客肺证、饮停肌表等，临床有各自的证候特点。

【辨证要点】以胸闷脘痞，呕吐清水，咳吐清稀痰涎，肋间饱满，苔滑，脉弦等为辨证要点。

四、水停证

【概念】指体内水液停聚，以肢体浮肿，或腹大胀满等为主要表现的证候。

【临床表现】头面、肢体甚或全身水肿，或为腹水而见腹部膨隆，叩之音浊，小便短少不利，身体困重，舌淡胖，苔白滑，脉濡缓。

【证候分析】病理性的"水"，为质地清稀、流动性大的病理性产物。导致水停的原因，可为风邪外袭，或湿邪内阻，亦可因房劳伤肾，或久病肾虚等，影响肺、脾、肾的气化功能，使水液运化、输布失常而停聚为患。此外，瘀血内阻，经脉不利，亦可影响水液的运行，使水蓄腹腔等部位，而成血瘀水停。

水为有形之邪，水液输布失常，泛溢肌肤，故见水肿、身体困重；水液停聚腹腔，而成腹水，故见腹部膨隆胀满、叩之音浊；膀胱气化失司，水液停蓄而不泄，故小便不利；舌淡胖、苔白滑、脉濡缓，是水湿内停之征。

以水肿为主者，又有阳水和阴水之别。阳水多因外感风邪，或水湿浸淫所致，性质属实，与肺脾有关。临床可见头面浮肿，一般从眼睑开始，继而遍及全身，小便短少，来势迅速，皮肤薄而光亮。若兼恶寒发热，肢节酸重，苔薄白，脉浮紧，或咽喉肿痛，舌尖红苔薄黄、脉浮数者，则系肺失通调所致，故又称风水相搏证。若兼全身水肿，来势较缓，按之没指，肢体沉重困倦，小便短少，脘闷纳呆，泛恶欲吐，舌苔白腻，脉沉，则与脾有关。阴水多因病久正虚，劳倦内伤，房室不节等所致，性质属虚实夹杂，与脾肾有关。临床可见水肿，腰以下为甚，按之凹陷不起，皮色晦暗，小便短少，脘闷腹胀，纳呆便溏，面色㿠白，畏寒神疲，或腰膝酸冷，舌淡胖苔白滑，脉沉迟无力。

根据形成水停的机理及脏腑的不同，临床常见的水停证有风水相搏证、脾虚水泛证、肾虚水泛证、水气凌心证等。

【辨证要点】以肢体浮肿，或腹大胀满，小便不利等为辨证要点。

痰、饮、水、湿均属体内水液停聚所形成的病理性产物，在形质、流动性、证候表现上有异有同，四者之间关系密切。其形成均常与肺、脾、肾等脏腑功能失调导致气化失常有关。"湿"无明显形质，弥漫性大，以肢体闷重酸困等为主要表现；"水"质清稀为液态，流动性大，以水肿、少尿为主症；"饮"是一种较水浊而较痰稀的液态病理产物，常停聚于某些腔隙及胃肠，以停聚处的症状为主要表现；"痰"的质地稠浊而黏，常呈半凝固乳胶状态，多停于肺，但可随气流窜全身，症状复杂，一般有吐痰多的主症。

痰、饮、水、湿同源异流，难以截然划分，且可相互转化、兼并，故又常互相通称，如有痰饮、痰湿、水饮、水湿、湿饮、湿痰等名。

第四节　阴阳虚损病辨证

阴阳虚损病辨证是根据患者所表现的症状、体征等，对照阴液、阳气的生理、病理特点，分析辨别疾病当前病理本质中是否存在着阴阳虚衰的证候。

阴阳虚损病
辨证视频

由于中医学中的阴阳不仅是抽象的哲学概念，而且已经有了许多具体的医学内容，如阳气、阴液、心阴、肾阳等，都是有实际含义的医学概念。所以，采用阴阳命名的除作为属性阴阳的阴证和阳证外，还包括阴阳盛衰证候的辨别。

阴阳盛衰的证候变化，包括阴阳偏盛和阴阳偏衰两个方面。其中阴盛证、阳盛证，已分别在八纲辨证中的寒证、热证和六淫辨证中的寒淫证、火热证等予以论述。本节主要讨论阴阳虚衰的证候特点和变化，主要包括阴虚证、阳虚证、亡阴证、亡阳证。

一、阴虚证

【概念】指体内阴液亏少而无以制阳，滋润、濡养等作用减退，以五心烦热、盗汗、颧红等为主要表现的证候。

【临床表现】口燥咽干，两颧潮红，五心烦热，潮热，盗汗，形体消瘦，小便短黄，大便干结，舌红少苔，脉细数。

【证候分析】导致阴虚证的原因主要有：热病之后，耗伤阴液；情志过极，火邪内生，久而伤及阴精；房事不节，耗伤阴精；过服温燥之品，使阴液暗耗。

阴液亏少，则机体失却濡润滋养，同时由于阴不制阳，阳热之气相对偏旺而生内热，故表现为一派虚热、干燥不润、虚火内扰的证候。阴虚不能制阳，虚火内扰，故五心烦热、潮热盗汗。虚火上炎，则两颧潮红；阴液亏少，机体失濡，故咽干口燥、形体消瘦、舌红少苔；阴血不足，故脉细；内有虚热，故脉细兼数。

阴虚证可见于多个脏腑组织的病变，常见者有肺阴虚证、心阴虚证、胃阴虚证、肝阴虚证、肾阴虚证等。

阴虚可与气虚、血虚、阳虚、阳亢、精亏、津液亏虚等证候同时存在，或互为因果，而表现为气阴亏虚证、阴血亏虚证、阴阳两虚证、阴虚阳亢证、阴精亏虚证、阴津（液）亏虚证、阴虚燥热证等。阴虚日久，阴损及阳，则为阴阳两虚；阴虚进一步发展演变可为亡阴；阴虚可导致动风、血瘀、水停等病理变化。

【辨证要点】病久体弱，以潮热盗汗、咽干颧红、舌红少苔、脉细而数等为辨证要点。

二、阳虚证

【概念】指体内阳气亏损，温养、推动、蒸腾、气化等功能减退，以畏冷肢凉为主要表现的证候。

【临床表现】畏冷，肢凉，口淡不渴，或喜热饮，神疲，乏力，气短，自汗，小便清长或尿少不利，大便稀薄，面色㿠白，舌淡胖，苔白滑，脉沉迟无力。

【证候分析】形成阳虚证的原因主要有：久病损伤，阳气亏虚，或气虚进一步发展；久居寒凉之处，或过服寒凉清苦之品，阳气逐渐耗伤；年高而命门之火渐衰。

阳气亏虚，机体失却温煦，寒从内生，故畏冷肢凉；阳虚不能固摄，则自汗；阳气亏虚，脏腑功能衰退，则神疲、乏力、气短；阳虚不能蒸腾、气化水液，则见大便稀薄、小便清长或尿少不利；阳虚水湿不化，则口淡不渴；阳虚不能蒸化津液上承，则可见渴喜热饮。津失输布，水气泛溢，则见面色㿠白、舌淡胖嫩、苔白滑；阳虚推动乏力，则脉沉迟无力。

阳虚可见于许多脏腑组织的病变，临床常见者有心阳虚证、脾阳虚证、胃阳虚证、肾阳虚证、胞宫（精室）虚寒证、心阳暴脱证等。

阳虚证易与气虚同存，即阳气亏虚证；阳虚则寒，必有寒象并易感寒邪；阳虚日久，阳损及阴，则为阴阳两虚；阳虚进一步发展演变可为亡阳；阳虚可导致气滞、血瘀、水泛，产生痰饮等病理变化。

【辨证要点】病久体弱，以畏寒肢冷、口淡不渴、尿清便溏、舌淡胖、脉沉迟无力等为辨证要点。

三、亡阴证

【概念】指体内阴液严重耗损而欲竭，以烦渴、脉数疾、汗出如油为主要表现的危重证候。

【临床表现】汗热味咸而黏，如珠如油，身灼肢温，虚烦躁扰，恶热，口渴饮冷，皮肤皱瘪，小便极少，面赤颧红，呼吸急促，口唇干燥，舌红少津，脉细数疾无力。

【证候分析】亡阴常因阴液亏虚进一步发展，或因壮热不退、大吐大泻、大汗不止、大量出血、严重烧伤致阴液暴失而成。

阴亡液脱，故汗热味咸而黏，如珠如油；阴液欲绝，阴竭阳浮，上扰心神，故虚烦躁扰；阴液衰绝，阴不能制阳，故身灼肢温、恶热、面赤颧红、呼吸急促、脉细数疾无力；阴液枯涸，失于濡润，故口渴欲饮、皮肤皱瘪、唇舌干燥；化源不足，故小便极少。

亡阴所涉及的脏腑，常与心、肝、肾等有关，但临床一般不再逐一区分。亡阴若救治不及，势必阳气亦随之而衰亡。

【辨证要点】有阴液严重耗损的病理基础，以身热烦渴、唇焦面赤、脉数疾、汗出如油等为辨证要点。

四、亡阳证

【概念】指体内阳气极度衰微而欲脱，以冷汗、肢厥、面白、脉微等为主要表现的危重证候。

【临床表现】冷汗淋漓，汗质稀淡，神情淡漠，肌肤不温，手足厥冷，呼吸气弱，面色苍白，舌淡而润，脉微欲绝。

【证候分析】亡阳一般是阳气由虚而衰基础上的进一步发展，但亦可因阴寒之邪极盛而致阳气暴伤，或因大汗、失精、大失血等阴血消亡而阳随阴脱，或因剧毒刺激、严重外伤、瘀痰阻塞心窍等而使阳气暴脱。

阳气极度衰微而欲脱，固摄无权，津液外泄，故冷汗淋漓、汗质稀淡；阳气衰竭，失于温煦，则肌肤不温、手足厥冷；阳气虚脱，不能上荣面舌，则面色苍白、舌淡；元气虚衰，鼓动无力，则呼吸气弱、表情淡漠、脉微欲绝。

临床所见的亡阳证，一般是指心肾阳气虚脱。由于阴阳互根之理，故阳气衰微欲脱，可使阴液亦消亡。

【辨证要点】有阳虚的病史，或有导致阳气暴亡的因素，以四肢厥冷、面色苍白、冷汗淋漓、气息微弱、脉微欲绝为辨证要点。

由于阴阳互根，所以亡阴与亡阳皆可相互累及而最终导致同损俱亡。但具体证候中，常有先后、主次之别。

亡阳和亡阴均出现于疾病的危重阶段，故必须及时、准确地辨识。在病情危重的基础上，若突然汗出，往往是亡阴或亡阳之兆，根据汗质的稀冷如水或黏热如油，结合其他病情，如身凉或身灼，四肢厥冷或温和，面白或面赤，脉微或数疾等，一般不难辨别亡阳与亡阴（表 7-1）。

表 7-1　亡阴证与亡阳证鉴别表

证候	汗液	寒热	四肢	面色	气息	口渴	唇舌象	脉象
亡阳证	稀冷味淡	身冷畏寒	厥冷	颜面苍白	微弱	不渴或欲饮热	唇舌淡白苔白润	脉微欲绝
亡阴证	黏热味咸	身热恶热	温和	面赤颧红	息粗	口渴饮冷	唇舌干红少或无苔	脉细数疾无力

值得注意的是，气脱证、血脱证、亡阳证、亡阴证，皆属疾病发展到濒危阶段的证候，且常可相互影响而同时存在，临床不易严格区分，诊断时主要是辨别何种亡脱在先。亡阳、血脱、气脱均见面色苍白、脉微，亡阴、亡阳、气脱均有大汗出的特点，而亡阴证有身热烦渴的特征，亡阳证以身凉肢厥为特征，气脱证以气息微弱尤为突出，血脱证有血液大量耗失的病史。

第五节　气血津液阴阳兼病辨证

气血津液阴阳密切相关，在生理上维持协调平衡，在病理上亦常互相影响。如气病或血病发展到一定的程度，往往影响到另一方的生理功能而发生病变，从而表现为气血同病的证候；气病或血病也可能影响津液、阴阳的生理功能而发生病变，或者同时发病，或者互为因果。

一、气血两虚证

【概念】指气虚与血虚同时存在的证候。

【临床表现】神疲乏力，少气懒言，或自汗，心悸多梦，头晕目眩，面色淡白，手足麻木，妇女可见月经量少、色淡，舌质淡嫩，脉细无力。

【证候分析】多由久病不愈，气血两伤；或先有血虚，气失化生之源而随之虚乏；或先因气虚，不能生化而继见血少，均可导致气血两虚。多见于慢性久病。

少气懒言、乏力、自汗，是气虚的表现；面色淡白、手足麻木，月经量少、色淡，舌质淡嫩、脉细无力，是血虚的症状；气血亏虚，不能养心、养神、上荣头面，故有心悸、神疲、多梦、头晕目眩。

【辨证要点】气虚证和血虚证同时存在，以神疲乏力、少气懒言、自汗、面舌色淡、脉细无力等为辨证要点。

二、气滞血瘀证

【概念】指气机郁滞、血行瘀阻同时存在的证候。

【临床表现】胸胁胀满，走窜疼痛，情绪抑郁，并兼胁下痞块，刺痛，拒按，妇女可见经闭，或痛经，经色紫暗，或夹有血块，乳房胀痛，舌质紫暗或有紫斑，脉弦涩。

【证候分析】多由情志不遂，或闪挫外伤，或痰湿、寒邪等阻滞，使气机郁滞，血行障碍而成。

肝气郁滞，疏泄失职，故情绪抑郁，胸胁胀满、走窜疼痛，乳房胀痛；气为血帅，气滞则血行不畅，瘀血内停，故见胁下痞块，刺痛，拒按，舌紫暗或有紫斑，以及妇女痛经、经闭、经色紫暗，或夹有血块；脉弦涩，亦是气滞血瘀之征。

【辨证要点】气滞证和血瘀证同时存在，以胸胁胀痛、情绪抑郁、胁下痞块、妇女闭经、痛经等为辨证要点。

三、气虚血瘀证

【概念】指气虚运血无力而致血行瘀滞所表现的证候。

【临床表现】身倦乏力，少气懒言，或自汗，胸腹或其他局部刺痛，固定不移，拒按，面色淡白，舌质淡白或紫暗、有紫斑，脉沉涩无力。

【证候分析】先天不足，或久病耗伤等，导致脏腑功能衰减，气虚帅血无力，以致血行不畅而瘀滞。一般气虚证候在先，病情发展到一定程度出现血瘀证候，故气虚为本，血瘀为标，属本虚标实之证。

身倦乏力、少气懒言、自汗、舌淡白、脉沉无力，是正气亏虚，脏腑功能减退的表现；胸腹或其他局部刺痛、固定不移、拒按、舌紫暗或有紫斑、脉涩，是瘀血内停的表现。

【辨证要点】气虚证和血瘀证同时存在，以体弱神疲、乏力懒言、胸胁刺痛、舌质紫、脉沉涩无力等为辨证要点。

四、气不摄血证

【概念】指气虚不能统摄血液，表现以出血为主症的证候。

【临床表现】便血、肌衄、齿衄、妇女崩漏等各种出血，血色淡，气短，倦怠乏力，面色淡白或苍白，舌质淡白，脉弱或芤。

【证候分析】久病、劳倦、禀赋不足等导致正气亏虚，血失统摄，血溢脉外，而成气不摄血证。其病程久而出血势较缓，一般在出血之前已有气虚的证候存在，属虚证范畴。

气虚血失统摄，故见便血，或肌衄，或齿衄，或妇女崩漏等各种出血，血色淡；正气已虚，脏腑功能减退，故见气短、倦怠乏力；气虚血亏，故见面色苍白、舌质淡白、脉弱或芤。

【辨证要点】以各种慢性出血，并见体弱、神疲乏力、脉弱等为辨证要点。

五、气随血脱证

【概念】指由于大量出血而引起气随之逸脱的危重证候。

【临床表现】大量出血（如吐血、崩漏、产后大出血、创伤出血等）的同时，见面色苍白，四肢厥冷，大汗淋漓，气息微弱，甚至昏厥，舌淡，脉微欲绝，或芤，或散。

【证候分析】常由外伤，或妇女血崩、产后，或内脏破损等突然大量出血所致。本证发展迅速，变化快，病势急，病情重，易致气血亡脱。

血为气母，血脱则气无所附，故气亦随之而脱。气脱阳亡，不能温煦固护肌表，则冷汗淋漓；阳气不能达于四末，故四肢厥冷；气血不能上荣，故见面色苍白、舌淡、气息微弱，甚至昏厥；脉道失却气血之鼓动与充盈，故脉芤；阳气浮越外脱，故脉微欲绝或散。

【辨证要点】以大出血的同时，出现大汗淋漓，气息微弱，四肢厥冷，脉微欲绝等为辨证要点。

六、气随津脱证

【概念】指津液大量丢失，气失其依附而随津液外脱亡失所表现的证候。

【临床表现】汗、吐、下不止，突然出现面色苍白，大汗淋漓，四肢厥冷，身软手撒，神情淡漠或昏愦，呼吸微弱，舌瘦而干，脉微欲绝。

【证候分析】大汗不止，或严重吐泻，耗伤津液，气失依附所致。

津液是气在体内依附的载体，故在汗、吐、泻太过等致津液大量丢失时，气无依附，气随津脱，故见面色苍白、大汗淋漓、四肢厥冷、呼吸微弱、脉微欲绝等阳气暴脱之症；舌瘦而干，为气津大伤的表现。

【辨证要点】以津液大量丢失的同时，出现面色苍白、大汗淋漓、四肢厥冷、呼吸微弱、脉微欲绝等为辨证要点。

七、痰瘀互结证

【概念】指痰浊和瘀血相互搏结而停滞于人体某一部位所引起的证候。

【临床表现】起病缓慢，病情顽固，病势缠绵，或肿块坚硬难消，或肢体麻木、偏瘫，或局部持续性胀痛、刺痛、闷痛，痛处拒按不移，或痴呆癫狂，或胸闷，脘痞，喉中痰鸣，或腹部癥积，坚硬难消，或关节肿大变形，面色晦暗，舌淡紫、紫暗或有瘀斑，苔厚腻，脉弦滑或沉涩。

【证候分析】痰为津聚的产物，瘀为血滞的产物，二者俱属阴邪，在一定条件下，痰阻可致血瘀，瘀阻也可致痰聚，终致痰瘀互结。

痰瘀相搏，胶结难解，故病情顽固、病势缠绵。痰瘀结于心脑，则心胸闷痛、绞痛，或头目胀痛、痴呆、癫狂、偏瘫；痰瘀结于肺，则胸闷、胸痛、咳喘，喉中痰鸣；痰瘀结于腹中，则腹部癥积、坚硬难消、刺痛拒按；痰瘀结于经络、关节，则见关节肿大变形、肢体麻木；面色晦暗、舌淡紫、紫暗或有瘀斑、苔厚腻、脉弦滑或沉涩，俱属痰浊、瘀血内停之象。

痰瘀互结证的常见部位为心、脑、肺、肝、胃、肠及关节等，多见于一些疑难重病之中，如胸痹、中风、痴呆、瘿瘤、癥积、尪痹等。

【辨证要点】本证兼有痰证和血瘀证的基本表现，以起病缓慢，缠绵难愈，持续性疼痛而拒按不移，肿块坚硬难消，舌紫暗苔厚腻，脉弦滑为辨证要点。

八、气阴两虚证

【概念】指气虚证和阴虚证同时存在的证候。

【临床表现】神疲乏力，汗出气短，干咳少痰，纳呆，口干咽痛，头晕目眩，午后潮热，心悸心烦，手足心热，腰酸耳鸣，尿少便结，舌红绛少苔，脉细数无力。

【证候分析】多因久病不愈，或汗、吐、下太过，气阴耗伤所致。

元气不足，阴津耗损，既有肺、脾、肾三脏元气亏损，如神疲乏力、汗出、气短、纳呆、头晕目眩、脉无力等症状，又有五脏津液内耗，营阴不足，如干咳少痰、口干咽痛、午后潮热、心悸心烦、手足心热、腰酸耳鸣、尿少便结、舌红绛少苔、脉细数等阴虚内热的表现。

本证常见于外感温病及内伤杂病的中后期。

【辨证要点】本证兼有气虚证和阴虚证的基本表现，以神疲气短、午后潮热、五心烦热等为辨证要点。

九、津血亏虚证

【概念】指津液亏虚证和血虚证同时存在的证候。

【临床表现】口唇、鼻腔、咽喉、皮肤干燥或燥裂，毛发干枯，口渴喜饮，小便短少，大便干结，面、爪甲淡白，头晕眼花，心悸，失眠，手足麻木，四肢拘急，形体消瘦，舌淡嫩而干瘦，脉细数无力。

【证候分析】津、血互化、互补，故津亏可致血虚，反之血虚亦可致津亏，最终形成津血俱亏证。

津液亏损，则肌肤、孔窍失于濡润，故口唇、鼻腔、咽喉、舌、皮肤干燥，毛发干枯；脏腑失于津液润养，则口渴、尿少、便结。血液亏虚，头面、心神失养，则面色淡白、头晕眼花、心悸、失眠；津、血不足以濡养爪甲、肌肤、筋脉，则爪甲淡白、手足麻木、四肢拘急。形体消瘦、舌淡嫩瘦、脉细数无力，均为津血不足之征。

【辨证要点】本证兼有津液亏虚证和血虚证的基本表现，以孔窍干燥、尿少渴饮和面色淡白、眩晕心悸、舌淡脉细为辨证要点。

十、阴阳两虚证

【概念】指全身阴阳俱虚所出现的一系列虚弱症状的概称。

【临床表现】形体羸弱，精神萎顿，少气懒言，倦怠乏力，形寒肢冷，心悸心烦，失眠，头晕目眩，耳鸣盗汗，舌淡少苔，或有齿痕，脉微细而数。

【证候分析】脏腑阴阳俱虚，既有阴虚表现，又有阳虚表现，症状复杂，病情较重。常见于许多疾病的后期，并以脏腑的病变为基础。

阳气亏虚，机体失于温煦、推动，则见精神萎顿、少气懒言、倦怠乏力、形寒肢冷等症；阴液亏少，机体失却濡润滋养，则见心悸心烦、失眠、耳鸣盗汗等症；形体羸弱、头晕目眩、舌淡少苔，或有齿痕，脉微细而数等均是阴阳俱虚之象。

【辨证要点】以懒言倦怠、形寒肢冷等阳虚和心烦失眠、耳鸣盗汗等阴虚表现共见为辨证要点。

本章小结

　　病性辨证主要包括气血津液辨证、阴阳虚损病辨证、气血津液阴阳兼病辨证等内容。

　　气血津液辨证中，气病证候主要表现在气的亏虚和气的运行失常两个方面。其中气的亏虚主要包括气虚证、气陷证、气不固证、气脱证，属虚证的范畴；气的运行失常主要有气滞证、气逆证、气闭证，一般属实证的范畴。气虚和气滞往往是气病虚证和实证的基础，其他证型常是在气虚或气滞的基础上发展而来。血病证候主要表现在血液亏虚和血液运行失常两个方面。其中血液亏虚主要包括血虚证、血脱证，属虚证的范畴；血的运行失常主要有血瘀证、血热证、血寒证，一般属实证的范畴。津液病证候包括津液亏虚证和水液停聚而成的痰证、饮证、水停证。应分别掌握各证的临床表现和辨证要点，熟悉各相关证候之间的转变。

　　阴阳虚损病辨证主要包括阳虚证、阴虚证、亡阴证、亡阳证。应掌握阳虚证和阴虚证的临床表现和辨证要点。亡阳证与亡阴证，分别是人体阳气衰竭和阴液枯涸的垂危病证，若救治不当，将导致阴阳离决而亡。应分别掌握亡阴证和亡阳证的临床表现、辨证要点和鉴别。

　　气血、津液、阴阳在生理上密切相关，病理上亦常互相影响。气血津液阴阳兼病辨证中，临床常见的证候有气血两虚证、气滞血瘀证、气虚血瘀证、气不摄血证、气随血脱证、气随津脱证、痰瘀互结证、气阴两虚证、津血亏虚证、阴阳两虚证。其中气血两虚证、气滞血瘀证、气阴两虚证、津血亏虚证、阴阳两虚证的病机常常是互为因果；气虚血瘀证、气不摄血证、痰瘀互结证，一般是气虚或痰阻在先，为因、为本，而出血、瘀血在后，为果、为标，但其证候表现则不一定是前重后轻；气随血脱证、气随津脱证则是大失血或严重耗津在先，然后元气随之消亡，病势危急。应熟悉各证的临床表现、辨证要点和相互转化规律。

复习思考题

1. 何谓血瘀证？临床表现有哪些？
2. 痰证和饮证有何异同？
3. 如何鉴别亡阴证、亡阳证？
4. 气不摄血证与气随血脱证有何异同？

同步练习

同步练习答案

病案实例

病案实例答案

拓展阅读

第八章

病位辨证

学习目标

1. 掌握脏腑辨证各证候的概念、临床表现及辨证要点。
2. 熟悉脏腑辨证各证候的证候分析及相似证鉴别。
3. 熟悉六经辨证、三焦辨证、卫气营血辨证的概念、常见证候、临床表现及辨证要点。
4. 了解脏腑辨证的临床意义及临床应用范围。
5. 了解六经辨证、三焦辨证、卫气营血辨证的传变及临床应用范围。
6. 了解经络辨证的概念、常见证候、临床表现及辨证要点。
7. 熟练运用脏腑辨证进行临床病证分析。

病位辨证是在中医理论指导下，对患者所表现的各种症状、体征等，进行分析、判断，从而确定疾病现阶段证候所在位置的辨证方法。

辨病证的部位，对了解疾病涉及的有关脏腑、经络，进一步分析病因病机，以及遣方用药，均具有重要意义。八纲辨证中的表里辨证，是较为笼统的对表、里位置的辨别。因此须在八纲辨证的基础上，进一步辨别病证部位的属脏属腑、在经在络。

常用的病位辨证方法有脏腑辨证、六经辨证、卫气营血辨证、三焦辨证、经络辨证。其中脏腑辨证主要用于内伤杂病辨证；六经辨证、卫气营血辨证、三焦辨证主要用于外感病辨证；经络辨证是对脏腑辨证的补充和辅助，适用范围较广，而在针灸、推拿、骨伤等专科诊治中尤为常用。

第一节　脏腑辨证

脏腑辨证是在熟悉和掌握脏腑生理功能、病理变化的基础上，将四诊所搜集的症状、体征及有关病情资料，进行综合分析，从而判断疾病所在的脏腑部位、病因、病性等的辨证方法。

脏腑的生理功能、病理变化和脏腑间的关系是脏腑辨证的依据。因此，要掌握、灵活运用脏腑辨证，首先应熟悉和掌握每个脏腑的生理功能、病理变化，以及脏腑之间的传变规律。

脏腑辨证
PPT 课件

由于每一个脏腑均有着独特的生理功能、病理特点及其传变规律，因此使得脏腑辨证的体系比较完整，内容具体，纲目清楚，是中医辨证体系中的重要组成部分，是其他辨证方法的基础，也是中医临床各科辨证的必备基本方法。

脏腑辨证在临床上的应用范围颇广，可用于内、外、妇、儿等科的内伤杂病。

脏腑辨证包括脏病辨证、腑病辨证及脏腑兼病辨证。其中五脏病证是辨证的重点，六腑病证通常归纳在脏病之中。脏腑的病变复杂，证候多种多样，本节以脏腑表里关系为纲，仅介绍临床常见的证候。

一、肝与胆病辨证

肝位于右胁，横膈之下，胆附于肝，肝与胆因经脉属络而互为表里。肝主筋，其华在爪，开窍于目，在志为怒，在液为泪，在时为春。肝为刚脏，体阴而用阳。足厥阴肝经绕阴器，循少腹，布胁肋，络胆，系目，上额，交巅。肝主疏泄，调畅气机，调节情志；疏泄胆汁，以助脾胃运化；推动血液和津液运行；调节生殖功能而有助于女子调经、男子排精。肝又主藏血，具有贮藏血液、调节血量的功能。胆内藏胆汁，为清净之府、中正之官，如《东医宝鉴》说："肝之余气，泄于胆，聚而成精。"胆主贮藏和排泄胆汁，以助消化；主决断，与情志活动有关；足少阳胆经循于人体头身之侧，络肝。

肝的病变主要反映在疏泄与藏血功能失常，以及肝相关形体、官窍失司等多方面的异常。肝的病机特点可以概括为肝气、肝阳常有余，肝阴、肝血常不足。临床以情志抑郁或易怒，胸胁、乳房、少腹胀痛或窜痛，头晕目眩，巅顶痛，肢体震颤，手足抽搐，以及目疾，月经不调，睾丸疼痛等为肝病的常见症。胆的病变主要反映在胆主决断，贮藏、排泄胆汁的功能失职。临床以口苦，发黄，胆怯易惊，惊悸失眠及消化异常等为胆病的常见症。

肝病证候有虚、实、虚实夹杂之分。虚证多因血液化生不足，失血耗液，或热邪郁火，耗伤肝阴，或肝血、肝阴不足，筋脉失养，虚风内动等，导致肝血虚、肝阴虚、血虚生风、阴虚动风等证。实证多由情志所伤，致肝郁气滞，或肝郁化火，气火上逆，或寒邪、湿热之邪侵犯肝经，或火热之邪，燔灼肝经，引动肝风等，导致肝郁气滞、肝火炽盛、寒滞肝脉、肝经湿热、热极生风等证。虚实夹杂证多由阴液亏虚，阴不制阳，阳亢于上，或阳亢失制，阳动化风，导致肝阳上亢、肝阳化风证。胆病证候多为实证，因痰热内扰于胆，胆失疏泄，或湿热侵袭肝胆，肝胆失于疏泄，可致胆郁痰扰、肝胆湿热等证。

（一）肝血虚证

【概念】指肝血亏虚，肝及所系组织器官失于濡养，以眩晕、视物模糊、月经量少、肢麻手颤为主要表现的证候。

【临床表现】眩晕，面白少华，视物模糊或雀盲，夜寐多梦，或见肢体麻木、震颤，爪甲不荣，关节拘急，肌肉瞤动，或女子月经量少、色淡，甚则闭经，舌淡苔白，脉弦细。

【证候分析】本证多因脾胃虚弱，血液生成不足，或因失血过多，或因久病重病耗血，失治误治伤及营血，或因肾虚，精不化血所致。

肝血不足，头面脑窍失养，则面白少华、头晕；肝血亏虚，目失濡养，则视物模糊或雀盲；"肝藏血，血舍魂"（《灵枢·本神》），肝血不足，魂失守舍，则夜寐多梦；肝主筋，爪乃筋之余，筋失血养，则肢体麻木、震颤、关节拘急、肌肉瞤动、爪甲不荣；女子以肝为先天，肝血不足，冲任失养，血海空虚，故妇女月经量少、色淡，甚则闭经；舌淡苔白、脉弦细，为肝血虚之象。

【辨证要点】以眩晕、视物模糊、月经量少、肢麻手颤等，与血虚症状共见为辨证要点。

（二）肝阴虚证

【概念】指肝之阴液亏损，阴不制阳，虚热内扰，以眩晕、目干涩、胁肋隐痛为主要表现的证候。

【临床表现】眩晕，两目干涩，视物模糊，或胁肋隐隐灼痛，面部烘热，两颧潮红，或手足震颤，口咽干燥，五心烦热，潮热盗汗，舌红少苔，脉弦细数。

【证候分析】本证多由情志不遂，气郁化火伤阴；或久病虚损，温热病后期，耗伤肝阴；或肾阴亏虚，水不涵木，累及肝阴；或湿热之邪侵犯肝经，久则耗伤肝阴等，导致肝阴亏虚，虚热内生，遂致本证。

目为肝之窍，肝阴不足，头目失于濡养，则眩晕、两目干涩、视物模糊；虚火灼伤肝络，则胁肋隐隐灼痛；虚火上炎则面部烘热、两颧潮红；虚热内蒸，则潮热；虚热迫津外泄，则盗汗；肝阴亏虚，筋脉失养，则手足震颤；阴虚津亏，则口干咽燥；舌红少苔、脉弦细数，为肝阴不足，虚热内炽之征象。

【辨证要点】以眩晕，两目干涩，胁肋隐痛等，与阴虚症状共见为辨证要点。

本证应与肝血虚证相鉴别（表8-1）。

表 8-1　肝血虚证与肝阴虚证鉴别表

证候	共同症状	不同症状	舌象脉象
肝血虚证		面白少华，爪甲不荣，夜寐多梦，肢麻震颤，肌肉䀮动，女子月经量少、色淡，甚则闭经等	舌淡苔白，脉弦细
肝阴虚证	眩晕，视物模糊	两目干涩，胁肋隐隐灼痛，面部烘热，两颧潮红，手足震颤，口咽干燥，五心烦热，潮热盗汗等	舌红少苔，脉弦细数

（三）肝郁气滞证

【概念】指肝失疏泄，气机郁滞，以情志抑郁、胸胁或少腹胀痛为主要表现的证候。

【临床表现】情志抑郁，胸闷，善太息，胸胁、少腹胀满疼痛或窜痛，或咽部异物感，或见瘿瘤、瘰疬、乳癖、胁下积块，女子可见乳房胀痛，痛经，月经不调，甚至闭经，舌苔薄白，脉弦。病情轻重与情绪变化关系密切。

【证候分析】本证多因情志不遂，郁怒伤肝，或病邪侵扰，阻滞肝脉，或其他脏腑影响于肝，致肝失疏泄所致。

肝喜条达而恶抑郁，肝失疏泄，气机郁滞，经气不利，则胸胁或少腹胀满窜痛、情志抑郁、善太息，女子可见乳房胀痛。肝气郁结，气郁生痰，痰气搏结阻于咽喉，故见咽部异物感，吞之不下，吐之不出的梅核气；痰气搏结于颈部，则见瘿瘤、瘰疬；痰气结聚于乳房，则见乳癖；气郁日久，气滞血瘀，瘀于胁下则为积块。女子以血为本，冲任脉隶属于肝，肝郁气滞，气血失和，冲任失调，则痛经、月经不调，甚至经闭。苔薄白、脉弦，为肝气郁滞之象。

【辨证要点】以情志抑郁，胸胁或少腹胀痛、窜痛，或妇女月经失调等，与气滞症状共见为辨证要点。

（四）肝火炽盛证

【概念】指火热炽盛，内扰于肝，肝经气火上逆，以头痛、烦躁、耳鸣、胁痛为主要表现的证候。

【临床表现】头晕胀痛，面红目赤，口苦口干，急躁易怒，耳鸣如潮，甚或暴聋，或耳中肿痛甚则流脓，失眠或噩梦纷纭，或胁肋灼痛，吐血，衄血，小便短黄，大便秘结，舌红苔黄，脉弦数。

【证候分析】本证多因情志不遂，肝郁化火，或因火热之邪内侵，或嗜烟酒辛辣之品，酿热化火，或他脏火热累及肝，以致肝经气火上逆所致。

肝火循经上扰，则头晕胀痛、面红目赤；肝热移胆，循胆经上冲于耳，则耳鸣如潮，甚或暴聋；热蒸耳道，络脉不通，可致耳中红肿热痛，甚则溃烂化脓；肝火内炽，肝失条达柔顺之性，则急躁易怒；肝热及胆，胆气上溢，则口苦；热盛伤津，则口干、小便短黄、大便秘结；肝火扰心，神魂不宁，故失眠或恶梦纷纭；火灼肝经，故胁肋灼痛；火伤血络，迫血妄行，则吐血、衄血；舌红苔黄、脉弦数，均为肝经实火内炽之象。

【辨证要点】以头痛、烦躁、耳鸣、胁痛等，与火热症状共见为辨证要点。

（五）肝阳上亢证

【概念】指肝肾阴亏，阴不制阳，肝阳亢逆，以眩晕耳鸣、头目胀痛、面红、腰膝酸软等为主要表现的证候。

【临床表现】头目胀痛，眩晕耳鸣，面红目赤，急躁易怒，失眠多梦，头重脚轻，腰膝酸软，舌红少苔，脉弦或弦细数。

【证候分析】本证多因肝肾阴虚，肝阳失潜，或恼怒焦虑，化火伤阴，阴不制阳，致使肝肾阴亏于下，肝阳亢逆于上所致，故为本虚标实、上实下虚之证。常因房劳、体劳、情志刺激、嗜酒等因素，使病情突然加重。

肝肾阴虚，肝阳上亢，气血上冲，则头目胀痛、眩晕耳鸣、面红目赤；阴虚阳亢，肝失条达之性，则急躁易怒；亢阳扰动神魂，神魂不安，则失眠多梦；上盛下虚，则头重脚轻、步履不稳；腰为肾府，膝为筋府，肝肾阴虚，腰膝失养，则腰膝酸软；舌红少苔、脉弦或弦细数，为肝肾阴亏，肝阳上亢之征。

【辨证要点】以眩晕耳鸣，头目胀痛，面红，烦躁，腰膝酸软等上实下虚症状共见为辨证要点。

肝阳上亢证应与肝火炽盛证相鉴别（表8-2）。

表 8-2 肝阳上亢证与肝火炽盛证鉴别表

证候	病性	相同点	不同点
肝阳上亢证	上实下虚证	头面部症状较为突出，如眩晕耳鸣，头目胀痛，面红目赤，舌红脉弦	既有头目胀痛、眩晕耳鸣、面红目赤、头重脚轻等上亢症状，又有腰膝酸软等下虚症状
肝火炽盛证	实证		头晕胀痛，面红目赤，口苦口干，耳鸣如潮，胁肋灼痛，便秘尿黄等火热症状为主

（六）肝风内动证

凡是在疾病过程中出现以眩晕欲仆、肢体抽搐、震颤等具有"动摇"特点的风动症状为主要表现的一类证候即为肝风内动证。正如《素问·至真要大论》谓："诸风掉眩，皆属于肝。"由于引发肝风内动的原因不同,其临床表现亦有明显差异。临床上常见肝风内动证有四种,即肝阳化风证、热极生风证、阴虚动风证和血虚生风证。

1. 肝阳化风证

【概念】指肝阳上亢,亢逆无制,阳动化风,以眩晕、肢麻、震颤,甚至突然昏仆等为主要表现的证候。

【临床表现】眩晕欲仆,步履不稳,头摇或头胀痛,肢体震颤,言语謇涩,项强肢麻,甚至突然昏仆,口眼㖞斜,半身不遂,舌强不语,喉中痰鸣,舌红苔白或腻,脉弦有力。

【证候分析】本证多由肝阳上亢证进一步发展而来。肝肾阴虚,不能潜敛肝阳,肝阳亢逆无制,阳动化风,从而形成本虚标实、上实下虚的动风之证。

肝阳上亢,气血上冲,则头胀痛;风阳内旋,上扰脑窍,则眩晕欲仆、头摇;风动筋挛,则肢体震颤、项强肢麻;若风阳夹痰,蒙蔽心神,则突然昏仆;风痰阻络,则半身不遂、口眼㖞斜;风痰阻滞舌络,则言语謇涩,甚则舌强不语;痰阻气道,故喉中痰鸣;舌红苔腻、脉弦有力,乃风痰内盛,阳亢扰动之象。

【辨证要点】以眩晕,肢麻震颤,头胀痛,口眼㖞斜,半身不遂,甚至突然昏仆等为辨证要点。

2. 热极生风证

【概念】指邪热炽盛,燔灼肝经,引动肝风,以高热、神昏、抽搐为主要表现的证候。

【临床表现】高热,颈项强直,四肢抽搐,两目上视,牙关紧闭,甚则角弓反张,或烦躁谵语,或神昏,舌红或绛,苔黄燥,脉弦数。

【证候分析】本证多因外感温热病邪,或寒邪入里化热,致邪热亢盛,扰乱心神,燔灼筋脉,引动肝风所致。

邪热内炽,则高热如焚;热灼肝经,引动肝风,风动筋挛,则颈项强直、四肢抽搐、两目上视、牙关紧闭,甚则角弓反张;热扰心神,则烦躁谵语;热入心包,阻闭心窍,则神志昏迷;舌红或绛,苔黄燥,脉弦数,为肝经热盛,内灼营血之征。

【辨证要点】以高热、神昏与风动症状共见为辨证要点。

3. 阴虚动风证

【概念】指阴液亏虚,筋脉失养,引动肝风,以手足蠕动或震颤等为主要表现的证候。

【临床表现】手足蠕动或震颤,眩晕耳鸣,口燥咽干,形体消瘦,五心烦热,潮热颧红,舌红少苔,脉弦细数。

【证候分析】本证多见于外感温热病后期,肝肾阴液耗损,或内伤久病,耗伤肝阴,筋脉失养,虚风内动所致。

肝阴不足,筋脉失养,虚风内动,则手足蠕动或震颤;阴虚不能上滋,脑窍失养,则眩晕耳鸣;阴液津亏,津不上承,则口干咽燥;肝肾阴虚,形体失养,则消瘦;阴虚火旺,虚热内扰,则五心烦热、潮热颧红;舌红少苔、脉弦细数,为肝阴不足,虚热内炽之征。

【辨证要点】以手足蠕动或震颤,与阴虚症状共见为辨证要点。

4. 血虚生风证

【概念】指肝血亏虚,筋脉失养,虚风内动,以眩晕、肢体震颤、肌肉眴动、肢体麻木、关节拘急为主要表现的证候。

【临床表现】肢体震颤、麻木，关节拘急，肌肉眴动，皮肤瘙痒，眩晕，视物模糊，爪甲不荣，面白无华或面色萎黄，口唇淡白，夜寐多梦，舌淡苔白，脉弦细。

【证候分析】本证因久病血虚，或急、慢性失血，而致肝血亏虚，不能濡养筋脉，引动肝风。

肝血不足，筋脉失养，则血虚风动，故肢体麻木、肌肉眴动；血液亏虚，肤失濡养，则皮肤瘙痒；筋失血养，筋脉拘急，则肢体震颤、关节拘急；爪为筋之余，血虚不能濡养爪甲，则爪甲不荣；肝血亏虚，脑窍失养，则眩晕、视物模糊；面、唇失血之滋养，则面白无华或面色萎黄、口唇淡白；肝血不足，不能安魂定志，则夜寐多梦；舌淡苔白、脉弦细，乃肝血不足之象。

【辨证要点】以眩晕，肢体震颤、麻木、拘急，肌肉眴动等，与血虚症状共见为辨证要点。

肝风内动四证应互相鉴别（表8-3）。

表8-3 肝风内动四证鉴别表

| 证候 | 发病特点 | 性质 | | 主要症状 | 兼有症状 | 舌象脉象 |
		寒热	虚实			
肝阳化风证	发病可急可缓	热证	上实下虚证	眩晕欲仆,头摇或肢体震颤,甚至突然昏仆,口眼㖞斜,半身不遂	项强肢麻,步履不稳,头胀痛,喉中痰鸣	舌红苔白或腻,脉弦有力
热极生风证	发病较急	热证	实证	四肢抽搐,两目上视,颈项强直,牙关紧闭,甚则角弓反张	高热,神昏,烦躁谵语	舌红或绛,苔黄燥,脉弦数
阴虚动风证	发病较缓	热证	虚证	手足蠕动或震颤	眩晕耳鸣,口燥咽干,形体消瘦,五心烦热,潮热颧红,或面部烘热	舌红少苔,脉弦细数
血虚生风证	发病较缓		虚证	肢体震颤、麻木,关节拘急,肌肉眴动	皮肤瘙痒,眩晕耳鸣,视物模糊,爪甲不荣,面白无华或面色萎黄,口唇淡白,夜寐多梦	舌淡苔白,脉弦细

（七）肝胆湿热证

【概念】指湿热蕴结肝胆，疏泄失司，以胁肋胀痛，纳呆呕恶，或身目发黄为主要表现的证候。若以阴痒、带下黄臭等为主要表现者，则可称肝经湿热下注证。

【临床表现】胁肋胀痛，口苦口干，纳呆腹胀，厌食油腻，泛恶欲呕，大便不调，小便短黄，或身目发黄，黄色鲜明，或胁下痞块，或寒热往来，或身热，甚则壮热恶寒战栗，或阴部潮湿、瘙痒、湿疹，阴器肿痛，女子带下黄稠臭秽，舌红，苔黄腻，脉弦数或滑数。

【证候分析】本证多因感受湿热之邪，或嗜酒，过食肥甘，酿生湿热；或脾胃失健，湿浊内生，郁而化热，致湿热蕴结肝胆或侵犯肝经，阻滞气机所致。

湿热蕴结肝胆，疏泄失职，气机不畅，则胁肋胀痛；湿热郁蒸，胆气上溢，则口苦口干；湿热内阻，肝胆失于疏泄，犯及脾胃，使脾失健运，胃失和降，则纳呆腹胀、厌食油腻、泛恶欲呕、大便不调；湿热蕴蒸，胆汁外溢，则身目发黄、黄色鲜明；湿热蕴结肝胆，气滞血瘀，则见胁下痞块；邪居少阳，枢机不利，则寒热往来；湿热郁蒸，则身热；湿热内蕴，邪正斗争剧烈，则壮热、恶寒、战栗；湿热下注，则小便短黄；足厥阴肝经绕阴器，抵少腹，若湿热循肝经下注，则阴部潮湿、瘙痒、湿疹，或阴器肿痛，或女子带下色黄秽臭。舌红苔黄腻、脉弦数或滑数，乃湿热内蕴之象。

【辨证要点】以胁肋胀痛，纳呆呕恶，或身目发黄，与湿热症状共见为辨证要点。

（八）寒滞肝脉证

【概念】指寒邪侵袭肝脉，寒凝气滞，以少腹、阴部、巅顶冷痛为主要表现的证候。

【临床表现】少腹牵引睾丸坠胀冷痛，或阴囊收缩引痛，或女子少腹冷痛牵引阴部，甚则外阴冷缩，内抽作痛，或巅顶冷痛，得温痛减，遇寒痛甚，形寒肢冷，舌淡苔白润，脉沉紧或弦紧。

【证候分析】本证多因感受外寒，如淋雨涉水，或房事受寒等，以致肝经寒凝气滞，或因素体阳气不足，由外寒引发。

足厥阴肝经绕阴器，循少腹，布胁肋，上巅顶。寒邪凝滞肝经，经脉收引挛急，气血运行不畅，则见少腹牵引睾丸坠胀冷痛，或阴囊收缩引痛，或女子少腹冷痛牵引阴部，甚则外阴冷缩，内抽作痛，或巅顶冷痛；遇冷则寒凝加重，得温则寒凝缓解，故疼痛遇寒痛甚、得温痛减；寒邪凝滞，阳气被遏，形体失于温煦，故形寒肢冷；舌淡苔白润、脉沉紧或弦紧，为阴寒内盛之象。

【辨证要点】以少腹、阴部、巅顶冷痛，与实寒症状共见为辨证要点。

（九）胆郁痰扰证

【概念】指痰热内扰，胆失疏泄，胆气不宁，以胆怯易惊、惊悸失眠、烦躁、眩晕、呕恶等为主要表现的证候。

【临床表现】胆怯易惊，惊悸不宁，烦躁不安，失眠多梦，胸闷胁胀，善太息，头晕目眩，口苦，呕恶，舌红苔黄腻，脉弦滑数。

【证候分析】本证多因情志不遂，胆失疏泄，气机郁滞，化火生痰，痰热互结，内扰心胆所致。

胆为清净之府，主决断，若痰热内扰，则胆气不宁，失于决断，故胆怯易惊；痰热内扰心神，神不守舍，则烦躁不安、惊悸不宁、失眠多梦；胆失疏泄，经气不畅，则胸闷胁胀、善太息；痰热循胆经上扰头目，则头晕目眩；胆气犯胃，胃失和降，则呕恶；热迫胆气上溢，则口苦；舌红苔黄腻、脉弦滑数，则为痰热内蕴，胆气郁滞之征。

【辨证要点】以胆怯易惊、惊悸失眠、烦躁、眩晕、呕恶，与痰热症状共见为辨证要点。

胆郁痰扰证应与肝胆湿热证相鉴别（表 8-4）。

表 8-4 胆郁痰扰证与肝胆湿热证鉴别表

证候	性质	主要症状	兼有症状	舌象脉象
胆郁痰扰证	实热证	胆怯易惊,惊悸失眠,烦躁,眩晕,口苦,呕恶	多梦,胸闷胁胀,善太息,口苦	舌红,苔黄腻,脉弦滑数
肝胆湿热证	实热证	胁肋胀痛,纳呆腹胀,泛恶欲呕,大便不调,小便短黄,或身目发黄黄色鲜明,或阴部潮湿、瘙痒、湿疹,阴器肿痛,带下黄稠臭秽	口苦口干,厌食油腻,或胁下痞块,或寒热往来,或身热,甚则壮热恶寒战栗	舌红,苔黄腻,脉弦数或滑数

二、心与小肠病辨证

心居胸中，心包络护卫于外。心开窍于舌，在体合脉，其华在面，在志为喜，在液为汗。手少阴心经循臂内侧后缘，下络小肠，与小肠互为表里。心主血脉，又主藏神。小肠主受盛化物、泌别清浊。

心的病变主要反映在心主血脉及藏神功能的异常。临床以心悸、心痛、心烦、胸闷、失眠、多梦、健忘、神昏、神识错乱、脉结或代或促等为心病的常见症。此外，如舌痛、舌疮等某些舌体的病变，亦多与心有关。小肠的病变主要以泌别清浊功能失司（小肠受盛化物功能失司所致腹胀、腹痛、腹泻等参见"脾与胃病辨证"）为主，临床可见小便赤涩灼痛、尿血等。

心病的证候有虚实之分。虚证多因禀赋不足、思虑劳神、年高体弱、久病伤正等因素，导致心血虚、心阴虚、心气虚、心阳虚、心阳暴脱等证；实证多由痰阻、血瘀、寒凝、气滞、火扰等原因，导致心脉痹阻、心火亢盛、痰蒙心神、痰火扰神及瘀阻脑络等证。小肠病的证候则以小肠实热证多见。

（一）心血虚证

【概念】指血液亏虚，心失濡养，以心悸、失眠、多梦为主要表现的证候。

【临床表现】心悸，失眠，多梦，健忘，头晕眼花，面色淡白或萎黄，口唇淡白，舌淡苔白，脉细。

【证候分析】本证多因禀赋不足，心血亏虚，或劳神过度，耗伤心血，或脾失健运，血化乏源，或失血、久病伤及营血等所致。

血液不足，心失所养，心动不安，故心悸；心血亏虚，神失濡养，神不守舍，则失眠、多梦；血虚不能上荣于头、面，故见头晕眼花、面色淡白或萎黄、唇舌色淡；血液亏虚，脉道失充，故见脉细。

【辨证要点】以心悸、失眠、多梦，与血虚症状共见为辨证要点。

（二）心阴虚证

【概念】指阴液亏虚，心失濡养，虚热内扰，以心烦、心悸、失眠为主要表现的证候。

【临床表现】心烦，心悸，失眠，多梦，口燥咽干，手足心热，两颧潮红，潮热盗汗，形体消瘦，舌红少苔，脉细数。

【证候分析】本证多因思虑劳神，暗耗心阴，或热病日久，灼伤心阴，或肝肾阴亏，累及于心，或禀赋不足，心阴亏虚，或年高体衰，阴液衰减等所致。

阴液亏虚，心失濡养，心动失常，故心悸；虚火扰神，心神不安，神不守舍，可见心烦、失眠、多梦；阴虚失濡，故口燥咽干、形体消瘦；阴液亏少，不能制阳，则见手足心热、潮热、盗汗、颧红；舌红少苔、脉细数，亦为阴虚内热之象。

【辨证要点】以心烦、心悸、失眠与阴虚症状共见为辨证要点。

心阴虚证应与心血虚证相鉴别（表8-5）。

表8-5　心血虚证与心阴虚证鉴别表

证候	共同症状	不同症状	舌脉象
心血虚证	心悸,失眠,多梦	头晕眼花,面色淡白,口唇色淡	舌淡苔白,脉细
心阴虚证		心烦,口燥咽干,手足心热,两颧潮红,潮热盗汗,形体消瘦	舌红少苔,脉细数

（三）心气虚证

【概念】指心气虚弱，鼓动乏力，以心悸、胸闷为主要表现的证候。

【临床表现】心悸，胸闷，气短懒言，神疲乏力，自汗，动则尤甚，面色淡白或萎黄，舌淡白苔白，脉虚。

【证候分析】本证多由素体虚弱，或先天不足，或年高脏气减弱，或久病失养等原因所致。

心气不足，鼓动乏力，故心悸；心气虚弱，宗气运转乏力，故气短懒言、胸闷；心气亏虚，机能活动减弱，故神疲乏力；气虚卫外不固，故自汗；动则气耗，故劳累后诸症加剧；气虚运血无力，血失充荣，故见面色淡白、舌淡白苔白、脉虚。

【辨证要点】以心悸、胸闷，与气虚症状共见为辨证要点。

（四）心阳虚证

【概念】指心阳亏虚，鼓动无力，虚寒内生，以心悸、心胸憋闷疼痛及阳虚症状为主要表现的证候。

【临床表现】心悸，心胸憋闷或痛，神疲乏力，气短，自汗，畏寒肢冷，面色㿠白，或面唇暗淡，舌质淡胖或紫暗，苔白滑，脉迟，或弱，或结代。

【证候分析】本证多因心气虚进一步发展，或素体虚弱，或先天不足，或年高脏气减弱，久病耗伤，或其他脏腑阳虚波及心阳，或阴寒伤及心阳所致。

心阳亏虚，鼓动无力，心动失常，则心悸；心阳虚弱，宗气衰减，胸阳失展，故心胸憋闷、气短；心阳亏虚，阴寒内生，心脉痹阻不通，则心胸疼痛；阳虚内寒，温运乏力，血行不畅，故面唇暗淡、舌质紫暗；阳虚温煦失职，则畏寒肢冷；阳虚卫外不固，则自汗；面色㿠白、舌质淡胖、苔白滑，为阳虚寒盛，水湿不化之象；阳虚阴盛，推动血行乏力，脉失鼓动，或脉气不续，则见脉迟，或弱，或见结代。

【辨证要点】以心悸、心胸憋闷疼痛，与阳虚症状共见为辨证要点。

（五）心阳暴脱证

【概念】指心阳衰竭已极，阳气欲脱，以心悸、心胸疼痛剧烈、冷汗淋漓、四肢厥冷、脉微欲绝为主要表现的危重证候。

【临床表现】在心阳虚证的基础上，突然冷汗淋漓，四肢厥冷，面色苍白，呼吸微弱，或心悸，心胸剧痛，神志模糊或昏迷，口唇紫暗，舌质青紫，脉微欲绝。

【证候分析】本证常是心阳虚证进一步发展的结果，亦可因寒邪暴伤心阳，阻滞心脉，或痰瘀闭遏心阳，闭阻心脉，或因亡血失津，心阳外脱所致。

心阳衰竭已极，不能固外，则冷汗淋漓；不能温煦四肢，故手足厥冷；心阳大衰，宗气外泄，不能上走息道，助肺以行呼吸，故呼吸微弱；阳气外脱，运血乏力，血不上充，故面色苍白；心阳虚衰，心神失养，可见心悸；阳气衰竭，阴寒内盛，血行不畅，闭阻心脉，则心胸剧痛；血运不畅，血脉瘀阻，可见口唇青紫；阳衰外脱，心神涣散，则神志模糊，甚则昏迷；脉微欲绝，为阳气暴脱之象。

【辨证要点】以心悸，心胸疼痛，冷汗淋漓，肢厥，脉微欲绝等表现为辨证要点。

心阳暴脱证应与心气虚证、心阳虚证相鉴别（表 8-6）。

表 8-6　心气虚证、心阳虚证、心阳暴脱证鉴别表

证候	相同症状	不同症状	舌脉象
心气虚证		面色淡白或萎黄	舌淡白苔白,脉虚
心阳虚证	心悸,胸闷,气短,乏力,自汗,动则尤甚	心胸疼痛,畏寒肢冷,面色㿠白,或面唇暗淡	舌质淡胖或紫暗,苔白滑,脉迟,或弱,或结代
心阳暴脱证		突然冷汗淋漓,四肢厥冷,面色苍白,呼吸微弱,心胸剧痛,神志模糊或昏迷,口唇青紫	舌质青紫,脉微欲绝

（六）心脉痹阻证

【概念】指瘀血、痰浊、阴寒、气滞等因素痹阻心脉,以心胸憋闷疼痛,甚则胸痛彻背、背痛彻胸为主要表现的证候。由于诱因的不同,临床又有瘀阻心脉证、痰阻心脉证、寒凝心脉证、气滞心脉证之分。

【临床表现】心胸憋闷疼痛,痛引肩背内臂,甚则胸痛彻背,背痛彻胸,伴心悸,气短,喘息不能平卧。或以刺痛为主,疼痛夜间为甚,面色青灰,舌质紫暗,或有瘀斑、瘀点,脉细涩,或结代;或以心胸憋闷疼痛为主,体胖痰多,身重困倦,舌暗苔白腻,脉沉滑或沉涩;或疼痛较剧,遇寒加重,得温痛减,畏寒肢冷,舌淡暗苔白,脉沉迟或沉紧;或以胀痛为主,与情志变化有关,胁胀,喜太息,舌淡暗苔白,脉弦。

【证候分析】本证多因年高体衰,胸阳不振,因虚致实,阻滞心脉;或过食肥甘厚味,痰浊内生,阻闭心脉;或阴寒内盛,痹阻气机,凝滞心脉;或情志不遂,气机失畅,气滞胸中所致。

瘀血、痰浊、阴寒、气滞等因素,痹遏胸阳,阻滞心脉,故心胸憋闷疼痛,甚则胸痛掣背、背痛掣胸。手少阴心经之脉横出腋下,循肩背、内臂后缘,故痛引肩背内臂。心阳不振,心神失养,故心悸。胸中气机痹阻不畅,故气短、喘息不能平卧。

瘀阻心脉的疼痛,以刺痛为特点,多于夜间发作,或疼痛加剧,并伴面色青灰,舌质紫暗,或有瘀斑、瘀点,脉细涩,或结或代等瘀血内阻的症状。

痰阻心脉的疼痛,以心胸憋闷疼痛为特点,多伴体胖痰多,身重困倦,舌暗苔白腻,脉沉滑或沉涩等痰浊内盛的症状。

寒凝心脉的疼痛,以痛势剧烈、遇寒发作、得温痛减为特点,伴见畏寒肢冷,舌淡暗苔白,脉沉迟或沉紧等阴寒内盛的症状。

气滞心脉的疼痛,以胀痛为特点,其发作往往与精神因素有关,常伴见胁胀,善太息,舌淡暗苔白,脉弦等气机郁滞的症状。

【辨证要点】以心胸憋闷疼痛,痛引肩背内臂,甚则胸痛彻背,背痛彻胸为辨证要点。由于致痛之因有别,故应分辨疼痛特点及兼症以审证求因。

心脉痹阻证各证候应互相鉴别（表 8-7）。

（七）心火亢盛证

【概念】指心火内炽,扰乱心神,上炎口舌,下移小肠,以心烦、口舌生疮等为主要表现的证候。

【临床表现】心烦失眠,发热汗出,面赤口渴,便秘溲黄,或口舌生疮、赤烂疼痛,或小便短赤、灼热涩痛,甚或见狂躁谵语,神识不清,舌尖红绛,苔黄,脉数有力。

表 8-7 心脉痹阻证各证候鉴别表

证候	病因病机	共同症状	不同症状	舌脉象
心脉痹阻证	瘀阻心脉	心胸憋闷疼痛,牵及肩臂内臂,甚则胸痛彻背,背痛彻胸,心悸,气短,喘息不能平卧	刺痛,夜间发作,面色青灰	舌质紫暗,或有瘀斑、斑点,脉细涩,或结代
	痰阻心脉		憋闷疼痛,体胖痰多,身重困倦	舌暗苔白腻,脉沉滑或沉涩
	寒凝心脉		痛势剧烈,遇寒发作,得温痛减,伴见畏寒肢冷	舌淡暗苔白,脉沉迟或沉紧
	气滞心脉		胀痛,发作往往与精神因素有关,伴见胁胀,善太息	舌淡暗苔白,脉弦

【证候分析】本证多因七情郁结化火,或火热之邪内犯,或过食辛辣温补之品,内蕴化火,内炽于心所致。

心火炽盛,扰乱心神,神不守舍,故心烦失眠,甚或狂躁谵语、神识不清;热邪内盛,蒸达于外,故发热汗出;里热炽盛,伤灼津液,故口渴、便秘、溲黄;心火内炽,火热炎上,故面赤、口舌生疮、赤烂疼痛、舌尖红绛;心火炽盛,气血运行加速,则脉数有力;心火循经下移于小肠,故见小便短赤、灼热涩痛。若以口舌生疮、赤烂疼痛为主症者,常称为心火上炎证。若兼小便短赤、灼热涩痛者,常称为心火下移证。若以狂躁谵语、神识不清为主症者,常称为热扰心神证。

【辨证要点】以心烦、舌赤生疮、尿赤灼痛等症为辨证要点。

(八)痰迷心窍证

【概念】指痰浊蒙蔽心神,以神情痴呆、精神抑郁、朦胧昏昧为主要表现的证候。又名痰蒙心神证。

【临床表现】神情痴呆,意识模糊,朦胧昏昧,甚则昏不知人,或精神抑郁,表情淡漠,喃喃独语,多疑善虑,举止失常,或突然昏仆,不省人事,口吐涎沫,喉中痰鸣。并见面色晦滞,胸闷痰多,脘痞呕恶,舌苔白腻,脉滑。

【证候分析】本证多因禀赋不足,痰湿内蕴,阻遏气机,或因情志不遂,气郁生痰,或肝风夹痰,蒙蔽心窍所致。

痰浊上蒙心窍,神明失司,故神情痴呆、意识模糊、朦胧昏昧,甚则昏不知人。情志不畅,气郁生痰,痰气蒙蔽心窍,故精神抑郁、表情淡漠、喃喃独语、多疑善虑、举止失常。肝风夹痰,蒙蔽心神,则可表现为突然昏仆、不省人事、口吐涎沫;痰随气升,气过痰声,故喉中痰鸣。痰浊内蕴,浊气上泛,气血不畅,故面色晦滞;痰浊内阻,气机阻滞,胸阳失展,胃失和降,则胸闷痰多、脘痞呕恶。舌苔白腻、脉滑,均为痰浊内盛之象。

【辨证要点】以精神抑郁,朦胧昏昧,与痰浊内蕴症状共见为辨证要点。

(九)痰火扰心证

【概念】指痰火扰乱心神,以心烦、狂躁、神昏谵语为主要表现的证候。又名痰火扰神证。

【临床表现】心烦失眠,烦躁不安,甚则神昏谵语,或狂躁妄动,打人毁物,不避亲疏,胡言乱语,哭笑无常,或发热面赤,口干喜饮,胸闷气粗,咯吐黄痰,喉中痰鸣,便秘溲黄,舌质红,苔黄腻,脉滑数。

【证候分析】本证多因长期精神刺激，气郁生痰，久郁化火，或气郁化火，灼津为痰，痰火内盛，或外感温热邪气，热邪炼液为痰，痰火内扰所致。

痰火壅盛，扰乱心神，故见心烦失眠、烦躁不安，甚则神昏谵语，或狂躁妄动、打人毁物、不避亲疏、胡言乱语、哭笑无常。痰火内盛，里热蒸腾，故见发热面红、呼吸气粗；痰火内蕴，故见吐痰黄稠，或喉间痰鸣；痰阻气机，则胸闷不舒；热灼津伤，故见口干喜饮、便秘溲黄；舌红、苔黄腻、脉滑数，均为痰火内盛之象。

【辨证要点】以心烦、狂躁、神昏谵语，与痰火内盛症状共见为辨证要点。

（十）瘀阻脑络证

【概念】指瘀血阻滞脑络，以头痛、头晕等为主要表现的证候。

【临床表现】头晕，头痛，痛如锥刺，痛处固定，经久不愈，或头部外伤后，短暂性昏不知人，或健忘，失眠，心悸，面色晦暗。舌质紫暗，或有瘀斑、瘀点，脉细涩。

【证候分析】本证多由头部外伤，或久病入络，瘀血内停，上犯清窍，阻塞脑络所致。

瘀血内停，阻滞脑络，不通则痛，故见头痛、痛如针刺、痛处固定；脑络阻塞，气血不畅，脑失所养，则头晕；瘀血内阻，心神失养，故见健忘、失眠、心悸；瘀血停滞，血不荣面，故面色晦暗；舌质紫暗，或有瘀斑、瘀点，脉细涩，均为瘀血内阻之象。

【辨证要点】以头痛、头晕，与瘀血内阻症状共见为辨证要点。

（十一）小肠实热证

【概念】指小肠里热炽盛，以小便赤涩、灼痛等为主要表现的证候。

【临床表现】小便短赤、灼热、涩痛，或尿血，心烦，失眠，面赤，口渴喜饮，口舌生疮，舌红苔黄，脉数。

【证候分析】本证多由心火亢盛，下移小肠所致。

心火炽盛，下移小肠，故小便短赤、灼热、涩痛；小肠热盛，灼伤阴络，故见尿血；心火内盛，热扰心神，则心烦、失眠；热邪内盛，灼伤津液，故口渴喜饮；心火内炽，火热炎上，故面赤、口舌生疮；舌红苔黄、脉数均为里热之象。

【辨证要点】以小便短赤、灼热、涩痛，或尿血，与心火亢盛症状共见为辨证要点。

三、脾与胃病辨证

脾胃同属中焦，经脉互为络属，具有表里关系。脾开窍于口，在体合肉，其华在唇，在志为思，在液为涎。脾主运化，主统血，主升清，输布精微于上，胃主受纳、腐熟，通降食浊于下。二者一阴一阳，一升一降，脾喜燥胃喜润。燥湿相济，共同完成饮食物的消化、吸收与输布，共为气血生化之源，后天之本。

脾的病变主要反映为运化、升清、统血功能失常。常见症状为纳食减少，腹胀腹痛，便溏腹泻，肢体浮肿，脏器下垂，出血等。胃的病变表现在受纳、腐熟功能失常，以及胃失和降方面。常见症状有食少，胃脘胀痛，恶心、呕吐，嗳气，呃逆等。

脾病证候有虚实之分。虚证多因饮食失节，劳倦伤中，思虑过度，或病后失调等，损伤脾气，而致脾气虚、脾阳虚、脾虚气陷及脾不统血等证；实证多因外感湿邪，或饮食不慎，导致湿邪内蕴，而湿邪又因从化，出现湿热蕴脾、寒湿困脾等证。胃病证候亦分虚实。虚证包括胃气虚、胃阳虚和胃阴虚等证；实证常见有食滞胃脘、胃火炽盛、寒滞胃脘等证。

（一）脾气虚证

【概念】指脾气亏虚，运化功能减退，以食少纳呆、腹胀便溏为主要表现的证候。

【临床表现】食少纳呆，腹胀，食后益甚，大便稀溏，或先干后溏，倦怠乏力，少气懒言，面色萎黄，消瘦或浮肿，舌淡苔白，脉缓弱。

【证候分析】本证多因饮食不节，饥饱失常，或劳倦过度，或忧思日久，或素体脾胃虚弱，或病后失于调养，或年老体衰等，致脾气亏虚，运化功能失常。

脾气亏虚，运化失职，故食少纳呆；脾气亏虚，运化迟滞，精微不布，脾气滞困，故见腹胀。脾气既虚，纳食不运，脾气愈损，故食后胀甚；脾运呆顿，水湿不化，流注肠中，则大便溏薄或先干后溏；脾主四肢肌肉，脾气不足，肢体失养，可见倦怠乏力；中气亏虚，宗气亦衰，故少气懒言；脾胃乃后天之本，脾气亏虚，气血生化乏源，形体、面部失去气血充养，可致消瘦、面色萎黄；脾虚失运，水湿浸淫肌肤，则现浮肿。舌淡苔白、脉缓弱，乃脾气亏虚之象。

本证是脾病中较轻的证候，同时又是形成其他脾病证候的基础。

【辨证要点】以食少、腹胀、便溏，与气虚证共见为辨证要点。

（二）脾阳虚证

【概念】指脾阳亏虚，虚寒内生，以腹痛、纳少、便溏、畏寒肢冷等为主要表现的证候。

【临床表现】纳少腹胀，腹痛，喜温喜按，大便溏薄，畏寒肢冷，或周身浮肿，肢体困重，小便不利，或白带量多质稀，舌淡胖嫩，苔白滑，脉沉迟无力。

【证候分析】本证多由脾气亏虚，迁延日久，损伤脾阳，或恣食生冷，暴伐脾阳，或因肾阳不足，火不燠土所致。

脾阳不足，运化失健，则纳少腹胀；中阳亏虚，阴寒凝滞，故腹痛，且喜温喜按；阳气亏虚，水湿不化，流注肠中，则大便溏薄，甚则完谷不化；脾阳亏虚，形体失温，故畏寒肢冷；中阳虚衰，水湿内停，泛溢肌肤，则全身浮肿、肢体困重、小便不利；水湿下趋带脉，则白带清稀量多。舌淡胖嫩苔白滑、脉沉迟无力，皆为阳虚湿盛之征。

【辨证要点】以食少、腹胀（痛）、便溏，与阳虚表现共见为辨证要点。

（三）脾虚气陷证

【概念】指脾气亏虚，升举无力，气陷于下，以内脏下垂为特征的证候。又称中气下陷证，即气、血、津液辨证中的气陷证。

【临床表现】脘腹坠胀，食后尤甚，或便意频数，肛门重坠，或久泻久痢，甚或脱肛，或阴挺，或小便浑浊如米泔，伴肢体倦怠，声低懒言，少气乏力，头晕目眩，面色萎黄，形体消瘦，食少便溏，舌淡苔白，脉缓弱。

【证候分析】本证多由脾气虚进一步发展而来，或因久泻久痢，或劳伤过度，或妇女产后失于调护所致。

生理状态下，脾能升发清阳，举托内脏，脾气既亏，运化乏力，精微化生不足，脾气举托乏力，气陷于下，故内脏下垂。胃腑下垂，故脘腹坠胀，食入气陷益甚，脘腹更觉不舒；"中气不足，溲便为之变"（《灵枢·口问》），中气下陷，故时有便意、肛门重坠，或久泄久痢不止，甚则脱肛。脾气散精，脾虚气陷，则精微不能正常转输，反下注膀胱，故小便浑浊如米泔；脾气升举无力，妇女可见阴挺。中气不足，全身功能活动减退，故见肢体倦怠、声低懒言、少气乏力等气虚之象；清阳不升，头目失养，故头晕目眩；脾虚气亏，上不能濡头面，外不能充肌肤，故面色萎黄、形体消瘦；脾虚运化乏力，水湿下趋，故食少便溏。舌淡苔白、脉缓弱均为脾虚气亏的表现。

【辨证要点】以内脏下垂，伴见脾气虚证为辨证要点。

（四）脾不统血证

【概念】指脾气亏虚，血失统摄，以各种出血为主要表现的证候。即气、血、津液辨证中的气不摄血证。

【临床表现】便血，尿血，肌衄，齿衄，鼻衄，或妇女月经过多，崩漏等慢性出血，伴食少便溏，神疲体倦，少气懒言，面色少华，舌淡苔白，脉细。

【证候分析】本证多由久病脾气亏虚，或思虑、劳倦过度，损伤脾气而致。

脾具有统摄血液在脉管中运行的功能，即《难经》所谓"脾裹血"。脾气健旺，运化如常，则血循脉行。脾气亏虚，统摄无权，则血溢脉外，出现各种慢性出血症状。血从胃肠外溢，则便血；渗于膀胱，则尿血；血从毛孔渗出，则为肌衄；由齿龈而出，则为齿衄；血从鼻外溢，则为鼻衄；冲任失固，则妇女月经过多，甚或崩漏。脾气虚弱，运化失职，故食少便溏；化源不足，气血亏少，头面失养，机能衰减，故神疲体倦、气短懒言、面色少华。舌淡苔白、脉细，为脾气虚弱、气血亏虚之象。

【辨证要点】以各种慢性出血，伴见脾气虚证表现为辨证要点。

脾不统血证应与脾气虚证、脾阳虚证和脾虚气陷证相鉴别（表8-8）。

表8-8 脾气虚证、脾阳虚证、脾虚气陷证、脾不统血证鉴别表

证候	相同点	不同点
脾气虚证		消瘦或浮肿
脾阳虚证		腹痛，喜温喜按，畏寒肢冷，或周身浮肿，肢体困重，小便不利，或可见舌淡胖嫩，苔白滑，脉沉迟无力
脾虚气陷证	食少腹胀，便溏，体倦神疲，少气懒言，面色少华，舌淡脉弱	脘腹坠胀，或便意频数，肛门重坠，或脱肛，或阴挺等
脾不统血证		便血，尿血，肌衄，齿衄，鼻衄，或妇女月经过多，崩漏等慢性出血

（五）寒湿困脾证

【概念】指寒湿内困，中阳被遏，脾胃纳运失常，以脘腹痞闷胀痛等为主要表现的证候。又称寒湿中阻证。

【临床表现】脘腹痞闷胀痛，食少纳呆，便溏不爽，泛恶欲吐，口淡不渴，头身困重，面色晦黄，或妇女白带量多，或肢体浮肿，小便短少，舌淡胖，苔白腻，脉濡缓。

【证候分析】本证多由饮食不节、过食生冷、淋雨涉水、居处潮湿等因素引起。

寒湿内侵，中阳被遏，胃纳呆顿，运化失司，故脘腹痞闷胀痛、食少纳呆；湿注肠中，气机不畅，则便溏不爽；胃失和降，气逆于上，故泛恶欲吐；寒湿属阴邪，阴不消水，故口淡不渴；寒湿滞于经脉，阻遏清阳，故头身困重；湿阻气滞，气血不能外荣肌肤，故面色晦黄不泽；若寒湿下注，损伤带脉，带脉失约，妇女可见白带量多；水湿泛溢肌肤，可见肢体浮肿、小便短少；舌淡胖，苔白腻、脉濡缓，为寒湿内盛之象。

【辨证要点】以脘腹痞闷胀痛，便溏不爽，泛恶欲吐，与寒湿症状共见为辨证要点。

寒湿困脾证应与脾阳虚证相鉴别（表8-9）。

表 8-9 寒湿困脾证与脾阳虚证鉴别表

证候	性质	病机	主症	兼症	舌象	脉象
寒湿困脾证	里实寒证	寒湿内困,中阳被遏	脘腹痞胀,纳呆,泛恶欲吐,便溏不爽	头身困重,面色晦黄,肢肿尿少	舌淡胖,苔白腻	濡缓
脾阳虚证	里虚寒证	脾胃阳虚,虚寒内生	食少纳呆,腹胀,便溏	畏寒肢冷,肢肿尿少	舌淡嫩,苔白滑	沉迟无力

（六）湿热蕴脾证

【概念】指湿热内蕴中焦,脾胃纳运失常,以脘腹痞闷胀痛等为主要表现的证候。又称脾胃湿热证。

【临床表现】脘腹痞闷胀痛,食少纳呆,呕恶,便溏不爽,肢体困重,小便黄赤或身热不扬,汗出热不解,舌红苔黄腻,脉濡数。

【证候分析】本证多因外感湿热,或过食肥甘,嗜饮酒醇,酿生湿热所致。

湿热蕴结脾胃,受纳运化失职,气机阻滞,故脘腹痞闷胀痛、食少纳呆;胃失和降,气逆于上,故恶心呕吐;湿滞中阻,水湿下趋,故便溏不爽;脾主四肢,湿困中州,则肢体困重;湿热下注,膀胱气化失常,故小便黄赤;湿遏热伏,热处湿中,蕴郁不解,故身热不扬,汗出而热不解;舌红苔黄腻、脉濡数,均为湿热内盛之象。

【辨证要点】以脘腹痞闷胀痛、食少纳呆、呕恶、便溏不爽,与湿热症状共见为辨证要点。

（七）胃气虚证

【概念】指胃气虚弱,胃失和降,以胃脘痞胀或痛、食少嗳气等为主要表现的证候。

【临床表现】胃脘痞胀,或隐隐作痛,按之觉舒,食欲不振,嗳气,面色萎黄,身倦乏力,气短懒言,舌淡苔白,脉弱。

【证候分析】本证多由饮食失节,饥饱无常,或劳倦内伤,或久病失养所致。

胃气亏虚,胃失和降,故胃脘痞胀;胃络失养,则胃脘隐痛;胃气不足,受纳、腐熟功能减退,故见食欲不振;气逆于上,故见嗳气;胃气亏虚,气血生化乏源,形体失充,故面色萎黄、身倦乏力、气短懒言。舌淡苔白、脉弱,为胃气不足之象。

【辨证要点】以胃脘痞胀或痛,食少,嗳气,与气虚之象共见为辨证要点。

（八）胃阳虚证

【概念】指胃阳不足,胃失温养,以脘腹冷痛、泛吐清水等为主要表现的证候。

【临床表现】胃脘冷痛,绵绵不已,喜得温按,食少脘痞,泛吐清水,畏寒肢冷,倦怠乏力,舌淡胖嫩,苔白润,脉沉迟无力。

【证候分析】本证多由饮食失节,偏嗜生冷,或中州素弱,胃阳自衰,或寒凉伤中,损伤胃阳所致。

胃阳亏虚,胃络失于温养,则胃脘冷痛、绵绵不已、喜得温按;胃阳亏虚,受纳、腐熟功能减退,胃气失和,故食少脘痞;胃气不降,反逆于上,故泛吐清水;胃阳不足,形体失于温养,则见畏寒肢冷、倦怠乏力。舌淡胖嫩、苔白润、脉沉迟无力,均为阳气亏虚之象。

【辨证要点】以胃脘冷痛、泛吐清水,与虚寒症状共见为辨证要点。

（九）胃阴虚证

【概念】指胃阴亏虚，濡润失职，以饥不欲食、干呕呃逆等为主要表现的证候。

【临床表现】胃脘隐痛，饥不欲食，或脘痞不舒，或干呕呃逆，口燥咽干，大便干结，小便短少，舌红少苔，脉细数。

【证候分析】本证多由胃病久延不愈，或素食辛辣，或情志不遂，气郁化火，耗伤胃阴，或外感热病，久耗胃阴所致。

胃阴不足，濡润失职，胃络失养，故胃脘隐痛；胃阴亏虚，胃失濡润，虚火内扰，故饥不欲食；胃体失濡，胃气失和，则脘痞不舒；胃气上逆，则干呕呃逆；胃阴亏虚，上不能滋，下不能濡，则口燥咽干，大便干结，小便短少。舌红少苔，脉细数，为阴虚之象。

【辨证要点】以胃脘隐痛，饥不欲食，或脘痞不舒，或干呕呃逆，与阴虚症状共见为辨证要点。

（十）食滞胃脘证

【概念】指食滞胃脘，受纳、腐熟功能失常，以胃脘胀闷疼痛、嗳腐或呕吐等为主要表现的证候。

【临床表现】胃脘胀闷、疼痛，厌食，嗳气酸腐，或呕吐酸腐食物，吐后胀痛得减，或矢气酸臭，泻下物酸腐臭秽，舌苔厚腻，脉滑。

【证候分析】本证多由饮食不节，暴饮暴食，或脾胃素弱，食入难消所致。

胃主受纳，其气以降为顺。饮食停滞胃脘，气机郁滞不畅，故胃脘胀闷疼痛、厌食。食入不消，胃失和降，浊气充斥，随胃气上逆，故嗳气酸腐，或呕吐酸腐食物；吐后实邪得去，腑气通畅，故胀痛得减。食浊下趋，积于肠道，可致矢气频频、臭如败卵、泻下物酸腐臭秽。苔厚腻、脉滑为食浊内积之征。

【辨证要点】多有伤食病史，以胃脘胀闷疼痛、嗳腐吞酸等为辨证要点。

（十一）胃火炽盛证

【概念】指胃中实火内炽，受纳、腐熟功能失常，以胃脘灼痛、消谷善饥等为主要表现的证候。又称胃热证、胃火证。

【临床表现】胃脘灼痛，嘈杂吞酸，或消谷善饥，或口臭，或牙龈肿痛，齿衄，吐血，渴喜冷饮，小便短赤，大便秘结，舌红苔黄，脉滑数。

【证候分析】本证多因平素嗜食辛辣温燥，或肥甘之品，化热生火，或情志不遂，气郁化火，侵扰于胃，或感受热邪，内犯胃腑所致。

热炽胃中，壅阻胃络，气机不畅，故胃脘灼痛；郁火蕴结于胃，则吞酸嘈杂；胃火内盛，腐熟功能亢进，则消谷善饥；胃火炽盛，浊气上逆，故口臭；龈为胃之络，胃火循经上熏，气血壅滞，故牙龈肿痛；热灼血络，迫血妄行，可见齿衄或吐血；胃热炽盛，伤津耗液，则渴喜冷饮；热邪入内，损伤津液，故大便秘结、小便短赤。舌红苔黄、脉滑数为胃热内盛之象。

【辨证要点】以胃脘灼痛，嘈杂吞酸，或消谷善饥，或口臭，或牙龈肿痛，与热象共见为辨证要点。

胃火炽盛证应与胃阴虚证相鉴别（表 8-10）。

表 8-10 胃火炽盛证与胃阴虚证鉴别表

证候	性质	病机	主症	兼症	舌象	脉象
胃火炽盛证	里实热证	胃中实火内炽	胃脘灼痛,嘈杂吞酸,或消谷善饥,或口臭,或牙龈肿痛,齿衄,吐血	渴喜冷饮,小便短赤,大便秘结	舌红苔黄	滑数
胃阴虚证	里虚热证	胃阴亏虚,濡润失职	饥不欲食,脘痞,干呕,呃逆	口燥咽干,大便干结,小便短少	舌红少苔	细数

（十二）寒滞胃脘证

【概念】指寒邪侵犯胃脘,阴寒凝滞,以胃脘冷痛为主要表现的证候。又称胃寒证。

【临床表现】胃脘冷痛,痛势急暴,遇寒痛剧,得温则减,口不渴,泛吐清水,形寒肢冷,舌苔白润,脉弦或沉紧。

【证候分析】本证多由外感寒邪,胃腑受凉,或过食生冷,寒凉伤中所致。

寒邪犯胃,郁遏胃阳,阻滞胃络,凝滞气机,故胃脘冷痛、痛势急暴;遇寒则阴邪愈盛,得温则阴寒气散,故遇寒痛增而得温则减。寒不消水,故口不渴;阴寒凝滞,水停不化,随胃气上逆,可见口泛清水;寒性收引,形体不温,故形寒肢冷;舌苔白润、脉弦或沉紧,均为实寒在里的表现。

【辨证要点】以胃脘冷痛伴见实寒症状为辨证要点。

四、肺与大肠病辨证

肺居胸中,为相傅之官。上通喉咙,开窍于鼻,外合皮毛,不耐寒热而为娇脏,在志为悲(忧),在液为涕。其经下络大肠,与大肠相表里。肺的主要生理功能有主气、司呼吸,主宣发、肃降,通调水道,朝百脉,主治节等。大肠主传化糟粕。

肺的病变主要反映为宣发和肃降功能的失常,常表现为主气、司呼吸和通调水道功能异常。肺病的常见症状为咳嗽、气喘、咯痰、胸闷胸痛,以及肺系病状如咽喉疼痛、声音嘶哑、喷嚏、鼻塞、鼻干、鼻痛、流涕等。其中以咳、喘、痰为特征表现。大肠病变则表现为传导功能失常,临床可见便秘或泄泻等。

肺病证候有虚实之分。肺病虚证多因久染咳喘等肺疾,或他脏久病累及肺,常致肺气虚和肺阴虚,或肺之气阴两虚;肺病实证多因风、寒、热、燥等邪气侵犯,或由痰饮聚肺而成,出现风寒犯肺、风热犯肺、燥邪犯肺、肺热炽盛、痰热壅肺、寒痰阻肺、痰湿阻肺等证。大肠病则多因邪热炽盛,或阴津不足,或暑湿侵袭,积于大肠所致,可见大肠湿热、肠热腑实、肠燥津亏、肠虚滑泻等证。

（一）肺气虚证

【概念】指肺脏功能减退,主气、卫外功能失司,以咳喘、自汗、易于感冒为主要表现的证候。

【临床表现】咳喘无力,咯痰清稀,少气懒言,语声低怯,动则尤甚,神疲体倦,面色淡白,或自汗,畏风,易于感冒,舌淡苔白,脉弱。

【证候分析】本证多因久患肺疾,耗损肺气,或脾虚致肺气化源不足,或肾虚摄纳无权而致肺气亏虚。

肺气亏虚，宣肃功能失职，气逆于上，故咳喘；肺气既虚，津液不布，聚为痰浊，故咯痰清稀；肺气亏虚，宗气生成减少，故少气懒言、语声低怯；劳则耗气，稍事活动，肺气益虚，故上述诸症加重。肺气亏虚，气不摄津，而自汗；气不秘表，则畏风易感。神疲体倦、面色淡白、舌淡苔白、脉弱，均为气虚之象。

【辨证要点】以咳喘痰稀或自汗、易于感冒，兼气虚症状为辨证要点。

（二）肺阴虚证

【概念】指肺脏阴液亏虚，宣肃失司，以干咳无痰，或痰少而黏为主要表现的证候。

【临床表现】干咳无痰，或痰少而黏，痰中带血，口干咽燥，或声音嘶哑，形体消瘦，五心烦热，潮热盗汗，两颧潮红，舌红少苔，脉细数。

【证候分析】本证多因久咳、燥热，耗阴伤肺，或痨虫蚀肺，消烁肺阴，或热病后期，肺阴耗伤，或肾阴亏虚，累及肺阴所致。

肺体喜润，肺阴不足，宣肃失司，气逆于上，故干咳；虚热内生，炼津为痰，则痰少而黏；火热灼伤肺络，则痰中带血。肺为声之门，阴虚火旺，火灼肺系，咽喉失濡，则现声音嘶哑；肺阴亏虚，机体失濡，故口干咽燥、形体消瘦。五心烦热、潮热盗汗、两颧潮红，则为阴虚内热之典型见症。舌红少苔、脉细数，亦属阴虚内热之象。

【辨证要点】以干咳无痰或痰少而黏，与阴虚证共见为辨证要点。

（三）风寒犯肺证

【概念】指风寒侵袭肺系，肺卫失宣，以咳痰稀白为特征的证候。

【临床表现】咳嗽、气喘，痰稀色白，恶寒发热，鼻塞流清涕，头身疼痛，无汗，苔薄白，脉浮紧。

【证候分析】本证多因外感风寒邪气，侵犯肺系，肺卫失宣所致。

肺为娇脏，不耐寒热，风寒之邪经皮毛内合犯肺，肺气失宣，则生咳嗽、气喘；宣肃失职，津液不布，聚生痰饮，故痰稀色白；风寒袭肺，卫阳被遏，肌表失于温煦，故恶寒；郁遏之阳与邪气相争，则发热；鼻为肺窍，风寒侵犯肺卫，寒束肺气，宣发不利，故鼻塞流清涕；寒邪凝滞经脉，气血运行不畅，故头身疼痛；寒性收引，腠理闭塞，则无汗。苔薄白、脉浮紧，乃风寒在表之象。

【辨证要点】以咳喘，痰清稀，兼见风寒表证为辨证要点。

本证应与风寒表证相鉴别。风寒表证是风寒邪气从皮毛、口鼻侵犯人体肌表所引起的证候，进一步发展可转为风寒犯肺证。风寒表证，病位在表，以恶寒发热为主，一般无咳嗽或较轻；而风寒犯肺证，病在肺卫，表里同病，但重点在肺，以咳嗽为主，兼见表证。

（四）风热犯肺证

【概念】指风热侵犯肺系，肺卫失宣，以咳痰黄稠为特征的证候。

【临床表现】咳嗽、气喘，痰稠色黄，发热微恶风寒，鼻塞流浊涕，口干微渴，咽喉肿痛，舌尖红苔薄黄，脉浮数。

【证候分析】本证多因外感风热邪气，侵犯肺系，肺卫失宣所致。

风热犯肺，肺失清肃，肺气上逆，故咳嗽、气喘；肺气失宣，津液不布，热邪灼津，故生黄稠痰。风热内袭于肺，卫阳被遏，邪正相争，则恶寒发热；热为阳邪，郁遏卫阳较轻，故热重寒轻。风热自外而侵，肺窍不利，故鼻塞涕浊；风热在表，伤津不甚，故口干微渴；邪客肺系，咽喉不利，故咽喉肿痛。舌尖红，苔薄黄，脉浮数，乃风热犯表之征。

【辨证要点】以咳喘，咳痰黄稠，兼见风热表证为辨证要点。

本证应与风热表证相鉴别。风热表证是风热邪气从皮毛、口鼻侵犯人体肌表所引起的证候，进一步发展可转为风热犯肺证。风热表证，病位在表，以发热恶寒、咽痛为主，一般无咳嗽或较轻；风热犯肺证，病在肺卫，表里同病，但重点在肺，以咳嗽为主，兼见表证。

（五）燥邪犯肺证

【概念】指燥邪侵犯肺系，肺失清润，以干咳无痰，或痰少而黏为主要表现的证候。

【临床表现】干咳无痰，或痰少而黏，难以咯出，唇、舌、鼻、咽、皮肤干燥，伴发热恶寒，少汗或无汗，苔薄而干，脉浮数或浮紧。

【证候分析】本证多因秋季外感燥邪，侵犯肺系，肺失清润所致。

燥是秋季的主气，燥邪伤人多从口鼻而入，其病常从肺卫开始。外感燥邪，肺失清润，而致咳嗽、少痰或无痰。"燥胜则干"，燥邪犯肺，津伤不润，故唇、舌、鼻、咽、皮肤干燥。燥邪犯肺，卫表失宣，故发热恶寒。燥分温凉。温燥者，挟有夏热之余气，故少汗、脉象浮数；凉燥者，挟有近冬之寒气，故无汗、脉象浮紧。

【辨证要点】以干咳无痰，或痰少而黏，唇、舌、鼻、咽、皮肤干燥欠润，兼表证为辨证要点。

燥邪犯肺证应与肺阴虚证相鉴别（表8-11）。另外，风寒犯肺证、风热犯肺证和燥邪犯肺证均为兼表证之肺病证候，亦需鉴别（表8-12）。

表8-11 燥邪犯肺证与肺阴虚证鉴别表

证候	相同点	不同点	舌脉
燥邪犯肺证	干咳无痰，或痰少而黏	肺系干燥少津症状，兼见表证。有明显的季节性	苔薄而干，脉浮数或浮紧
肺阴虚证		五心烦热，潮热盗汗，两颧潮红	舌红，少苔，脉细数

表8-12 风寒犯肺证、风热犯肺证和燥邪犯肺证鉴别表

证候	主症	兼症	舌象	脉象
风寒犯肺证	咳嗽气喘，痰稀色白	恶寒发热，鼻塞涕清，身痛无汗	舌淡红，苔薄白	脉浮紧
风热犯肺证	咳嗽气喘，痰稠色黄	发热微恶风寒，鼻塞流浊涕，口干微渴，咽喉肿痛	舌尖红，苔薄黄	脉浮数
燥邪犯肺证	干咳少痰，痰黏难咯	唇、舌、鼻、咽、皮肤干燥，发热微寒，少汗或无汗	苔薄而干	脉浮数或浮紧

（六）肺热炽盛证

【概念】指热邪壅肺，肺失清肃，以急性咳喘为主要表现的证候。又称热邪壅肺证。

【临床表现】咳嗽，气喘，气息灼热，胸痛，咽喉红肿疼痛，发热，口渴，大便秘结，小便短赤，舌红苔黄，脉数。

【证候分析】本证多因外感风热入里，或风寒之邪入里化热，蕴结于肺所致。

热邪壅肺，肺失清肃，气逆于上，故咳嗽、气喘；肺热炽盛，热盛气壅，故气息灼热、胸痛；肺热上熏咽喉，气血壅滞，故咽喉肿痛；内热壅盛，故发热；热盛伤津，故口渴、大便秘结、小便短赤；舌红苔黄、脉数，乃里实热炽盛之象。

【辨证要点】以咳喘急性发作，伴见里实热证为辨证要点。

本证应与风热犯肺证相鉴别。肺热炽盛证与风热犯肺证均属肺病之实热证，均以咳喘为主症，伴见热象。但前者属里实热证，表现为咳嗽、气喘，内热之象明显；后者病在肺卫，表里同病，但以咳嗽为主，兼有风热表证。

（七）痰热壅肺证

【概念】指痰热胶结，壅滞于肺，肺失清肃，以咳喘、痰黄稠等为主要表现的证候。

【临床表现】咳嗽，咯痰黄稠量多，气喘，息粗，或咳吐脓血腥臭痰，胸闷胸痛，或喉中痰鸣，咽喉红肿疼痛，壮热，口渴，小便短赤，大便秘结，舌红苔黄腻，脉滑数。

【证候分析】本证多因外邪犯肺，郁而化热，热伤肺津，炼液成痰；或素有宿痰，内蕴日久化热，痰与热结，壅阻于肺所致。

痰热壅肺，肺失清肃，气逆于上，故咳嗽、气息喘促；痰热胶结，随气而逆，故痰黄稠量多，或喉中痰鸣；若痰热壅滞肺络，火炽血败，肉腐成痈，则咳吐脓血腥臭痰；肺热蕴郁，胸中气机不利，故胸闷胸痛；里热熏蒸肺系，气滞血壅，故咽喉肿痛；里热蒸腾，阳盛则热，故壮热；内热伤津，故口渴、大便秘结、小便短赤；舌红苔黄腻、脉滑数，乃痰热内蕴之象。

【辨证要点】以咳痰黄稠，气喘息促，或咳吐脓血腥臭痰，或喉中痰鸣，伴见里实热证为辨证要点。

（八）寒痰阻肺证

【概念】指寒痰交阻于肺，肺失宣降，以咳嗽、气喘等为主要表现的证候。

【临床表现】咳嗽气喘，或喉中哮鸣，痰多、质稠浊，或清稀色白，胸闷，形寒肢冷，舌淡苔白腻或白滑，脉濡缓或滑。

【证候分析】本证多因素有痰疾，复感寒邪，内客于肺；或因寒湿外邪，侵袭于肺；或因中阳受困，寒从内生，聚湿成痰，上干于肺所致。

寒痰阻肺，宣降失司，肺气上逆，故咳嗽、气喘；肺不布津，津聚为痰，则痰多色白；痰气搏结，上涌气道，故喉中哮鸣；寒痰凝滞于肺，肺气不利，故胸闷；阴寒凝滞，阳气郁而不达，肌肤失于温煦，故形寒肢冷；舌淡、苔白腻或白滑，脉濡缓或滑，均为寒痰内盛之象。

【辨证要点】以咳喘痰白，或喉中哮鸣，并见寒痰内盛为辨证要点。

（九）痰湿阻肺证

【概念】指痰湿壅阻肺脏，宣降失司，以咳喘、痰黏量多、色白易咯为主要表现的证候。

【临床表现】咳嗽，痰多色白，质黏易咯，胸闷，甚则气喘痰鸣，舌淡苔白腻，脉滑。

【证候分析】本证多因脾气亏虚，津液输布失常，聚湿成痰，上渍于肺；或久咳伤肺，肺津不布；或因寒湿外邪，侵袭于肺，肺失宣降，聚津为痰，上泛于肺所致。

痰湿阻肺，宣降失司，肺气上逆，故咳嗽、咯痰、气喘；痰湿阻滞，肺气不利，故胸闷、痰鸣；舌淡苔白腻、脉滑，为痰湿内生之象。

【辨证要点】以咳喘，痰白量多，质黏易咯为辨证要点。

（十）大肠湿热证

【概念】指湿热壅阻肠道，大肠传导失常，以腹痛、泄泻，或下利赤白脓血为主要表现的证候。又称肠道湿热证。

【临床表现】腹痛，泄泻，肛门灼热，或色黄味臭，或下利赤白脓血，里急后重，口渴，尿短赤，或伴恶寒发热，或但热不寒，舌红苔黄腻，脉滑数或濡数。

【证候分析】本证多因时令暑湿侵袭，或饮食不洁，蕴生湿热，积于大肠，伤及肠道气血所致。

湿热侵袭大肠，壅阻气机，故腹痛；大肠传导失常，故便次增多、泻如黄水、肛门灼热。湿热熏灼肠道，脉络损伤，血腐成脓，则下利脓血；热蒸肠道，功能亢奋，时欲排便，故腹中急迫感；湿阻大肠，气机壅滞，大便排泄不畅，故肛门滞重。水液从大便而泄，故小便短少黄赤；热盛伤津，则口渴。表邪未解，则恶寒发热；热盛于里，则但热不寒。舌红苔黄腻、脉象滑数或濡数，皆为湿热内蕴之象。

【辨证要点】以腹痛、泄泻或下利赤白脓血，与湿热内蕴共见为辨证要点。

（十一）肠热腑实证

【概念】指邪热入里，与肠中糟粕相搏，燥屎内结，以腹部硬满疼痛、便秘等为主要表现的证候。即六经辨证中的阳明腑实证。

【临床表现】壮热，或日晡潮热，腹部硬满疼痛，拒按，大便秘结，或热结旁流，气味恶臭，汗出口渴，甚则神昏谵语、狂乱，小便短黄，舌质红，苔黄厚而燥，或焦黑起刺，脉沉数有力，或沉迟有力。

【证候分析】本证多因邪热炽盛，汗出过多，或误用汗剂，津液外泄，致肠中干涩，燥屎内结而成。

热结肠道，气机壅滞，肠中燥屎内结，腑气不通，津液耗伤，肠道失润，故腹部硬满疼痛、拒按、大便秘结；大肠属阳明经，其气旺于日晡之时，故日晡潮热；若燥屎内结，加之邪热迫津下泄，故泻下稀水、气味恶臭，即所谓"热结旁流"；邪热与燥屎胶结，火热愈炽，上扰心神，故神昏谵语；里热蒸达，迫津外泄，故壮热、汗出；热盛津伤，故口渴、小便短黄、舌红、苔黄厚而干燥，或焦黑起刺；燥热内盛，血行加速，故脉沉数有力；燥屎与邪热结聚，阻滞血行，故迟而有力。

【辨证要点】以腹满硬痛，便秘，与里热炽盛共见为辨证要点。

（十二）肠燥津亏证

【概念】指津液亏损，肠失濡润，传导失职，以大便燥结难下为主要表现的证候。又名大肠津亏证。

【临床表现】大便干燥，状如羊屎，数日一行，腹胀作痛，或见左少腹包块，口干，或口臭，或头晕，舌红少津，苔黄燥，脉细涩。

【证候分析】本证多因素体阴津不足，或年老阴津亏损，或嗜食辛辣之物，或汗、吐、下太过，或温热病后期，耗伤阴液所致。

阴津损伤，肠道失濡，传导不行，则大便干结难解；燥屎结聚，气机阻滞，则腹胀作痛，或左下腹触及包块；腑气不通，秽浊之气上逆，则口气秽臭，甚至上扰清阳而见头晕；阴津亏损，濡润失职，则口干；舌红少津、苔黄燥、脉细涩，乃为阴津亏损之象。

【辨证要点】以大便燥结，与津亏症状共见为辨证要点。

（十三）肠虚滑泻证

【概念】指阳气虚衰，大肠失于固摄，以大便滑脱不禁为主要表现的证候。

【临床表现】利下无度，或大便失禁，甚则脱肛，腹痛隐隐，喜热喜按，畏寒神疲，舌淡苔白滑，脉弱。

【证候分析】本证多因泻、痢久延不愈所致。

久泻久痢，阳气虚衰，大肠失其固摄，因而下利无度，甚则大便失禁或脱肛。阳气虚衰，寒从内生，寒凝气滞，故腹部隐痛、喜热喜按、畏寒神疲；舌淡苔白滑、脉弱，均为阳虚阴盛之象。

【辨证要点】以利下无度，大便失禁，与虚寒症状为辨证要点。

五、肾与膀胱病辨证

肾位于腰部，左右各一，膀胱位于小腹，与肾直接相通，肾与膀胱因经脉络属而互为表里。肾开窍于耳及二阴，在体合骨，生髓通脑，其华在发，在志为恐，在液为唾。肾藏精，为先天之本、水火之宅，主水，肾又主纳气，为气之根。膀胱为州都之官，主气化，司开阖，具有贮存及排泄尿液的功能。

肾的病变主要反映在人体生长发育和生殖机能障碍、水液代谢失常、呼吸功能减退等方面的异常。临床以腰膝酸软或疼痛，耳鸣耳聋，齿摇发脱，阳痿遗精，精少不育，经少或经闭不孕，水肿，虚喘，二便异常等为常见症。膀胱病变主要反映在排尿功能异常，临床常见尿频、尿急、尿痛，尿闭，遗尿，小便失禁等症。

肾病证候多虚，多因先天禀赋不足，或幼年精气未充，或老年精气亏虚，或房事不节，或他脏病久及肾等，使肾的阴、阳、精、气亏虚，导致肾阳虚、肾虚水泛、肾阴虚、肾精不足、肾气不固、肾不纳气等证。膀胱病证候多因湿热蕴结膀胱，膀胱气化不利，致膀胱湿热证。

（一）肾阳虚证

【概念】指肾阳亏虚，温煦失职，气化失权，以腰膝酸冷、性欲低下、夜尿频多，或久泻不止，或浮肿为主要表现的证候。若肾阳亏虚，气不化水，水湿泛溢肌肤，或凌心射肺，以水肿、心悸咳喘为主症者，则可称为肾虚水泛证。

【临床表现】腰膝酸冷疼痛，畏寒肢冷，下肢尤甚，头目眩晕，面色㿠白或黧黑，精神萎靡，或性欲低下，男子阳痿精冷，女子宫寒不孕，或久泻不止，完谷不化，五更泄泻，或小便频数清长，夜尿频多，或癃闭，或尿少浮肿，腰以下肿甚，甚则腹部胀满，或见心悸气短，咳喘痰鸣，舌淡胖嫩，苔白润或滑，脉弱，两尺尤甚。

【证候分析】本证多因素体阳虚，或年高肾亏，或久病伤肾，或房劳过度，或其他脏腑病变累及于肾，以致命门火衰所致。

肾阳为一身阳气的根本。肾阳虚衰，不能温煦腰府及骨骼，则腰膝酸冷疼痛、畏寒肢冷、下肢尤甚；阳虚温运失职，致气血不能上荣于面，或上养清窍，则面色㿠白、头目晕眩；肾阳虚惫，阴寒浊阴上泛，则面色黧黑；阳虚则机体失于激发、推动、振奋，故见精神萎靡；肾阳不足，命门火衰，性功能减退，则性欲低下、男子阳痿精冷、女子宫寒不孕；肾阳不足，火不暖土，脾失健运，则久泻不止、完谷不化，或五更泄泻；阳虚气化失职，肾气不固，膀胱失约，则小便频数清长、夜尿频多；若阳虚火衰，气化无力，则尿少癃闭；水液失于阳气蒸化而内停，泛溢肌肤，则浮肿；水液不得肾阳蒸腾而下趋，故腰以下肿甚；水气犯脾，气机阻滞，则腹部胀满，即"水反侮土"；阳虚水泛，抑遏心阳，则心悸，是为"水气凌心"；水泛为痰，痰饮停肺，则咳嗽气喘、痰鸣，是为"寒水射肺"；舌淡胖嫩苔白润或滑、脉弱两尺尤甚，为肾阳不足之象。

【辨证要点】以腰膝酸冷，性欲低下，夜尿频多，久泻不止，或浮肿，与阳虚症状共见为辨证要点。

（二）肾阴虚证

【概念】指肾阴亏损，失于滋养，虚热内扰，以腰膝酸软、眩晕耳鸣、遗精、经少为主要表现的证候。

【临床表现】腰膝酸软，头晕目眩，耳鸣健忘，齿松发脱，失眠多梦，性欲亢进，男子遗精，阳强易举，女子梦交，经少、经闭或崩漏，形体消瘦，口燥咽干，入夜尤甚，五心烦热、潮热盗汗，两颧潮红，舌红少苔，脉细数。

【证候分析】本证多因禀赋不足，久病伤肾，年老体弱，房事不节，热邪伤阴，或过服温燥之品，耗伤肾阴，阴不制阳，相火妄动所致。

肾阴为一身阴液的根本，有滋养、濡润脏腑组织和抑制阳亢火动的作用。肾阴亏虚，腰膝失养，则腰膝酸软；阴虚精亏髓减，脑窍失养，则眩晕耳鸣、健忘；肾阴亏虚，头发、牙齿失于滋养，则牙齿松动、发枯易脱；虚火扰心，心神不安，则失眠多梦；肾阴亏损，相火妄动，故性欲亢进、男子阳强易举、女子梦交；虚火扰动精室，则遗精；虚火迫血妄行，则崩漏；肾阴不足，精亏血少，冲任失充，则妇女经少、经闭；肾阴不足，形体失养，则消瘦；阴虚不制阳，虚热内生，故五心烦热、潮热盗汗、两颧潮红；阴虚津亏，虚热内炽，则口燥咽干、入夜为甚；舌红少苔、脉细数，为阴虚内热之象。

【辨证要点】以腰膝酸软，耳鸣，遗精，经少，与阴虚症状共见为辨证要点。

（三）肾精不足证

【概念】指肾精亏损，生长、发育与生殖功能减退，以生长发育迟缓、早衰、生育功能低下等为主要表现的证候。

【临床表现】小儿生长发育迟缓，身体矮小，囟门迟闭，智力低下，骨骼痿软，动作迟钝，成人性功能减退，男子精少不育，女子经闭不孕，或早衰，腰膝酸软，耳鸣耳聋，发脱齿松，健忘恍惚，神情呆钝，足痿无力，动作迟缓，舌淡，脉弱。

【证候分析】本证多因先天精气匮乏，或后天失养，肾精失充，或因久病伤肾，或房劳耗精等，使肾精亏虚所致。

小儿肾精不足，肾精主骨生髓充脑、化气生血之职失司，则生长发育迟缓、身体矮小、囟门迟闭、智力低下、骨骼痿软、动作迟钝；肾精匮乏，成人可见性功能减退、男子精少不育、女子经闭不孕；肾精亏损，无以充髓填脑，脑窍失养，则健忘恍惚、神情呆钝、耳鸣耳聋；肾之华在发，齿为骨之余，精亏不足，则发枯易脱、齿松早脱；肾精不足，腰府及骨骼失养，则腰膝酸软、两足痿软、行动迟缓；舌淡脉弱，为肾精不足之象。

【辨证要点】以生长发育迟缓、早衰、生育功能低下与精亏症状共见为辨证要点。

肾精不足证应与肾阴虚证相鉴别（表 8-13）。

表 8-13　肾精不足证与肾阴虚证鉴别表

证候	病机	相同点	不同点
肾精不足证	肾精亏损，失于充养	腰膝酸软,健忘耳鸣,发脱齿松	以小儿生长发育迟缓,成人早衰为主,无虚热之变,舌淡,脉弱
肾阴虚证	肾阴亏损,虚热内生		阴虚内热症状明显,舌红少苔,脉细数

（四）肾气不固证

【概念】指肾气亏虚，封藏、固摄功能失职，以腰膝酸软、小便频数清长、滑精早泄、经带量多、滑胎等为主要表现的证候。

【临床表现】腰膝酸软，神疲乏力，耳鸣失聪，小便频数而清，或尿后余沥不尽，或遗尿，或夜尿频多，或小便失禁，男子滑精早泄，女子月经淋漓不尽，或带下清稀量多，或胎动易滑，舌淡苔白，脉弱。

【证候分析】本证多因禀赋不足，年幼肾气未充，或年高肾气衰退，或久病伤肾，或房劳过度，耗伤肾气，以致肾气对精液、膀胱、经带、胎元等不固所致。

肾气亏虚，腰膝、脑髓、耳窍失养，则腰膝酸软、神疲乏力、耳鸣失聪；肾气不足，固摄封藏无力，前阴不固，膀胱失约，则小便频数而清，或尿后余沥不尽，或遗尿，或夜尿频多，或小便失禁；肾气不足，冲脉失固，则月经淋漓不尽；带脉失约，则带下清稀量多；任脉失养，胎元不固，则胎动易滑；精关不固，则滑精早泄；舌淡苔白、脉弱，乃肾气亏虚之象。

【辨证要点】以小便频数清长，滑精早泄，经带量多，滑胎，与肾虚症状共见为辨证要点。

（五）肾不纳气证

【概念】指肾气亏虚，摄纳无权，气不归元，以久病咳喘、呼多吸少、气不得续、动则尤甚等为主要表现的证候。

【临床表现】久病咳喘，呼多吸少，气不得续，动则益甚，咯痰稀薄，甚则尿随咳出，声音低怯，自汗神疲，腰膝酸软，舌淡苔白，脉弱。或喘息加剧，冷汗淋漓，肢冷面青，脉浮大无根或浮数无根，或气短息促，面赤心烦，口干咽燥，舌红，脉细数。

【证候分析】本证多因久病咳喘，耗伤肺气，病久及肾，或劳损伤肾，或先天元气不足，或年老肾亏等，致肺肾气虚，气失摄纳而发。

《类证治裁·喘证》指出："肺为气之主，肾为气之根，肺主出气，肾主纳气。"病久及肾，肾气亏虚，失于摄纳，气不归元，则咳喘不已，呼多吸少，气不得续；劳则耗气，故动则喘咳益甚；肺肾气虚，宗气不足，则声音低怯、神疲；气虚津失敷布，停聚成痰，故咯痰稀薄；气虚卫表不固，则自汗；肾气亏虚，腰膝失养，膀胱失约，则腰膝酸软、尿随咳出；舌淡苔白、脉弱为气虚之征。若阳气虚衰欲脱，则喘息加剧、冷汗淋漓、肢冷面青；虚阳外浮，则脉见浮大无根或浮数无根。肾气不足，久延伤阴而致气阴两虚者，除气短息促外，因阴虚内热，虚火上炎，伤津扰神，故见面赤心烦、口干咽燥；舌红、脉细数，为阴虚内热之象。

【辨证要点】以久病咳喘，呼多吸少，气不得续，动则尤甚，与肾气虚症状共见为辨证要点。

（六）膀胱湿热证

【概念】指湿热蕴结膀胱，气化不利，以尿频、尿急、尿涩痛等为主要表现的证候。

【临床表现】尿频，尿急，尿道灼痛，小便黄赤短少，小腹胀痛，或小便浑浊，或尿血，或尿有砂石，可伴有发热，或见腰部胀痛，舌红苔黄腻，脉滑数或濡数。

【证候分析】本证多因外感湿热之邪，蕴结膀胱，或饮食不节，湿热内生，下注膀胱，致膀胱气化失常所致。

湿热蕴结膀胱而下趋，则尿频、尿急、小便黄赤短少；湿热下迫尿道，则尿道灼痛；膀胱位于小腹，湿热阻滞膀胱，气机不利，则小腹胀痛；湿热蕴蒸，清浊混杂而下，故小便浑浊；湿热损伤膀胱血络，迫血妄行，则尿血；湿热煎熬尿液，日久成砂，则尿有砂石；湿热蕴蒸，则见发热；湿热循经侵袭于肾，则腰部胀痛；舌红苔黄腻、脉滑数或濡数，为湿热内蕴之象。

【辨证要点】以尿频、尿急、尿涩痛，与湿热症状共见为辨证要点。

六、脏腑兼病辨证

凡两个或两个以上脏腑的病证同时并见者，称为脏腑兼病。

发生兼病的脏腑常在生理和病理上有着密切的联系。一般而言，具有表里关系、生克关系，以及在气血津液运行代谢方面关系密切的脏腑容易发生兼病，并且存在着由脏及脏、由脏及腑、由腑及腑、由腑及脏等多种形式。因此，辨证时必须注意脏腑之间的生理病理联系，辨析各相关症状的有无、主次、先后、因果等关系，进一步明确其复杂的病理机制，以便指导临床论治。

脏腑兼病辨证
PPT课件

脏腑兼病在临床上甚为多见，这里仅介绍脏腑病证相兼的常见证型。

（一）心肾不交证

【概念】指心肾水火既济失调，以心烦、失眠、耳鸣、腰酸、梦遗等为主要表现的证候。

【临床表现】心烦失眠，惊悸多梦，头晕，耳鸣，腰膝酸软，梦遗，口燥咽干，五心烦热，潮热盗汗，舌红少苔，脉细数。

【证候分析】本证多由思虑劳神太过，或情志抑郁，郁而化火，或虚劳久病，房事不节，耗伤心肾之阴，虚阳亢动，上扰心神所致。

心阴亏虚，心火偏亢，扰动心神，故心烦失眠、惊悸多梦；肾阴亏虚，脑髓失养，故头晕、耳鸣；肾虚不能荣养腰膝，故腰膝酸软；虚火扰动精室，则见梦遗；阴虚失濡，虚热内蒸，故口燥咽干、五心烦热、潮热盗汗；舌红少苔、脉细数为虚热之象。

【辨证要点】以心烦，失眠，耳鸣，腰酸，或梦遗等，与虚热症状共见为辨证要点。

（二）心肾阳虚证

【概念】指心肾阳气亏虚，以心悸怔忡、肢体浮肿等为主要表现的证候。

【临床表现】心悸怔忡，畏寒肢冷，肢体浮肿，小便不利，神疲乏力，腰膝酸冷，唇甲青紫，舌淡紫，苔白滑，脉弱。

【证候分析】本证多因心阳虚衰，病久及肾，肾阳亦虚，或肾阳亏虚，气化无权，水气凌心所致。

心阳虚衰，鼓动无力，故心悸怔忡；温运无力，血行不畅，故见唇甲青紫、舌紫；肾阳亏虚，气化失司，水湿内停，外泛肌肤，故肢体浮肿、小便不利；肾阳不足，不能温养腰膝，故腰膝酸冷；心肾两脏阳虚，形体失于温养、激发，脏腑功能衰退，故畏寒肢冷、神疲乏力；舌淡苔白滑、脉弱为虚寒之征。

【辨证要点】本证以心悸怔忡、肢体浮肿等，与虚寒症状共见为辨证依据。

心肾阳虚证应与肾阳虚证相鉴别（表8-14）。

表 8-14　心肾阳虚证与肾阳虚证鉴别表

证候	共同症状	不同症状	舌脉象
心肾阳虚证	肢体浮肿,小便不利,畏寒肢冷,腰膝酸冷,神疲乏力	心悸怔忡,唇甲青紫	舌淡紫,苔白滑,脉弱
肾阳虚证		男子阳痿早泄、滑精精冷,女子宫寒不孕,或久泻不止,完谷不化,五更泄泻,或小便频数清长,夜尿频多	舌淡胖嫩,苔白润,脉弱

（三）心肺气虚证

【概念】指心肺两脏气虚,以心悸、咳喘等为主要表现的证候。

【临床表现】心悸胸闷,咳喘气短,吐痰清稀,神疲乏力,声低懒言,自汗,动则尤甚,面色淡白,或唇舌淡紫,舌淡苔白,脉弱或结、代。

【证候分析】本证多因久病咳喘,耗伤肺气,累及于心,或年老体虚,劳倦太过,耗伤心肺之气所致。

心气亏虚,鼓动无力,气机不畅,故心悸胸闷;心气不足,血行不利,则见唇舌青紫、脉结或代;肺气亏虚,宣降失职,呼吸功能减弱,故咳喘气短;津液输布无力,停聚为痰,故吐痰清稀;气虚失于激发推动,全身功能减弱,故神疲乏力、声低懒言;气虚失于固摄,故自汗;劳则耗气,故动后诸症加重;面色淡白、舌淡苔白、脉弱等,均为气虚之征。

【辨证要点】以心悸胸闷,咳喘无力,与气虚症状共见为辨证要点。

（四）心脾两虚证

【概念】指心血不足,脾气虚弱,以心悸失眠、食少腹胀等为主要表现的证候。亦称心脾气血虚证。

【临床表现】心悸怔忡,失眠多梦,食欲不振,腹胀便溏,神疲乏力,头晕健忘,面色萎黄或淡白,或皮下紫斑,月经色淡、淋漓不尽,舌淡白,脉弱。

【证候分析】本证多因思虑过度,耗伤心血,或饮食劳倦,损伤脾气,生化不足,或慢性失血,气血亏耗,导致心脾气血两虚。

心血不足,心神失养,则心悸怔忡、失眠多梦;脾气亏虚,运化失职,则食欲不振、腹胀便溏;气血亏虚,不能上荣,故头晕健忘;气血生化不足,则神疲乏力、面色萎黄或淡白;脾虚不能统血,可见皮下紫斑,或月经色淡、淋漓不尽;舌淡白、脉弱,均为气血亏虚之征。

【辨证要点】以心悸失眠,食少腹胀,或兼慢性失血等,与气血亏虚症状共见为辨证要点。

（五）心肝血虚证

【概念】指心肝两脏血虚,以心悸、失眠、眩晕、肢麻等为主要表现的证候。

【临床表现】心悸怔忡,失眠健忘,头晕目眩,视物模糊,肢体麻木、震颤、拘挛,爪甲不荣,或月经量少色淡,甚则闭经,面色淡白,舌淡白,脉细。

【证候分析】本证多因思虑过度,或失血过多,或脾虚化源不足所致。

心血亏虚,心神失养,则心悸怔忡、失眠健忘。肝血亏虚,头目失养,则头晕目眩、视物模糊;肝血不足,筋脉、爪甲失养,则肢体麻木、震颤、拘挛,爪甲不荣;肝虚血少,血海不充,则月经量少色淡,甚则闭经;面白舌淡、脉细皆为血虚之征。

【辨证要点】以心悸失眠，目、筋、爪、冲任失荣，与血虚症状共见为辨证要点。

心肝血虚证应与心脾两虚证相鉴别（表 8-15）。

表 8-15　心脾两虚证与心肝血虚证鉴别表

证候	共同症状	不同症状	舌脉象
心脾两虚证		食欲不振，腹胀便溏，面色萎黄，或见皮下紫斑，月经淋漓不尽	舌淡白，脉弱
心肝血虚证	心悸怔忡，失眠多梦，头晕健忘，面色淡白，神疲乏力，月经色淡	视物模糊，肢体麻木、震颤、拘挛，爪甲不荣，或月经量少，甚则闭经	舌淡白，脉细

（六）脾肺气虚证

【概念】指脾肺两脏气虚，以咳喘气短、痰液清稀、食少便溏等为主要表现的证候。

【临床表现】久咳不止，气短而喘，咯痰清稀，食欲不振，腹胀便溏，声低懒言，神疲乏力，或兼面部虚浮，下肢微肿，面白少华，舌淡，苔白滑，脉弱。

【证候分析】本证多因久病咳喘，耗伤肺气，子病及母，脾运失健，或饮食劳倦，脾胃受损，母病及子，伤及肺气所致。

肺气亏虚，宣降失职，气逆于上，则久咳不止、气短而喘；肺脾气虚，津失运化、输布，聚湿生痰，故咯痰清稀量多；脾气亏虚，运化失健，故食欲不振、腹胀便溏；水湿不化，泛溢肌肤，则面浮肢肿；声低懒言、神疲乏力、面白少华、舌淡苔白、脉弱，均为气虚之征。

【辨证要点】以咳喘气短，痰液清稀，食少便溏等，与气虚症状共见为辨证要点。

（七）肺肾阴虚证

【概念】指肺肾两脏阴液亏虚，以干咳痰少、腰酸、遗精等为主要表现的证候。

【临床表现】干咳痰少，或痰中带血，或声音嘶哑，腰膝酸软，口燥咽干，骨蒸潮热，盗汗，颧红，形体消瘦，男子遗精，女子经少，舌红少苔，脉细数。

【证候分析】本证多因燥热、痨虫、久病咳喘等损伤肺阴，病久及肾，或房劳太过，肾阴耗伤，肺失濡润所致。

肺肾阴液相互资生，为"金水相生"之脏。肺阴亏虚，虚火内生，清肃失职，则干咳痰少；虚火灼伤肺络，可见痰中带血；虚火熏灼，咽喉失于滋润，则声音嘶哑；肾阴亏虚，腰膝失养，故腰膝酸软；虚火扰动精室，则为遗精；阴精不足，冲任空虚，故月经量少；肺肾阴虚，虚热内蒸，故口燥咽干、骨蒸潮热、颧红盗汗；阴液亏虚，濡润失职，则形体消瘦；舌红少苔、脉细数，为阴虚内热之征。

【辨证要点】以干咳痰少，腰酸，遗精等，与阴虚内热症状共见为辨证要点。

（八）肝火犯肺证

【概念】指肝经气火上逆犯肺，以胸胁灼痛、急躁、咳嗽痰黄为主要表现的证候。

【临床表现】胸胁灼痛，急躁易怒，头胀头晕，面红目赤，烦热口苦，咳嗽阵作，痰黄黏稠，甚则咳血，舌质红，苔薄黄，脉弦数。

【证候分析】本证多因郁怒伤肝，气郁化火，或邪热内蕴肝经，上犯于肺所致。

肝经气火内郁，经气不利，则胸胁灼痛、急躁易怒、烦热口苦；气血上逆则头胀头晕、面红目赤；肝火犯肺，肺气失于清肃而上逆，故咳嗽阵作；火热灼津成痰，则痰黄黏稠；火热灼伤肺络，则咳血；舌红、苔薄黄、脉弦数，均为肝火内炽之征。

【辨证要点】以胸胁灼痛，急躁，咳嗽痰黄，与实热症状共见为辨证要点。

（九）肝胃不和证

【概念】指肝气郁结，或气郁化火，胃失和降，以脘胁胀痛或灼痛、嗳气、呕吐等为主要表现的证候。

【临床表现】胁肋、胃脘胀痛或窜痛，呃逆，嗳气，呕吐，食欲不振，情志抑郁，善太息，舌淡红，苔薄白，脉弦，或兼见脘胁灼痛，烦躁易怒，吞酸嘈杂，舌红苔黄，脉弦数。

【证候分析】本证多因情志不舒，肝气郁结，横逆犯胃而成肝气犯胃证；若肝气郁久化热，侵扰及胃，则成肝火犯胃证。

肝失疏泄，胃气郁滞，故胁肋、胃脘胀满疼痛，走窜不定；胃气上逆，则呃逆、嗳气、呕吐；胃纳失司，故食欲不振；肝失条达，故情志抑郁、善太息；舌淡红、苔薄白、脉弦，为肝气郁滞之象。肝气郁久化火，肝火犯胃，故脘胁灼痛；气郁化火，肝失条达，故烦躁易怒；气火内郁犯胃，故吞酸嘈杂；舌红苔黄、脉数，为气郁化火之征。

【辨证要点】以脘胁胀痛，嗳气，呃逆，呕吐，与情志失常等症状共见为辨证要点。

（十）肝郁脾虚证

【概念】指肝失疏泄，脾失健运，以胁肋胀痛、情志抑郁、腹胀便溏等为主要表现的证候。

【临床表现】胁肋胀满窜痛，情志抑郁，善太息，或急躁易怒，纳呆腹胀，便溏不爽，肠鸣矢气，或大便溏结不调，或腹痛欲泻，泻后痛减，舌苔白，脉弦缓。

【证候分析】本证多因情志不遂，郁怒伤肝，肝失条达，横犯脾土，或饮食劳倦，损伤脾气，脾失健运，土虚木乘所致。

肝失疏泄，经气郁滞，故胁肋胀满窜痛；肝喜条达而恶抑郁，肝气郁滞，情志不畅，则情志抑郁、善太息；若气郁化火，则急躁易怒；肝气横犯脾土，脾失健运，气滞湿阻，则纳呆腹胀、便溏不爽、肠鸣矢气，或大便溏结不调；肝气犯脾，气机郁滞，运化失调，则腹痛欲泻；泻后气机暂得调畅，故痛减；舌苔白、脉弦缓，为肝郁脾虚之象。

【辨证要点】以胁肋胀痛，情志抑郁，腹胀便溏等症状共见为辨证要点。

肝郁脾虚证应与肝胃不和证相鉴别（表8-16）。

表8-16　肝胃不和证与肝郁脾虚证鉴别表

证候	共同症状	不同症状	舌脉象
肝胃不和证		胃脘胀痛或窜痛，呃逆嗳气，吞酸嘈杂	舌淡红，苔薄白，脉弦，或兼见舌红苔黄，脉数
肝郁脾虚证	胁肋胀满窜痛，情志抑郁，善太息，或急躁易怒，纳呆	腹胀，便溏不爽，肠鸣矢气，或大便溏结不调，或腹痛欲泻，泻后痛减	舌苔白，脉弦缓

（十一）肝肾阴虚证

【概念】指肝肾阴液亏虚，以腰膝酸软、胁痛、眩晕耳鸣等为主要表现的证候。

【临床表现】腰膝酸软，胁肋隐痛，头晕目眩，耳鸣健忘，失眠多梦，口燥咽干，五心烦热，潮热颧红，男子遗精，女子月经量少，舌红少苔，脉细数。

【证候分析】本证多因年老久病，或情志内伤，或房事不节，或温病日久等，耗伤肝肾之阴所致。

　　肝肾阴虚，腰膝失养，故腰膝酸软；肝阴亏虚，肝络失滋，而胁肋隐痛；肝肾阴亏，水不涵木，肝阳偏亢，髓海不足，故头晕目眩、耳鸣健忘；虚火上扰心神，故失眠多梦；虚火扰动精室，则见遗精；阴精不足，冲任失养，故月经量少；口燥咽干、五心烦热、潮热颧红、舌红少苔、脉细数等，皆为阴虚失濡，虚热内炽之征。

　　【辨证要点】以腰膝酸软，胁痛，眩晕耳鸣等，与虚热症状共见为辨证要点。

　　肝肾阴虚证应与心肾不交证、肺肾阴虚证相鉴别（表 8-17）。

表 8-17　心肾不交证、肺肾阴虚证、肝肾阴虚证鉴别表

证候	共同症状	不同症状	舌脉象
心肾不交证	腰膝酸软，头晕耳鸣，男子遗精，女子月经量少，口燥咽干，五心烦热，潮热盗汗，颧红，形体消瘦	心烦失眠，惊悸多梦	舌红少苔，脉细数
肺肾阴虚证		干咳痰少，或痰中带血，或声音嘶哑	舌红少苔，脉细数
肝肾阴虚证		胁肋隐痛，头晕目眩，失眠多梦	舌红少苔，脉细数

（十二）脾肾阳虚证

　　【概念】指脾肾阳气亏虚，以腰腹冷痛、久泻久痢、水肿等为主要表现的证候。

　　【临床表现】腰膝、下腹冷痛，久泻久痢不止，或五更泄泻，完谷不化，便质清冷，或全身水肿，小便不利，畏寒肢冷，面色㿠白，舌淡胖，苔白滑，脉沉迟无力。

　　【证候分析】本证多因久泻久痢，耗伤脾阳，不能充养肾阳，或水邪久踞，损伤肾阳，不能温煦脾阳所致。

　　脾肾阳虚，不能温煦周身，尤以腰膝、下腹为著，故见畏寒肢冷，腰膝、下腹冷痛；虚寒内生，水谷腐熟、运化及二便排泄功能失职，故久泻久痢不止、完谷不化；命门火衰，阴寒凝滞，寅卯之交，阴气极盛，故黎明前腹痛泄泻、便质清冷；脾肾阳虚，水失温化，泛溢肌肤，故全身水肿、小便不利；阳虚水气上泛，故面色㿠白；舌淡胖、苔白滑、脉沉迟无力，皆为虚寒之征。

　　【辨证要点】以腰腹冷痛，久泻久痢，水肿等，与虚寒症状共见为辨证要点。

　　脾肾阳虚证应与心肾阳虚证相鉴别（表 8-18）。

表 8-18　心肾阳虚证与脾肾阳虚证鉴别表

证候	共同症状	不同症状	舌脉象
心肾阳虚证	腰膝酸冷，肢体浮肿，小便不利，畏寒肢冷，面色㿠白，神疲乏力	心悸怔忡，唇甲青紫	舌淡紫，苔白滑，脉弱
脾肾阳虚证		下腹冷痛，久泻久痢不止，或五更泄泻，完谷不化，便质清冷	舌淡胖，苔白滑，脉沉迟无力

● 第二节　六经辨证 ●

六经辨证
PPT 课件

　　六经辨证源于《伤寒杂病论》，是张仲景在《素问·热论》六经分证理论的基础上，根据外感病的发生发展、证候特点和传变规律总结而创立的一种辨证方法。六经辨证的理论和方法，奠定了中医辨证论治的基础，在中医学发展史上起到了

重大作用。

六经，即太阳经、阳明经、少阳经、太阴经、少阴经、厥阴经的合称。六经辨证，即以六经所系脏腑、经络的生理、病理为基础，将外感病过程中所出现的各种证候，综合归纳为太阳病证、阳明病证、少阳病证、太阴病证、少阴病证、厥阴病证等六类病证，是从病变部位、疾病性质、病势进退、邪正盛衰、体质因素等多方面，阐述外感病各个不同阶段的病变特点，用以指导疾病的诊断和治疗。

六经辨证把八纲的内容具体运用到脏腑经络层面，贯穿着八纲辨证的精神。其以阴阳为总纲，用阴阳两纲将错综复杂的外感病归纳为三阳、三阴六大类基本病证。凡具备病位偏表在腑、正气强盛、病势亢奋特点者，为三阳病证；具备病位偏里在脏、正气不足、病势虚弱特点者，为三阴病证。

六经辨证是以经络、脏腑病变为其病理基础，将外感病演变过程中所表现的各种证候以阴阳为纲作为论治的依据。其中三阳病证以六腑及阳经病变为基础；三阴病证以五脏及阴经病变为基础。因此，六经辨证的临床应用，不仅限于外感病，也可用于内伤杂病，但在证治规律方面，具有重于外而轻于内，详于寒而略于温的倾向，所以六经辨证不能完全等同于内伤杂病的脏腑辨证与经络辨证，其重点在于分析外感风寒所引起的一系列病理变化及其传变规律，因此主要适用于外感伤寒类病变的辨证论治。

一、辨六经病证

辨六经病证，主要是将伤寒病变过程中所表现的各种症状和体征，结合患者感邪轻重、体质强弱以及病势进退等，进行病因、病位、病性等方面的分析，综合归纳为三阴、三阳六大类证型，并明确其一定的传变规律，作为临床论治的依据。

（一）太阳病证

太阳病证是外感伤寒病初期所表现的证候。太阳主一身之表，为人体的藩篱。外邪侵袭人体，太阳首当其冲，奋起抗邪，因此首先表现出太阳病证。

太阳经脉循行于项背，统摄营卫之气，外应皮毛，主一身之表；太阳之腑为膀胱，贮藏水液。风寒之邪侵袭人体，正邪抗争于肌表所出现的证候，即为太阳经证；若太阳经证不愈，病邪循经入腑，则为太阳腑证。

1. 太阳经证

【概念】指风寒之邪侵袭肌表，邪正相争，营卫失和，以恶寒、头痛、脉浮等为主要表现的证候。

【临床表现】恶寒，头项强痛，脉浮。

【证候分析】本证为风寒邪气侵犯太阳经脉所致，为伤寒病的初起阶段。

风寒侵袭，卫阳被郁，肌表失于温煦，故见恶寒；足太阳经脉从头走足，行于项背，寒滞经脉，失其柔和，故头项强痛；风寒侵袭肌表，正气抗邪于外，故脉亦应之为浮。

【辨证要点】以恶寒、头痛、脉浮为辨证要点。

上述见症为太阳经证的主脉主症，根据患者受邪的不同和体质的差异，又可分为太阳中风证和太阳伤寒证。

（1）太阳中风证

【概念】指外感风邪，营卫失调，卫强营弱，以发热、恶风、汗出、脉浮缓等为主要表现的证候。临床又称中风表虚证。"表虚证"是针对本证汗出而肌腠疏松，脉浮而缓而言的，并非是绝对的虚证。

【临床表现】恶风，发热，头痛，汗出，脉浮缓，或见鼻鸣，干呕。

【证候分析】太阳主表，统摄营卫，风邪外袭，阳气外浮与邪相争则发热；营卫失调，肌表失于温煦则恶风；风邪伤表，卫外不固，营阴不能内守则汗出。此即"阳浮者热自发，阴弱者汗自出"之意。风邪袭表，汗出肌腠疏松，营阴不足，故脉浮缓。至于鼻鸣干呕，乃是风邪壅滞，肺胃失于宣降之象。

【辨证要点】以恶风、发热、汗出、脉浮缓为辨证要点。

（2）太阳伤寒证

【概念】指寒邪侵袭，卫阳被束，营阴郁滞，以恶寒、发热、头身痛、无汗、脉浮紧等为主要表现的证候。临床又称伤寒表实证。

【临床表现】恶寒，发热，头项强痛，肢体疼痛，无汗而喘，脉浮紧。

【证候分析】外感寒邪，束于肌表，卫阳被郁，温煦失职，故见恶寒；卫阳被遏，郁滞化热，是以发热。故表伤于寒者，多恶寒发热同时并见。卫阳被遏，寒凝收引，营阴郁滞，筋骨失于温煦，故见头项、肢体骨节疼痛；寒束于表，腠理闭塞，故而无汗；呼吸喘促，乃为邪闭于外，肺气不利之象；正气欲驱邪于外而寒邪紧束于表，故脉见浮紧。

【辨证要点】以恶寒、无汗、头身疼痛、脉浮紧为辨证要点。

太阳中风证与太阳伤寒证均系太阳经证，鉴别如表8-19所示。

表8-19 太阳中风证与太阳伤寒证鉴别表

证候	共同症状	不同症状	舌脉象
太阳中风证	恶风寒，头身痛，发热，脉浮	恶风，自汗出，或见鼻鸣干呕	舌如常，脉浮缓
太阳伤寒证		恶寒，头项强痛，身体疼痛，无汗而喘	舌如常，脉浮紧

2. 太阳腑证

太阳腑证指太阳经邪不解，病邪循经内传入腑，膀胱气化失司所表现的证候。因其病机和临床表现的不同，又有太阳蓄水证和太阳蓄血证的区别。

（1）太阳蓄水证

【概念】指太阳经邪不解，邪与水结，膀胱气化不行，水气停蓄，以发热、恶寒、小便不利等为主要表现的证候。

【临床表现】发热，恶寒，小腹满，小便不利，口渴，或水入则吐，脉浮或浮数。

【证候分析】太阳经邪未解而内传，故恶寒、发热、脉浮等表证仍在。邪热内传入腑，与水内结于膀胱，水气不化，故小腹满、小便不利；邪水互结，气不化津，津不上承，故见口渴欲饮；水停不化，反蓄于胃，故见水入即吐的"水逆"之候。太阳表邪不解，脉气鼓动于外，故见脉浮或浮数。

【辨证要点】以太阳经证与小腹满、小便不利并见为辨证要点。

（2）太阳蓄血证

【概念】指太阳经证未解，邪热内传，邪热与瘀血结于少腹，以少腹急结、硬满、大便色黑为主要表现的证候。

【临床表现】少腹急结或硬满，小便自利，如狂或发狂，善忘，大便色黑如漆，脉沉涩或沉结。

【证候分析】太阳经证不解，邪热内传，血热搏结，阻于下焦少腹，故致少腹急结、硬满胀痛；邪在血分，膀胱气化如常，所以小便自利；瘀热互结，上扰心神，轻则如狂、善忘，重则发狂；瘀热下行，随便而出，故便黑似漆；脉沉涩或沉结，乃瘀热内阻，脉道不畅所致。

【辨证要点】以少腹急硬、小便自利、便黑为辨证要点。

太阳蓄水与蓄血二证，均由太阳病经邪不解，内传于腑所致，但有传入气分和血分之不同。太阳蓄水者为膀胱气化受阻，津液内停；太阳蓄血者为经热入里，瘀血在下焦。前者小便不利而渴，后者小便自利而便黑，是两证的主要区别。

（二）阳明病证

阳明病证指伤寒病发展过程中，病邪内传阳明，阳热亢盛，胃肠燥热所表现的证候。阳明有"两阳合明"的含义，即阳热亢极之意。常见于外感热病过程中正邪剧争、邪从热化的极期阶段，其特点是阳热炽盛，性质属里实热证。

阳明病证的发病，多因太阳病或少阳病失治内传入里，或因素体阳盛，外邪入里化热而致。其主要病机可以简要概括为"胃家实"。"胃家"泛指胃肠，"实"指邪盛而正不虚。

阳明病证的主要表现为"身热，不恶寒，反恶热，汗自出，脉大"。皆因阳明为多气多血之经，阳气旺盛，邪入阳明，化燥化热，里热炽盛，热蒸于外，形成"蒸蒸发热"之特有热势；热迫津液外泄，则汗自出；表邪既已入里，阳明邪热独盛，故不恶寒反恶热；阳气盛满，热盛血涌，脉道充盈，故脉大应指有力。

阳明病证总以正盛邪实、正邪剧争为特点。由于其证候及病机的不同，又分为阳明经证和阳明腑证两大类。

1. 阳明经证

【概念】指邪热亢盛，充斥阳明之经，弥漫全身，而肠中尚未结成燥屎，以高热、汗出、口渴、脉洪大等为主要表现的证候。

【临床表现】身大热，大汗出，大渴引饮，或心烦躁扰，气粗似喘，面赤，舌苔黄燥，脉洪大。

【证候分析】阳明经证多由邪在太阳、少阳不解，内传阳明，无形热邪亢盛，充斥内外所致。邪入阳明，正邪交争，燥热亢盛，充斥阳明经脉，故周身大热；热势上腾，扰动心神，故见面赤、心烦躁扰；热迫津液外泄，故大汗出；热灼津伤，汗出津更耗，故口大渴而喜冷饮；热迫于肺，呼吸不利，故气粗似喘；热盛津亏，故舌苔黄燥；热壅阳明之经，气血充溢脉道，故脉洪大。

【辨证要点】以大热、大汗、大渴、脉洪大四大症为辨证要点。

2. 阳明腑证

【概念】指邪热内传，与肠中糟粕相搏，燥屎内结，以潮热汗出、腹满痛、便秘、脉沉实等为主要表现的证候。

【临床表现】日晡潮热，手足濈然汗出，脐腹胀满硬痛而拒按，大便秘结，甚则谵语、狂乱、不得眠，舌苔黄厚干燥，边尖起刺，甚则焦黑燥裂，脉沉迟而实，或滑数。

【证候分析】阳明腑证往往因阳明经证大热汗多，或误用汗法，使津液外泄，以致热邪与肠中燥屎互结，腑气不通而形成。阳明气旺于日晡，实热弥漫于经，故身热日晡尤甚；四肢为阳明所主，热蒸津泄，故手足溅然汗出；邪热与糟粕互结肠中，腑气闭阻不通，故脐腹胀满硬痛而拒按、大便秘结；邪热蒸腾，扰动心神，则见谵语、狂乱、不得眠等症；邪热内结而津液被劫，故舌苔黄厚干燥，边尖起刺，甚则焦黑燥裂；燥热内结于肠，脉道壅滞，则见脉沉迟而实，若邪热迫急，亦可见滑数。

阳明病经证和腑证均为里实热证，但就其先后而言，往往经证的邪热持续亢盛，消烁津液，导致肠燥便结，最终形成腑证，故腑证的病情较经证为重。一般临床所见阳明病腑证多于经证，因为经邪弥漫不能久留，腑邪内结则聚而不行，故张仲景以"胃家实"为阳明正病。

【辨证要点】以日晡潮热、手足溅然汗出、腹满硬痛、便秘、苔黄燥、脉沉实等为辨证要点。

（三）少阳病证

【概念】指邪犯少阳胆腑，正邪交争，枢机不利，胆火内郁，以寒热往来、胸胁苦满、脉弦等为主要表现的证候。属半表半里证。

【临床表现】寒热往来，胸胁苦满，口苦，咽干，目眩，默默不欲饮食，心烦喜呕，脉弦。

【证候分析】少阳病证多系太阳经证不解，邪传少阳，或厥阴病转出少阳，或外邪直入少阳，胆气被郁，正邪交争所致。从其病位上看，少阳病证是已离太阳之表，而未入阳明之里，处于表里之间。《伤寒论》以口苦、咽干、目眩为提纲，盖因少阳受病，邪热熏蒸，胆热上腾必致口苦，津为热灼则咽干，少阳风火上逆，故目为之眩。邪正相争于表里之间，邪出于表与阳争，正胜则发热；邪入于里与阴争，邪胜则恶寒，故见寒热往来，此亦为少阳病的重要特征之一。少阳之脉布于胁肋，邪郁少阳，经气不利，故胸胁苦满；胆热木郁，横犯胃腑，胃气上逆，故默默不欲饮食，甚或时时欲呕；胆热上逆，内扰心神，故心中烦扰；胆气被郁，脉气不舒，是以脉弦。

【辨证要点】以寒热往来、胸胁苦满、口苦、咽干、目眩、脉弦等为辨证要点。

（四）太阴病证

【概念】指脾阳虚衰，邪从寒化，寒湿内生，以腹满时痛、不欲食、腹泻等为主要表现的证候。太阴病为三阴病之轻浅阶段，其病变特点为虚寒证。

【临床表现】腹满欲吐，食不下，自利，口不渴，时腹自痛，四肢欠温，脉沉缓而弱。

【证候分析】太阴病证多由三阳病失治、误治，损伤脾阳，邪传太阴，或脾阳素虚，风寒之邪直中太阴所致。脾属太阴，为三阴之屏障，病邪内入三阴，太阴首当其冲，故太阴病为三阴病证之初期阶段，以脾虚寒湿为病变特点。太阴脾土主湿，中焦虚寒则脾失健运，寒湿内生，气机郁滞，故腹部胀满；脾虚寒湿阻滞，则腹痛阵发；寒湿中阻，升降失司，故时欲吐、食不下；寒湿下注，水走肠间则泄泻；脾阳失于温煦运化，寒湿内停，故口不渴；中阳不振，寒湿内阻脉道，故脉沉缓而弱。

由于太阴与阳明同居中焦，互为表里，生理上相互为用，病理上相互影响，两经病证在一定的条件下常易相互转化。阳明病证清、下太过，损伤脾阳，可转为太阴病证；而太阴病证滥用温燥，或寒湿郁久化热，亦可转为阳明病证。故有"实则阳明（热），虚则太阴（寒）"之说，辨证须时时注意病情虚实寒热的变化。

【辨证要点】以腹满时痛、自利、口不渴，与虚寒之象共见为辨证要点。

（五）少阴病证

少阴病证是对外感病后期阶段出现的心肾亏虚，全身性阴阳衰惫所表现证候的概括。少阴经属心肾，为水火之脏，人身之根本。病至少阴，已属伤寒病的危重阶段。由于人体阴阳有偏盛偏衰的不同，病邪从阴化寒则为少阴寒化证，从阳化热则为少阴热化证。

1. 少阴寒化证

【概念】指心肾阳气虚衰，病邪入内从阴化寒，阴寒独盛，以精神疲惫、畏寒肢冷、下利清谷、脉微欲绝等为主要表现的虚寒证候。

【临床表现】无热恶寒，但欲寐，四肢厥冷，下利清谷，呕不能食，或食入即吐，脉微细甚或欲绝，或见身热反不恶寒，甚则面赤。

【证候分析】少阴寒化证多由素体阳弱，病邪直中少阴，或他经病久渐入少阴，损伤心肾之阳，阳虚阴盛所致。就伤寒病而言，少阴寒化证是少阴病过程中较为多见的一种类型。

少阴阳气衰微，阴寒独盛，故无热恶寒，此即病发于阴之明证。"阳气者，精则养神"（《素问·生气通天论》），阳气衰微，神失所养，故见但欲寐之神情衰惫之态；四肢为诸阳之本，阳衰失于温运，故四肢厥冷；肾阳虚衰，火不暖土，脾胃纳运、升降失调，故下利清谷、呕不能食，或食入即吐。若阴寒盛极，格阳于外，虚阳外浮，则表现出身热反不恶寒，或面红如妆的假热之象。心肾阳衰，不能鼓动血行，是以脉微细甚则欲绝。

【辨证要点】以无热恶寒、肢厥、下利清谷、脉微为辨证要点。

2. 少阴热化证

【概念】指心肾阴虚阳亢，病邪入里从阳化热，以心烦不得眠、舌尖红、脉细数为主要表现的虚热证候。

【临床表现】心烦不得眠，口燥咽干，或咽痛，舌尖红少津，脉细数。

【证候分析】本证与少阴寒化证阴寒内盛，甚则阴盛格阳迥然不同。邪入少阴，从阳化热，灼耗真阴，不能上承，故口燥咽干；心肾不交，水火失济，水亏则不能上济于心，心火独亢，心神不宁，故心烦不得眠；舌尖红少津、脉细数均为阴虚阳亢之征象。

少阴兼水火二气，寒热杂居，故邪入少阴，既可从阴化寒，也可从阳化热，其临床表现正好相反。仲景以少阴寒化证为少阴病之正病，热化证则为少阴病之变证，临证不可拘泥，应以症为凭。

【辨证要点】以心烦失眠、口燥咽干、舌尖红、脉细数为辨证要点。

（六）厥阴病证

【概念】指伤寒病发展传变到较后阶段，邪入厥阴，表现为阴阳对峙、寒热交错、厥热胜复等证候。

【临床表现】消渴，气上撞心，心中疼热，嘈杂似饥，不欲饮食，食则吐蛔，手足逆冷。

【证候分析】厥阴为阴之尽，阳之始，故邪入厥阴，阴阳交争，则寒热错杂。足厥阴肝经属肝络胆而挟胃，肝经气火上逆，循经上扰、横逆胃土，故气上撞心、心中疼热、嘈杂似饥；热甚伤津，故消渴饮水；肝失疏泄，脾失健运，故不欲饮食；上热下寒，蛔虫不安，则可随呕吐而出；阴阳气不相顺接，故手足逆冷。

病至厥阴，已是伤寒病发展传变的较后阶段，其临床表现极其复杂。但归结起来，多为肝、胃、胆功能失调，以寒热错杂，为其基本病理特点，故以上热下寒证为其提纲。

【辨证要点】以消渴、心中疼热、不欲饮食等上热下寒表现为辨证要点。

二、六经病证的传变

六经病证循着一定的趋向发展和变化，谓之传变。六经病证是否传变，以及如何传变，取决于正邪的盛衰、病体的强弱、治疗是否得当等因素。一般情况下，六经病证依据脏腑、经络的相互联系，病证可以相互传变，表现为传经、直中、合病、并病等几种方式。

（一）传经

病邪从外侵入，逐渐向里发展，由某一经证候转变为另一经证候，称为传经。体强者，病多传于三阳经；体弱者，病易传入三阴经。识别六经病证的界限，是辨别传变的关键。传经方式有以下三种：

1. 循经传

即按六经的顺序相传。太阳病不愈，传入阳明，阳明不愈，传入少阳；三阳不愈，传入三阴，首传太阴，次传少阴，终传厥阴。

2. 越经传

即不按循经传次序，隔一经甚或隔两经相传。如太阳病不愈，不传阳明，而直传少阳，或直传太阴。多由病邪亢盛，正气不足所致。

3. 表里传

即互为表里的阴阳两经相传。如太阳膀胱经传入少阴肾经，阳明胃经传入太阴脾经，少阳胆经传入厥阴肝经等。表里相传中，从阳经传入阴经者，多为邪盛正虚，由实转虚，为病情加重之恶兆；从阴经传出阳经者，则为正能胜邪，病情向愈之佳兆。

（二）合病

凡伤寒未经传变，两经或三经的证候同时出现，称为合病。《伤寒论》中有"太阳阳明合病""太阳少阳合病"和"三阳合病"等。三阴经有合病之实，却无合病之名。在合病中，往往某一经偏盛，其症状比较突出，临证应予以注意。

（三）并病

伤寒病凡一经证候未罢，又出现另一经证候，两经证候合并出现，称为并病。如《伤寒论》中有"太阳阳明并病""太阳少阳并病""阳明少阳并病"等。一般而言，并病者的两经症状可以明显区分，且先后出现。

（四）直中

伤寒病的发病，凡伤寒病初起，病邪不从阳经传入，而直接侵袭阴经发病者，称为直中。其特点是一发病就表现出三阴经的证候。直中多发于正气已虚而又复感重邪之人，病情较之传经更为严重。

卫气营血辨证
PPT 课件

第三节　卫气营血辨证

卫气营血辨证，是清代叶天士在其所著《温热论》一书中创立的一种诊察外感温热病的辨证方法。卫气营血的概念，首见于《内经》，叶氏将《内经》卫气营血的生理概念加以引申，并以《伤寒论》六经辨证为基础，结合临床实践，创造性地将外感温热病发展过程中各阶段的病机、证候，借用卫气营血作了理论性的概括、归纳，用以说明温热病的病位浅深、病势轻重及其传变规律，并有效地指导外感温热病的临床诊治。

一、辨卫气营血病证

卫气营血的病证，标志着外感温热病病程发展的不同阶段，也是反映病邪由表入里、病情由轻变重的四个层次。卫分证主表，病位在肺与皮毛，病情轻浅；气分证主里，病位在肺、胸膈、胆、三焦、胃、肠等脏腑，病情较重；营分证为邪入心营，病位在心与包络，病情深重；血分证为邪热深入心、肝、肾，重在耗血动血，病情危重。

（一）卫分证

【概念】指外感温热之邪侵犯肌表，卫气卫外功能失调，肺卫失宣，以发热、微恶风寒、脉浮数等为主要表现的表热证候。常见于温热病的初期阶段。

【临床表现】发热，微恶风寒，头痛，口干微渴，咳嗽，咽喉肿痛，舌边尖红，苔薄黄，脉浮数。

【证候分析】风热之邪，外袭肌表，卫为邪郁，故发热、微恶风寒；热为阳邪，故发热重而恶寒轻；热邪上扰清窍，故见头痛；热伤津液，故口干渴；肺合皮毛，开窍于鼻，卫气被郁，肺气失宣，故鼻塞、咳嗽；肺脉上咽嗌，热邪熏灼，故咽喉肿痛；风热炎上，故舌边尖红；热邪在表，脉气向外，故脉浮数。

【辨证要点】以发热、微恶风寒、舌边尖红、脉浮数为辨证要点。

（二）气分证

【概念】指温热病邪内入脏腑，正盛邪实，正邪剧争，阳热亢盛所表现的里实热证候。由于邪入气分所犯脏腑、部位的不同，而兼有不同的表现。

【临床表现】发热，不恶寒反恶热，口渴，汗出，尿赤，舌红苔黄，脉数有力。或兼咳喘，胸痛，痰稠色黄；或兼心烦懊憹，坐卧不安；或兼日晡潮热，腹胀痛拒按，便秘或纯利稀水，甚或谵语、狂乱，苔黄干燥，甚则焦黑起刺，脉沉实；或兼胸胁满痛，心烦，口苦，干呕，脉弦数。

【证候分析】气分证多由卫分证不解，邪热内传入里，或温热病邪直入气分而成。温热病邪入于气分，正邪剧争，阳热亢盛，故必发热；热邪从内蒸发，外灼肤腠，故不恶寒反恶热；热甚蒸腾，迫津外泄则汗出；热盛津亏故口渴；热扰心神则心烦；邪自内发，热炽脏腑，故舌红苔黄、脉数有力。

若邪热壅肺，肺失清肃，肺气上逆，可兼见咳喘、胸痛、痰稠色黄等症。

若热扰胸膈，郁而不宣，心神不宁，可兼见心烦懊憹、坐卧不安等症。

若热结肠道，腑气不通，邪热盛实，可兼见日晡潮热、腹满胀痛拒按、便秘；燥屎结于肠中，热迫津液从旁而泄，则见纯利稀水；邪热上扰心神，则谵语、狂乱；燥热内结，则苔黄干燥，甚则焦黑起刺、脉沉实。

若热郁胆经，枢机不利，胆火上扰，可兼胁痛、口苦、干呕、脉弦数等症。

气分证具有病变范围较广，兼症繁杂的特点。凡温热病邪不在卫分，又不及营分、血分的一切证候，均属于气分证。故辨证时除抓住主症外，还必须依据兼症之特点，进一步判断病变所在的脏腑。

【辨证要点】以发热、汗出、口渴、舌红苔黄、脉数有力为辨证要点。

由于邪入气分所犯脏腑、部位的不同，故因注意区别兼证，以更有效地指导治疗（表 8-20）。

表 8-20　气分证不同脏腑、部位鉴别表

证候	病因病机	共同症状	不同症状	舌脉象
气分证	邪热壅肺	发热，不恶寒反恶热，口渴，汗出，尿赤	咳喘，胸痛，痰稠色黄	舌红苔黄，脉数
	热扰胸膈		心烦懊侬，坐卧不安	舌红苔黄，脉数
	热结肠道		日晡潮热，腹满胀痛拒按，便秘，或纯利稀水，或谵语、狂乱	舌红绛干燥，苔黄燥或焦黑起刺，脉沉迟或滑数
	热郁于胆		胁痛，心烦，口苦，干呕	舌红苔黄，脉弦数

（三）营分证

【概念】指温热病邪内陷，劫伤营阴，心神被扰，以身热夜甚、心烦不寐、斑疹隐隐、舌红绛等为主要表现的证候。

【临床表现】身热夜甚，口不甚渴或不渴，心烦不寐，甚或神昏谵语，斑疹隐隐，舌红绛无苔，脉细数。

【证候分析】营分证多由气分证不解，传变入营，或由卫分证逆传直入营分，即所谓"逆传心包"，或营阴素亏，温热病邪来势凶猛，乘虚内陷营分所致，是温热病发展过程中，病邪内陷较为深重的阶段。

温热病邪入营，灼伤营阴，阴虚阳亢，则身热夜甚；邪热入营，蒸腾营阴上承，故口不甚渴；营行脉中，内通于心，心神被扰，故心烦不寐，甚则神昏谵语；邪入于营，热窜血络，则斑疹隐隐。营分有热，舌络充盈，故舌质红绛；脉细数为热劫营阴之象。

营分介于气分和血分之间，若病势由营转气，是病情好转的表现；由营入血，则表示病情加重。

【辨证要点】以身热夜甚，心烦或谵语，舌红绛为辨证要点。

（四）血分证

【概念】指温热病邪深入血分，热盛动血、耗血、伤阴、动风，以身热夜甚、神昏谵语、抽搐，或手足蠕动、吐衄、舌深绛等为主要表现的证候。

血分证病变主要累及心、肝、肾三脏，根据病理改变及受损脏腑的不同，血分证又可分为血分实热证和血分虚热证。

1. 血分实热证

【概念】指温病热邪深入血分，闭扰心神，迫血妄行，或燔灼肝经，以身热夜甚，烦热躁扰，甚则昏狂、谵妄，斑疹显露，或兼抽搐，颈项强直等为主要表现的证候。

【临床表现】身热夜甚，烦热躁扰，甚则昏狂、谵妄，斑疹显露，色紫或黑，吐血、衄血、便血、尿血，或兼四肢抽搐，颈项强直，角弓反张，目睛上视，牙关紧闭，舌深绛，脉弦数等。

【证候分析】血分证多由营分证病邪不解传入血分，或气分邪热直入血分，或因温热病邪久羁，劫烁肝肾之阴而成。热入血分是卫气营血病变的最后阶段，也是温热病发展过程中最为深重的极期阶段。血分热盛，阴血受损，故见身热夜甚；血热扰心，心神不宁，则烦热躁扰；心神失守，则见昏狂谵妄；热盛迫血妄行，故见出血诸症；血热炽盛，血被热搏而煎熬，故见斑疹色紫、舌深绛；血热伤阴耗血动风，故脉弦数。若血热燔灼肝经，引动肝风，

则可见抽搐、项强、目睛上视、角弓反张、牙关紧闭等"动风"诸症。

【辨证要点】以身热夜甚、神昏谵妄、斑疹紫暗、出血动风、舌深绛为辨证要点。

2. 血分虚热证

【概念】指血热久羁，耗伤肝肾之阴，以持续低热，并见机体失养，或虚风内动等为表现的证候。

【临床表现】持续低热，暮热早凉，五心烦热，口干咽燥，神倦，耳聋，形瘦，或见手足蠕动，瘛疭，舌干少苔，脉细数。

【证候分析】邪热久羁血分，劫灼肝肾之阴，阴虚阳热内扰，则可见持续低热、暮热早凉、五心烦热、口干咽燥、神倦、耳聋、形瘦等阴精亏损之症；若筋脉失养，虚风内动则可见手足蠕动、瘛疭等症。肝肾阴虚，舌体失养，脉道不充，故见舌干少苔，脉细数。

【辨证要点】以持续低热、形瘦，或手足蠕动、瘛疭、舌干少苔、脉细数为辨证要点。

血分证病位最深，病情危重。心主血，肝藏血，邪入血分，势必影响心肝两脏；若邪热久羁，耗血伤阴，真阴亏损，病常累及肝肾两脏。故血分证实热者多以心、肝血热神乱为主，虚热者则多以肝、肾阴亏为主。

由于病变涉及心、肝、肾三脏，病证可有热灼肝经，引动肝风，或肝肾阴虚，虚风内动等表现，故应分辨其特点及兼症加以鉴别（表8-21）。

表 8-21 血分证之热极生风、阴虚动风鉴别表

证候	分型	病因病机	共同症状	不同症状	舌脉象
血分证	热极动风	热灼肝经，引动肝风	身热夜甚，烦热躁扰，甚则昏狂、谵妄，斑疹显露，色紫或黑，吐血、衄血、便血、尿血	抽搐，项强，目睛上视，角弓反张，牙关紧闭	舌深绛，苔黄，脉弦数
	阴虚动风	肝肾阴虚，虚风内动		持续低热，暮热早凉，五心烦热，口干咽燥，神倦，耳聋，形瘦，手足蠕动，瘛疭	舌干，少苔，脉细数

二、卫气营血病证的传变

温热病的传变规律，一般多起于卫分，渐次传入气分、营分、血分。但由于季节不同、病邪差异及体质强弱等，传变次序亦可有别。故叶天士《温热论》曰："大凡看法，卫之后方言气，营之后方言血。""温邪上受，首先犯肺，逆传心包。"概括来说，主要有顺传和逆传两种传变方式。

（一）顺传

顺传指温热病邪循卫、气、营、血的次序传变。由卫分开始，渐次内传入气，然后入营，最后入血。标志着邪气步步深入，病情逐渐加重。

（二）逆传

逆传指温热病邪不按上述次序及规律传变。具体表现为：一是不循次序传。如卫分证不经气分，而直接传入营分、血分，出现神昏、谵语的重危病情；或发病初期未出现卫分证，即出现气分、营分或血分证等。二是证候兼夹。如卫分证未罢，又出现气分证，即"卫气同病"；气分证未罢，又出现营、血分证，即"气营（血）两燔"等，均反映机体邪热亢盛，

传变迅速，正气虚衰，无力抗邪，病情重笃。

温热病的整个发展过程，实际上就是卫气营血病证的转变过程，在这个过程中，卫气营血证候的相互转化形式是非常复杂的，卫气营血四个阶段并非孤立而是相互联系的。

第四节　三焦辨证

三焦辨证，是清代吴鞠通在其《温病条辨》中所创立的一种用以诊治温热病的辨证方法。吴氏根据《内经》及前贤关于三焦的论述，结合张仲景六经辨证及叶天士卫气营血辨证，以温热病的传变规律和特点为核心总结而成。他将温热病证候归纳为上、中、下三焦病证，借以阐述三焦所属脏腑在温热病过程中的病理变化和证候特点，区分病邪所在病位的深浅、病程的不同阶段，并说明证候间的传变规律。

三焦辨证
PPT 课件

上焦病证包括手太阴肺经和手厥阴心包经的病变，其中手太阴肺经证候多为温热病的初期阶段；中焦病证主要包括足阳明胃经和足太阴脾经的病变，多为温热病的中期或极期阶段；下焦病证主要包括足少阴肾经和足厥阴肝经的病变，多为温热病的末期阶段。

一、辨三焦病证

（一）上焦病证

【概念】指外感温热病邪侵袭上焦手太阴肺和手厥阴心包，以发热、微恶风寒、咳嗽、气喘，或高热、神昏、谵语等为主要表现的证候。

【临床表现】发热，微恶风寒，头痛，咳嗽，微汗，鼻塞，口干，舌边尖红，脉浮数；或身热烦渴，咳嗽，气喘，汗出，口渴，苔黄，脉数；甚则高热，神昏、谵语或昏愦不语，舌謇肢厥，舌质红绛。

【证候分析】热邪由口鼻而入，首先犯肺，故温病起始，即出现肺卫受邪的临床表现。其后有两种不同的传变趋向：一为"顺传"，病邪由上焦传入中焦，出现中焦足阳明胃经的证候；另一种为"逆传"，即由手太阴肺经直接传入手厥阴心包经，出现"逆传心包"的证候。故上焦病证有邪袭肺卫、邪热壅肺、热陷心包的不同。

鼻通于肺，温热病邪上受，故肺常首先受邪。肺合皮毛，主表统卫，卫气被郁，肺失宣降，邪正交争，故见发热、微恶风寒、咳嗽；温热病邪上扰则头痛；伤津则口干；腠理开泄则汗出；舌边尖红、脉浮数是为温热病邪在表之象。

若温热病邪入里，邪热壅肺，肺失宣降，气逆于上，则见咳嗽、气喘；里热亢盛，内热充斥则身热；迫津外泄则汗出；口渴、苔黄、脉数均为里热炽盛之象。

若肺卫热邪不解，逆传心包，灼伤心神，神明内乱，故神昏谵语；舌失神明主宰，故舌謇或不语；邪热内闭，阳气被遏，故身热而肢厥；里热炽盛，则舌质红绛。

【辨证要点】邪袭肺卫者，以发热、微恶风寒、舌边尖红、脉浮数为辨证要点；邪热壅肺者，以身热烦渴、咳喘痰黄、苔黄、脉数为辨证要点；邪陷心包者，则以高热、谵语，舌謇、肢厥，舌质红绛为辨证要点。

（二）中焦病证

【概念】指温热病邪侵袭中焦脾胃，邪从燥化或邪从湿化，以但热不恶寒、腹满便秘，或身热不扬、泛恶欲吐、大便不爽或溏泄等为主要表现的证候。

【临床表现】身热不恶寒，日晡益甚，面目俱赤，呼吸气粗，口干唇裂，渴喜冷饮，腹满便秘，小便短赤，苔黄或焦黑，脉沉实；或身热不扬，头身困重，胸脘痞闷，泛恶欲吐，小便不利，大便不爽或溏泄，舌苔黄腻，脉濡数。

【证候分析】温热之邪自上焦顺传入中焦脾胃，致脾胃两经受病。脾与胃同居中焦，互为表里，然特性各异。胃喜润而恶燥，邪入阳明则易化燥伤津，出现阳明燥热之证候；脾喜燥而恶湿，邪入太阴则易抑脾生湿，出现太阴湿热的证候。

阳明主燥，温热病邪传至阳明，燥热炽盛，故但热不恶寒、日晡益甚；阳热上炎，故面目俱赤；热阻气机，故呼吸气粗；热炽津伤，故口干唇裂、渴喜冷饮；胃肠失润，邪热与燥屎内结，腑气不通，故便秘而腹满胀痛；苔黄或焦黑、脉沉实均为邪实燥热，气机不畅之象。

太阴主湿，邪入中焦，脾气受困，升降失常，气机阻滞，故见胸脘痞闷、泛恶欲吐、小便不利、大便不爽或溏泄；湿遏热伏，郁于肌腠，故身热不扬；湿性重浊，滞留肌腠，故头身重痛；舌苔黄腻、脉濡数，为湿热内蕴之象。

【辨证要点】阳明燥热者，以身热、腹满、便秘、渴饮、苔黄燥、脉沉实为辨证要点；太阴湿热者，以身热不扬、头身困重、脘痞呕恶、苔黄腻、脉濡数为辨证要点。

（三）下焦病证

【概念】指温热病邪传入下焦，劫灼肝肾之阴，以身热、颧赤、手足蠕动或瘛疭、舌绛少苔等为主要表现的证候。

【临床表现】身热，颧赤，手足心热甚于手足背，口干舌燥，神倦，耳聋，舌绛少苔，脉虚数；或手足蠕动，或瘛疭，心中憺憺大动，甚则时时欲脱。

【证候分析】温病后期，温热病邪深入下焦，耗损肝肾之阴。肾藏真阴，为五脏阴液之根本，阴虚阳亢，虚热内扰，故见身热、颧赤、手足心热甚于手足背；阴虚津乏则口干舌燥；阴精亏损，神失所养，则神倦；耳失所养，故耳聋；舌绛少苔、脉虚数为阴虚阳亢之象。肝脏体阴而用阳，属风木而主筋，赖肾水以涵养。邪热久羁，真阴被灼，水亏木枯，筋失所养，虚风内动，故见手足蠕动，或瘛疭，心中憺憺大动，甚则时时欲脱。

【辨证要点】以身热、颧赤、手足蠕动、舌绛少苔、脉虚数为辨证要点。

二、三焦病证的传变

三焦病证的传变，临床常见的有"顺传"和"逆传"两种方式。正如《温病条辨·中焦篇》所言："温病由口鼻而入，鼻气通于肺，口气通于胃。肺病逆传则为心包。上焦病不治，则传中焦，胃与脾也。中焦病不治，即传下焦，肝与肾也。"

（一）顺传

一般多由上焦手太阴肺开始，自上而下，传入中焦，进而传入下焦，即所谓"始上焦，终下焦"，此为"顺传"。这一传变，标志着温热病的病情由浅入深、由轻到重的病理过程。

（二）逆传

温热病邪则从肺卫直入手厥阴心包经，此为"逆传"，多见于感邪较重，体弱而抗病力较差者，说明邪热亢盛，正气不足，病情危重。

三焦病证的传变，取决于病邪的性质和受病机体正气的强弱等因素。在温热病的发展过程中，三焦病证自上而下的传变，是就一般情况而言。由于病邪的性质不一，感邪的轻重不同，患者的体质各异，所以三焦病证的传变并非固定不变。如有的邪犯上焦，经治而愈，并无传变；有的可自上焦径传下焦；亦有上焦病证未罢，又见中焦病证者；还有发病之初即见中焦或下焦病证者；更有两焦病证互见或病邪弥漫三焦者。临证之时，要知常达变，进行全面、综合地分析。

第五节 经络辨证

经络辨证，是以经络理论为指导，根据经络的循行分布、功能特性、病理变化及其与脏腑的相互联系，对患者所患疾病反映的症状、体征进行综合分析，以判断其病位、病性等的一种辨证方法。经络辨证源于《内经》，经后世补充发挥而形成。

经络辨证
PPT 课件

经络循行全身，内联脏腑，外络肢节，沟通上下内外，协调各部功能，共同完成机体的各项生理活动。当机体患病时，经络又成了病邪传递的传变途径，外邪从肌表、口鼻侵入人体，首先导致经络之气失调，进而内传脏腑；反之，脏腑发生病变也可以通过经络反映于体表。如《素问·皮部论》所言："百病之始生也，必先于皮毛，邪中之，则腠理开，开则入客于络脉，留而不去，传入于经，留而不去，传入于腑，廪于肠胃。"《素问·缪刺论》曰："今邪客于皮毛，入舍于孙络，留而不去，闭塞不通，不得入于经，流溢于大络，而生奇病也。"可见经络既是经气流通之路，又是邪正交争之所。所以《灵枢·经脉》曰："经脉者，所以决生死，处百病，调虚实，不可不通。"因此，每当疾病发生时即可在相应的经络上，尤其是经气聚集的腧穴之处，出现麻木、酸胀、疼痛等各种异常反应，如"肝病者，两胁下痛，引少腹"（《素问·脏气法时论》）。临床可以通过这些症状，推断疾病发生在何经、何脏、何腑，从而进一步确定其病变性质及发展趋势。

经络辨证是对脏腑辨证的补充和辅助，特别是在针灸、推拿、骨伤等专科中，经络辨证更为常用。经络辨证的内容主要包括十二经脉病证、奇经八脉病证。

一、辨十二经脉病证

十二经脉，包括手、足三阴经和手、足三阳经，古称"正经"，是人体内气血循行的通路。各经脉病证包括循行部位上的病状以及经脉所属脏腑的病证表现。本节主要根据经脉循行，阐述各经常见病证。至于经脉所属脏腑的更多病状，详见脏腑辨证。

（一）手少阴心经病证

【概念】指手少阴心经循行部位及相关脏腑心的病证。

【临床表现】咽干，渴而欲饮，目黄胁痛，臑臂内后廉疼痛或厥冷，掌中热痛，心烦热，心痛，心悸，失眠。

【证候分析】手少阴心经支脉从心系上夹于咽，心经有热，故咽干；热伤阴津，故渴而欲饮；心之经脉系目系，出腋下，少阳胆经亦从缺盆下行腋下，胆汁郁遏，循经上溢，使本经经气变动，故目黄胁痛；心经循臑臂内侧入掌内后廉，心经受邪，经气不利，或寒邪所伤，故臑臂内后廉疼痛或厥冷；心脉循掌中，心经郁火，故掌中热痛、心烦热；心脉痹阻，不通则痛，故心痛；心失所养，心神不宁，故心悸、失眠。

【辨证要点】以咽干、心烦热、心痛、臑臂内后廉疼痛、掌中热痛为辨证要点。

（二）手太阳小肠经病证

【概念】指手太阳小肠经循行部位及相关脏腑小肠的病证。

【临床表现】耳聋，目黄，咽喉肿痛，颊肿，颈项肩臑及肘臂外后廉痛，甚则肩似拔，臑似折。

【证候分析】手太阳小肠经之脉循咽下膈，其支脉循颈上颊，至目外眦入耳中。本经病则经气不通，故耳聋；经脉郁热，故目黄、咽喉肿痛、颊肿、颈项转侧不利；手太阳小肠经起于小指，循前臂外侧后缘上行，绕行肩胛交肩上，邪阻经脉，经气不利，故颈项肩臑及肘臂外后廉循经疼痛，甚则肩似拔、臑似折。

【辨证要点】以耳聋、咽喉肿痛、颊肿、颈项肩臑及肘臂外后廉痛为辨证要点。

（三）手太阴肺经病证

【概念】指手太阴肺经循行部位及相关脏腑肺的病证。

【临床表现】肺胀，咳喘，缺盆中痛，甚则交两手而瞀，或汗出恶风，臑臂前廉痛厥，掌中热，心烦胸满，小便数而少，少气不足以息。

【证候分析】手太阴肺经起于中焦。肺主气，司呼吸，连喉系。邪气犯肺，肺失宣肃，肺气不利，故肺胀、咳喘、循经牵引缺盆中疼痛；咳喘剧烈时，可致患者两手交叉护按于胸部、两目昏花、视物不清，因手太阴肺经循臑臂下行，故称此为"臂厥"。肺主皮毛，风寒之邪侵袭体表，风性疏泄，营不内守，故汗出；寒邪侵袭，肺经经气不利，故臑臂前廉痛而厥；肺气郁阻，故胸部胀满；外邪内扰故心烦；肺失宣肃，通调水道失职，故小便数而少；肺气虚，故少气不足以息；肺阴不足，故手足心热。

【辨证要点】以肺胀，咳喘，胸部胀满，或汗出中风，缺盆中痛，臑臂前廉痛厥为辨证要点。

（四）手阳明大肠经病证

【概念】指手阳明大肠经循行部位及相关脏腑大肠的病证。

【临床表现】齿痛，颈肿，目黄，口干，衄、鼽、喉痹，肩前臑痛，大拇指、食指疼痛，麻木，不用。

【证候分析】大肠经多气多血，其经脉走颈部，入下齿龈。大肠经受邪，经气不利，气血壅滞，故齿痛、颈肿；大肠与肺相表里，大肠传导失职，津液内伤，火热郁盛，故目黄、口干、喉中肿痛；大肠经脉布于鼻孔两侧，热邪内郁，故鼻塞流涕或鼻出血；手阳明大肠经起于大拇指、食指之端，循指上廉，出合谷两骨之间上行，上肩出前廉，大肠经受邪，经脉不利，故其循行部位肩前、上肢伸侧前缘疼痛，大拇指、食指疼痛，麻木、屈伸不利。

【辨证要点】以齿痛，颈肿，衄、鼽、喉痹，大拇指、食指疼痛不用为辨证要点。

（五）足太阴脾经病证

【概念】指足太阴脾经循行部位及相关脏腑脾的病证。

【临床表现】舌本强痛，食则呕，胃脘痛，腹胀善噫，身体皆重，或股膝内肿胀厥冷，足大趾麻木，活动欠佳，食不下，烦心，心下急痛，便溏，或泄泻，水肿，黄疸。

【证候分析】脾经之脉连舌本，散舌下。经脉受邪，风痰阻滞脾经，故舌体强硬、疼痛；脾与胃相表里，脾病及胃，运化失健，胃气上逆，故食则呕；气机阻滞，故胃脘痛；健运失职，升降失司，故腹胀善噫；湿困脾土，故身重乏力、活动不利；脾脉起于足大趾上行膝股内廉，经气不利，故股膝内肿胀厥冷、足大趾麻木；脾失健运，胃失和降，故食不下；脾经支脉上膈注于心中，脾经郁热，上扰心神，故心烦不安；脾经经气不通，故心下急痛，又称脾心痛。脾虚水湿内停，传化失司，故大便溏薄或泄泻；水湿泛滥，故水肿；土壅木郁，肝失疏泄，胆汁横溢，故见黄疸。

【辨证要点】以舌本强痛，食则呕，胃脘痛，身体皆重，股膝内肿胀厥冷，足大趾麻木为辨证要点。

（六）足阳明胃经病证

【概念】指足阳明胃经循行部位及相关脏腑胃的病证。

【临床表现】发热以身前为甚，咽痹，颈肿，鼻痛，鼽衄，齿痛，口眼㖞斜，膝膑肿痛，循膺、乳、气街、股、伏兔、胫外廉、足跗皆痛，中趾不用。胃脘痛，呕吐，消谷善饥，腹胀满，水肿，惊惕，发狂。

【证候分析】足阳明胃经多气多血，为水谷之海。阳明之经行于身前，阳明气盛，故发热身前为甚；阳明经脉起于鼻翼旁，循鼻外，还出挟口环唇，其支者循喉咙，入缺盆，下膈，其直者，从缺盆下乳内廉，下挟脐，入气冲中，由股下足入中趾。胃火循经上炎，故咽痹、颈肿、鼻痛、鼻鼽、齿痛；热邪伤于经脉，故鼻衄不止。风邪中于经脉，故口眼㖞斜；邪气侵袭，经脉不利，故经脉循行部位胸腹及下肢外侧疼痛、足背痛、足中趾麻木、活动不利。气机郁滞胃腑，胃气上逆，故胃脘痛、呕吐；胃热亢盛，故消谷善饥；胃与脾为表里，胃病及脾，健运失司，水气泛滥，故腹胀满、水肿；胃热熏心，心神不宁，故惊惕、发狂。

【辨证要点】以发热身前为甚，鼻痛，鼽衄，齿痛，口眼㖞斜，膝膑肿痛，足中趾不用为辨证要点。

（七）足厥阴肝经病证

【概念】指足厥阴肝经循行部位及相关脏腑肝的病证。

【临床表现】腰痛不可以俯仰，男子㿉疝，妇人少腹肿，巅顶痛，目赤，面尘，咽干，耳闭，胁痛，狐疝，呕逆，飧泄。

【证候分析】足厥阴肝经起于足大趾，沿下肢内侧中线上行。本经受病，经气不利，故腰痛不可以俯仰；足厥阴肝脉过阴器，抵小腹，故男子可患㿉疝、阴囊肿痛下坠，或狐疝（小肠气）阴囊时大时小，胀痛俱作，如狐之出没，妇人亦可患少腹部肿胀疼痛。肝脉上行者循喉咙，连目系，上出额至巅顶，布胁肋，肝经经气不利，故巅顶痛、咽干、胁痛；经气不能上荣，故面色暗黑，如蒙上灰尘；肝主疏泄，其经脉挟胃，肝气上逆，克犯胃腑，故呕吐气逆；肝气亏虚，不能助脾胃消谷运化，故见腹泻、完谷不化。

【辨证要点】以腰痛不可以俯仰，男子㿉疝，妇人少腹肿，巅顶痛，胁痛，狐疝为辨证要点。

（八）足少阳胆经病证

【概念】指足少阳胆经循行部位及相关脏腑胆的病证。

【临床表现】头痛，额痛，目外眦痛，缺盆中肿痛，腋下肿痛，胸胁、髀、膝外至胫绝骨、外踝前及诸节皆痛，足第四趾不用，口苦，黄疸，善太息，寒疟，惊悸，虚怯，失眠。

【证候分析】足少阳胆经起于目外眦，上达额。本经有病，经气不畅，故头痛、额痛、目外眦痛；足少阳胆经其支者绕耳经颈部喉结旁下行缺盆，经腋窝循胁肋，沿股、下肢外侧中线下行，沿足背进入第四趾外侧端，邪气阻滞，经气运行不利，故缺盆部肿痛、腋下肿痛，胸胁、股及下肢外侧痛，足第四趾不用。胆主贮藏和排泄胆汁，胆病则胆汁横溢，故口苦、黄疸；胆气郁滞，疏泄不畅，故胁痛、善太息；少阳经为半表半里，少阳受邪，寒热往来，或为疟病；胆为中正之官，主决断，胆病则决断功能失常，故惊悸、虚怯、失眠。

【辨证要点】以头额痛，目外眦痛，缺盆中肿痛，胸胁、髀、膝外至胫绝骨、外踝前及诸节皆痛，足第四趾不用，口苦，黄疸为辨证要点。

（九）足少阴肾经病证

【概念】指足少阴肾经循行部位及相关脏腑肾的病证。

【临床表现】脊股内侧后缘疼痛，足心热痛，口热舌干，咽干咽肿痛，饥不欲食，善恐，心惕惕如人将捕之，烦心心痛，面色黧黑，咳唾有血，气喘。

【证候分析】足少阴肾经之脉起自足小趾斜趋足心，上股内后廉，贯脊属肾，故本经病变可见脊股内侧后缘疼痛、足心热痛；足少阴肾经循喉咙，挟舌本，其支者从肺出络心，肾精亏虚，虚火灼阴，故口热舌干、咽干肿痛、烦心疼痛。虚火内动，子病犯母，故咳唾有血；肾为气之根，肾虚不能纳气，故气喘；肾虚气血流行不畅，故面色黧黑；肾水不能上滋于胃，故饥不欲食；肾在志为恐，肾气虚，故惊恐不安，如人将捕之。

【辨证要点】以脊股内侧后缘疼痛，足心热痛，口热舌干，咽干痛，咳唾有血，气喘，善恐为辨证要点。

（十）足太阳膀胱经病证

【概念】指足太阳膀胱经循行部位及相关脏腑膀胱的病证。

【临床表现】寒热鼻塞，鼻衄，头痛，目痛，目似脱，项似拔，腰似折，髀不可以曲，腘如结，腨如裂，足小趾不用，少腹胀满，小便不利，遗尿。

【证候分析】足太阳膀胱经主一身之表，外邪侵袭，本经受邪，故恶寒、发热、鼻塞、鼻衄；膀胱经之脉上额交巅络脑，邪气随经上逆，故头痛；膀胱经起于目内眦，下行项后，一支挟背抵腰，下行经股入腘窝，一支循背下行，至腘窝后又下行，至外踝折向前，至足小趾，经气不利，故目痛，项背、腰、臀部及下肢后侧疼痛，疼痛如被拉拔、折断、捆绑、撕裂一般，足小趾麻木不用。膀胱气化失司，故少腹胀满、小便不利、遗尿。

【辨证要点】以寒热鼻塞，鼻衄，头痛，目痛，项背、腰、臀部及下肢后侧疼痛，足小趾不用为辨证要点。

（十一）手厥阴心包经病证

【概念】指手厥阴心包经循行部位及相关脏腑心包的病证。

【临床表现】手心热，臂肘挛急，腋肿，甚则胸胁支满，心痛，心中憺憺大动，面赤，烦心，喜笑不休。

【证候分析】手厥阴心包经起于胸中，出属心包络，循胸出胁，上行至腋窝，沿上肢内侧中线至掌中。故本经病变可见手心热、臂肘挛急、腋下肿胀，甚则胸胁支满。包络受病，心脉瘀阻，故心痛，心中憺憺大动；心主血脉，其华在面，心包有热，故面赤；心主神明，心包受邪，故烦心、喜笑不休。

【辨证要点】以手心热，臂肘挛急，腋肿，甚则胸胁支满，心痛，烦心为辨证要点。

（十二）手少阳三焦经病证

【概念】指手少阳三焦经循行部位及相关脏腑三焦的病证。

【临床表现】耳聋，耳后疼痛，咽喉肿痛，目外眦痛，面颊肿痛，肩、臂、肘外侧疼痛，小指、食指不用。

【证候分析】手少阳三焦经脉其支者，从膻中上出缺盆，上项系耳后，出走耳前，交颊，至目外眦。本经有病，经气不利，故耳聋、耳后疼痛、咽喉肿痛、目外眦痛、面颊肿痛。手少阳三焦之经脉起于小指、食指之端，上出两指之间，循腕背，出臂外两骨之间，上贯肘，循臑外，上肩，经脉有病，故肩、臂、肘外侧疼痛，小指、食指不用。

【辨证要点】以耳聋，耳后疼痛，咽喉肿痛，目外眦痛，肩、臂、肘外侧疼痛，小指次指不用为辨证要点。

十二经脉病证的诊断应注意其临床表现的三个特点：一是经脉受邪，经气不利，出现的病证多与其循行部位有关；二是脏腑病候多与经脉所属部位的病状相兼出现；三是一经受病通过经脉联系可以影响其他经脉，进而表现相关的多经合病症状。

二、辨奇经八脉病证

奇经八脉，指督脉、任脉、冲脉、带脉、阳跷脉、阴跷脉、阳维脉、阴维脉八条经脉。因其循行部位及其与同内脏的关系均有别于十二经脉，故曰"奇经"。

奇经八脉是经络系统中的重要组成部分，十二经脉气血满溢时，可流入奇经八脉蓄藏；十二经脉气血不足时，可由奇经八脉流出补充。故奇经八脉相对独立于十二经脉之外自成系统，具有联系和整合十二经脉，调节、平衡人体阴阳气血的作用。

奇经八脉病证的病因，常见有外邪侵袭，或房室不节，或情志内伤等，导致气血失调，脏腑功能失常，累及奇经八脉所致，其病有在经、在气、在血、属虚、属实、属寒、属热等。故临床上奇经八脉的病证大多病程较长，正如叶天士所言"久病必究奇经"。

奇经八脉的病证，是由所循行的部位和所具有的特殊功能所决定的，临床上亦十分常见，其主要内容如下：

（一）督脉病证

【概念】指邪气侵袭督脉或督脉精气亏虚所出现的病证。

【临床表现】邪犯督脉可表现为角弓反张，项背强直，牙关紧闭，头痛，四肢抽搐，甚或发热，神志昏迷，苔白或黄，脉弦或数。督脉亏虚可表现为头昏重胀，眩晕，健忘，耳鸣耳聋，腰脊酸软，佝偻形俯，舌淡，脉细弱。

【证候分析】督脉起于会阴，并于脊里，上风府，入脑，上巅，循额。邪犯督脉，气血壅滞，故角弓反张、项背强直、牙关紧闭、头痛、四肢抽搐，甚则发热、神志昏迷，苔白或黄、脉弦或数。督脉上行属脑，与足厥阴肝经会于巅顶，与肝肾关系密切，督脉之海空虚，不能上荣于脑，髓海不足，故头昏头重、眩晕、健忘；两耳通于脑，脑髓不足，故耳鸣耳聋；督脉沿脊上行，督脉虚衰，经脉失养，故腰脊酸软、佝偻形俯；舌淡、脉细弱为虚衰之象。

【辨证要点】邪犯督脉者，以角弓反张、项背强直、牙关紧闭为辨证要点；督脉亏虚者，以头重耳鸣、健忘、腰脊酸软、佝偻形俯为辨证要点。

（二）任脉病证

【概念】指任脉不通或任脉虚损所出现的病证。

【临床表现】任脉不通可表现为经闭不孕，小腹积块，胀满疼痛，游走不定，睾丸胀痛，带下色白。任脉虚衰可表现为胎动不安，小腹坠胀，阴道下血，甚或滑胎，月经愆期或经闭，或月经淋漓不尽，头晕目花，腰膝酸软，舌淡，脉细无力。

【证候分析】任脉起于胞中，行于身前，为"阴脉之海"。任脉阻滞不通，故经闭；气血失养，故宫寒不孕、带下色白；气滞瘀聚，故少腹积块、胀满疼痛、游走不定；任脉不通，肝经气滞，故睾丸胀痛。"任主胞胎"，任脉虚衰，不能妊养胞胎，故胎动不安、少腹坠胀、阴道下血，甚或滑胎；任脉虚衰，不能调节月经，故月经愆期或经闭，或淋漓不尽；任脉虚衰，气血失于濡养，故头晕目花、腰膝酸软；舌淡、脉细无力亦为虚衰之象。

【辨证要点】任脉不通者，以经闭不孕、小腹积块、胀满疼痛为辨证要点；任脉虚衰者，以胎动不安、滑胎、月经愆期或经闭为辨证要点。

（三）冲脉病证

【概念】指冲脉气逆或冲脉虚衰所出现的病证。

【临床表现】冲脉气逆可表现为恶心，呕吐，咳唾，吐血，气从少腹上冲，腹内拘急疼痛，胸、脘、膈攻痛，或妊娠恶阻。冲脉虚衰可表现为月经量少色淡，甚或经闭，不孕，或初潮经迟，或绝经过早，少腹疼痛，头晕目眩，心悸失眠。男子阴器伤损或发育不良，胡须、阴毛稀少，不能生育，舌淡，脉细弱。

【证候分析】冲脉具有调节十二经气血之作用，冲脉气逆，故气从少腹上冲，或呕吐、恶心、咳唾、吐血；冲脉起于胞中，升降失司，气机阻滞，故腹内拘急疼痛，胸、脘、膈攻痛，妊娠恶阻。"冲为血海"，主生殖及月经。冲脉虚衰，血海不足，故月经量少色淡，甚或经闭、不孕，或初潮经迟，或绝经过早，少腹疼痛；血虚失养，故头晕目眩、心悸失眠；男子冲脉伤损，则阴器不用；血海不足，冲任失充，故发育不良、须毛稀少、不能生育；舌淡、脉细弱为虚衰之象。

【辨证要点】冲脉气逆者，以气从少腹上冲，恶心，呕吐为辨证要点；冲脉虚衰者，以经少不孕，男子阴器伤损或发育不良，伴体质虚弱为辨证要点。

（四）带脉病证

【概念】指带脉虚损，失于约束所出现的病证。

【临床表现】带下色白，绵绵不断，阴挺，滑胎，腹部胀满，绕脐腰脊痛，腰软无力，舌淡，苔白，脉弱。

【证候分析】带脉围腰一周，能约束全身直行之各条经脉，调节脉气，固护胎儿，主司妇女带下。带脉虚损，失于约束，故白带绵绵、子宫下垂，或滑胎；带脉气滞，故腹部胀满；带脉虚衰，经脉失养，故绕脐腰脊痛、腰软无力、舌淡、苔白、脉弱为虚衰之象。

【辨证要点】以带下色白、绵绵不断、阴挺、滑胎为辨证要点。

（五）阴跷、阳跷脉病证

【概念】指跷脉气血不和所出现的病证。

【临床表现】腿胫肌削，痿痹无力，行走欹斜，或两足瘈疭，嗜睡或失眠，眼睑下垂或两目开合失常，舌淡，苔白，脉虚弱。

【证候分析】阴跷脉、阳跷脉行于下肢，维持下肢正常的生理活动。气血虚衰，跷脉失养，故腿胫肌削、痿痹无力、行走欹斜或两足瘫痪；跷脉上行至目内眦，阴跷脉、阳跷脉阴阳失调，故或嗜睡或失眠；跷脉虚衰，经脉失养，故眼睑开合功能失常或眼睑下垂；舌淡、苔白、脉虚为虚弱之象。

【辨证要点】以痿痹无力、行走欹斜、两目开合失常为辨证要点。

（六）阴维、阳维脉病证

【概念】指维脉不能自相维系，致阳气耗散，阴液耗损所出现的病证。

【临床表现】心胸时有隐痛，心神不宁，情志抑郁，精神疲乏，胁痛，腰痛，肢体痿弱无力，发热不退，热型不规则。

【证候分析】阴维脉、阳维脉具有维系联络全身经脉，调节气血的作用。阴维脉不足，心失所养，故心胸隐痛、心神不宁；阳维脉不足，阳经失调，故发热不退、热型不规则；阴维脉、阳维脉均不足，全身失养，故情志抑郁、精神疲乏、胁痛、腰痛、肢体软弱无力。

【辨证要点】以心胸时有隐痛、发热不规则为辨证要点。

本章小结

脏腑辨证、六经辨证、卫气营血辨证、三焦辨证、经络辨证均是常用的病位辨证方法。

脏腑辨证是其他辨证方法的基础，主要用于内伤杂病辨证。脏腑证候复杂多样，本章论述以五脏病证为重点。肝的病变主要反映在疏泄与藏血功能失常，证候表现为实证、热证较多，虚证、寒证较少。心的病变主要反映在心主血脉功能及心神的异常，证候有虚实之分。脾的病变主要反映为运化、升清、统血功能失常，证候虚实均见，但以虚证居多。肺的病变主要反映在主气、司呼吸和通调水道功能的异常，证候虚实均见，但以实证居多。肾的病变主要反映在人体生长发育和生殖机能障碍、水液代谢失常、呼吸功能的异常，证候以虚证为多。

六经辨证、卫气营血辨证、三焦辨证、经络辨证各有其自身的特点和适用范围。六经辨证，是六经所属脏腑病理变化表现于临床的各种证候。六经病证从病位而言，三阴病证以五脏病变为基础，三阳病证以六腑病证为基础，故六经辨证实际上涉及五脏六腑和十二经脉的病变。从属性来看，三阳病证多属热证、实证，提示病人正气盛，抗病力强，邪气实，病情大多都呈亢奋状态；三阴病证多属寒证、虚证，提示病人正气虚，抗病力弱，病邪未除，病情一般都呈虚弱状态。体现了六经和八纲的辨证关系。因此，六经辨证不仅主要适用于外感病的辨证，亦可作为内伤杂病辨证的借鉴。

卫气营血辨证与三焦辨证均适用于外感温热病，二者在很大程度上有共同之处，但亦有区别。如上焦手太阴肺卫的病变，相当于邪在卫分，但热邪壅肺则属于气分范围。上焦热入心包证，虽可归入营分证，但其病理不尽相同，前者重在痰热内闭，后者主要是热损营阴。中焦的病变均属气分，但气分证则不限于中焦。下焦肝肾的病变和血分证亦有别，前者是热伤肝肾之阴，属虚证，后者则为血分热盛，有热盛动血、耗血、伤阴、动风之别，有虚有实。所以，三焦辨证是对卫气营血辨证的补充。临证运用时，必须将二者有机地结合，才能更全面地指导温热病的辨证论治。

经络辨证是依据患者的症状、体征，以视其所病与某一经脉、脏腑有关，从而判断所患之病属于何经、何脏、何腑，为疾病定位。临证只要明确经脉循行部位、联属脏腑以及病证特点，便可辨识病变所在的经脉和脏腑。经络辨证更多地用于针灸、推拿、骨伤等专科诊治中。

临证应熟悉和掌握病位辨证中各证型的临床表现、辨证要点和相关鉴别。

复习思考题

1. 肝阳上亢证与肝火炽盛证有何区别与联系？
2. 肝风内动四种证候如何鉴别？
3. 心气虚证与心血虚证均可出现心悸之症，其病因和病机有何不同？
4. 怎样根据不同的主症而区分心脉痹阻证的病因？
5. 湿热蕴脾证与寒湿困脾证有何异同？
6. 脾气虚证、脾虚气陷证、脾不统血证三者在病理上有何联系？如何鉴别？
7. 结合肺气虚证不同的表现形式，深刻理解异病同证。
8. 风寒犯肺证、风热犯肺证和燥邪犯肺证在证候表现上有何异同？
9. 肾阴虚证与肾精不足证的临床表现有何异同？
10. 肝胃不和证与肝郁脾虚证在临床表现上有何异同？
11. 卫气营血辨证、三焦辨证与六经辨证有何联系？
12. 如何理解经络辨证的意义？

　　同步练习　　　　同步练习答案　　　　病案实例　　　　病案实例答案　　　　拓展阅读

下 篇
诊断综合运用与病历

　　诊断是极为复杂的思维过程。疾病的临床表现有明显、隐晦、轻微、显著、真象、假象等差别，病、证有先后、标本、合病、并病等的不同。医生要在纷繁复杂的病情中抓住疾病的本质，除了应熟悉中医学的理论与知识外，还需要对病情资料进行综合处理，并进行辨证思维分析，才能提高临床诊断的水平。

　　医生在临床诊疗过程中，应将四诊、辨证、治疗和护理等有关医疗活动，形成文字、符号、图表等，并将其记录下来。其涉及病历书写，因此亦须掌握病历书写的要求和内容。

第九章

诊断综合运用

学习目标

诊断综合运用
PPT 课件

1. 掌握辨证的基本内容与具体要求。
2. 熟悉病例资料的综合处理和中医诊断思维的临床应用。
3. 了解诊法与辨证、辨证与辨病的关系。
4. 综合运用诊法与辨证的知识，对临床病例进行分析与判断。

中医对疾病进行诊断与治疗的过程主要体现为辨证论治的过程。中医诊断包括病情资料的采集、整理、辨证方法的选用以及得出辨证结论等。病情资料的采集方法已在诊法中作了介绍，但需要说明的是，采集整理病情资料和辨证并非截然分开的两个阶段。事实上，在采集病情资料的同时，辨证也已经开始了，同时还须根据辨证分析的初步印象，有目的地采集有鉴别意义的阳性或阴性病情资料。

第一节 病情资料的综合处理

一、病情资料的收集

医生通过各种诊法收集到的临床材料（如病史、症状和体征）及与疾病有关的社会、心理、自然环境等资料，统称病情资料。

病情资料是诊病、辨证的原始依据。病情资料是否准确、全面，症状、体征的主次轻重是否清楚，是诊断准确与否的前提。

（一）以主诉为切入口

主诉是指患者就诊时最感痛苦的症状或体征及其持续时间。主诉往往是疾病的主要矛盾所在，具有重要的诊断价值。主诉作为调查、认识、分析、处理疾病的重要线索，需要医生经过问诊或检查、分析、思考以后才能确定。主诉的确定对临床具有重要意义：①提示病情的轻重缓急及其救治原则。如以大出血、昏迷等作为主诉者，常应急救处理。②确定询问或检查的主次和先后顺序。因为询问和检查都应围绕主诉进行。③确定病种、辨别病位或病性的主要依据。如寒热定时发作常为疟疾；胃脘痛病位多在胃等。④决定现病史与既往史书写的内容。因为二者一般是以主诉所定时间作为区分的界限。

因此，在收集病情资料时，应首先明确患者的主诉，并以主诉为切入点，围绕主诉进行询问。抓住了主诉，即抓住了主要矛盾。围绕主要矛盾进行分析归纳，可以初步得出所有可能的疾病诊断，再进一步围绕可能的疾病诊断深入询问，以便最终得出准确的临床诊断或印象诊断。

一个好的主诉，应当能看出所诊断的主要病证的特点，所以医生要善于从患者的叙述中提取主诉，不论患者说出多少症状，只选取与诊断病证关系密切的症状写入主诉，其余的放在现病史中描述。对于不善言谈的患者，要经过系统问诊找出有价值的不适症状作为主诉，不能仅仅依据患者的简单叙述完成主诉的书写。

（二）边采边辨，边辨边采

在采集病情资料时，并非是在全部采集完成之后再综合分析，而常常是一边采集，一边对患者或陪诊者的回答加以分析辨证，采取类比的方法，与相似证中的各个方面进行对比。如缺少哪些方面的证据，尚需进一步询问采集以补充完善，从而使诊法的目的更加明确，做到详而不繁，简而不漏，搜集的资料全面准确。采集病情资料结束时，医生的头脑中就可形成一个清晰的印象诊断或结论。

特别需要指出的是，中医问诊的目的主要是为了辨证，不同于西医学的完全辨病。如问寒热，要问清是恶寒发热及寒热的轻重主次，还是但寒不热、但热不寒，抑或寒热往来，发热是壮热还是潮热、身热不扬等，以辨清病位、病性。问疼痛要问清是胀痛、走窜痛、刺痛、固定痛、冷痛、灼痛、绞痛、隐痛、空痛及拒按、喜按等，以辨寒热气血虚实，从而为辨证论治提供重要的依据。

（三）重视对常规问诊信息的采集

临床上可将问诊内容分为全面问诊、重点问诊和常规问诊三大类。"十问歌"的传世，实际上就是把全面问诊编成歌赋形式，以便于初学者掌握。重点问诊是重点询问当前的主要病痛及其相关情况，以掌握主症相关的具体信息。如问诊头痛患者，需要围绕头痛主症，进一步询问其疼痛部位、时间、性质、原因等。重点问诊主要是针对急诊、门诊患者，以便在短时间内抓住重点，明确诊断，及时处理。

但在临床上，饮食、睡眠、情志、二便几乎是所有患者必不可少的问诊内容，因此在问诊的"十问"中，把问饮食、睡眠、情志、二便定为常规问诊。常规问诊对医者掌握患者整体情况，判断疾病的轻重、预后及转归有重要意义。

饮食、睡眠、情志、二便，无论哪类患者，都是必问的内容。这些很普通的内容，对医生的诊断有着怎样的价值呢？如饮食方面，中医治病策略与西医不同，核心在于帮助患者、开展以患者为主体的自救行为，即所谓"病为本，工为标"。既然患者自身的修复能力是主体，那么保护、扶助人体的气血，就是医生首先需要考虑的问题。中医学自古就崇尚"保胃气，存津液"的治疗原则。意思是说，医生治病最基本也最重要的观念，就是保护好患者的脾胃，不要过度消耗人体的气、血、津液。气血的来源，主要在于饮食物。问诊必问饮食状况，即是希望了解患者当前的胃气强弱，确定用药的基调。能食者胃气盛，不能食者胃气弱。对邪气偏盛的患者，胃气强则可急攻，胃气弱则须减量。对于虚损的患者，胃气强则可考虑峻补，胃气弱则必须缓图。因为胃气不但承担运化水谷的重要功能，药物的消化吸收也必须依赖于此。胃气不足，又攻伐太过，则胃气更损，补益之药难得运化，从而出现虚不受补的现象。

又如情志方面，《素问·疏五过论》指出："凡欲诊病者，必问饮食居处，暴乐暴苦，始乐后苦。"强调要通过问诊详细了解患者的情志状况：其涉及患者的就诊动机、有关情志方面的主诉、个性特点、精神状态、发病时的心理和社会背景、人际关系等。如通过询问，确定患者的主要心理异常表现，如无端发怒、生闷气、紧张、忧虑、猜忌、恐惧、失眠多梦等，以及由情志因素引起的躯体症状、主要心理症状表现的程度、持续的时间等情况；询问心理症状等产生的环境与时间，有否明显的起因或诱因，是否因社会生活环境因素的刺激，还是有自身其他疾病的影响而产生。当然心理症状的性质、持续时间及程度等，要按时间顺序询问，询问从起病至就诊时病情及其发展变化的主要情况，有无规律性等。总之，详细询问患者就诊时的心理状态和感受及同时伴有的其他自觉症状，可更全面地掌握患者的情况。

（四）四诊合参，不可偏废

望、闻、问、切四诊是医者从不同的角度检查病情和收集临床资料的方法，各有其独特的临床意义。临床上运用四诊时很难将其截然分开，经常是望诊时有闻诊和问诊，按诊时有望诊和问诊等。因此只有四诊合参，才能全面了解病情，掌握疾病变化，从而做出正确判断。

二、病情资料的属性分类与综合整理

（一）病情资料的属性分类

病情资料的属性分类，是根据每个症状在辨病、辨证中的作用、意义和性质，从而确定它们在诊断中的地位、性质和属性。一般可划分为必要性资料、特征［异］性资料、偶见性资料、一般性资料和否定性资料。在病情资料中，不仅要有揭示病证的阳性症状或体征，还应包括具有鉴别诊断意义的阴性症状或体征。病情资料的属性并非一成不变，可以随着疾病的不同阶段而发生变化。

1. 必要性资料

必要性资料指对某些病证诊断是必需的资料，缺少了就不能诊断为该病证。如"心胸闷痛"对于心脉痹阻证，"神志失常"对于痰蒙心神证和痰火扰神证，"咳嗽、气喘、发热"对于肺热炽盛证，"小便频急涩痛"对于膀胱湿热证等，均为必要性资料。这类资料多为病证的主症，若诊断为某证或某病，必有此症。但不等于有此症就一定是此病或此证。如"咳嗽"一般为肺病的主症，而"肾不纳气""水气凌心"等证亦可见咳嗽。又如热扰胸膈证必见烦躁，无烦躁就不能诊断为该证，但并非凡见烦躁者都是热扰胸膈证。因此，必要性资料并不是排他性资料，即某症对某病或某证的诊断为必有，但不等于此症只主此病或此证。

2. 特征性资料

特征性资料又称特异性资料，指对某种病或某个证的诊断具有特征性意义的症状、体征。这种病情资料仅见于该种病或证，而不见于其他的病或证。因此，一般只要出现这种资料，即可诊断为该种病或证。如"下利脓血"对于湿热痢疾，"大便蛔虫"对于肠道蛔虫病，"饥不欲食"对于胃阴虚证，"完谷不化"对于脾肾阳虚证等，均为特征性资料。临床上但见这类资料，即可诊断为该病证。

但应注意该种病或证却不一定都见到这种症状。如大便排出蛔虫，只见于蛔虫病，而不见于其他疾病，故只要见到便蛔，便可诊断为蛔虫病。但是没有便蛔也不能排除蛔虫病的可能性。梅核气一般认为是痰气郁结所致，但是没有梅核气也不能说患者就不是痰气郁结。又如见到盗汗，一般认为是阴虚证，但是没有盗汗也不能说就不是阴虚证，因为还可凭五心烦热、舌红少苔、脉细数等诊断为阴虚证。

值得注意的是，特征性资料也可由"非特异性资料"组合而成。即该组症状中的每个单一症对病证诊断并无特异性，但如组合在一起，则可确定相应病证的诊断，成为特征性资料。如"心痛，痛引肩臂"诊断心脉痹阻证，"恶寒，头项强痛，脉浮"诊断太阳病证，"脉微细，但欲寐"诊断少阴病证。又如阳明经证的大热、大汗出、大烦渴、脉洪大等"四大症"，就每一症状而言，对阳明经证并无特异性，但当组合在一起时，则对阳明经证的诊断具有特异性。

3. 偶见性资料

偶见性资料指在该病或该证中出现频率较少，或可出现，或可不出现的资料。偶见性资料的出现随个体差异而定，一般认为它对诊断的价值不大。

如《伤寒论》第 96 条载："伤寒五六日，中风，往来寒热，胸胁苦满，默默不欲饮食，心烦喜呕，或胸中烦而不呕，或渴，或腹中痛，或胁下痞硬，或心下悸，小便不利，或不渴，身有微热，或咳者，小柴胡汤主之。"可见诊断少阳病小柴胡汤证的主要病情资料为"往来寒热，胸胁苦满，默默不欲饮食，心烦喜呕"，而自"或胸中烦而不呕"以下的症状描述，皆为或然见症，即偶见性资料。又如脾虚气陷证或见"低热"（因气虚发热）等，亦为偶见性资料。

一般认为，这类资料诊断价值不大。但需注意的是，偶然性中可能隐含着必然性，有些偶见性资料可以提示病证的转化等，因而亦不可忽视。如胃脘痛患者，若见大便色黑如柏油，则提示有络损出血；肺肾气虚证患者见"冷汗淋漓"，常提示阳气虚衰。

4. 一般性资料

一般性资料指既非必要性，又非特异性的病情资料，仅具有一般性诊断意义。大多数单一的症状或体征属于此类，如发热、咳嗽、胁痛、头晕、舌红、苔薄、脉细等，可以在很多疾病中出现，甚至多数患者都有可能出现其中一两个。当这些临床表现单独出现时，对证或病的诊断意义不是很大，缺乏特异性。而当一般性资料与其他资料组合在一起的时候，便可显示出其临床意义。这类资料常可引导出某些有诊断意义的相关资料。如"咳喘"属一般性资料，若兼"少气短息"，则多为肺气虚证；若兼见"呼多吸少"，则当属肾不纳气。临床多个一般性资料的组合亦可增强其诊断意义。如神疲、乏力、纳差、口不渴、苔薄白、脉虚，提示气虚证；发热、恶风寒、舌边尖红、脉浮数，提示卫分证；而大热、大汗出、大烦渴、脉洪大等"四大症状"，可诊断为阳明经证。

5. 否定性资料

否定性资料指对某些病证的诊断具有否定意义的资料，一般多为"阴性资料"，如不恶寒、无汗、口不渴、小便清利等。否定性资料对病证的鉴别诊断有一定的意义，若能把握住相关病证的否定性资料，往往能使诊断变得果断迅速。如太阳伤寒证患者"无汗"，是鉴别太阳中风证（"汗出"）的否定性资料；伤寒阳明病经证，常有"不恶寒"（以鉴别太阳病证）、"肠中尚无燥屎内结"（以鉴别阳明病腑证）等否定性资料。可见，阴性症状也是病情资料中的重要组成部分。

总之，必要性资料和特征性资料是诊断病或证的主要依据；偶见性资料提示诊断的可能性，但难以确定诊断；一般性资料具有综合定性的意义；否定性资料则能为鉴别诊断提供依据。因此，在病情资料中，不仅要有揭示病或证的阳性症状或体征，而且要有鉴别病或证的阴性症状或体征。

（二）病情资料的综合整理

为了诊断结论的准确与可靠，对病情资料进行综合处理非常重要。临证时应注意以下几个方面：

1. 资料的完整性和系统性

病情资料是诊断的证据，证据越充分，诊断结论越容易作出。因此，病情资料应力求完整而系统。

病情资料的完整性，即资料的全面性，要求对有关的病史、症状、体征进行全面收集；病情资料的系统性是评估病情资料是否集中反映某系统、某脏腑病证的特征。完整、系统的病情资料是正确诊断的依据，而遗漏、简单、杂乱的病情资料是漏诊、误诊的主要原因。

病情资料的系统性，就是病情资料的条理化。由于患者的陈述、病情的演变、症状的轻重缓急、体征的有无等，往往都是零乱无序，没有重点，缺乏连贯性和关联性的，所以对病情资料需要有一个归纳整理，并使之条理清晰、主次分明的综合处理过程。若病情资料杂乱无章、主次不明，忽视病情资料的系统性，则往往难以下结论。

要做到病情资料的完整性、系统性，首先要对四诊资料中病史、症状、体征及社会、环境、心理因素等进行全面、系统调查，做到察形与神、察机体与环境等的统一。某些病、证，除运用一般的诊察方法外，还需结合实验室检查或专科检查，才能得出明确的诊断。其次，既要诊察局部，也要审察全身，整体察病，系统采集。故在收集临床资料时，要求从四诊合参的原则出发，不能只凭一个症状或体征便仓促作出诊断，不能片面强调或夸大某种诊法的作用，而必须诸种诊法综合运用，多层次、多角度、多方面收集病情资料。

2. 资料的准确性和客观性

病情资料的准确性和客观性是正确诊断的关键。患者的临床表现，往往错综复杂，如果有些病情资料不够准确和客观，错误的信息导致错误的结论，最终影响诊断结果。决定病情资料准确、客观的因素，包括主观因素和客观因素两个方面。

主观因素来源于医患双方。医生在临床时，应防止主观性和片面性，避免先入为主、主观臆测或暗示的方法，如问诊时不应只"问其所需"或"录其所需"，否则不仅影响病情资料的完整性，也影响了病情资料的客观性。源于患者方面的主观因素，指患者是否如实地、准确地反映了病情。患者由于受年龄、文化程度、表达能力、心理因素以及神志状况等因素的影响，陈述病情的准确程度有很大差异，当有表达不准、不全、不清，甚至有隐讳、夸大等情况时，医生应能及时发现，设法引导，加以弥补，以保证病情资料的准确、可靠。

错综复杂的临床表现及不够准确和客观的病情资料，都会影响临床诊断的准确性。为了使病情资料准确、客观、可靠，必须注意：①正确运用望、闻、问、切四诊方法，必须经常训练，熟练掌握，才能测知病情。如切脉诊病，必须细心体察，用心体会，才能辨知。四诊时要尽量避免干扰因素的影响。②避免主观臆测或暗示诱导：带着某种设想去了解病情，或暗示患者"谈其所需"，均会影响病情资料的客观性和真实性。③采用症征分级量化或实验检测：对一些常见症状体征，如能采取半定量分级量化，可以减少主观因素的影响；或借用一些实验检测手段（包括现代医学的常规检测等有关方法），以提高所采症状的可靠性。

④慎重取舍"反向资料"和"阴性资料"：对一些与整体病情不相符的症状或体征，要慎重分析，判断其意义，决定其取舍，不要轻易否定一个症状、体征的出现。应注意某些"阴性资料"有时正是鉴别诊断的重要依据。⑤准确评价患者反映资料的真实性：患者可能因年龄、文化程度、表达能力、神志状况、语言发音、对病情的关心程度，或对疾病的误解，或有某种目的等原因，而使病情资料不够准确，医生要及时发现，做出正确评价，保证资料的准确性。

3. 资料的一致性

在多数情况下，症状、体征等各种病情资料所提示的病理意义，即所主的病证，一般是一致的，可用统一的病机进行解释，称为"脉症相应""舌脉相应""症舌相符"等。亦即各种临床资料所反映的病证是相同的，尤其是疾病本质不太复杂，而症状、体征又比较单纯、明显的时候，诊断比较容易，一般不会出错。如患者畏寒、大便稀溏、小便清长、面色淡白、舌体淡胖、舌苔白润、脉沉迟无力等，均主阳气亏虚的虚寒证；又如患者发热、口渴、大便秘结、小便短黄、面色赤、舌质红、舌苔黄、脉数等，其所揭示的病情本质均是实热证。

但是当疾病各方面的资料不一致，临床意义不相同，甚至存在着矛盾的情况，即所谓"脉症不相应""舌脉不符""症舌相反"等时，则反映了疾病过程中的特殊规律，体现了疾病的复杂性。如在八纲辨证中提到的寒热真假、虚实真假，所谓热深厥深、虚阳浮越、至虚有盛候、大实有羸状等，其表现具有典型的不一致性。

病情资料之所以不一致，可有多方面的原因：一是病情本来就很复杂，有多种病机存在，如寒热错杂、虚实夹杂、多病同存等。不同的病情资料反映着不同的病理本质。如患者本有胃阳亏虚，复有湿热之邪从外而感，则可表现出胃脘冷痛、呕吐清涎、纳少腹胀等胃寒证候，又有尿频尿痛、小便短赤、脉滑数等膀胱湿热的表现。二是病情发展的特殊性，因果交替，标本相错，有的症状、体征已经发生了变化，而有的尚停留在原有状态，或舌脉等未引起明显变化等。三是可能受到治疗措施等的影响，如热性病由于大量输液而小便并不短黄；长期使用西药肾上腺皮质激素可致舌红而胖大；癌症患者经过放疗、化疗后会出现发热、恶心欲呕、脱发等。

对于病情资料所示病理本质的不一致性，前人虽有所谓"舍症从脉""舍脉从症""舍舌从脉""舍脉从舌""舍症从舌""舍舌从症"之类提法，但临床上切不可简单地舍弃某些病情资料。因为任何病情资料都有一定的临床意义，均反映着一定的病机，都可能是"真"而并不是"假"。即使是不一致，甚至是矛盾的资料，都有可能反映着不同的病机，关键在于能否用中医学理论去正确分析，认清其中的机理。要说"舍"，只能说医者未能了解其所提示的特殊临床意义。如有医者只知数脉主热，而不知心阳亏虚者亦常见数脉；只知阳虚者小便清长、自汗，而不知阳虚不能气化、蒸腾津液时可见尿少、口渴、无汗；只知舌有裂纹主阴津耗损、舌体短缩主风痰阻络或危重病情，而不知其皆有属于先天生理性者。只知其常而不知其变，只知其一而不知其二，自然会对某些特殊现象不可理解而以为是假象。当然，病情资料的不一致，一般反映病情复杂、病机多端、有主有次、有因有果，给诊断带来了困难，这就要求医生应认真询问、检查，全面掌握病情，熟悉中医学理论，并善于分析思考，方可从纷纭复杂的病情中把握病证的本质。

临床分析"病情资料一致"和"病情资料不一致"时，一般应采用以下三个步骤：

（1）分析病情：①病情资料所主病证一致，可用统一病机解释者，说明其疾病本质不复杂,是为顺证,易诊治。如发热、面赤、心烦、尿赤、舌红、苔黄、脉数,均主热证;怕冷、面白、尿清、舌淡、苔白、脉迟,均主寒证。②所主病证相反者,须仔细分析病机,探求本质。如"寒热真假""虚实真假",反映了疾病的复杂性,必须细心找出其病证的本质,才能作出正确诊断。

(2)查找原因:①多种病机并存。如寒热错杂,虚实夹杂,表里同病,多病同存,致使不同病情资料反映着不同的病理变化。②病情特殊演变。如病变过程中,某些病证已现,而某些症征尚存;或症征之间有因果、标本关系,致使演变不一致。③治疗措施影响。如某些药物干扰,使某些症征异常,而与病证不符。这些均须仔细鉴别。

(3)判断意义:病情资料的不一致性,各自均反映着一定的病机,均是疾病本质的反映。对此,不能轻易判之以"假"而予以"舍弃"。需要运用中医学理论,辨析其内在的因果关系、主次关系、先后关系,把握疾病的本质,进行判断分析,才能做出正确的判断。

第二节 辨证的思维方法、内容与要求

诊断过程中的基本思维形式,主要有分析、综合、推理与判断。临床通过感性认识与理性认识之间的循环往复,从而逐渐达到对疾病本质作出正确判断的目的。中医诊断不仅是抽象[逻辑]思维,同时还存在着形象[直觉]思维、灵感[顿悟]思维等。

一、辨证的思维方法

辨证是医生的主观思维对客观存在的疾病实质的认识,是通过反复进行的司外揣内的思维过程,依据患者的临床表现,不断修正对病情的认识,并得出正确结论。从中医哲学层次看,辨证过程中的基本思维形式包括阴阳分析辨证思维法、五行制约辨证思维法、知常达变辨证思维法、整体联系辨证思维法等。具体辨证时又有类比法、分析归纳法、演绎法、反证法等。对于每个医生来说,甚至同一医生对于不同病种来说,其辨证时的思维过程与方法都不会完全相同,但具有较高水平的医生常可以殊途同归,得出相同或相近的结论。因此,对于运用何种思维方法进行辨证,不必强求一致,也不可能作出完全统一的规定。临床常用的辨证思维方法主要有以下几种形式。

(一)类比法

类比法又称对比法、经验分析法、对号入座法,即将患者的临床表现和医生所习得的或通过临床经验所获得的常见证型进行比较,找出主要特征相吻合的证型,辨证诊断便可确立。如患者表现为恶寒、无汗、发热、头痛、身痛、骨节疼痛、脉浮紧,这与《伤寒论》所论述的麻黄汤证的临床表现基本相符,据此便可诊断为太阳伤寒证。

熟练掌握各种常见证型的临床表现及辨证要点,是采用类比法的先决条件。类比法是一种直接的对应思维方式,具有迅速、简捷的特点。当病情不复杂且表现又很典型时,采用类比法可得出比较准确的诊断。临床上常根据主诉,首先对患者作出病名诊断,然后依据此种疾病的常见证型,从中选择最符合患者病情的某证作为诊断,可以有效地减少类比的工作量。

（二）分析归纳［类］法

分析归纳法是将患者表现的各种症状、体征，首先按照辨证的基本要素进行分类归纳，或按病类进行区分，即据症分组，有机结合，从而认识和抓住病变本质的思维方法。

当病情表现复杂，或者病情资料很多，诊断时如果只按记录的前后顺序，逐个症状地分析其临床意义，势必会杂乱无章，感到无所适从，或者丢三忘四，不得要领，甚至会本末倒置，得出错误的结论。此时最常用的简便方法是归纳［类］法。

比如患者下肢水肿、尿少、舌胖、苔滑，知有水液内停；病程长、疲乏、畏冷、肢凉、苔白、脉弱等，属于阳虚之征象；腹胀、不欲食、大便时溏等，是病位在脾的表现；腰膝酸软、性欲淡漠、余溺不尽等，又是肾虚之候；患者以心悸为主诉，并有胸闷、喘不能卧、脉促等症，则是病位在心的表现。这样把各个症状按其可能的本质性因素进行归类，并估计其各自可能性的大小，从而把看似孤立的每个症状串连起来，从而认识当前病变的本质。该病涉及水、阳虚、脾、肾、心等辨证，再按中医学理论进行分析判断，可知为脾肾阳虚、水气凌心证。

（三）演绎法

演绎法是从普通性结论或一般性规律推导出个别性结论或规律的思维方法。例如，以往所获得的关于人体生理、病理和某种疾病的一般知识，包括规律、理论、学说、诊断标准、治则、治法等。中医学常运用演绎法解释人体各种复杂的生理病理过程。如某患者为新病突起，有感受外邪的病史，可知其属一般外感病范畴；症见发热明显，已不恶寒，并有咳嗽、气喘、咯黄黏痰、口渴、舌红、脉数，不恶寒说明表证已不存在，发热、口渴、舌红、脉数属里热之象；咳嗽、气喘、咯黄黏痰，则可测知病位在肺，故本证为肺热炽盛证。又如患者煤气中毒，神昏抽搐。煤气中毒在中医古代医籍中没有相应证候，但从中医理论得知，心主神明，神昏则病位在心；诸风掉眩，皆属于肝，故抽搐属病位在肝，由此可知本病为毒入心包、肝风内动之证。

此外，根据脏腑、气血等的生理功能，而推导其病理变化，如久病入络、久病及肾等；或者根据病情选择最恰当的方剂，再依据该方的适应证而得出证名诊断，即所谓"以方测证"等，均可视之为演绎法。

（四）反证法

反证法又称否定法、非此即彼法，是指对类似证候难以从正面进行鉴别时，可从反面寻找不属于某类似证的依据，通过否定类似证而达到诊断的目的。

如《伤寒论》61条所载："下之后，复发汗，昼日烦躁不得眠，夜而安静，不呕，不渴，无表证，脉沉微，身无大热者，干姜附子汤主之。"伤寒六经病变皆有可能出现"烦躁"；"无表证"三字，否定其为太阳病证；"不呕"二字，否定其为少阳病证；"不渴"二字，否定其为阳明病证，于是其病变可能是在三阴，"身无大热"说明其不属有厥热胜复的厥阴病，"脉沉微"不属太阴病。通过否定法，最终可确认其为少阴阳虚证，故用干姜附子汤治疗。

（五）其他辨证思维方法

1. 亦此亦彼法

疾病在其发生、发展过程中，可在原有的基础上发生与原有证候相关的新证型。如原为肝阳上亢证，当出现肢体麻木或震颤等症时，即可诊为肝阳化风证。

2. 试探法

或称试治法，是指通过治疗而肯定或否定某证。如便秘多日，不知病性属实属虚，可稍与小承气汤试攻之。如药后转矢气者为肠燥腑实，如药后便溏者属脾虚。

3. 想象推测法

通过采集到的资料对患者的周边环境、发病原因作出合理推测。如患者于 9 月发病，且长时间活动于野外，有表证表现，并见唇舌干燥，可推测其感受了温燥之邪。

4. 经验再现法

对于一些疑难杂病、疑似证的诊断，常无确切依据，不少有经验的医生常常用的是经验再现法。即回忆曾经所诊治的某病证与本病证相似，可暂按该病证方法诊疗。

5. 逐一追索法

病情复杂而难以对病证作出判断时，可以对有可能的各种病证、病因、线索，逐一进行排列、追溯，从而排除各种不可能的诊断，逐渐达到对疾病本质的认识。

对于一些疑难杂病、疑似病证、危急重症的诊断，还须运用特殊的思维方法。如对疑难杂证，常有经验再现、线索追溯、病因穷举等；对疑似病证的鉴别，要在相似的基础上运用求异的思维方法；对危急重症的诊断，应有准确、果断、迅速的思维，并注意诊治共举，急救为先。

总之，辨证的思维方法主要是应用中医学理论对四诊素材进行分析筛选、分类排比。从认定主症开始，深入剖析其特点，理出证的初步线索，识别疾病的证候。如以疼痛为例，则要分析疼痛的部位、性质、程度、加重或缓解的有关因素。如痛在胃脘，询问得知其既痛且胀，痛势隐隐，得食可缓，局部喜暖恶冷者，即可得出"中虚胃寒气滞"的初步印象。然后全面回顾四诊所得，扩大思路，寻求对初步印象的支持。出现不符合初步印象的证候也要认真推敲，或扩大内涵，或排除假象。主症无典型线索可辨时，可采用反面论证、逐一排除的方法。必要时还可通过试探治疗，等稍后再作进一步分析和判断。

二、辨证方法与思路

（一）各种辨证方法的区别、联系及选用原则与适用范围

历代医家通过长期临床实践，逐渐发展形成了八纲辨证，病因辨证（六淫、疫疠辨证，情志内伤辨证，劳伤、食积、虫积、外伤、药邪辨证），病性辨证（气血辨证、津液辨证），病位辨证（脏腑辨证、六经辨证、卫气营血辨证、三焦辨证、经络辨证）等辨证方法。

八纲是辨证的总纲，尽管疾病的临床表现是错综复杂的，但都可以用八纲来分析和归纳，八纲辨证可以从总体上反映证候的部位、性质和类别。病因辨证着重从病因角度辨别证候；病性辨证主要辨别疾病过程中的病理性质，即气血、津液的盛衰变化等；脏腑辨证、经络辨证的重点是从"空间"位置上辨别病变所在的脏腑、经络，而脏腑辨证主要用于内伤杂病，经络辨证是对脏腑辨证的补充和辅助，在针灸、推拿、骨伤等专科中应用较多；六经辨证、卫气营血辨证、三焦辨证则主要是从"层次"上区分病情的不同阶段、层次，主要适用于外感病证。

这些辨证方法，虽有各自的特点和侧重，但常是相互联系、互相补充的。因人体是一个统一整体，生理上密切相关，病理上亦相互影响。因此，在临床应用中，论病性离不开病变部位、所致原因，论病位离不开疾病性质、发病因素，论病因则必涉及病位与病性。八纲是辨证的总纲，是层次位于更高一级的关系，是其他辨证方法的基础和指南。但它只是一种分析疾病共性的方法，远远不能表达脏腑经络受邪以后的病理变化。这就需要结合并运用其他

辨证方法，才能完整地反映疾病的病理变化。如内伤杂病辨证，可以脏腑辨证为中心；若气、血、津液表现突出者，则须与气、血、津液辨证结合应用；若与十二经脉所过部位症状有关者，则须与经络辨证结合应用；若情志症状突出者，则须与情志内伤辨证结合应用。外感病辨证，可以六经辨证、卫气营血辨证、三焦辨证为中心，若脏腑症状明显，则须与脏腑辨证结合应用等。同时，由于辨证求因是辨证论治的原则之一，所以辨证时常须与病因辨证相结合。

（二）辨证思路

1. 强调主症，点面结合

辨证要善于掌握主症。所谓主症，可能是一个症状、体征，或是几个症状、体征，这一个或几个症状、体征常是疾病的中心环节。因此，抓住主症，然后以主症为中心，结合他症、舌、脉等，点面结合，便能准确地鉴别病因，辨清证候。如患者身肿而气喘，同时兼有其他症状，首先要求从肿和喘的先后来判别主症。假如先肿而后喘，则肿为主症，然后抓住水肿这个主症，围绕主症诊察其他兼症，从而辨别病位以肺、脾、肾哪一脏为主及水肿的寒热虚实。如果兼有面色㿠白，舌苔白润，小便短少，大便溏泻，腹胀，不思饮食，时吐涎沫，四肢无力，脉象濡缓等一系列症状，经过辨证分析可确定主要是脾的证候，而肺的证候居于次要地位。因此可以诊断该病是脾阳不振，运化失司，故聚水而成肿，水气上犯而为喘。由此可见，掌握主症并围绕主症进行辨证是很重要的一环。

2. 四诊资料，综合分析

望闻问切四诊是中医诊断的基本方法，通过对四诊所得的临床资料的分析和综合，一般能作出正确的诊断，但其前提是四诊并重，全面收集临床资料。理由如下：其一，疾病的发展是一个复杂的过程，其表现也是多方面的，因此只有四诊并重，才能全面、详细地获取所需的临床资料。其二，四诊是从不同角度诊察病情和收集资料，各种诊法均具有各自的作用，不能互相取代。其三，在复杂病证、易出现"假象"的病证中，只有四诊并重，才能鉴别真假，去伪存真。因此，为了提高诊断的准确性，强调四诊并重是十分重要的。

四诊详细而准确，是辨证的基础。根据四诊合参的原则，辨证不能只凭一个症状或一个脉象，仓促诊断，必须要把望、闻、问、切四方面的资料结合起来，作为辨证的依据，以免出现偏差或造成误诊。在四诊的运用中，还要注意每一诊法是否做到详细准确而无遗漏，否则四诊虽俱而不完备，辨证的基础仍不牢固。

3. 病证结合，相得益彰

病和证二者有密切的关系，但病与证不同。病是人体在一定条件下，由致病因素引起的一种以正邪相争为基本形式的病理过程，反映了疾病在整个过程中的病理变化特点，而证则是指疾病在发生、发展过程中某一阶段的病因、病性、病位、病势等方面情况的病理性概括。一个病可以有不同的证，相同的证亦可见于不同的疾病之中，所以有"同病异证""异病同证"的说法。如感冒病，其证有风寒证和风热证的不同，须用不同的治法；再如头痛与眩晕虽属不同之病，但均可出现血虚证候。因此，临证既要辨证，又要辨病。

此外，尚有一点需要说明。在病证结合、辨证辨病问题上，还有一个西医病名的问题。利用现代医学检测手段和方法，进行西医辨病，可以弥补中医辨病（尤其在无证可辨时）的不足；同样对于西医无法确诊的一些疾病，中医辨证常可以收到满意效果，即中医辨证亦可以弥补西医辨病的不足。故西医学的辨病与中医辨证相结合也是必要的。

总之，病与证二者可互相补充，且侧重点各有不同。因此，临证诊疗，需病与证结合，辨病与辨证结合，则可相得益彰。

4. 三因制宜，互相补充

三因制宜即因时、因地、因人制宜。由于疾病的发生、发展与转归，受多方面因素的影响，如时令气候、地理环境等。因此，根据三因制宜的观点，要求在临床辨证时，还须注重内外环境、气候、居住地区、生活习惯及饮食嗜好、性格情绪、体质类型、性别、年龄等与病证的关系，均须详察细辨，区别对待。

因时、因地制宜，强调了自然环境对人体的影响；因人制宜，强调在诊治疾病时，必须注意群体和不同个体间的特点。因时、因地、因人的三因制宜，充分体现了中医的整体观念和辨证论治在实际应用上的原则性和灵活性。只有全面地看问题，具体情况具体分析，善于因时、因地、因人制宜，才能辨证准确，取得较好的治疗效果。

5. 个别症状有时也是辨证的关键

就一般的病证而言，四诊所得的症状、体征，比较统一，且具有相互补充的关系，但不典型、复杂、疑难的证候，识症、辨证就比较困难。八纲辨证中的寒热真假、虚实真假即是明证。如患者高热，渴喜冷饮，口鼻气热，胸腹灼热，大便干结，小便短赤，舌红苔黄干燥，又见四肢厥冷，脉滑实。在一派热象的同时，惟独四肢厥冷。这个不合逻辑、乖违常情的特异性症状，便是辨证的关键。亦即古人"独处藏奸"之谓。在病情危重、复杂难辨之际，个别症状每每蕴藏着病机的安危，医生更应慧眼独具，心思独到，细审底蕴。此时应注意现象与本质的关系，明察秋毫，辨清孰真孰假；应从四诊合参中，找到关键性指征，如《景岳全书·传忠录》强调脉象的重要性："察此之法，当专以脉之虚实强弱为主。"

6. 重视相似症状、相类证候的鉴别

鉴别诊断的目的，主要是为了病证的准确诊断。

临床疾病现象和本质的关系不是机械的线性关系，把握本质需要认知症状内涵的病机意义。证候是对疾病过程中所处当前阶段的病位、病性等病理本质所作的综合与概括，而病机决定了疾病的性质，由同一病机联系着的许多症状就构成了证候。

临床上，疾病是千变万化的，症状表现也是错综复杂的，因此只有认真研究各种常见症状、证候和病机，掌握了症状、证候的病机分析方法，才能对不同疾病出现的相似症状、相类证候加以鉴别，而这也是辨证论治的关键环节之一。如肝郁脾虚证和肝胃不和证的鉴别，二者相同的病机为肝郁，而病机的区别在于脾失健运和胃失和降，故有食少、腹胀、便溏和嗳气、呃逆等症状之不同。

三、辨证的基本内容

辨证就是在中医学理论指导下，通过对症状、体征等各种临床资料进行分析、综合，从而对疾病当前的病因、病性、病位、病势等本质作出判断，并概括为完整证名的诊断思维过程。辨证的基本内容一般包括以下 6 项，其中最关键的是辨明疾病的病位、病性、病因，并给出准确的诊断。

（一）明确病位

即确定病变现阶段证候所在的位置。临床上一般是在辨清病证孰表、孰里的基础上，进一步明确相应病位。常可分为空间性病位和层次性病位。

1. 空间性病位

心（含心包）、肺、脾、肝、肾、胃、胆、小肠、大肠、膀胱、三焦，以及胞宫、精室、清窍、咽喉、头、鼻、目、肌肤、筋骨、经络等。

2. 层次性病位

太阳、阳明、少阳、太阴、少阴、厥阴；卫分、气分、营分、血分；上焦、中焦、下焦等。

外感病证可随病程的演变而呈现不同病理层次的病位，如六经辨证中的太阳、阳明；卫气营血辨证中的卫分、气分等；内伤杂病常涉及空间性病位，如脏腑辨证中的肺、脾、肝等，而经络辨证则以十二正经、奇经八脉为主。

（二）分辨病性

即区分寒热虚实病性及气、血、津液异常的变化。辨别疾病现阶段证候的病理属性，可有基本病性与具体病性之分。

1. 基本病性

以阴阳盛衰所表现的寒、热、虚、实为主。

2. 具体病性

以气、血、津液的变化为主，包括气虚、气陷、气不固、气脱、气滞、气逆、气闭，血虚、血脱、血瘀、血热、血寒，津亏、液耗，精亏、髓亏、营亏，以及动风、动血等。

（三）辨析病因

根据中医有关病因理论，由发病的季节、环境及发病前后的有关因素、患者的生活习惯等推理而得；或从证候表现"审证求因"。作为病理分析的基础，结合病程新久，分清外感或内伤的类别，以决定采用哪一种辨证方法（如六淫、卫气营血、六经或脏腑经络、气血津液辨证等）。同时，疾病又是病因与机体相互作用的结果，了解病因对治疗有直接或间接的意义。

（四）判断病情，阐释病机

辨别病情的轻重、标本、缓急，以及阻、积、扰、闭、虚、衰、亡、脱等。根据中医学理论，将证候的病因、病位、病性、病势综合起来进行分析，作出全面而统一的机理解释。

（五）审度病势

把握病变发展演变的趋势，推测病证的转归与预后。

（六）确定证名

通过对病因、病位、病性、病势的高度概括，作出完整而规范的证名诊断。

四、证名的具体要求

"证"是中医学的一个特有概念，是对疾病过程中所处一定（当前）阶段的病位、病性等病理本质所作的概括。证名是将疾病当前阶段的病位、病性、病因等本质概括成一个诊断名称。

（一）内容要求准确全面，证名要精练规范

一般规范的证名，都应包括"病位＋病性""病位＋病因"。常用的证名一般只有 4 个字左右，用词精练，具有高度的概括性。如肝郁脾虚证、风热犯肺证等。证名不能随意臆造，

应符合中医理论特色，要既能反映证候的本质，又是规范的中医术语。在有相应规范证候名称时，不得自造证候名称。

（二）动态辨证

要注意动态观察，辨证不是一次完成、一成不变的，病情变则证名亦变。在整个疾病治疗过程中，辨证是一个动态的过程，要随着病情的变化，不断予以修正、补充和完善。

（三）不必拘泥于证型

一般教材所列各证，都是常用的、公认的、典型的证型。临床辨证时应力求以单一证概括全部临床表现，首先考虑的是常见、典型证的诊断。但临床上的证候却不一定都是典型的、单纯的证型，可能主次兼夹，可能数证复合。故病情复杂者，可考虑兼夹证、复合证的诊断。由于教材所列证型往往不能满足临床辨证的实际需要，医生可以根据证候的实际而灵活地概括出正确的证名（当然这种证名也应规范），而不能受教材所列证名的局限，要知常达变，做到名实相符。

总之，辨证诊断要全面、精练、灵活、规范，以能准确地揭示病变当前阶段的病理本质为基本的要求。

本章小结

中医诊断是极为复杂的思维过程，包括病情资料的采集、整理、辨证方法的选用和得出辨证结论。收集病情资料时，应重视主诉，以主诉为切入口；边采边辨，边辨边采；重视对常规问诊信息的采集；四诊合参，不可偏废。对病情资料的属性进行分类，有助于确定它们在诊断中的地位、性质和属性。在病情资料的综合整理上，要重视资料的完整性、系统性、准确性、客观性、一致性等。中医诊断的辨证方法较多，要注意各种辨证方法的区别、联系及选用原则与适用范围，辨证的基本内容主要是明确病位，分辨病性，辨析病因，判断病情，阐释病机，审度病势，确定证名。

复习思考题

1. 为了准确辨证，对四诊资料的基本要求有哪些？
2. 中医辨证思维的关键因素有哪些？
3. 如何理解病证结合？

同步练习

同步练习答案

第十章
病历书写与要求

病历书写与要求
PPT 课件

学习目标

1. 掌握中医病历书写通则与要求。
2. 熟悉病历书写的内容与格式。
3. 了解病历的沿革及意义。
4. 初步学会中医门诊和住院病历的书写方法。

病历，又称医案、方案、脉案、诊籍、病案，是指医务人员在医疗活动过程中形成的文字、符号、图表、影像、切片等资料的总和，包括门（急）诊病历和住院病历。

病历书写是指医务人员通过望诊、闻诊、问诊、切诊、辅助检查、诊断、治疗和护理等医疗活动获得有关资料，并进行归纳、分析、整理，形成医疗活动记录的行为。

第一节 病历沿革与意义

一、病历沿革

殷商时代的甲骨文对某些疾病的记述，已具备了病历的雏形。周代宫廷以医案作为年度考核依据，从而衡量医生的医疗水平。《史记·扁鹊仓公列传》记载了西汉名医淳于意治疗疾病的 25 个病历，时称"诊籍"，格式包括姓名、身份、病史、症状、诊断、治疗和疗效等内容，既有成功之例，也不讳失治之情，为我国现存最早的病历。自汉以后，晋代葛洪的《肘后备急方》、隋代巢元方的《诸病源候论》、唐代孙思邈的《千金要方》《千金翼方》等医著中，都能见到一些散在的病历记录。宋代许叔微的《伤寒九十论》记载了 90 例病历作为论说的佐证，可谓是我国第一部医案专书。

明清时期，病历收集和研究工作受到了重视。明代江瓘编辑的《名医类案》，共 12 卷205 门，收录了明以前历代名医的验案，内容丰富，涉及内科、外科、儿科、妇科等临床各科，病历格式包括了姓名、性别、年龄、病史、症状、诊断、治疗和疗效等内容，并附编者按语。清代魏之琇的《续名医类案》，收录了明代及清初名医的验案，分 345 门，选案丰富。同时也出现了大量个人医案专著，如明代汪机的《石山医案》、薛己的《薛氏医案》、清代喻嘉言的《寓意草》、叶天士《临证指南医案》等。其中喻嘉言的《寓意草》载有"议病式"，所列项目较全，可谓中医病历书写规范的雏形。

近代也出现了不少著名医案，如何廉臣选编的《全国名医验案类编》、秦伯未辑录的《清代名医医案精华》，以及徐衡之、姚若琴选辑的《宋元明清名医类案》等，对掌握相关病证的病机和辨证治疗，均有一定的启发。由于历史条件、行医者个人习惯等原因，中医病历的书写内容和格式存在较大差异。

中华人民共和国成立后，随着中医药事业的发展，中医病历书写亟待规范。1953 年，卫生部将中医的诊籍、医案、病历等，正式定名为"病案"。1982 年拟定了《中医病历书写格式和要求》。1991 年国家中医药管理局制定了《中医病案书写规范》，包括中医病历书写通则、统一名称、排列顺序及项目注释、书写格式、中医各科情况书写要点及病历举例等五大部分，详细规范了中医病历的书写要求。2000 年，国家中医药管理局委托有关专家对《中医病案书写规范》进行修定、完善，形成了新的《中医病案规范》，作为全国各级各类中医医院及临床医师的中医病历书写和管理标准。2002 年卫生部、国家中医药管理局发布了《中医、中西医结合病历书写基本规范（试行）》，包括门（急）诊、住院病历书写要求及内容，将"病案"定名为"病历"。2010 年 7 月 1 日，卫生部、国家中医药管理局发布、实施了《中医病历书写基本规范》和《中医电子病历基本规范（试行）》，进一步规范了门（急）诊、住院病历和电子病历的书写要求及内容。

二、病历的意义

病历是中医临床实践的记录，其中包括患者的一般资料，病情（症状、病因、脉象、舌象、其他体征等），诊断（含病机分析、预后转归等），治疗（含治法、方药、服用法、其他治疗、医嘱、注意事项等），是患者的诊疗档案。在医疗工作中，及时、正确地书写病历，有着非常重要的意义。

中医病历有双重含义：一是古代医案，在历代留存的大量病历中，记载、保存了中医名家丰富的防病治病经验和独特的学术思想；二是现代的病历，是医务工作者在临床工作中用于记载患者疾病发生发展、演变预后、诊断治疗、防护调摄及其结果的原始档案，也是解决医疗纠纷、判定法律责任、医疗保险等事项的重要依据，在医疗、保健、教学、科研、医院管理等方面起重要作用。规范病历书写格式，加强病历质量管理，已成为中医、中西医结合医疗机构管理的重要工作。

病历是中医临床实践的客观记录，不仅详细记述了疾病发生、发展、变化、转归、诊治的全过程，而且反映了医务人员在诊治过程中的思维活动，是重要的第一手资料。

1. 病历是重要的临床诊治资料

病历是保证患者得到正确诊断和治疗的先决条件之一，也是复诊、转诊、会诊等的重要资料。病历书写不准确、不及时，往往是造成误诊、误治的重要原因。

2. 病历是解决医疗纠纷、处理医疗事故的事实依据

病历是解决医疗事故和纠纷，判定法律责任等事项的一种事实依据。根据我国有关医疗事故处理的办法规定，患者可复制有关病历作为证据使用。

3. 病历是考察医院管理水平、考察医务人员学术水平和工作态度的重要指标之一

病历书写训练有助于促进医疗质量的提高，也是培养中医临床医务人员业务水平和科学态度的主要途径之一，是临床工作者必须训练的基本功。病历书写的质量，直接反映医务人员的学术水平和工作态度，它既是考察医务人员工作态度、工作质量和业务水平的重要依据，也反映了医院的管理水平。病历建设是医院科学管理的一项重要内容。医院的所有临床工作人员以及患者，均须对病历资料十分珍视，慎重保管，不可丢失。

4. 病历是中医临床科研不可缺少的基础材料

病历是临床科研的宝贵资料，通过对大量病历内容的统计分析，可总结具有学术价值的科学资料。病历可提供诊断治疗、转归预后、流行病学、医学史等多方面资料，对研究各种方剂、药物的作用、主治、配伍、剂型等都有重要价值。

5. 病历是临床医生重要的参考读物

古代病历蕴涵着名医的学术思想与经验，给我们以启迪，其优美的文笔亦可丰富中医词汇，可供借鉴。病历可训练辨证论治的技能，培养知常达变的本领。

6. 病历是学习中医的重要资料

病历是中医教学中理论联系临床最有价值的资料，对培养学生独立分析和解决实际问题的能力起重要作用。因此，指导学生书写病历是教学中不可缺少的环节，也是学生临床实践的重要步骤之一。

第二节　中医病历书写的要求和内容

中医病历书写的要求和内容，依照卫生部、国家中医药管理局发布的《中医病历书写基本规范》（国中医药医政发〔2010〕29 号）执行。

一、中医病历书写的基本要求

（1）病历书写应当客观、真实、准确、及时、完整、规范。

（2）病历书写应当使用蓝黑墨水、碳素墨水，需复写的病历资料可以使用蓝或黑色油水的圆珠笔。计算机打印的病历应当符合病历保存的要求。

（3）病历书写应当使用中文和中医术语。通用的外文缩写和无正式中文译名的症状、体征、疾病名称等可以使用外文。中医术语的使用依照有关标准、规范执行。

（4）病历书写应当文字工整，字迹清晰，表述准确，语句通顺，标点正确。病历书写过程中出现错字时，应当用双线划在错字上，保留原记录清楚、可辨，并注明修改时间，修改人签名。不得采用刮、粘、涂等方法掩盖或去除原来的字迹。

（5）病历书写一律使用阿拉伯数字书写日期和时间，采用 24 小时制记录。

（6）病历应当按照规定的内容书写，并由相应医务人员签名。

实习医务人员、试用期医务人员书写的病历，应当经过本医疗机构注册的医务人员审阅、修改并签名。

进修医务人员由医疗机构根据其胜任本专业工作实际情况认定后方能书写病历。

（7）上级医务人员有审查修改下级医务人员书写的病历的责任。修改时，应当注明修改日期，修改人员签名，并保持原记录清楚、可辨。

（8）因抢救急危患者，未能及时书写病历的，有关医务人员应当在抢救结束后 6 小时内据实补记，并加以注明。内容包括病情变化情况、抢救时间及措施、参加抢救的医务人员姓名及专业技术职称等。记录抢救时间应当具体到分钟。

（9）病历书写中涉及的诊断，包括中医诊断和西医诊断，其中中医诊断包括疾病诊断与证候诊断。中医治疗应当遵循辨证论治的原则。

（10）对需取得患者书面同意方可进行的医疗活动，应当由患者本人签署知情同意书。患者不具备完全民事行为能力时，应当由其法定代理人签字；患者因病无法签字时，应当由其授权的人员签字；为抢救患者，在法定代理人或被授权人无法及时签字的情况下，可由医疗机构负责人或者授权的负责人签字。

因实施保护性医疗措施不宜向患者说明情况的，应当将有关情况告知患者近亲属，由患者近亲属签署知情同意书，并及时记录。患者无近亲属的或者患者近亲属无法签署同意书的，由患者的法定代理人或者关系人签署同意书。

（11）入院记录、再次或多次入院记录应当于患者入院后 24 小时内完成；24 小时内入出院记录应当于患者出院后 24 小时内完成，24 小时内入院死亡记录应当于患者死亡后 24 小时内完成。

（12）患者入院不足 24 小时出院的，可以书写 24 小时内入出院记录。

（13）患者入院不足 24 小时死亡的，可以书写 24 小时内入院死亡记录。

（14）中医方药记录格式参照中药饮片处方相关规定执行。

（15）首次病程记录是指患者入院后由经治医师或值班医师书写的第一次病程记录，应当在患者入院 8 小时内完成。

（16）日常病程记录由经治医师书写，也可以由实习医务人员或试用期医务人员书写，但应有经治医师签名。书写日常病程记录时，首先标明记录时间，另起一行记录具体内容。对病危患者，应当根据病情变化随时书写病程记录，每天至少 1 次，记录时间应当具体到分钟。对病重患者，至少 2 天记录一次病程记录。对病情稳定的患者，至少 3 天记录一次病程记录。日常病程记录应反映四诊情况及治法、方药变化及其变化依据等。

（17）主治医师首次查房记录应当于患者入院 48 小时内完成。

（18）交班记录应当在交班前由交班医师书写完成；接班记录应当由接班医师于接班后 24 小时内完成。

（19）转出记录由转出科室医师在患者转出科室前书写完成（紧急情况除外）；转入记录由转入科室医师于患者转入后 24 小时内完成。

（20）抢救记录因抢救急危患者未能及时书写病历的，有关医务人员应当在抢救结束后 6 小时内据实补记，并加以注明。

（21）有创诊疗操作记录是指在临床诊疗活动过程中进行的各种诊断、治疗性操作（如胸腔穿刺、腹腔穿刺等）的记录。应当在操作完成后即刻书写。

（22）会诊记录（含会诊意见）应当由会诊医师在会诊申请发出后 48 小时内完成，紧急会诊时，会诊医师应当在会诊申请发出后 10 分钟内到场，并在会诊结束后即刻完成会诊记录。

（23）手术记录应当在术后 24 小时内完成。特殊情况下由第一助手书写时，应有手术者签名。

（24）出院记录应当在患者出院后 24 小时内完成。

（25）死亡记录应当在患者死亡后 24 小时内完成。

（26）死亡病例讨论记录是指在患者死亡一周内，对死亡病例进行讨论、分析的记录。

（27）病危（重）通知书一式两份，一份交患方保存，另一份归病历中保存。

（28）医嘱单分为长期医嘱单和临时医嘱单。医嘱内容及起始、停止时间应当由医师书写。医嘱不得涂改。需要取消时，应当使用红色墨水标注"取消"字样并签名。一般情况下，医师不得下达口头医嘱。因抢救急危患者需要下达口头医嘱时，护士应当复诵一遍。抢救结束后，医师应当即刻据实补记医嘱。

（29）打印病历是指应用文字处理软件编辑生成并打印的病历（如 Word 文档、WPS 文档等）。打印病历应当按照本规定的内容录入并及时打印，由相应医务人员手写签名。

（30）医疗机构打印病历应当统一纸张、字体、字号及排版格式。打印字迹应清楚易认，符合病历保存期限和复印的要求。

（31）打印病历编辑过程中应当按照权限要求进行修改，已完成录入打印并签名的病历不得修改。

（32）中医住院病案首页应当按照《国家中医药管理局关于修订印发中医住院病案首页的通知》（国中医药发〔2001〕6 号）的规定书写。

（33）特殊检查、特殊治疗按照《医疗机构管理条例实施细则》（1994 年卫生部令第 35号）有关规定执行。

（34）中西医结合病历书写参照本规范执行。民族医病历书写基本规范由有关省、自治区、直辖市中医药行政管理部门依据本规范另行制定。

（35）中医电子病历目前广泛采用，其格式和要求参照国家中医药管理局制定发布的《中医电子病历基本规范（试行）》（2010 年 5 月 1 日起施行）。

二、中医病历书写的重点内容

中医病历书写的重点内容是主诉，现病史，中医病、证诊断。

（一）主诉

1）主诉力求简明扼要，突出重点，需要在患者诸多的描述内容中高度凝练，一般不超过 20 字。

2）发病的部位、性质、程度及时间是主诉的四要素，缺一不可。

3）主诉服务于诊断，好的主诉即可产生第一诊断，简洁的同时应不失完整。如"胃脘部胀痛 3 天，加重 2 小时""转移性右下腹疼痛 1 天，加重 2 小时"的书写内容，很容易做出"胃痛""肠痈"的诊断。

4）书写主诉时需注意下列事项。

（1）主诉只能书写症状或体征，不能以检查结果或诊断作为主诉内容。当然，患者因某次体检发现异常（如血脂异常），或患病（如高血压病）确无明显症状时，亦可以此为主诉，如"血脂异常 3 天""高血压病史 10 年"。

（2）当患者无法自行说明病情时，如婴幼儿、神志昏迷者、精神异常者，家属或现场目击者叙述亦可作为主诉。

（3）不可按照患者的主观要求书写，如"医生，请把我的病情写重一些，我好跟单位请假"。

（4）用规范性医学术语记录主诉，不可用非专业性词语，如"肚子疼""睡不着"等。

（5）主诉以主症记述为主，通常不超过 3 个，避免将次要症状列入其中，如"头晕、耳鸣、恶心、呕吐"的"耳鸣、恶心"常属于次要症状。

（6）对于 2 症以上的复合主诉，应按主诉出现的先后顺序进行排列，如"反复头晕 1 年，右侧肢体无力 1 小时"。

（二）现病史的书写要求

现病史是病史的主体部分，是对主诉的补充说明，也是对本次就诊疾病发生、发展及其变化经过和诊疗情况的完整描述。与主诉相反，现病史要尽可能详细地记录与病情相关的所有内容。具体如下：

1）起病时间、缓急，可能的病因和诱因（必要时包括起病前的一些情况）。

（1）时间记录应尽量精确，一般病史 1 年以上者精确到季或月，1 年以内者精确到旬或周，1 月以内者精确到天，1 天以内者精确到时或分。

（2）对于起因和诱因的描述，有助于明确诊断和治疗，如"患者 3 小时前出现腰痛"和"患者 3 小时前不慎跌倒后出现腰痛"，这两种描述方式会对医生进行下一步的诊治带来巨大的差异。需要注意，记录起因和诱因时不能主观臆测，亦不可根据患者的推断而轻易下定论，避免"因……出现……"的记述方式，而应根据实际情况以"在……后出现……"的方式真实记录。

2）主要症状（或体征）出现的时间、部位、性质、程度及其演变过程。演变过程的记录对于判断疾病的加重或转归以及预后具有很大的价值。

3）伴随症状的特点及变化，亦应加以说明，有时患者未曾出现的阴性症状也应记录，这对于鉴别诊断具有重要意义。如头痛是否伴随喷射状呕吐，胸痛是否伴随咳嗽或心慌、气短，腹痛是否伴随血尿、腹泻或呕吐，都有助于医生快速、准确地判断诊断方向。

4）对患有与本病有关的慢性病或旧病复发者，应着重了解其初发时的情况和重大变化以及最近复发的情况。如患者有高血压病史 10 年，平素服用降压药硝苯地平缓释片，1 次 30mg，1 日 1 次。血压未系统监测，且生活不规律。1 天前出现头部胀痛，自测血压 200/100mmHg，仅平卧休息，未至医院就诊。30 分钟前家属发现呼叫不应。通过与本次神志昏迷紧密相关的高血压病及头痛的记录，医生高度怀疑并将其诊断为"中风"。

5）发病以来曾在何处做何种诊疗（包括诊疗日期，检查结果，用药名称及其剂量、用法，手术方式，疗效等）。

（1）记录患者的就诊场所，应明确写明医院名称，不宜写"当地医院"或"某医院"，以便评估以往诊治水平的可靠程度。

（2）患者用药的名称、剂量、使用方法及诊断结果均需详细记录，不仅可判断以往的治疗效果，还可以为本次治疗提供参考。如上述高血压病患者口服硝苯地平缓释片，仍然发生"中风"。很显然在今后的降压治疗中需要调整药物。

6）发病以来的一般情况，如精神、食欲、食量、睡眠、大小便、体力和体重的变化等。这是现病史中必须记录的内容，无论患者以何疾病就诊，此内容的记录都可用于整体评估患者的身体状况，甚至部分内容与本次发病直接相关。

（三）现病史与既往史的划分

1）既往史是指患者本次发病以前的健康及疾病情况。

（1）既往一般健康状况。

（2）有无患过传染病、地方病和其他疾病，发病日期及诊疗情况。对患者以前所患的疾病，诊断肯定者可用病名，但应加引号；对诊断不肯定者，简述其症状。

　（3）有无预防接种、外伤、手术史，以及药物、食物和其他接触物过敏史等。

　2）对于与本次疾病无关的既往史，很容易分辨，如高血压病患者因感冒就诊，高血压病自然属于既往史内容，但是与本次发病相关的以往疾病，属于既往史或现病史则容易产生疑惑。在划分现病史和既往史时，首先需要分清"直接相关"和"直接导致"。如患者有癫痫病史，本次就诊主诉为"摔伤致头痛 1 小时"，患者就诊时神志清楚，1 小时前因癫痫发病，摔伤头部致头痛，这时癫痫病史属于"直接相关"，是既往史；而主诉若为"意识不清伴抽搐、口吐白沫 3 分钟"，很显然是癫痫大发作，属于"直接导致"，癫痫病史则属于现病史。

　3）既往史和现病史有时并没有严格的界限。如患者有高血压病史，此次因右侧肢体无力 1 小时就诊，有可能是长期高血压病导致此次中风；另一种情况可能是患者血压平素控制理想，本次因情绪激动导致血压急剧升高而造成中风。前一种情况可理解为"直接相关"，应该将高血压病记录在既往史中，后一种情况可理解为"直接导致"，应该记录在现病史中。实际上这两种情况将高血压病记录在现病史中或既往史中都可以，只是需要配合不同的主诉。将高血压病记录为现病史中，主诉则要写为"高血压病史 10 年，右侧肢体无力 1 小时"，而将高血压病史记录在既往史中，主诉则可直接写为"右侧肢体无力 1 小时"。简言之，应以主诉所定病证及时间作为现病史和既往史的界限，现病史的内容需要与主诉相呼应。

（四）诊断结论书写要求

　1）诊断结论在病历最后的右半侧，按疾病的主次列出。

　（1）与主诉有关的、本科的、对生命有威胁的疾病排列在前。

　（2）与主诉无关的、他科的、轻的疾病排列在后。

　2）诊断内容需要写明西医诊断和中医诊断，中医诊断包括病名诊断和证名诊断，最后标出诊断确定日期并签名。

　3）中医病名及证名应根据中华人民共和国国家标准《中医临床诊疗术语》规范使用，不能以西医病名代替，如西医诊断"脑血管意外"对应中医诊断"中风"。

　4）证名诊断应具备病位、病性等，如"肝火上炎证""心血亏虚证"等。注意下列事项。

　（1）不能记述只有病位而无病性的证名，如"表证""足太阴脾经证"。

　（2）不能记述只有病性而无病位的证名，如"阳虚证""阴虚证"。

　（3）多种病并存时，不可每个病名后均列出证名，而应写出一个能够反映整体病机的统一证名。

　5）病名与证名是不同的诊断概念，二者不能混淆。如病历书写"肺燥咳嗽""脾虚腹泻""血虚眩晕""肾虚腰痛"，这种表述是病证不分。

　6）尚不能明确诊断的疾病可以"某（症）待查"暂时记录，如"昏迷待查"。一旦诊断明确，应及时纠正、更新。

● 第三节　中医病历书写格式 ●

　病历主要包括门诊病历和住院病历，具体格式要求列举如下：

一、门诊病历

（一）初诊记录

姓名　　　性别　　　年龄　　　职业

住址　　　　　　　　　　　　　　　　药物过敏史

年　月　日　时（急诊病历书写应具体到分）　科别

主诉：主要症状（或体征）及持续时间。

现病史：本次起病的时间、症状、体征及伴随症状，就诊前的诊治经过，病情的发展变化及目前状况。

既往史：与本次就诊疾病有关的既往病史、个人史与家族史。法定传染病，应注明疫情报告情况。

中医四诊情况：运用中医术语，简明扼要记录望、闻、问、切四诊内容，尤其是舌象、脉象情况。

体格检查：生命体征，一般情况，重点记录阳性体征及具有鉴别意义的阴性体征。

辅助检查：检查项目的具体名称及结果（其他医院所作的检查，应注明该医院名称，检查项目和日期）。

辨证分析：根据四诊资料综合分析，归纳其所属的证型。

诊断：

中医诊断（包括病名诊断和证名诊断）：

西医诊断：

处理：

（1）中医治疗：治则治法、方药、用法等。

（2）西医治疗：记录具体用药、剂量、用法等。

（3）饮食起居宜忌、随诊要求、注意事项。

医师签名（字迹应清晰易辨）：

（二）复诊记录

年　月　日　时　科别

记录内容及要求如下：

（1）前次诊疗后的病情变化和治疗反应，不可用"病情同前""病情无明显变化"字样代替。

（2）此次中医四诊情况，体格检查情况（重点记录原有阳性体征的变化和新发现的阳性体征），辅助检查结果，简要的辨证分析。

（3）已确认的诊断、补充诊断、更正诊断一并列出。

处理：

（1）各种治疗措施的改变及其原因。

（2）随诊要求、注意事项等。

（3）同一医师守方超过 3 次后要重新誊写处方。

（4）3 次没有确诊或疗效不佳者必须请上级医师会诊。上级医师的诊疗意见应详细记录，并由上级医师签名。

医师签名：

二、住院病历

姓名：　　　　　　　　　　　　　性别：

年龄：　　　　　　　　　　　　　民族：

婚况：　　　　　　　　　　　　　职业：

发病节气：　　　　　　　　　　　出生地：

常住地址：　　　　　　　　　　　单位：

入院时间：　年　月　日　时　　　病史采集时间：　年　月　日　时

病史陈述者：　　　　　　　　　　可靠程度：

主诉：是指促使患者就诊的主要症状（或体征）及持续时间。

现病史：是指患者本次疾病的发生、演变、诊疗等方面的详细情况，应当按时间顺序书写，并结合中医问诊，记录目前情况。内容包括发病情况、主要症状特点及其发展变化情况、伴随症状、发病后诊疗经过及结果、睡眠和饮食等一般情况的变化，以及与鉴别诊断有关的阳性或阴性资料等。

（1）发病情况：记录发病的时间、地点、起病缓急、前驱症状、可能的原因或诱因。

（2）主要症状特点及其发展变化情况：按发生的先后顺序描述主要症状的部位、性质、持续时间、程度、缓解或加剧因素，以及演变发展情况。

（3）伴随症状：记录伴随症状，并描述伴随症状与主要症状之间的相互关系。

（4）发病以来诊治经过及结果：记录患者发病后到入院前，在院内、外接受检查与治疗的详细经过及效果。对患者提供的药名、诊断和手术名称需加引号（""）以示区别。

（5）发病以来一般情况：结合"十问"简要记录患者发病后的寒热、饮食、睡眠、情志、二便、体重等情况。

与本次疾病虽无紧密关系，但仍需治疗的其他疾病情况，可在现病史后另起一段予以记录。

既往史：是指患者过去的健康和疾病情况。内容包括既往一般健康状况、疾病史、传染病史、预防接种史、手术外伤史、输血史、食物或药物过敏史等。

个人史：记录出生地及长期居留地，生活习惯及有无烟、酒、药物等嗜好，职业与工作条件及有无工业毒物、粉尘、放射性物质接触史，有无冶游史。

婚育史、月经史：婚姻状况、结婚年龄、配偶健康状况、有无子女等。女性患者记录经带胎产史，初潮年龄、行经期天数 、间隔天数、末次月经时间（或闭经年龄），月经量、痛经及生育等情况。月经史记录格式为：

月经史：初潮年龄 $\dfrac{每次行经天数}{经期间隔天数}$ 闭经年龄或末次月经时间。

家族史：父母、兄弟、姐妹健康状况，有无与患者类似疾病，有无家族遗传倾向的疾病。

中医望、闻、切诊：应当记录神色、形态、语声、气息、舌象、脉象等。

体格检查：应当按照系统依次书写，内容包括体温、脉搏、呼吸、血压，一般情况、皮肤、黏膜，全身浅表淋巴结，头部及其器官，颈部，胸部（胸廓、肺脏、心脏、血管），腹部（肝、脾等），直肠肛门，外生殖器，脊柱，四肢，神经系统等。

专科情况：应当根据专科需要记录专科特殊情况。

辅助检查：指入院前所作的与本次疾病相关的主要检查及其结果。**应分类按检查时间顺序记录检查结果，如系在其他医疗机构所作检查，应当写明该机构名称及检查号。**

辨病辨证依据：汇集"四诊"资料，运用中医临床诊断思维方法，分析归纳中医辨病、辨证及鉴别诊断的依据。

西医诊断依据：从病史、症状、体征和辅助检查等方面总结出疾病诊断及鉴别诊断的依据。

初步诊断：指经治医师根据患者入院时的情况，综合分析所做出的诊断。如初步诊断为多项时，应当主次分明。对待查病例应列出可能性较大的诊断。

中医诊断：疾病诊断（包括主要疾病和其他疾病）。

　　　　　证候诊断（包括相兼证候）。

西医诊断：包括主要疾病和其他疾病。

（如有修正诊断、确定诊断、补充诊断时，应当书写在原诊断的左下方，并注明修改日期，修改人员签名，并保持原记录清楚、可辨。）

实习医师（签名）：

经治医师（签名）：

三、病程记录

病程记录是指继入院记录之后，对患者病情和诊疗过程所进行的连续性记录。内容包括患者的病情变化情况及证候演变情况、重要的辅助检查结果及临床意义、上级医师查房意见、会诊意见、医师分析讨论意见、所采取的诊疗措施及效果、医嘱更改及理由、向患者及其近亲属告知的重要事项等。

主要病程记录的要求及内容分列如下：

（一）首次病程记录

首次病程记录是指患者入院后由经治医师或值班医师书写的第一次病程记录，应当在患者入院 8 小时内完成。首次病程记录的内容包括病例特点、拟诊讨论（诊断依据及鉴别诊断）、诊疗计划等。

1. 病例特点

应当在对病史、四诊情况、体格检查和辅助检查进行全面分析、归纳和整理后写出该病例特征，包括阳性发现和具有鉴别诊断意义的阴性症状和体征等。

2. 拟诊讨论（诊断依据及鉴别诊断）

根据病例特点，提出初步诊断和诊断依据；对诊断不明的写出鉴别诊断并进行分析；并对下一步诊治措施进行分析。诊断依据包括中医辨病辨证依据与西医诊断依据，鉴别诊断包括中医鉴别诊断与西医鉴别诊断。

3. 诊疗计划

提出具体的检查、中西医治疗措施及中医调护等。

（二）日常病程记录

日常病程记录是指对患者住院期间诊疗过程的经常性、连续性记录。由经治医师书写，也可以由实习医务人员或试用期医务人员书写，但应有经治医师签名。书写日常病程记录时，首先标明记录时间，另起一行记录具体内容。对病危患者应当根据病情变化随时书写病程记录，每天至少 1 次，记录时间应当具体到分钟。对病重患者，至少 2 天记录一次病程记录。对病情稳定的患者，至少 3 天记录一次病程记录。

日常病程记录应反映四诊情况及治法、方药变化及其变化依据等。

（三）上级医师查房记录

上级医师查房记录是指上级医师查房时对患者病情、诊断、鉴别诊断、当前治疗措施疗效的分析及下一步诊疗意见等的记录。主治医师首次查房记录应当于患者入院 48 小时内完成。内容包括查房医师的姓名、专业技术职务、补充的病史和体征、理法方药分析、诊断依据与鉴别诊断的分析及诊疗计划等。主治医师日常查房记录间隔时间视病情和诊疗情况确定，内容包括查房医师的姓名、专业技术职务、对病情的分析和诊疗意见等。科主任或具有副主任医师以上专业技术职务任职资格医师查房的记录，内容包括查房医师的姓名、专业技术职务、对病情和理法方药的分析及诊疗意见等。

（四）疑难病例讨论记录

疑难病例讨论记录是指由科主任或具有副主任医师以上专业技术任职资格的医师主持、召集有关医务人员对确诊困难或疗效不确切病例讨论的记录。内容包括讨论日期、主持人、参加人员姓名及专业技术职务、具体讨论意见及主持人小结意见等。

临床其他病程记录的具体书写内容可参照《中医病历书写基本规范》。

本章小结

病历是中医学临床实践的真实记录，病历书写是综合性很强的内容，包括门（急）诊病历和住院病历，书写格式和内容都有严格的要求和规定。病历书写的基本要求是客观、真实、准确、及时、完整、规范，住院病历因其包含内容较为复杂，规范书写是一大难点。在病人烦琐无序的陈述中，提炼主诉，了解其现病史、既往史、个人史、婚育史、月经史、家族史等内容，严格按照书写要求记录病人的入院记录、病程记录等诊疗过程，形成规范性的文书资料，是极具学术价值的科研资料，是医学生进行临床实践的必备技能之一。

复习思考题

1. 中医病历中的诊断内容包含哪几项？
2. 如何确定主诉？其书写要求是什么？
3. 如何划分现病史与既往史？

同步练习

同步练习答案

附　篇
现代研究与特殊诊法

　　借鉴和运用现代多学科的理论、方法以及技术手段，从宏观、微观方面，从不同角度，进行中医四诊客观化、辨证规范化研究，取得了一定的成绩，丰富和发展了中医诊断学，提高了中医诊断水平。

　　中医学诊察疾病的方法，除望闻问切四诊之外，尚有在此基础上逐渐形成的耳诊、甲诊、第二掌骨侧诊、五轮诊、山根诊、人中诊、足诊、掌诊、鱼际络脉诊、手足皮纹诊、腹诊、脐诊、背俞穴诊等特殊诊法。这些特殊诊法可从不同角度为早期认识和诊断疾病提供一定依据。

第十一章

四诊现代研究思路与方法

📚 **学习目标**

1. 了解四诊现代研究的相关进展。
2. 了解四诊现代研究的思路与方法。

四诊现代研究
思路与方法
PPT 课件

近年来，研究者从文献、临床和实验等不同角度，从宏观与微观不同层次，对四诊的理论、机理、客观化等方面开展了大量的研究工作，取得了一定的进展。

● 第一节 望 诊 ●

望诊是中医诊断疾病的重要方法，受到历代中医医家的重视。为探索望诊的生理病理基础，以及各种病证外在特征的变化规律，学者们充分运用现代科学手段和方法，在望诊资料定性、定量化方面做了许多工作，在发掘传统中医望诊方法和拓展望诊内容上也有新进展。研究范围涉及色诊、舌诊、目诊、耳诊等。这里仅介绍色诊、舌诊的现代研究。

一、色诊现代研究

色诊属中医望诊的范畴，是中医独特的诊法。由于历史条件的限制，传统的中医色诊一直停滞在靠直观目测、用语言描述的感官水平，受医生经验和语言表达能力限制，主观性强，因此在临床中常出现诊断标准不统一的现象，影响了临床疗效的提高和临床诊疗经验的继承。20 世纪 80 年代以来，随着颜色光学理论的发展和测色仪器的更新，国内外已能用精密仪器测定物体颜色，为中医色诊学走向现代化提供了可能。近 20 年，国内中医工作者在色诊客观化方面做了许多研究工作。

（一）常色测定方面

有研究者应用光谱测色法检测正常人群面部印堂和准头的色度学参数，表明在正常人群面部印堂和准头的色诊中，代表主色调的主波长值不会受机体面部肤色的影响，能够正确反映面部的主色调。有研究者采用分光测色仪分别观察健康组、亚健康组以及疾病组额部、眉间部、鼻部、下颏、左颧部、右颧部、左眼胞及右眼胞 8 处 L、a、b、C 值及 $400 \sim 700 \ nm$

不同波长段下的面色反射率值等指标，证明光谱色度测定法可以作为诊断亚健康和疾病状态的重要指标，为中医色诊提供了较好的量化依据。有研究者用色差计检测西安地区人群颌面部皮肤色度。结果发现，皮肤色度值与年龄、部位、性别密切相关，女性 L 值高于男性，随年龄增加，L 值变小，a、b 值变大。有研究者在对传统的使用颜色对象素进行过滤的基础上，进一步引入了纹理特征对皮肤区域进行过滤，在取得较高皮肤识别率的同时，也有效地降低背景错分率。有研究者应用改进的北京 BC-4 型定量式光电血流图仪观察健康成人面部常色的血流容积，描记额部、左颊、右颊、鼻尖、下颌的血流容积脉波，认为面部血流容积变化是颜面常色形成及变异的生理基础之一。有研究者利用色差计对 102 名正常人四季面色进行定量观察，结果表明正常人的面色在春天呈稍青之色，在夏天面呈红润而有光泽之象，在秋天面呈黄而少泽之象，在冬天呈稍灰之象，以科学定量的方法证明了祖国医学中的色随四季而稍微改变的理论。

（二）病色测定方面

有研究者分析脾虚证患者及健康人群面部右上、左下、唇周及颧部的 Lab 值，发现脾虚证患者唇周颜色以黄色为主，而颧部颜色与健康人群基本一致，说明色度学面部色诊分析方法可为基于脾虚证的辨证论治提供依据。

有研究者应用中医四诊仪检测肝硬化代偿期患者、肝硬化失代偿期患者及健康人群的面部整体、额区、鼻区、唇区、左右脸颊区、眼区各部位 HSV 值与 RGB 值。其中在 HSV 值中，肝硬化患者部分区位点 H 值、V 值较健康人低；肝硬化失代偿期患者面部各区位点 S 值较代偿期高，且与肝硬化程度呈正相关；在 RGB 值中，肝硬化患者面部整体、颊区、眼区区位点 R 值、G 值较健康人群低，且与肝硬化程度呈负相关；随着肝脏在颊区、眼区的明度值 B 值的下降，肝硬化失代偿期患者面色较肝硬化代偿期患者晦暗。

有研究者用便携式色差计进行病理五色定量、气血阴阳虚证面色、慢性肝炎患者面色、肺结核病患者面色和血液病患者面色测定等研究工作，发现 508 例成人典型病理五色色差计测色结果与肉眼观察结果基本一致。气虚证组、血虚证组、阴虚证组、阳虚证组各组之间面部色泽的差异是由于证型之间的差异造成的。其中慢性肝炎肝气郁滞者 L 值最低，肝郁脾虚者 b 值最高，肝阴亏损者 a 值最高，说明慢性肝炎患者确实存在面部色泽差异；131 例肺结核患者气血阴阳虚证各证型之间面部色泽亦有差别。在 60 例血液病患者中，气虚证组面部泽度高，红光低，黄光正常；虚证组泽度低，红光低，黄光高。

有研究者采用携带式色差计，对 80 例黄疸患者进行检测，证实了由于阳黄证与阴黄证病机不一致导致了皮肤色泽的差异，而且准确计算阳黄与阴黄证患者的面色差别是 4.15 NBS（色差单位）。

有研究者用显微分光光度计检测正常人及脾病 3 个证型患者明堂部的色相、明度、彩度，显示脾病 3 个证型以黄光为主，湿热蕴脾组黄光反射率大于正常，脾气虚、脾不统血组黄光反射率小于正常组。

（三）红外成像技术方面

有研究者用红外热像仪检测阴阳寒热证患者、脾胃病患者的面部温度，发现寒象越重，面部温度越低。而脾胃病中脾胃虚寒证和脾胃湿热证患者红外面图的明暗度均异常，虚寒证暗区占优势。有研究者用红外热像仪研究阳亢或阳虚型高血压患者面部温度，发现阳亢型患者面部平均温度明显高于阳虚证。提示该指标可作为阴阳寒热辨证的客观指标之一。

二、舌诊的现代研究

舌诊的现代研究，主要集中在舌诊的文献整理、舌象形成机理、舌诊的中西医结合研究、舌诊的信息化诊断研究等几个方面，取得了较大的成绩。

（一）文献研究

舌诊文献研究是中医舌诊研究的重要内容之一。舌诊文献研究主要针对古今各类舌诊文献内容，对其进行归纳、分析和总结。按照研究对象的不同，一般又可分为古代文献研究和现代文献研究。古代文献研究是以清代以前各类书籍、医案、医话为研究对象，现代文献则多以现代科技文献、科研论文、报告为研究对象。舌诊文献研究在继承中医传统、完善舌诊理论、提高舌诊临床应用水平等方面都起到了推动作用。

在舌诊文献研究中，比较有代表性的方法有两类：

第一类是对舌诊古代文献进行集成，将各类文献汇集成丛书或专著。此类研究主要以文献汇集为主，便于他人检索、集中阅读。《中国舌诊大全》即为此类研究代表，该书搜罗汇集了大量古今舌诊文献，包括大部分古代舌诊文献和部分近代、现代研究类论文、报告，共三百余万字，是一部典型的资料型工具书，尤其为古代舌诊文献的总览提供了快捷工具。《舌诊源鉴》《四诊承启》两本专著都对古代舌诊分类文献进行了辑集，从经典文献、典型舌象分类等不同角度，筛选了古代文献中有代表性的舌诊内容，并进行了针对性的述评，为舌诊学习提供了文献线索。如《辨舌指南》是对清代以前的舌诊理论、方法、理法方药等进行系统的归纳和总结，对近、现代舌诊系统的形成具有重要的影响。

第二类是对舌诊现代科学研究类文献的总结，则多以各类论文综述为主。综述往往以某一问题为切入点，如"某一病证的舌象特征""某一舌象特征分析方法"等，对某一时期的相关研究论文、科研报告等文献进行归纳性总结，提出相应的结论性观点，包括一致性结论、主要进展、存在的问题、今后的研究展望等内容。

（二）舌组织形态和舌象形成机理的研究

在运用现代检测手段，深入探讨舌组织形态和舌象形成机理方面，取得了以下研究成绩。

1. 舌象组织形态学的现代研究

舌由表面的黏膜和深部的舌肌组成。黏膜由复层扁平上皮与固有层组成，舌根部黏膜内有许多淋巴小结，构成舌扁桃体。黏膜内富含血管、神经、脂肪和腺体等。舌背部黏膜形成许多乳头状隆起，即舌乳头，有丝状乳头、菌状乳头、轮廓乳头、叶状乳头四种。其中丝状乳头是舌背面最多和最小的乳头，细小而长，覆盖着舌背的前 2/3，由内在的结缔组织轴心与外覆的复层扁平上皮构成。复层扁平上皮由基底层、棘层、颗粒层和角质层四个细胞层组成。所有乳头的微血管结构都可以分为初级、次级和三级血管襻，呈花冠状排布。乳头的微血管由乳头下血管网供应和收集，后者由浅层毛细血管床和深层的动静脉血管网构成。丝状乳头浅层上皮细胞角化脱落，外观白色，称舌苔。菌状乳头上皮不角化。味蕾主要分布于菌状乳头和轮廓乳头。舌肌分为舌内肌和舌外肌两个部分。舌内肌起止均在舌内，收缩时改变舌的形态。舌外肌主要起自下颌骨、舌骨、茎突及软腭而止于舌，收缩时依肌纤维方向变换舌的位置。

舌的血液供应来自舌动脉，舌深动脉长支和舌背动脉终支在舌黏膜下形成一完整的致密动脉网，由动脉网发出微动脉支进入舌黏膜内，形成黏膜内的毛细血管网和各种乳头毛细血管丛。舌黏膜有着丰富的血供，其血液直接来自舌深动脉。舌的静脉除存在舌动脉的伴行静脉外，尚有舌下神经伴行静脉，二者均向后注入舌静脉。

舌苔是由丝状乳头的角化树与填充在其间隙的脱落上皮、唾液、细菌、食物碎屑、渗出细胞等共同组成，其中丝状乳头是舌苔存在的基本条件。丝状乳头的变化与各种病理性舌苔的形成有直接关系。舌苔的变化主要为丝状乳头的改变。

2. 正常舌象形成机理的现代认识

中医理论中正常的舌象为淡红舌、薄白苔。现代研究认为，正常舌质淡红而润泽主要是由于舌黏膜和舌肌的血管丰富，血色透过白色半透明的舌黏膜，构成淡红的舌质。当患病时，血管的改变、血液成分或浓度的变化、舌黏膜上皮增生肥厚及萎缩变薄，均可以引起舌质的改变。舌体的鲜红润活，还有赖于营养物质的充养。现代有文献研究表明，缺乏一些营养物质，如维生素 B 族中的烟酸、核黄素等可以引起舌黏膜的萎缩，产生病理性的舌象，晚期可以形成光滑镜面舌。激素水平的变化也主要影响舌质。当内分泌系统障碍导致激素水平发生变化时，常常引起舌象的改变。如甲亢患者常出现红绛舌，少苔甚至光滑无苔的镜面舌等。舌象与微循环关系也比较密切。舌质色泽主要取决于舌血管的特殊解剖生理状态。微循环中血液流变性异常及血液黏稠度的改变都会影响到舌质的染色。此外，唾液腺的分泌状况对舌质的濡润起一定作用。舌质较干甚至起芒刺者，与唾液腺分泌不足有关。

中医认为舌苔乃由胃气所生。现代医学认为，健康人薄白苔形成的主要基础是舌上皮细胞的正常分裂增殖、分化迁移和角化脱落，其组成成分主要由丝状乳头分化的角化树与填充其间的脱落上皮细胞、唾液、细菌、食物碎屑、渗出的白细胞等组成，其舌面 pH 一般呈中性或弱碱性。舌苔脱落细胞是舌苔的主要组分，可分为底层细胞、中层细胞和表层细胞（包括角化前细胞、角化细胞、完全角化细胞）。健康人舌苔脱落细胞以角化细胞居多，完全角化细胞、角化前细胞相对较少，中层细胞近乎没有；在病理状态下会发生形态学改变，脱落细胞成熟指数（maturity index，MI）和成熟价值（maturity value，MV）是其重要衡量指标。研究显示，舌苔脱落细胞 MI、MV 与苔质有关，黄苔、厚苔的表层脱落细胞 MI 和 MV 最高，中层最低，黄苔、厚苔患者表层和中层舌苔脱落细胞 MI、MV 均高于白苔、薄苔患者。舌苔与细胞凋亡关系密切，研究显示舌上皮细胞凋亡指数（apoptosis index，AI），厚苔低于正常薄苔，黄腻苔低于正常薄白苔，深色苔低于浅色苔和正常薄白苔。黄腻苔的舌上皮细胞凋亡明显减少，且黄腻苔越重，细胞凋亡减少越明显。也有研究发现，舌苔的厚度与舌上皮细胞的增殖、分化及凋亡之间的平衡密切相关。当舌上皮细胞增殖与分化、凋亡处于相对平衡状态时，舌苔表现为薄苔。而上皮细胞凋亡的调控涉及许多基因的表达。如 bax 基因表达水平的变化，可能是影响舌苔上皮细胞凋亡并导致舌苔厚度发生变化的重要原因。此外，舌苔的厚度也与舌上皮细胞 fas 基因表达、转化生长因子 TGF-β 的表达水平密切相关。而白苔、黄苔等病理性苔色的改变可能与细胞化学方面的改变有关。有文献研究表明，黄苔者多见于实热证，其细胞基础代谢增强，能量代谢亢进；相反，白苔者以虚、寒证为多见，其整体的能量代谢常处于低下状态。

3. 病理舌象形成机理的现代认识

（1）淡白舌：中医理论认为，淡白舌是气血不足或阳虚寒盛的表现。现代研究认为，淡白舌主要与血液中红细胞减少有关，与贫血程度成正比，多见于贫血、营养不良患者。此外，基础代谢降低的病变，如甲状腺功能减退、脑垂体前叶功能减退、慢性肾炎肾病型等也可见淡白舌。在寒冷等因素影响下，舌体末梢血管收缩、血液充盈减少、蛋白质代谢障碍、血浆蛋白减少、组织水肿等，都能出现淡白舌。舌尖微循环观察可见，淡白舌的菌状乳头内微血管收缩变细，甚至部分微血管关闭，微血管祥数目减少。电子显微镜观察，淡白舌的黏膜固有层毛细血管数减少，管腔较狭小，提示淡白舌的微循环不足，舌体浅表部位血流量减少。有人研究了 3000 余例舌血细胞灌注量与舌色的关系，结果证明，舌血细胞灌注量与舌色成正比。此外，丝状乳头增生，上皮变厚，部分细胞肿大，胞质空泡化，致使红色的舌质被掩盖而呈淡白色也是其原因。有研究证实，舌菌状乳头数量、血浆 6-酮-前列腺素、血栓素 B_2 水平，T 淋巴细胞亚群 CD_4^+、CD_4^+/CDS 比值等指标可作为诊断淡白舌的依据而用于临床。

（2）红绛舌：中医理论认为，红绛舌是热证的表现之一。各种实热、虚热证均可见红绛舌。现代研究发现，红绛舌多见于感染性发热疾病、基础代谢升高的疾病（如甲亢、高血压、糖尿病、肾上腺皮质功能亢进等），以及慢性消耗性疾病（如癌症晚期、结核病、肝硬化失代偿期等）。形成机理：①舌体固有层血管增生扩张，管腔充血，舌血流量增加。舌微循环显示，菌状乳头内微循环丛的管祥数目增多，微血管增粗，红细胞流量增加。电子显微镜观察发现，红绛舌的固有层内毛细血管增多，管径增粗。观察红绛舌病理组织切片时，发现舌黏膜的每一波腹（裂纹）下有结缔组织增生及瘢痕收缩现象。②血红蛋白含量增高、血浆黏度升高。③舌黏膜乳头萎缩，黏膜下血管易于显露，多见于舌苔剥落甚至镜面舌的慢性消耗性疾病。④各种原因引起脱水、血清钾降低、酸中毒等病理变化。

（3）青紫舌：中医理论认为，青紫舌是体内血液运行不畅的征象之一。在寒证、热证、气滞、气虚、痰浊或瘀血阻络等病变中，均可出现青紫舌。现代医学认为，青紫舌形成机理是：①静脉淤血。当心肺功能减退，或肝病导致门静脉系统淤血，都能使血流变慢，血液在毛细血管中停留时间延长，组织细胞的氧交换时间延长，血中氧合血红蛋白减少，还原血红蛋白增多，导致血色变暗紫，故舌色青紫。舌微循环检查可见菌状乳头出现异型微血管丛、微血管淤阻、血细胞聚集、血流减慢，还可见乳头内有出血而形成的瘀点。电子显微镜所见固有层内毛细血管增多，有的毛细血管管腔发生闭塞，并可见到较多的出血区和红细胞渗出。②丝状乳头的血管极度扩张而色泽紫暗。③血黏度升高。④血小板聚集性增高。⑤寒冷凝集素增多。⑥某些食物或药物中毒（如肠源性发绀等）。青紫舌常见于肝胆病、心脏病和癌症患者。此外，青紫舌也可见于正常人，其中尤以老年为常见，其辨证意义值得深入研究。

（4）胖嫩舌：中医理论认为，舌质胖嫩是由于气虚或阳虚，水湿潴留于舌体所致。现代医学认为胖嫩舌的形成与基础代谢功能低下、营养不良、血浆蛋白减少、低血压、组织水肿或血管淋巴回流障碍、舌肌张力减退或丧失、炎症导致舌结缔组织增生等因素有关。

（5）芒刺舌：中医理论认为，舌生芒刺，是热邪内结所致，属邪热亢盛。现代医学认为芒刺舌是菌状乳头大量增生，丝状乳头则相对萎缩或向菌状乳头转化，乳头增生、肿胀充血、肥大而形成，是发热性疾病共有的舌象特征。

（6）裂纹舌：中医理论认为，裂纹舌的形成多由阴虚、燥热或气血不足，舌失滋润濡养所致。现代医学认为，发热、脱水或消耗性疾病，均可引起舌黏膜萎缩、裂纹。其形成是由丝状乳头部分分离所致，与营养不良有关。裂纹之下有结缔组织密度增厚的疤痕收缩现象。

电子显微镜所见，裂纹舌上皮脚向下延长、增宽，角化障碍，而致次级乳头缺乏，真皮乳头泡沫细胞减少或消失。

裂纹舌也可由先天原因所致，终身存在，无任何不适。先天性裂纹舌之裂沟内有丝状乳头。国外学者观察发现，裂纹舌常与地图舌并存，约有 50％的地图舌并发裂纹舌，提示二者有共同的遗传基因。

(7) 剥苔：中医理论认为，剥苔是胃气虚衰、胃阴不足或气血亏虚，不能生化舌苔所致。现代医学认为，剥苔是由于丝状乳头萎缩变平所致。严重者，舌黏膜乳头全部萎缩消失，舌面光滑如镜。电镜下可见舌上皮各层细胞内张力微丝明显减少，未能见到典型的颗粒层细胞，是舌黏膜角化过程障碍的表现。此外，剥苔患者的唾液 pH 增高，口腔内呈碱性环境，对细胞的黏合作用有一定影响。重度维生素缺乏、各种贫血、胃肠道功能紊乱导致营养不良、血浆蛋白低下、锌元素缺少、电解质紊乱等因素均可引起上述病理改变。此外，从现代基因学的角度来看，剥苔的形成可能是由于调节上皮细胞凋亡的 bax、TGF-β3 等基因表达水平的变化，导致舌上皮细胞凋亡增加所致。

地图舌是一种原因不明的舌部病变。国内外学者对此作了长期的观察研究，目前尚无明确结论。一般认为，地图舌的形成与遗传因素、体质特异性、睡眠、过度疲劳、精神压力因素以及靶向药、抗病毒药的不良反应等有关。

(8) 腻苔：中医理论认为，腻苔是由痰饮、湿浊、食滞停留于体内，阳气被遏所致。从形态特征看，腻苔是由于丝状乳头明显增加，乳头角化树分支增多，互相交错纠缠而不脱落，其间还充填着细胞、霉菌、渗出的白细胞、唾液、食物残屑等，使腻苔的外观呈垢浊油腻状特征。腻苔与舌苔菌群失调密切相关。有研究报道了舌苔微生物群与传统舌诊之间的重要联系，说明舌苔微生物群有作为一种新的生物标志物的潜力。有研究者观察呼吸、消化系统疾病患者的黄腻苔，并与健康人舌苔对比，发现患病组舌苔细菌总数明显高于正常组，认为舌苔菌群失调是舌苔变化的重要因素。有研究者用革兰氏染色法对 50 例脾胃湿热型黄腻苔患者（试验组）和 30 例正常舌象健康者（正常组）进行舌苔菌群数量分析，发现试验组舌苔细菌总数明显高于正常组（$P<0.01$），且随着舌苔严重程度分级的增加，细菌总数增多，二者呈正相关（$P<0.05$）。

(9) 黄苔：中医理论认为，黄苔多见于热证。邪热越盛，苔色越黄。现代医学对黄苔的形成有如下观点：①舌的炎症。电子显微镜下可见舌表面有大量细菌及炎症渗出物，黄苔中有多种致病菌存在。其中甲型溶血性链球菌、革兰氏阴性球菌、四联球菌、霉菌的增殖占优势。此外，黄苔的细胞数明显高于白苔。②舌上皮更新迟缓。电子显微镜显示，舌苔由薄黄向厚黄过渡，细胞质内张力微丝、膜被颗粒逐步增多，不全角化细胞层次增加，丝状乳头延长，如加上口腔卫生不良，唾液分泌减少，使炎症渗出物和微生物更易在舌上停留、增殖，而致舌苔呈黄色。③消化道物质的沉着和吸附，当消化道反流物质（动物类食物消化过程中的产物如二氧化硫等），或机体病变过程中产生的脓性物质、组胺、致病菌产生的代谢产物沉着和吸附于舌乳头间，可出现黄苔。部分细菌在舌面上繁殖，它们产生的色素沉着于舌面，也是形成黄苔的原因之一。

(10) 黑苔：中医理论认为，黑苔是由白苔或黄苔转化而成。多由热证、寒证持续时间过长、病情加重，或痰湿久郁所致。现代医学对黑苔的形成有如下观点：黑苔生成有两个阶段。首先是丝状乳头角质突起过长，呈细毛状，颜色可以仍保持淡黄色或灰白色，是丝状乳头增殖期。此后丝状乳头增生变高，出现棕黑色角化细胞，苔色逐渐转黑。黑苔的形成是由体内外因素共同作用的结果。常见于各种急性化脓性感染和癌症等的危重患者。如炎症感染、高热、脱水、毒素刺激等，使丝状乳头过长不脱。大量应用广谱抗菌素，导致正常菌群消灭或抑制，霉菌繁殖并产生黑色素沉积于舌面，舌黏膜组织坏死，产生硫化氢，并与血红蛋白所含的铁质或含铁微生物结合，形成硫化铁并沉积于舌面使舌苔变黑。此外，精神紧张，口腔内酸度增加，适于霉菌生长，也是导致黑苔的原因之一，黑苔与口腔卫生不佳、胃肠功能紊乱、吸烟也有一定的关系。

（11）厚苔：中医理论认为，厚苔是胃气夹湿浊邪气熏蒸所致，属邪盛入里，或内有痰饮湿食积滞。现代研究认为，厚苔主要是丝状乳头长度增加所致，其形成机理如下：①舌上皮增殖加快，细胞退化脱落过程延迟。光镜下可见舌上皮过度增生，覆盖着很厚的角化细胞层，电镜下见丝状乳头明显延长，基底细胞增生活跃。②角化细胞之间联结牢固，不易脱落。电镜下见不全角化细胞互相连接，细胞间有较多桥粒结构，细胞之间的黏合力增大，使角化细胞不易脱落。③唾液 pH 偏低，口腔呈酸性环境，氢离子游离增多，使细胞间隙中正离子与细胞膜表面糖链末端的负电荷互相吸引，增加了细胞间的黏着力，形成厚苔。④感染发热患者也易于形成厚苔，其角质细胞间充满大量的细菌菌落，舌上有较多白细胞浸润。

（三）舌下络脉

舌下络脉诊法历史悠久，是中医舌诊的重要组成部分。舌下络脉的变化有时会出现在舌体变化之前，通过观察舌下络脉的颜色、形态变化，可以了解人体气血运行情况。近年来，诸多学者研究舌下络脉与临床疾病诊断之间的关系，涉及消化系统疾病（肝硬化、门静脉高压、肝炎、胃炎、消化性溃疡），心脑血管系统疾病（冠心病、高血压、心房颤动、心力衰竭、脑卒中、癫痫、阿尔茨海默病），内分泌系统疾病（糖尿病、糖尿病肾病、痛风），肿瘤，呼吸系统疾病（肺炎、肺心病、慢性阻塞性肺疾病、尘肺、呼吸衰竭、扁桃体炎、鼻炎），妇科疾病及其他病症。有研究者发现舌下络脉直径＞2.7 mm 的乙型肝炎患者，其血清肝纤维化标志物透明质酸、Ⅲ型前胶原和Ⅳ型胶原 3 项指标水平均高于舌下络脉直径＜2.7 mm 者。

（四）舌诊的中西医结合研究

舌诊现代研究已经开始注重与现代医学的联系，并且开始借鉴现代医学的研究方法。20世纪七八十年代以来的舌诊研究，开始关注西医疾病的舌象特征、西医诊断、治疗与舌诊的关系，以及舌诊的动物实验研究等。

1. 不同西医疾病的舌诊特征研究

这一方面的研究较多，主要集中在一些常见病、疑难病领域，如胃炎、肾病综合征、病毒性肝炎、心血管疾病、各类恶性肿瘤等。研究者都在试图建立舌象与此类疾病的联系，为中西医结合诊断、治疗寻求基础。此类研究在某些领域也取得了一些代表性进展，如慢性胃炎舌象与胃镜表现相关性，恶性肿瘤与舌色相关性等。20 世纪八九十年代，中西医结合肿瘤专业委员会对上万例健康人群、肿瘤患者进行舌象筛查，对肿瘤舌象特征进行了总结，认为青紫舌在恶性肿瘤尤其是肝癌的筛查中具有重要意义。此外，心血管疾病青紫舌、舌下络脉瘀血也是特征表现之一。

2. 舌诊的动物实验研究

各类动物模型的舌象观测也是舌诊现代研究的内容之一。大量研究显示，在组织形态、机理变化、外部表现等诸多方面，猪的舌象与人的舌象最为接近，猪成为舌诊研究中首选的动物模型之一。此外，家兔、大鼠、小鼠等都是舌诊研究中经常选择的模型动物。

（五）舌诊的信息化诊断研究

舌象的信息化诊断也是舌诊现代研究的最热点之一。传统的舌诊方法是通过目测观察，但由于肉眼观察无法客观地记录舌诊内容，诊断结果主观性较强，观察结果又受光线、环境等不确定因素的影响，缺乏客观的评价标准。随着计算机图像技术的发展，为舌诊现代方法的开展带来了新的机遇。20 世纪 90 年代以来，由于计算机舌象图像识别方法的应用，舌诊的现代化、客观化、数字化研究被迅速开展起来。

研究内容主要包括标准化图像采集环境、图像采集技术、舌象数字图像分析技术、不同病证舌象图像分析四个方面。

1. 标准化图像采集环境

标准化图像采集环境是舌象图像分析的重要前提，研究目的是建立一种稳定的标准化采集条件，并通过数字化图像采集，获取颜色、纹理、形状等高保真图像。研究比较一致的方法，是在暗室、暗箱等密闭的采集环境下，应用 D50、D65 等各类标准光源、人工光源进行照明，同时通过稳定高质的数码图像设备拍摄舌象图像、视频，以获取准确的舌象数字图像。

2. 图像采集技术

图像采集技术是舌诊信息化研究的重要组成部分。相机在舌诊的研究中被广泛使用，舌象信息的获取主要依赖于相机所拍摄的数码图像。但是普通相机是由红光、绿光和蓝光 3 个通道叠加而成，对于其他范围的光谱信息无法采集，不可避免地失去了许多舌色客观化、定量化的特征信息。为克服普通相机无法采集其他光谱范围内舌象信息这一缺点，有研究者通过光谱法对物体进行光谱光度测量，测得其光谱反射率因数和光谱透射率，间接计算出物体色的三刺激值和色度坐标。有研究者探讨了基于推帚式的高光谱成像系统在中医舌诊中的应用，初步试验结果表明，相对于采用数码相机采集的舌图像，高光谱舌象图像采集系统可提供更加丰富的舌图信息，这一研究为舌象图像的采集和分析提供了一种新的方法。

3. 舌象数字图像分析技术

舌象数字图像分析技术是在舌象数字图像获取的基础上，通过图像处理技术对舌象进行定量、定性分析的方法。舌象图像分析的前提有两个：一是中医舌诊理论和中医临床专家的指导；二是数字图像处理技术的准确应用。研究的核心任务是应用计算机图形图像技术实现传统舌象的诊断，即用客观可量化的图像数据实现舌象的定性、定量分析，因此该研究也被称为"数字化舌诊"。舌象图像诊断包括舌质和舌苔的区域、颜色、纹理、动态以及舌下络脉等多个诊断特征分析，其中舌质与舌苔颜色分析是最核心的内容之一。舌色、苔色图像分析，主要借助于数字图像颜色定量分析方法，对专家经验分类的舌色、苔色进行颜色特征分析，提出各类颜色空间量化指标，常用的色空间有 RGB、Lab、HIS 等。目前的研究已经能够较好地实现不同舌色、苔色的分类识别和分析。舌象纹理分析方面也可以通过图像分析实现。舌质纹理的老嫩、舌苔纹理的腻腐，都可以通过图像纹理分析，量化为具体的纹理特征指标，并依据典型舌象建立分类判断标准。此外，舌体胖瘦、齿痕、裂纹、点刺、舌下络脉、舌态等舌象，都可以通过图像分析实现图像的定量与定性识别。

4. 不同病证舌象图像分析

舌象数字图像诊断为临床舌诊研究提供了方法。临床研究人员已经在慢性胃炎、高血压、恶性肿瘤等常见病的中医、中西医结合诊断治疗中开始应用数字化舌诊技术，尤其为中医辨证提供了客观数据。虽然现有的舌诊图像技术方法还不能实现临床应用的全面数字化，但舌象数字图像诊断技术的发展，促进了舌诊临床研究由"模糊定性"逐渐向"精确定量"方向发展，为辨证信息化、标准化发展提供了支持。

第二节 闻 诊

闻诊包括听声音和嗅气味，在四诊中占有重要地位。近年来人们也开展了闻诊的现代研究，主要是借助现代仪器及方法，从声诊和嗅诊方面进行探索，也取得了一些进展，但闻诊在研究内容及方法方面较其他三诊均显匮乏。

一、声诊现代研究

声诊即闻声音，是闻诊的主要内容，指医生凭借听觉诊察患者声音的变异，来辨别邪正虚实与内脏病变的诊法。其所依据的理论包括"五气所病"和"五脏相音"两个方面。《素问·宣明五气篇》说："五气所病，心为噫，肺为咳，肝为语，脾为吞，肾为欠、为嚏，胃为气逆、为哕。"《素问·五脏生成论》曰："五脏相音，可以意识。"

声诊是基于传统中医学而提出的，但目前国内外研究多以声物理学为基础，应用现代科学仪器（如数字声图软件等）测试及分析方法来代替凭听觉诊断疾病的传统声诊方法，对声诊的内容进行客观的定性、定量分析。主要的研究和分析方法有：

（一）离体喉方法

离体喉方法是声诊研究中应用最早的一种方法。法国 Ferrein 用离体喉方法研究声带振动，创立了现代声学概念。此后该方法被用于多项研究中，包括研究声带振动时显示正负气压变化，解释发声时的声门闭合活动规律，研究发声现象，采用计算机模型——生物力学模型并将其用于临床诊断声带的一些局部病变等。

（二）声图仪方法

声图仪是一种用途较广的声频谱分析仪器。它通过录音装置储存所要分析的任何声音信号，经频率分析装置滤波后，由显示装置将分析结果记录下来。对各种声音信息动态频谱进行分析后，变换成用时间、频率和强度表示的三维声谱图，从而使声音谱图及发音的各种个性特征都能被分辨出来，弥补了传统诊法的听觉差异，避免了人为听觉误差造成的漏诊或误诊。目前声图仪被广泛用于对不同人群正常语声、各种体质人群的不同嗓音特征，以及各种病证人群的声音变化研究。如有学者应用数学声图仪检测了肺气虚、肺阴虚、实证、健康者的咳嗽声，获得声频图，并测量分析了 5 个单韵母的谐波次数、顶频值、振幅值、共振峰、杂音及咳嗽声的顶频值、振幅值、基频持续时间、顶频持续时间、杂音指标，并进行声频频谱分析研究。结果显示所有母音及咳嗽声各组的诊断特异性和诊断敏感性相加均大于 160%，与中医学中所说的虚证语声低微细弱、实证发音高亢吻合，具有临床实用意义。

（三）频谱分析法

频谱分析法是运用频谱分析仪把声音分解成基音频率、倍频组分、振幅或音强三部分，客观地描述声音的音调、音色和响度，再通过频谱相关分析软件进行辨别诊断。有研究者采用频谱分析方法，对喉癌、喉返神经麻痹、声带息肉和小结、沟状声带四种疾病患者声音及正常人的声音进行统计分析，结果表明正常人与以上四种疾病病态噪音间声音频谱分析诊断辨别率为85％；喉癌与其他三种疾病间诊断辨别率为58％；喉返神经麻痹、声带息肉和小结、沟状声带三种疾病间诊断辨别率为70％。有研究者将肺结核患者分为阴虚、气虚、气阴两虚三组，并设正常人为对照组，用微型计算机进行语声检测和频谱分析，结果显示元音［a：］的振幅扰动各组间差异有显著意义（$P < 0.05$），频率扰动各组间差异无显著意义，咳声频域分析，患者与健康人、各组性别间差异均有显著性。

除此之外，近年来学者们分别用声谱仪、语声仪、喉声气流图仪等结合电子计算机，对语声、咳嗽声、肠鸣声、呼吸声等的频率、振幅、持续时间进行初步分析。例如基于傅里叶变换分析声音的基频以及纯音成分构成；或者将某个特定的声音信号分解等；运用小波包变换结合近似熵的非线性方法分析处理各组声音样本，提取与中医虚实辨证相关的特征参数，将特征向量输入支持向量机分类器，得出证型识别的准确率等。这些方法都为声波识别提供了数学方法和工具，从而能够从声信号中提取出更丰富的反映声振动运动和声波传播的动力学信息，能够更精确地对声振动和声波进行测量，把握声振动和声波传播的运动规律及其心理物理学特性，并在时域和频域方面对声信号进行解析，使声信号更具有预测和诊断能力。

（四）闻诊的客观化研究

闻诊的客观化研究内容，主要集中在以下三个方面：

1. 闻诊运用于中医辨证论治的研究

不少学者将闻诊客观化研究用于虚实辨证。有研究收集了120例不同年龄段人群的声音信息，以基频、振幅、噪声能量等参数为观察指标，结果发现随年龄增大，气虚程度增加，基频下降，直至老年降至最低，证实了"气虚"是导致老年人声嘶的主要原因。有研究运用小波包变换结合近似熵的非线性方法分析处理308例声音样本，从中提取与中医虚实辨证相关的特征参数，用支持向量机的方法进行分类识别，结果表明健康与非健康、实证与虚证、气虚与阴虚各组的识别准确率均达到了较高水平。

2. 闻诊运用于中医体质分型的研究

中医体质是人体相对稳定的固有特质，受先天、后天因素的共同影响形成。目前中医体质辨识主要依赖医生临床经验，缺乏客观、规范的辨识标准，是影响体质辨识准确性的主要原因之一。近年来，诸多学者进行了声音与体质之间关系的研究。如有研究者利用现代声学技术和9种中医体质分类特征，通过34个语音参数的线性回归模型，预测了39位女性受试者的体质，结果显示语音特征与体质的关系符合9种体质理论。有研究者选取能反映五音的成对汉字作为跟读样本，收集9种体质的大学生声像信息，并通过支持向量机和神经网络对声音信息进行分类，发现不同体质学生线性预测倒谱系数（linear predictive cepstral coefficient，LPCC）、美尔频率倒谱系数（Mel frequency cepstrum coefficient，MFCC）参数存在差异，可为闻诊在体质分类中的应用提供量化依据。有研究者收集了20～35和36～50岁之间，体检结果为寒性、热性及平和体质女性人群的五音特征，并进行比较，发现不同年龄段、不同体质女性人群声音频率呈线性分布，且寒性体质、热性体质者在羽音、角音区的差异具有统计学意义（$P < 0.05$）。进一步的研究显示，寒性体质女性"角"音出现频率高，热性体质女性"羽"音出现频率高，说明声音特征可作为女性人群寒热体质辨

识的有力依据。

3. 闻诊运用于中医五脏病的研究

有学者对"五脏-五音"理论进行了研究。通过数学积分法对音频信号进行组合，发现人体发出的声音是五音按一定比例构成的，五音能够与具体的五脏对应起来。有研究者对老年胆结石患者的声音信息进行分析，发现胆结石患者的声音特征为角音增加，与"五脏相音"理论中角音对应肝脏相符。有研究者选取符合五音的 10 个汉字和唐诗《登黄鹤楼》作为跟读字句，针对单字和复合语句研究"五脏-五音"的关系，发现熵值能够更加精准地区别哮喘者与健康人。

二、嗅诊现代研究

嗅诊的研究主要是对人体气味的研究，人体的气味主要包括口腔气味、躯体气味及排泄物、分泌物的气味，这些气味是机体代谢所产生的，分析这些气味有助于疾病的诊断。

目前嗅气味研究多是采用人工电子鼻技术，将不同气敏传感元集成起来，利用各种敏感元对不同气体的交叉敏感效应，采用神经网络模式识别等先进数据处理技术，对混合气体的各种组分同时监测，得到混合气体的组成信息，可对患者散发出的气味进行检验，如人体的口气、汗气、病室气味等，据此可辨别脏腑气血的寒热虚实及邪气。有研究者通过电子鼻技术获取气味信号，运用小波分析方法分析气味在频率空间的特征，提高获取气味信号特征的稳定性、鲁棒性，增加气味信号获取的效率。有研究者在此基础上，将传感器、信号处理、模式识别技术结合，优化人工神经网络识别算法后，构建针对病理气味数据分析模型。有研究者运用电子鼻技术研究 2 型糖尿病虚证、实证患者口腔气味，发现实证患者气味图谱响应曲线 D 振幅、斜率较大，虚证患者响应曲线 G 斜率较高，可通过口腔气味特征初步判断 2 型糖尿病虚实病性。

国外的研究者多采用气相色谱分析和气相色谱-质谱分析方法，对正常人的气味及糖尿病、肝硬化、尿毒症患者的气味进行研究。

● 第三节　问　　诊 ●

问诊是诊察疾病的重要手段，是中医四诊中应用最为广泛的诊法，大量临床资料特别是患者的主观症状必须通过问诊获取。但在问诊过程中，医患双方主观性均较强，难以进行定量，其客观化、规范化较为困难。近年来，对中医问诊的症状名称、内涵、采集过程的规范化、症状分级、量表制作、各种操作系统的使用等做了大量研究。

一、症状名称的规范

中医学是中国优秀传统文化的代表，中医症状术语大多源于古代。时至今日，仍有大量名词术语的表达基于古汉语的文字和表述方式。随着时间的推移，中国语言文字在表述上也发生了巨大的变化，且由于西方医学的传入，使得很多中医名词术语的内涵、外延发生了变化，亟需确定。近年来，国内开展了大量有关中医症状名词术语、名称规范的研究。

1990 年，中华中医药学会主持的"全国中医病名与证候规范研讨会"经大量讨论后对病、证、症的概念取得了较为一致的认识。1995 年 1 月，国家中医药管理局发布的中华人民共和国中医药行业标准《中医病证诊断疗效标准》，为中医医疗技术标准提供了依据。国家中医药管理局也颁布了《中医病案书写规范》，该规范已成为全国各级各类中医医院及临床医师中医病历书写和管理的标准。

在此基础上，研究者对中医症状的分类、命名原则等进行了相应研究。研究认为，对以古汉语表述为基础的中医症状术语名称进行规范，不仅要考虑现代语言学环境，还需考虑中医症状古汉语表述的特征及演变。在对古汉语、现代语言的相关知识（如训诂学、诠释学等）及中医学自身规律认识的基础上，对中医症状术语名称进行规范，才能做到有的放矢。有研究者在前期古典医籍中医症状术语普查研究基础上，针对性地提出了中医症状名称规范的 5 个主要原则：正名或别名临床概念一致（以训诂为基础）；名称利于反映诊疗、评价信息属性；现实临床名称存在有必要性；名称使用有普遍性；名称有明确性含义，且古汉语症状名词不一定非得找出一个现代医学症状或现代语言表述症状作为正名来代替，并强调临床意义恰恰是中医症状学体系最为核心的内容，不能忽视。

二、症状量化的规范

明确症状名称的内涵与外延是对症状的定性，而要实现症状的规范化，还要将症状进行分级量化处理。症状量化的规范也是症状规范化的重要内容。

在中医学典籍中，对症状进行量化处理通常采用模糊定量方法。如《伤寒论》中就将汗出分为无汗、微似汗、微汗、汗出、汗多、大汗等情况，这些模糊定量及半定量化的症状量化分级，不仅反映了病情的轻重，同时也为准确辨证提供了重要依据，但在临床研究应用中，具体把握与操作均有一定的困难。

为了使症状的量化更加规范，近来的研究中已经大量使用赋分方法。当前应用较多的症状积分法是按症状显著或持续出现、症状时轻时重或间断出现、症状轻或偶尔出现划分为几个量级，并依次记分，各症状所赋分数的总和即是该病证的总体症状水平积分值。对于能够分级的症状主要有两种分级的方法：一是分为不出现、轻度、中度、重度四级，分别记为 0 分、1 分、2 分、3 分；二是分为轻度、中度、重度和严重四级，分别记为 1 分、2 分、3 分、4 分。而难以分级的症状、体征分为不出现、出现，分别记为 0 分、1 分。

对有些症状如尿频、腹泻、呕吐、遗精等也有采用频次法的，分别用 24 h 及 2 周内的次数定量表达，单位为次；不能用频次表达的有关症状，如疼痛，也有用严重度法的，又称 100 mm 刻度法，即研究者告诉患者症状严重度由左至右逐渐加重，范围为 100 mm，患者根据自己治疗前后的体会在适当的点上选择。治疗前后的差值即为该项症状疗效，因为是患者自己的体会，因此相对客观。有研究者尚制定了中医问诊信息模拟定量（级）参考标准，除将症状分为轻、中、重三级外，还分别对每一个症状的轻重信息程度进行了较具体的描述，从而使对症状的轻重程度判断的可操作性增强。

总之，对症状的量化处理，不是将每一个症状简单地分为"无""轻度""中等""偏重""重度"几个级别，即使是粗略定量级的半量化处理，也应首先研究清楚临床症状相互之间的关系。

有些赋分方法的改变，会使临床研究中试验组和对照组的比较，从无显著性差异变成有显著性差异，而且赋分方法的改变还可能会起到筛选中医证候主症、次症的作用。因此，科学地确定症状分级量化赋分标准，将对中医证候疗效评价研究产生巨大的推动作用。

三、中医症状评定量表研制

近年来，研究者在传统中医症状量化方法的基础上，吸取了现代医学和心理学（如疼痛量表、抑郁量表等）一些较为成熟的对主观症状的量化分级方法，并尝试用于中医症状的量化表达，作为判断病证的严重程度或疗效评价的依据。

（一）量表学的基本理论

1. 量表的概念

量表，又常称为测量工具，是由若干问题或自我评分指标组成的标准化测定表格，用于测量研究对象的某种状态、行为或态度。量表一词原文为"scale"，是表示数量的概念，可用作"尺度""标度""刻度""等级"和"比例尺"等。

2. 量表的种类

量表的种类繁多，按结构及标准化的程度分类，可分为自我评定量表、定式检查量表、半定式检查量表。按功能及内容分类，可分为用于流行病学调查的量表、用于临床研究的量表、测定特殊精神活动的量表等。根据评分的简单和复杂性分类，可分为序列量表、序数量表。按评分者性质分类，可分为自评量表和他评量表。按量表项目的编排方式分类，可分为数字评定量表、描述评定量表、标准评定量表和强迫选择评定量表。

3. 量表的内容

不同种类和功能的量表，其具体内容各不相同。但是，总体而言，规范的评定量表应该包括量表的名称、项目、项目定义、项目分级和评定标准等方面。

每一个量表都有自己的名称，量表名称包括量表的种类、测验者、编制目的等。量表名称可以是仅指明量表的种类，如简明精神病量表、抑郁自评量表，也可以是既说明量表的类型，又说明量表的编制者或编制单位，如汉密尔顿抑郁量表等。

4. 量表的适用范围

量表的适用范围极其广泛，应用于心理学、社会学、医学、教育、工业、商业、行政管理等诸多领域。量表适合评价无法直接作为客观定量测量的指标，适用于无法直接测量的指标、抽象的概念和态度以及复杂的行为或神经心理状态的测评。

5. 量表评价的优缺点

量表测评的优点包括客观性强，观察结果数量化，可比性强，内容全面而系统，等级清楚，程序标准化，易于操作，经济实用等。量表测评的缺点是受研究对象个体差异影响大，量表制定要求高，如果量表设计有缺陷，可能导致结果偏倚。

6. 量表质量的评测

测评量表作为测量工具，其准确性和正确性与测验标准化有关。测验标准化工作的内容，包括量表的信度、效度和项目分析三个方面。信度，又称可靠性或精度，是指在相同条件下，对同一客观事物测量若干次，测量结果的相互符合程度或一致程度，用于说明数据的可靠性，评价量表的精确性、稳定性和一致性。效度，又称准确度，是选择一种测量工具最重要的条件，是用以反映测量结果与"真值"的接近程度，即一种测量工具是否能够有效地测定其欲测的内容，或测定工具能够测到的欲测东西的程度。

项目分析是编制标准化测验工具的一个重要步骤，目的在于初步筛选出适当的条目组成测验试题，以提高测验的信度和效度。项目的选取原则为重要性大、敏感性高、独立性强、代表性好及确定性好。

（二）中医症状证候评定量表研制

随着症状的量化研究及量表在中医研究中的应用，研究者开始借鉴精神与心理症状分析的一些模式与方法，研制更符合中医特点的症状证候评定量表。在中医症状证候量表制定工作中，应重视中医基础理论的系统性指导，重视其对中医临床的指导作用，重视专科疾病的特点，重视患者的自身评价，重视中医术语的规范运用。

通过对中医量表相关文献的初步研究，研究者认为中医相关量表主要包括中医症状证候专家调查问卷、中医证的评价量表、病证结合评价量表、生存质量量表、亚健康调查量表和其他量表等。

1. 专家问卷调查

作为量表制作过程中的一个重要步骤，它对于量表的形成和量表的内容效度的判断具有重要意义，而且该方法依靠专家集体优势，充分发挥集体效应，避免单个专家或研究人员的局限性或片面性。因此，在许多量表制作过程中，都首先设计了专家调查问卷。

2. 中医证候的评价量表

中医证候的评价量表研制比较少，已经研制的量表，如肝脏证候量表、心脏证候量表等。此类量表常常是在相关标准和症状分级量化的基础上编制的某一证候量表。

3. 全证候量表

在中医证候量表中，针对某一疾病的量表更加常见，但这使量表存在局限性，因为中医理论中很重要的一个特点是整体观。据此，有研究者提出了研制中医全证候量表的设计方案。全证候量表与现有中医量表不同之处在于，前者基于证型，而后者基于疾病。全证候量表涵盖了人体多维度的证候信息，从精、气、神、脏、腑等多个方面评价患者临床疾病情况，全面评估人体证候情况，使得临床诊疗更加准确。全证候量表比现行的中医量表更加全面，后者仅能体现问诊内容，而前者既包括问诊内容，也将望诊、闻诊、切诊内容包括在内，得到完整的四诊信息，从而有助于临床诊疗。但全证候量表的研制处于初步阶段，并不完善，目前仅有其概念及设计方案，尚未解决缺乏信度、效度评价，以及在系统与全面的基础上，如何就不同疾病体现其特点等问题。

4. 病证结合证候评价量表

包括主观症状资料量表和客观症状资料量表，采用西医病的诊断加上中医证的辨识，如慢性心力衰竭中医证候量表，在中西医结合诊疗疾病时可以同时体现二者的优势。

5. 亚健康调查量表

由于在亚健康研究中尚未形成一个比较确切的概念，因此，在亚健康量表的研制当中，存在对概念的界定、调查人群、所涉及中医证候的类型等方面的问题。目前研制的亚健康调查量表具有不同量表设计结构，均为评测亚健康状态中医证候的调查量表，丰富了中医测评亚健康状态的工具和方法。有研究者按照问卷设计的原理和步骤，结合文献及专家咨询等方法，在中医证候诊断的基础理论指导下，根据亚健康及中医基本证候概念，借鉴现有相关量表，界定出亚健康中医证候的可操作化概念，初步归纳出问卷维度，构建维度下强代表性、独立性、敏感性的问卷条目，并结合专家问卷调查及受试者访谈，形成了可供临床预调查用的 8 个维度、73 条条目（59 条五级量化条目）的亚健康问卷（1 版）；并多中心收集亚健康人群资料，采用多元统计方法对亚健康问卷（1 版）的维度和项目得分进行分析，结合专家论证及临床实际，形成了包括 9 个维度、70 条条目（54 条五级量化条目）的亚健康问卷（2 版）；进一步以亚健康和健康人群为研究对象，采用 Cronbach's α 系数法对问卷（2 版）进行项目分析，结合专业知识，最终形成了包括 9 个维度、66 个条目（50 条五级量化条目）的自评与访谈相结合的"亚健康状态中医证候调查问卷"（3 版）。

6. 生存质量量表

随着医学模式向生物—心理—社会医学模式转变，生存质量理念已被医学界接受并逐渐深入人心。中医学者开始借鉴生存质量量表的研制方法和程序，结合中医学自身特色，编制具有中医特色的生存质量量表。主要有健康生存质量量表和某类病证的生存质量量表。中医健康生存质量量表多是在国际生存质量量表的基础上，结合中医理论和中国文化背景，并参照国际通用量表研制的程序化方式编制而成的。中医生存质量量表在临床中应用，使各种疾病的生存质量研究得以加强，这对疾病尤其是慢性疾病的诊断、治疗及中医药临床疗效的评价均具有重要意义。

7. 其他量表

量表还涉及体质量表、问诊量表及中医证候动物模型评价量表等方面。

中医学者在量表的研制工作中，均强调重视中医理论的指导作用，坚持中医特色和优势，同时借鉴现代医学和科学的研究方法，将理论研究、中医症状和证候的规范化研究作为中医量表研究的基础性工作。按照量表研制程序制作中医量表的工作方兴未艾，如全病域的证候辨证量表、中医脾胃病辨证量表、中医肝脏藏象情绪评定量表、中医体质量表及健康、亚健康状态中医证候量表与调查问卷等的建立，标志着中医特色量表正趋向成熟与规范，也是实现中医症状、病证量化诊断的有效途径之一。

（三）量表在中医药领域中的应用现状

量表法与中医问诊的内容相似，可收集和评定被调查者的主观感受。近年来中医界引进了不少国外的标准化调查问卷及量表，亦有研究者自行设计的量表，系统性收集中医症状，开展证候规范化研究，以达到实现中医问诊和辨证的规范化、客观化的目的。

1. 症状收集和证候诊断量表

此类量表目前应用广泛，多为学者根据研究目的的不同，借鉴西医量表的研制方法自制而成。如"肝郁证候的宏观辨证标准"，适用该标准诊断疾病的结果，与临床专家诊断结果比较，符合性较好。

2. 临床治疗方案的选择与疗效评价量表

此类量表多用于中草药药物疗效和中医治疗方案的评价和选择。

3. 中医病证诊断的验证性评价

随着量表法的引入，研究者开始在国外西医学量表与中医证候诊断之间进行尝试性研究，运用西医学量表对中医病证诊断作出验证性评价。西医疾病调查问卷中有相对独立的维度或领域，这些维度或领域可能与中医的病、证有一定联系。近年来随着研究的深入，越来越多的中医诊断量表被研制出来，涉及的疾病也越来越多，其中原发性高血压病的中医证候诊断研究最多，它的中医诊断量表研究中包含了肾阳虚证、肝气郁结证、肾气亏虚证、肝火上炎证、肝阳上亢证、肝肾亏虚证、痰湿壅盛证、痰瘀互结证、阴阳两虚证等，其他疾病如脑血管病、冠心病、糖尿病、心力衰竭、帕金森病等也开展了类似研究。

4. 心理、情绪状态评定

此类量表通常采用国际上通用的一些心理卫生评定量表，对符合中医某病或某证患者的心理状况进行评定，观测其与心理问题及情绪的相关性。

5. 此类量表用于体质或疾病预防研究

此类量表根据中医体质学原理制成，用于体质研究和疾病的预防保健与治疗。

6. 专家问卷调查

专家问卷调查法是以问卷的形式进行综合评分法调查，发挥专家的集体效应，消除个别专家的局限性和片面性，是简捷、实用、高效、科学的综合评价方法。

7. 循证量表

循证量表的目标即建立更加科学的临床结局评价体系。研究者、医师、患者和卫生管理者的相关健康诉求都应在该体系中得以满足。量表的系列方法学规范、报告规范和定量化质量评价体系、量表解释和应用、转化和推广、跨文化调适（翻译）、综合系统评价及相关基础体系都是需要首先建立的。中医临床结局评价体系需要循证量表为其提供科学支撑，从而加快中医药研究国际化、现代化的步伐。

四、计算机中医问诊系统研究

问诊是四诊中收集临床资料最多、最广的部分。尝试设计开发传统中医理论指导的中医问诊软件系统，将计算机技术、智能信息处理技术和中医理论相结合，实现中医问诊智能化，这有助于问诊的研究及临床实践。几十年来，研究者开发了多套问诊系统，随着现代科技发展，更多更先进的技术融入其中，取得了较好效果。

通过文献挖掘、专家研讨和临床调研，收集临床常见、多发症状，并将这些临床症状分为主要症状、次要症状，每个症状又分为有、无两级，同时结合智能信息处理技术，根据收集到的问诊症状作出初步判断。

计算机中医问诊系统的研发，有利于广大医务工作者临床问诊的规范化，同时临床医生可以根据问诊初步判断的结果，有目的地去采集其他临床信息，提高辨证准确性和速度。

● 第四节　脉　诊 ●

自 20 世纪 50 年代以来，科研人员在进行脉学文献整理和研究的基础上，系统总结了老中医切脉经验，经过多次交流和验证，全国医务人员对常见脉象基本形成共识。采用多学科协同研究的方法，用数学方程、力学模型或模拟图形的形式对临床常见脉象特征进行描述，对脉学形成机理及其生理病理意义有了更深的认识，同时也为脉诊规范化和客观化研究奠定了基础。运用现代科学技术和方法，进行脉诊客观化研究，是继承和发扬中医脉学的重要课题。

一、古代文献研究

有研究者系统整理古代史书以及先秦传世医学文献及出土文献中有关脉的内容，分析血脉、脉气、经脉、脉象、切脉不同概念在早期中医理论中的衍生与运用情况。有研究者对《内经》脉诊理论中的时间因素做了简要分析，分别讨论年份、季节、月相、昼夜等对脉诊的影响。有研究者对《难经》浮脉的形态、正常表现、临床意义等的描述进行了整理及探析。有研究者对《伤寒论》中"脉沉"相关条文进行了比较分析，通过以方测证和以证测机探讨"脉沉"的病机本质，结果发现"沉脉"所主的病机有属里虚证者，有属里实证者，也有属里虚兼表证者。有研究者就《脉经》提出的"魂魄谷神，皆见寸口；左主司官，右主司府"进行探讨，从"精神与形体的关系"这一新角度进行理解，或有一定现实参考意义。有研究者对《温病条辨》中重症温病的脉证特点进行了分析，重症脉证表现为"虚、缓、迟、细、沉、伏"。

二、脉象形成的生理学机制

（一）脉搏形成的生理学机制

1. 心脏机制

（1）心肌的生理特性：心肌组织具有自律性、传导性、兴奋性和收缩性四种生理特性。窦房结自律性产生窦性心率，窦性心动过速则出现数脉，窦性心动过缓则表现迟脉。若窦房结自律性异常或兴奋传导发生障碍，则可产生心率、脉率的异常，出现迟、数、动、促、结、代等异常脉象。在心脏传导系统中，房室结的传导性最弱，易出现房室传导阻滞，脉象多出现迟脉、涩脉、结代脉等。心脏兴奋性的改变主要与心脏节律和心率的变化有关，脉率发生变化，伴随期前收缩而产生结、代、促等脉象变化。各种原因可造成心肌收缩性改变，当心肌收缩力增强时，则表现为实脉类脉象，如实、滑、紧、长脉等；反之，当心肌收缩力降低甚至出现心力衰竭时，则表现为虚脉类脉象，如虚、细、微、濡、散、弱、短脉等。

（2）心输出量：心输出量对脉象的影响主要是每搏输出量（stroke volume，SV）的影响。SV增加，射入动脉的血量增多，动脉血压升高；反之，SV减少则动脉血压降低。脉搏受SV的影响可出现大小、虚实的变化；受每搏输出量的影响，则又可兼见出现至数方面的变化。而心输出量的多少主要受心肌收缩力和心率的影响。

另外，心脏的储备力在脉象的临床表现上也有一定的影响。

2. 血管机制

（1）血流动力学与脉象产生：在血管机能中，血流动力学是影响脉搏的重要因素。血流动力学主要研究血流量、血压和血流阻力之间的关系。

血流量：血流量（Q）与动脉压（P_A）和静脉压之差（P_V）成正比，与血流阻力（R）成反比，即 $Q=(P_A-P_V)/R$。以桡动脉为例，单位时间内通过桡动脉的血流量，在该血管阻力不变的情况下，与脉压差成正比，压力差越大，流量越多；若压力差不变，阻力增加时血流量减少，阻力减少，血流量增多。如雷诺病患者，小动脉痉挛时，压力差变小，阻力增大，血流量减少，临床上出现手指苍白、发紫，脉象呈沉、虚类脉，如细、微、伏、弱脉等。同时，血流速度也是血液循环的一个重要指标。正常情况下，心脏每分输出量和回心血量是相等的，即单位时间内流经动脉、毛细血管和静脉各段的总横截面的血流量是相等的。流量（Q）等于血流速度（V）和总横截面积（S）的乘积，即$Q=VS$。在血流量（Q）一定的情况下，速度V与横截面积S成反比，毛细血管的总横截面积最大（约2800 cm^2），约为主动脉横截面积（4 cm^2）的700倍，故毛细血管中的血流速度最慢，仅为0.3 mm/s，而大动脉的总截面积最小，故流速最快，主动脉中的流速可达22.5 cm/s。在动脉中，血流速度随心动周期而变化，心脏收缩时，速度加快，舒张时，流速减慢，脉搏则表现脉势来去方面的变化。

血压：血压的变化是影响脉搏变化的重要因素。动脉血压的变化主要受心输出量、外周阻力和动脉管壁弹性的影响。心肌收缩所释放出来的能量，一小部分用于推动血流的动能，其余大部分则作用于血管壁产生血压的势能。血液在循环过程中，势能又不断转化为动能，用以克服阻力，因此能量不断消耗，血压则不断降低，血液之所以能从动脉、毛细血管、静脉流回心房，就是因为血管内存在着压力差。若以压力为中心，则$Q=(P_A-P_V)/R$，可写成$(P_A-P_V)=QR$，式中P_A为主动脉压力，P_V为腔静脉压力，后者接近零，则上式可简化为$P_A=QR$。此公式表明，动脉血压与心输出量（Q）成正比，与外周阻力（R）亦成正比，其中Q或R任何一项减少时，则动脉血压也随之下降，脉象小而虚；反之，Q或R增加时，则血压升高，脉象大而实。

脉压及其影响因素：收缩压（P_s）和舒张压（P_d）之差称为脉压（P_p），正常人的脉压P_p约为40 mmHg，P_p的大小对脉搏的影响较大，脉搏的强弱与P_p的大小有关。P_p大则可出现洪脉、滑脉等，P_p小则可出现细脉。影响P_p的因素主要有每搏输出量和动脉的顺应性。此外左心室射血力、外周阻力以及心率也有不同的影响。

外周阻力：血流阻力来源于血液内部以及血液与血管之间的摩擦力。决定血流阻力的因素主要有三个：血管腔的口径、血管的长度、血液黏度。阻力与血管的长度和血液黏度成正比，与血管半径的四次方成反比。体内血管的长度一般不变，所以即使血管口径的一个轻微变化也必将引起外周阻力的显著改变。当小动脉收缩或舒张时外周阻力发生相应的变化，造成血压的升降变化，脉象也出现弦大或弱小的变化。血黏度增高时，血流内部的摩擦力增大，外周阻力增大，从而使血流受阻速度缓慢，出现涩脉或弦脉，如红细胞增多症、烧伤后血浆丧失、红细胞压积增多等；反之，贫血者红细胞数减少，红细胞压积降低，血黏度和外周阻力减小，呈现滑脉趋势。

（2）循环血量和血管容积在脉象形成中的作用：正常情况下，循环血量与血管容积相适应，因此血压能维持一定水平。然而在某些病理情况下，这种适应关系发生了变化，因而引起血压的变化。例如，当失血量超过全血量的30%时，虽然机体调节使血管收缩，减少血管容量，但此时仍不能维持正常充盈压，故血压下降，临床往往多见芤脉。此外，循环血量虽然正常，但因某种病因（如对药物敏感）引起全身小血管扩张，使血管容积显著增大，血管充盈压大大降低，从而使血压显著降低，临床亦可见芤脉或细脉。

3. 神经机制

神经体液因素对心血管活动进行调节，可以影响脉搏，从而发生脉象的变化。

（1）神经调节：支配心脏的传出神经为交感神经系统的心交感神经和副交感神经系统的迷走神经。交感神经支配窦房结、房室交界区、房室束、心房肌和心室肌。心交感节后纤维末梢释放的递质为去甲肾上腺素，它与心肌细胞膜上的 β 受体结合后，使细胞膜对不同离子的通透性发生改变，主要表现为膜对钾离子通透性降低和对钙离子通透性升高，从而使心率加快，心房肌和心室肌收缩力增强，兴奋传导过程加速，脉势增强，可呈现滑数脉趋势。

迷走神经支配窦房结、心房肌、房室交界区、房室束及其分支，故迷走神经兴奋性降低，可降低窦房结的自律性，抑制房室结的兴奋传导，甚至出现房室传导阻滞，减弱心房肌收缩力，心率变慢，心输出量减少，血压降低，脉率减慢，脉形小，脉位多沉，可呈现迟、涩脉，脉势减弱。

（2）心血管活动的中枢调节及反射性调节：心血管活动的调节中枢位于大脑皮层、丘脑下部、延髓和脊髓等部位，反射性调节主要通过主动脉体、颈动脉窦等物理感受器和化学感受器起作用。中枢调节和反射性调节都是通过心血管活动直接影响脉象的变化。如在缺氧、窒息、酸中毒或循环功能不足等病理情况下，CO_2、H^+ 等直接作用于主动脉体、颈动脉体的化学感受器和中枢，呼吸和循环功能加强，脉象由弱变强、由迟变数等。再如在大失血时，化学感受器由于缺氧刺激，物理感受器由于血容量减少的刺激，它们共同发生反射，使交感缩血管活动显著加强，血压升高，脉象由芤细变为芤大。

4. 化学机制

血液中存在许多化学物质，如无机盐离子、内分泌腺所分泌的激素、血管活性物质和一般代谢等，在调节心血管活动和脉象形成过程中均有一定作用。

（1）钾（K^+）、钙（Ca^{2+}）、钠（Na^+）、镁（Mg^{2+}）离子在脉象形成中的作用：

K^+ 的影响：钾离子浓度过高或过低都会严重影响心脏的正常活动。血钾过高可使心（脉）率减慢。血钾浓度降低时，心脏的自律性增高，容易产生脉律失常、脉率改变，如结、代脉等。

Ca^{2+} 的影响：血钙浓度升高时，可使心肌收缩力增强而脉大。若心肌处于 Ca^{2+} 过高的环境中时间较长，则心肌舒张不完全，最后停止于收缩状态，脉渐变小或可兼伏象；反之，血钙浓度降低时，则心肌收缩力减弱，呈小脉。

Na^+ 的影响：钠离子的主要作用是维持渗透压的相对恒定，对保持心肌兴奋性也属必需。细胞外 Na^+ 或血 Na^+ 过高，则心肌细胞兴奋性增高，脉率加快或脉律失常。

Mg^{2+} 的影响：镁增多时，磷酸基也增多，后者可能与各种酶的激活及线粒体中氧化磷酸化有关。血镁超过 6 mEq/L 时，可出现中毒症状，心血管系统方面可先表现为心动过速，继以心动过缓，脉数，继而变为迟脉；Mg^{2+} 大于 25 mEq/L 时，心停搏于舒张期，脉跳也停止。镁缺乏时，以阵发性室上性心动过速最为常见，有时呈房性或室性早搏，而表现数脉、疾脉和结脉。

（2）血管紧张素（Ang）：Ang Ⅱ 可强有力地收缩血管，使外周阻力增高，血压升高，脉搏增强，产生弦脉。Ang Ⅱ 除使小动脉收缩外，还可刺激肾上腺皮质分泌醛固酮，促使肾小管对 Na^+、水的重吸收，因而使血量增多，脉体变大。

（3）肾上腺素和去甲肾上腺素：均可使血压升高，脉力加强。肾上腺素对心脏的作用较强，对血管的作用较弱，可使血压升高，脉搏增强。去甲肾上腺素对心脏的作用较小，而对血管的作用很强，除冠状动脉外，可普遍引起血管（特别是小动脉）收缩，外周阻力和血压升高，脉象呈沉弦。

（4）局部舒血管物质：组织代谢产物（如 CO_2、乳酸、ATP 分解产物、H^+、K^+ 等），组胺、缓激肽等局部舒血管物质，也可直接影响脉象的变化。

总之，心脏、血管的功能受神经递质、电解质、内分泌激素、血管活性物质等多种因素影响，从而形成脉象。心脏和血管的功能及其调节、血流的情况是形成脉象、脉搏的三个要素。脉搏形成的生理学机制较为复杂，诸多因素相互作用，使脉象在位、数、形、势等各方面发生变化。

（二）桡动脉脉搏波的形成

动脉脉搏波的形成与心脏、血管、神经、体液等多种因素有关。在主动脉形成的脉搏波，将所产生的血压、血流量和血管壁的周期性波动向下游的邻近血管传播，并一直扩布到整个动脉系统。

在其传播过程中，动脉脉搏波会受到许多因素影响，而使波形发生改变。①脉搏自身不同频率谐波成分的传播速度和衰减常数：脉搏波是一种复杂的周期性波动，不同频率的谐波成分其传播速度不同，高频成分比低频成分传播得快，于是脉搏波在其传播过程中就出现了波的不同频率成分谐波的离散，同时由于不同频率的谐波的衰减常数不同，高频成分的衰减较大。②波的反射：动脉系统是一个高度分支化的管道系统，动脉离心脏越远，其管腔的截面积就越小，管壁的弹性也越差。脉搏波在动脉管系传播，当由其始端传到终端时，有一部分通过终端继续向后续分支传播，还有一部分则反射回来，沿管壁作向心传播。反射波到达这一管段始端时，同样也有一部分通过始端向其上级主干作向心性传播，另一部分再次反射回来，沿该管段作离心传播。如此继续，由始端传入的脉搏波，由于终端和始端的影响，来回多次反射，但随着波的衰减，也将越来越小。因此，在某一动脉管壁上记录到的脉搏波，实际上是由始端的传入波和所有的反射波经过延迟和叠加后而形成的复合波。

桡动脉脉搏波与主动脉脉搏波有相似的形成机理，但并不完全相同。主动脉波在向外周传播的过程中，由于波的位相分离、波的反射、血管和血流的阻尼作用等一系列因素影响，脉波到达桡动脉处时已发生了很大改变，在图形上可表现为：①升支变陡；②由于动脉管壁弹性对压力的阻尼作用，压力变化速度减慢，幅度较小的一些小波（如上升支切迹）消失；③越近主动脉，则脉搏波主动脉瓣关闭的切迹越早出现，而越往外周，切迹越迟出现且越低平；④主波幅度较大，顶部较尖，这是由于周围动脉脉搏的反射，脉波越向外传导 P_p 越大；⑤脉搏波由于传导的延迟，其波在桡动脉处出现约滞后 80ms。

需要指出的是，脉搏波的传播是能量在管壁上的传导，须与血液在管壁中的流动相区别，压力的传播速度远快于血流速度。主动脉近端的血流平均速度为 0.4 m/s，其中收缩期的血流速度为 1.2 m/s，舒张期血液倒流时速度降为负值。压力脉搏波在血管中的传导速度约为血流速度的 15 倍，而在较远端的动脉中，可能达到 100 倍。脉搏波从主动脉到达桡动脉约需 0.1 s。一般压力脉搏波向外周传播的速度取决于动脉的弹性和管径的大小，良好的管壁弹性可使压力波传播速度减慢。

大量实验表明，桡动脉压力波在一定程度上良好地反映了心血管功能变化情况。有研究者等建立了桡动脉图法估测主动脉压（aortic pressure，AP）的多元回归方程，结果表明，桡动脉图法与手术直测法检测心血管内压力所得数值相关性良好，其相关系数为 0.88（36 例），两种方法之间无显著性差异（$P > 0.05$）。

三、脉诊客观化的实验研究

（一）脉图的描记与分析

1. 脉象的构成因素

脉象是由多种因素构成的复合体，具有丰富的信息，同时也是研究的一个难题。其中包含哪些主要因素，即人的指感下的脉象是由哪些物理因素共同作用的结果？这是不同脉象定义的基础，也是脉诊客观化必须解决的问题。脉诊的客观化检测，也就是要将代表这些因素的物理量定量表示出来。

有研究者将切脉的指感特征归纳为位、息、体、形、势、道六个要素，将指感要素分类和脉象属性分类相结合，由这些指感特征和对偶原则定出 12 种常见脉象，完成对其他各脉的分类。有研究者认为中医切诊时指下的感觉，实际上就是深浅、粗细、强弱、频率、节律、弦柔、滑涩、长短等 8 种感觉的模糊集合，并给出了由此所描述的不同脉象的图谱集。有研究者在总结前人经验的基础上，将脉象的指感成分分解成八个主要因素：脉位——脉动部位的深浅；至数——脉搏的频率；脉力——脉搏的强弱；脉长——脉动应指的轴向范围长短；脉宽——脉道应指的粗细；流利度——脉搏来势的流利或艰涩；紧张度——脉管张力的紧急或弛缓程度；均匀度——脉搏节律和力度的参差。

有研究者结合中医切脉的特点，把传统的 28 脉大致分成以下几类：弦滑类、迟数类、有力无力类、浮沉类、粗细类、长短类，并用生物力学加以解释：①血管内压 p；②心率 f；③血管内径 r；④血管位移 dr；⑤位移的变化 dr/dt；⑥动脉管壁的顺应性；⑦脉波的反射及共振。有研究者将生物力学用于脉图分析，在线性化条件下，求得桡动脉处压力脉波的分析表达式，并引进 M、N 两个无量纲参量，M 主要反映动脉管壁的弹性，在脉图上表现为潮波的宽度，N 主要反映外周阻力的大小，在脉图上表现为主波与潮波间切迹位置的高低。

2. 脉象的描记方法

长期以来，历代文献主要以语言、文字，通过比喻和描绘来叙述各种脉象特征，为了弥补文字表述的不足，很早就有人用图像示意的方法来表述各种脉象。宋朝施发的《察病指南》是现存最早的运用图解来说明脉象特征的书籍，书中绘有脉象示意图 33 幅。之后，明代张世贤的《图注脉诀辨真》、王叔和的《人元脉影归指图说》等，均用脉象示意图，比较形象地表述了各种脉象的主要特点，对当时脉诊的传授、推广起了一定的作用。

自 1860 年 Vierordt 研制出第一台杠杆式脉搏描记仪器以来，脉搏描记有了很大发展。运用描记桡动脉脉搏图（即脉图）的方法研究中医脉象，则始于 20 世纪 50 年代。20 世纪 50 年代中期，检测仪器的研制从单纯描记压力脉搏波波形，转向与用换能器对脉道施加几种不同的切脉压力相结合，以符合中医脉诊浮取、中取、沉取的指法要求。60 年代初研制的 20 型三线脉象仪，实现了寸、关、尺三部切脉压力的客观定量测定和压力脉象波形的描记。与此同时，也有研究者探索用非压力脉搏波，如光电式容积脉波图、超声多普勒血流速度脉波图，来描述中医脉象的可能性，但这些方法与中医脉学的含义缺乏联系，自然未得到发展。检测描记压力脉象波形的技术力图使其所得到的波形形态与中医的指感相符。起先曾使用压电式的换能器，结果所得波形失去了低频成分，因此与指感不同。也用过电容式换能器，结果均不理想。70 年代后，多数采用应变式换能器，达到了波形与指感的一致，而且结构简单，便于复制生产。脉象换能器和脉象仪，不仅提高了换能器的操作重复性，并可以把任意施加的切脉压力值客观地标记在压力脉象波上。但检测脉道大小的环节尚未解决，此后亦有脉象仪专门对脉道大小的检测作了尝试，但基于现有技术水平设计的换能器结构，能否如实反映指面感觉，会不会产生多种信息的交混干扰，尚是研究领域十分关注的问题。在探头的设计方面，除了普遍采用的关部单探头方法外，还有三探头多方式检测脉搏搏动信息的方法。有研究者介绍了一种采用弹性导电聚合物作为传感器材料的新型脉诊仪，其特点是可灵活弯曲，并结合当代的腕表型脉搏波采集系统，应用脉搏波速度分析来验证该系统的可行性。研究者分析 45 例收缩压为（155±28）mmHg、舒张压为（93±17）mmHg 的高血压患者，发现高血压患者的脉象与脉搏波分析及血液动力学密切相关，定量变量舒张压、心率及脉搏波传播速度包含可描述洪、沉、数等定性脉象信息。有研究者提出了一种基于动脉宽度的量化方法以表达脉诊时的浮、中、沉取，并以指标 α 估算应用脉诊仪诊脉时的动脉宽度。有研究者收集云南省 857 例 AIDS 患者，用智能型脉象仪收集其脉象信息，并对其进行统计分析。结果显示，患者以结代脉为主要脉象，伴吸毒患者脉象表现更为复杂。有研究者运用三探头中医脉诊信息系统，揭示不同证型抑郁症患者的脉象信息特征，认为与其脏腑功能异常具有一定的相关性。有研究者通过分析 447 例非疾病人群的脉图，以单部脉脉图为依据，建立平、滑、弦 3 种脉象的特征参数及正常医学指标参考范围。有研究者基于瞬时波强（wave intensity，WI）技术，初步构建了濡脉的三维 WI 脉图，认为能更准确地反映濡脉波形特点。

3. 脉图的判别方法

对脉图的分析判别是研究脉诊客观化的重要环节。目前采用较多的是时域分析和频谱分析。由于受脉象换能器的限制，目前常见脉象波形比较一致的有平、弦、滑、迟、数、促、结、代、涩、长、短、浮和沉等脉。另一些脉象如洪、细等脉图波形，尚未取得统一。测量分析脉图的有关参数，对脉图分型、定性，捕获生理信息，分析机体的功能状态等方面具有重要意义。由于各地学者运用仪器不一，对脉图的认识、运用和经验尚不一致。现以上海地区脉图为例，简述脉图的主要参数和判别方法（图 11-1）。

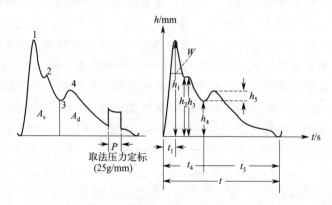

图 11-1 脉图的主要参数和判别方法

h_1：主波幅度；h_2：主波峡幅度；h_3：重搏前波高度；h_4：降中峡高度；h_5：重搏波幅度。t_1：对应于心室快速射血期；t_4：对应于左心室收缩期；t_5：对应于左心室舒张期；t：脉动周期；W：主波幅上 1/3 处宽度。

A_s：收缩期面积；A_d：舒张期面积；P：取脉压力值（25 g/mm），表示测录该帧脉图时的取脉压力值。

为了更好地反映脉图特征和心血管状态，一般取各项幅度参数的相对比值，如 h_3/h_1、h_4/h_1 等。

4. 脉图判断参数与判断标准

（1）主要脉图参数及其意义

h_1：主波幅值，主要反映左心室的射血功能和大动脉的顺应性。左心室收缩力强，大动脉顺应性好的状态下，h_1 高大，反之则小。脉搏搏动力的大小直接与 h_1 大小有关。

h_2：主波峡幅度，是主波与重搏前波之间的一个低谷的幅度。其生理意义与 h_3 一致。

h_3、h_3/h_1：重搏前波幅值及其与主波幅值的比值，主要反映动脉血管弹性和外周阻力状态。

h_4、h_4/h_1：降中峡幅度及其与主波幅度的比值，主要反映动脉血管外周阻力情况。降中峡高度与舒张压相应。

h_5、h_5/h_1：重搏波幅度及其与主波幅度的比值，主要反映大动脉弹性与主动脉瓣功能状态。当大动脉顺应性降低时，h_5 减少甚至为零或出现负值。

t：为脉图起点到终止点的时值，对应于左心室的一个心动周期，亦称脉动周期。

t_1：为脉图起点到主波峰点的时值，对应于左心室的快速射血期。

t_4：收缩期时值，为脉图起点到降中峡之间的时值，对应于左心室的收缩期。

t_5：舒张期时值。为降中峡到脉图终止点之间的时值，对应于左心室的舒张期。

h_1/t_1：对应于心血管功能的强弱。

W：主波上 1/3 处的宽度，相当于动脉内压力高水平状态所维持的时间。二者的比值 W/t 对应于主动脉内持续高压时间在总脉搏周期中所占比例。其值主要反映动脉管壁弹性和外周阻力的大小，是弦脉、滑脉的主要判别指标之一。

P_r：脉率，其快慢反映脉象的迟数。

P_p：最佳取脉压力，其大小反映脉象的浮沉、虚实。

S：脉图总面积，即收缩期面积与舒张期面积之和，脉图面积与心输出量有关。A_s 为收缩期面积。A_d 为舒张期面积。

（2）常见的典型脉图及其判读标准

平脉图：①波形呈三峰波；②脉动周期 t 平均约 0.80 s，合脉率约 60～90 次/min；③脉波随取脉压力变化，最佳取脉压力为 100～175 g，$P\text{-}h$ 趋势曲线呈拟正态型，表示脉位居中；④主波高耸，h_1 约 20 mm 左右，重搏前波、重搏波依次递降，三波之幅值比 h_1：h_3：$h_5 \approx 1 : 0.6 : 0.1$；⑤降中峡幅度与主波幅值比 $h_4/h_1 < 0.4$；⑥主波宽度比脉动周期 $W/t < 0.2$。

浮脉图：①脉波于加压 25g 时已明显出现。最佳取脉压力小于 100g，加压大于 175g 时脉波消失；②$P\text{-}h$ 趋势曲线呈渐降型，峰值左移；③脉图形态不拘。

沉脉图：①脉图于加压 100g 左右才明显出现。最佳取脉压力在 200g 左右，脉图在加压 250 克左右尚未消失。②$P\text{-}h$ 趋势曲线呈渐升型，峰值右移。③脉图形态和脉率不拘。

迟数脉图：迟脉脉动周期 t 平均值约 1.16s，脉率<60 次/min，脉位脉形不拘；数脉脉动周期 $t < 0.66$s，脉率>90 次/min，脉位、脉形不拘。

滑脉图：①滑脉图呈双峰波；②主波高陡而狭，升支和降支斜率较大，$W/t < 0.20$；③重搏前波时间延后，叠加于降中峡附近，故不显现；④降中峡低，$h_4/h_1 < 0.40$；⑤重搏

波较明显 $h_5/h_1 > 0.10$。

弦脉图：①弦脉图呈宽大形主波；②重搏前波叠加在接近主波的降支上，或与主波融合成宽大主波，$W/t > 0.20$，$h_3/h_1 > 0.70$；③降中峡抬高，$h_4/h_1 > 0.40$；④重搏波低平，$h_5/h_1 < 0.05$。

弦脉有多种类型，根据主波形态大致可分为四型（图11-2）：①弦Ⅰ，斜宽型，重搏前波低于主波；②弦Ⅱ，平宽型，主波与重搏前波平齐；③弦Ⅲ，后突型，重搏前波高于主波；④弦Ⅳ，圆宽型，主波与重搏前波完全融合所致。

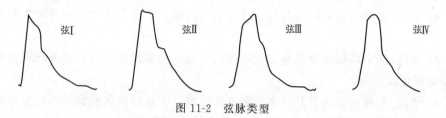

弦Ⅰ　　　　　弦Ⅱ　　　　　弦Ⅲ　　　　　弦Ⅳ

图11-2　弦脉类型

濡脉图：①濡脉图呈三峰或双峰，升降支斜率低；②脉图主波幅值降低，$h_1 < 15$ mm；③降中峡偏低，$h_4/h_1 < 0.40$；④脉位较浮，最佳取脉压小于100g。

虚实脉图：虚脉脉图主波幅值较小（≤13 mm），升降支斜率小，$P\text{-}h$ 趋势图呈无根或低平型，脉长不及三部；实脉脉图主波波幅高大（≥30 mm）增宽，升降支斜率较大，$P\text{-}h$ 趋势图呈高大满实型，脉长超过三部。

（二）脉图的动物实验研究

为了阐明脉搏波形成的机理，常需借助于动物实验的方法进行研究。已有的研究表明，狗是脉象常用实验动物中较理想的模型。实验动物的模型制作大致有三种方法：①用药物作用或物理刺激等方法（如静脉滴注去甲肾上腺素复制弦脉；静脉滴注桑寄生提取液复制滑脉；动脉大量放血复制失血性芤脉）；②用改变动脉顺应性的模式，调换血管的方法（如把降主动脉与腹主动脉换成硬管，与原来的主动脉软管作对照）；③改变饲养条件，造成病理模型的方法（如用高脂膳食复制动脉粥样硬化模型，并与普通饲料喂养比较，观察脉波传导速度）。测脉部位：主要有肘动脉、桡动脉、股动脉。

由于人与动物差异很大，动物实验无法结合切脉指感，只能进行脉图的比较。将动物脉图变异特征与临床类似的某些脉图作比较分析，从实验结果推论其形成机理，所以实际应用动物实验的结论时要慎重。

四、脉诊的临床研究及应用

（一）生理因素对脉象的影响

正常人的脉象除了平脉以外，还可有弦、滑、细、迟、缓、沉等脉象，脉图应具有陡峭的升支和倾斜的降支，重搏波存在，重搏前波明显低于主波等特征。同时，年龄、性别、饮食、季节与昼夜等生理因素对脉象及脉图也有一定的影响。

1. 年龄因素

以健康人群为基础，经大量脉图资料的测算分析，大致认为脉图形态的变化与年龄分布有密切关系。如正常小儿的平脉与成人的细脉图形相仿，或兼有弦脉的特点；学龄儿童的弦脉出现率也高于健康大学生；青年人多平脉、滑脉，40 岁以后脉象带弦，老年人多见弦脉。研究表明，随年龄增大，动脉血管弹性模量增大，血管顺应性下降，外周阻力上升，而且脉压增大，每搏心输出量减少，特别是在年龄 60 岁以上时，这些变化更为明显，动脉血管有明显的硬化。中老年患者以弦脉、弦滑脉和细弦脉的脉象多见。此外，在年龄与脉图研究中，有研究者根据脉搏波线化理论，引进了"血管生理年龄"指标，利用脉搏波形参数和血压，以脉图"生物龄"来推算机体的综合生理病理状态。

2. 性别因素

男女性别的脉图亦有区别。在同年龄组内，女性弦脉的构成比大于男性，男性滑脉的构成比高于女性。不论男性或女性的左右两手脉图特征无显著差异。

3. 时间生物节律因素

许多研究报道了四季平脉的脉图资料，认为脉图结论基本上与古人对四季脉象的论述一致，即春弦、夏洪、秋浮、冬沉。

此外，运动、呼吸、进食和女性的月经、妊娠、分娩等对脉象也有一定的影响，有不少学者对此进行了研究。

（二）药物因素对脉象的影响

在临床上，许多药物对脉象的变化有重要的影响。

1. 液体疗法所用药物

葡萄糖、生理盐水、复方氯化钠注射液、碳酸氢钠、右旋糖酐、代血浆等均可引起滑脉。

2. 活血化瘀药物

丹参、川芎、红花、赤芍等均有增加冠脉血流量和/或股动脉血流量的作用。破血化瘀药物如三棱、莪术等增加血流量的作用最强。这类药物均可能引起滑脉。

3. 扩血管药物

阿托品、东莨菪碱、多巴胺、异丙肾上腺素、酚苄明、酚妥拉明、氯丙嗪等均可引起滑脉。

4. 缩血管药物

①血管紧张素：血管紧张素Ⅱ可强有力地收缩血管，使外周阻力增高，血压升高，呈现弦脉。②肾上腺素和去甲肾上腺素：均可使血压升高，脉力加强。去甲肾上腺素对血管的作用比肾上腺素强，可使外周小动脉收缩，脉象呈沉弦。③其他：如间羟胺、去氧肾上腺素、盐酸甲氧明、硫酸甲苯丁胺等均可引起弦脉。

（三）脉图临床应用研究

1. 脉图与病、证关系的研究

在各种疾病的脉象和脉图研究中，早期以高血压病的脉象和脉图实验资料较多，且结果也比较一致，认为大多数高血压病患者为弦脉及其兼脉。一般早期脉弦并兼浮或洪，晚期脉弦而偏沉细，重症且兼心血管功能受损者脉多兼涩。弦脉脉图参数的变化也可以反映病情轻重，通常随血压升高与脉管硬度增强，在脉图上可以出现潮波增大和前移。

肝炎患者的脉象和脉图随中医辨证分型而有所不同，湿热型以滑数或滑为主；肝郁气滞型以弦脉为主；虚证型则多见沉、细、弱、涩等脉。

慢性胃炎患者的脉象和脉图也因证型不同而有差异，肝郁气滞型以弦或弦细脉为主；湿热内阻型多见滑脉，可兼弦或细；阴虚胃热型多见细脉，可兼数象；虚实夹杂型也可见弦细脉。

贫血患者中气阴两虚型的脉象，以细脉为主，肝肾阴虚型多见细弦脉，而虚实夹杂型则可出现滑脉。

但从各种疾病的资料中也可看出，每种疾病都可以出现多种脉象，同一种脉象也可出现在不同的疾病中。可见脉象对病种并无专属性，一般不能完全用特定的脉象来诊断某一种疾病。另一方面，不同疾病的病情发展，如果呈现相同证型时，其脉象也可相同。例如，不论肝炎还是胃炎，其肝郁气滞型都会出现弦脉。因此，研究脉诊的临床意义，不在于辨识病种，而是用于辨识证型。然而证型间的转化常因病种不同而有差异，所以在临床研究脉诊时，既要辨病，也要辨证。这样，才能找出脉与病、证关系的内在规律，反过来应用这些规律去指导临床实践。

2. 运用脉图研究运动医学

运用脉图研究运动医学，已引起许多学者的关注。有研究者运用脉象仪，从脉图形态、取脉压力、最佳脉图参数 h_1、h_3/h_1、h_4/h_1、h_5、W/t 等指标方面，观察记录了正常人在安静状态和定量运动后的脉图变化特征。结果发现，适量运动后脉图指标得到明显改善，波幅增高，波形变滑，循环功能得到充分补偿；过量运动则显示脉幅显著减小，脉率加速，降中峡极低，有循环功能代偿不足的表现。有研究者观察了急、慢性运动疲劳前后的脉图变化。结果发现，急性运动性疲劳脉图，重搏前波 h_3、降中峡 h_4 均显著降低，W/t 显著增大，最佳脉压显著降低，脉图"生物龄"明显增大，较实际年龄增大显著；慢性运动疲劳后，降中峡 h_4 抬高，W/t 增大，脉图主波变宽大，降中峡抬高并前移，脉象变弦。

近几十年来，国内外学者致力于中医脉诊的现代化研究，企望通过现代科学方法和仪器设备，解决中医脉诊"指下难明"的状况。国内外研究人员利用多学科、多领域、多技术融合，致力于实现自动采集、分析和处理脉象信息，并得出脉诊结论。自杠杆式脉搏描记器引入中医脉诊仪研究领域之后，国内外相继出现基于各种原理的信号转换器，传感器从单头式向多头式发展，采用不同科学技术对脉象进行立体式描记，可采集的物理变量逐步增多，并且呈现出多参数融合的趋势，以构建复合脉象采集装置。脉图分析技术主要有时域分析、频域分析、小波分析、样本训练与聚类等信号分析方法，从采集的脉象信号中找到各脉的量化特征，是众多研究者的共同目标。各类型号的脉象检测分析仪各具优劣，重复性、稳定性逐步提高，并朝着智能化方向发展。在脉诊客观化、脉象检测现代化研究过程中，将现代医学方法与电子仪器设备相结合，逐步实现中医脉诊可视化、数据化。研究虽然取得了诸多进展，但仍存在许多亟待解决的问题。

（1）脉诊仪器的研究标准尚待统一：中医学因理论、流派、地域等不同，发展至今，诸多概念仍未澄清，因此很难制定出统一的标准去衡量各家之学。脉诊仪研究在脉象名称与脉图对应关系探求过程中，许多研究者是以名老中医的诊脉结果作为校准依据。但无法考量哪个单位中医脉诊更高明，更无法从中确定以哪种诊断结果作为参考标准。同时，由于各研究单位的仪器在规格、性能、条件、参数方面不同，使脉图的表现形式和参数标准也不相同，这些不利于脉诊研究的借鉴、交流和推广。脉诊仪器的研究标准尚待统一。

（2）临床应用的局限性：由于仪器、诊断标准不同等诸多原因，脉诊客观化研究的成果仍未能广泛进入临床，而且在临床研究方向上也多局限于心血管疾病。这些因素在一定程度上也阻碍了脉诊客观化研究。

（3）脉象解读不足：脉诊仪临床运用的相关报道较少，采集的图形参数如何为临床服务，仍有待探究。需加强脉图参数的研究，挖掘脉象中蕴含的更多临床信息。

（4）指感切脉仍有必要进一步研究：尽管脉诊客观化研究已经有了相当水平，但仪器分析仍无法完全包含指感下的脉象信息诸要素。切脉时手指的指感颇为重要，故仍有必要进一步深入研究。

本章小结

本章主要介绍了望、闻、问、切四诊的现代研究思路与方法。其中舌诊与脉诊的现代研究应当重点了解，深入思考研究方法，开拓思路，为进一步研究打下基础。

复习思考题

1. 舌诊的现代研究取得了哪些成果？
2. 简述脉图的主要参数和判别方法。

同步练习

同步练习答案

第十二章

证候现代研究思路与方法

📚 **学习目标**

1. 了解证候现代研究的相关进展。
2. 了解证候现代研究的思路与方法。

证候现代研究
思路与方法
PPT 课件

证候是中医诊断、治疗的核心，一直是中医学研究的重点。在证候的现代研究方面，研究者主要进行了中医证候文献、证候规范化、证候计量诊断、证候动物模型、常见证候生物学基础研究等。

第一节 证候文献和规范化研究

一、证候文献研究

证是中医学特有的名词，对其内涵和外延的研究离不开对古代和现代文献的系统整理。

（一）中医文献资料特点

中医文献资料非常丰富，但同时也存在很多问题。①症状、证候用词混乱，需要进一步规范。文献资料中同一个症状及证候可能运用不同的词描述，有些概念模糊不清，不能确定其真实含义，如果这种情况不进行合理处理，统计分析结果就会偏离实际情况。②症状分类、采集没有统一固定标准，所以文献资料对症状的描述没有统一的模式，症状缺失现象非常普遍。现有的各种统计方法几乎都不能很好地解决这个问题。③证候诊断结果复杂，兼杂情况更加常见。由于中医证候诊断没有统一标准，同时文献中疑难病例较多，证候表现非常复杂，如果不仔细分析，把这些复杂结果简单归属于传统认为的常见证候，就会遗漏对许多其他证候的分析，同时也会造成分析结果的偏差，加大了统计分析的困难。

（二）研究证的含义

古代医家对病、症、证、证候的概念描述不清，这势必为研究古代证候的内涵带来困难。许多学者尝试将文献中带有"证（候）""症""病"等描述的内容摘取出来，通过对概念的表述与界定，全面总结证候内涵研究的成果。

近年来，研究者围绕证的概念进行了大量研究，以进一步明确古今证候概念的科学内涵。《中医基础理论》教材中的定义为"证是一组具有内在联系的反映疾病阶段性本质的症状集合"。有研究者认为，证是"属于现代医学理论中的病理生理过程和临床综合征"；证是"一种综合性功能态，有具体的功能网络和调控中心"；证候具有"内实外虚、动态时空、多维界面"的特征，是一个高维性、高阶性和非线性的复杂系统。这些研究对证候概念规范、内涵揭示具有积极意义。

研究认为，从字词的本义与引申义、多层次全方位对证候概念作出相对准确的界定，探讨证候在中医理论领域内的发展状况，理清概念发展变化的基本规律，分析证候概念不同含义形成的原因与背景，并运用数据挖掘技术对信息进行处理，系统总结历代中医文献中证候概念的演变过程及结果，揭示证候概念的科学内涵。

二、证候规范化研究

辨证是中医诊断学的主要内容，开展辨证标准和证候实质的研究，对于发展中医理论、提高临床诊治水平及中医药的现代化、国际化，具有很重要的意义。自 20 世纪 80 年代中期起，研究者开展了大量证候规范化工作，编著了《中医证候鉴别诊断学》《中医证候辨治轨范》《中医病名诊断规范初稿》等，国家中医药管理局组织专家起草、国家技术监督局颁布的中华人民共和国国家标准《中医临床诊疗术语》，对建立统一、科学的中医临床诊疗术语标准起到了积极作用。

（一）规范证候的命名

自古以来，证候的命名方式主要取决于证候的内容。古今文献中证候的命名方式不尽相同，有以病邪为主命名，有以病性为主命名，有以病位为主命名，还有复合命名方式等，缺乏统一的标准。

要实现中医证候的规范化，必须首先实现证候名词术语的规范化、标准化。《中医证候鉴别诊断学》收录了 311 个证，《中医证候辨治轨范》收录了 308 个证，《中医病名诊断规范初稿》收录了 432 个证，国家中医药管理局发布了《中医病证诊断疗效标准》，国家技术监督局发布的中华人民共和国国家标准《中医临床诊疗术语》，均对建立统一、科学的证候术语标准起到了积极作用。

（二）规范证候的分类

辨证论治方法体系相互之间的关系不明确。中医证候分类形成于不同的辨证方法体系，因而也造成了证候分类的多样化。目前颁布的各类"标准"也处于未统一状态，如《中医病证诊断疗效标准》分为内科病证、外科病证、妇科等科病证，所有的证候名称都归具体的病名下。《中医证候规范》将证候分为基础证候、脏腑证候、外感证候 3 大类。《中医证候鉴别诊断学》将证候分为全身证候、脏腑证候、温病证候、伤寒证候、专科证候 5 大类。有研究者在证候研究中，引入"证素"的概念，认为"证素"主要指辨证所确定的病性与病位，是病变证候辨识的本质，主张在揭示辨证原理与规律的基础上，采用现代量化诊断技术，对证候与证素之间的诊断关系进行计量刻划，尝试以证素为核心进行证候的分类。

（三）证候诊断标准研究

诊断标准是临床辨证的准绳，但诊断标准的不规范性，严重影响了临床科研的可重复性和可比较性，限制了临床诊治水平的提高。有研究者提出证候诊断标准规范化研究的可能路线，如构建证候宏观诊断标准框架，证候宏观与微观结合的诊断标准，方证对应研究与证候诊断客观化研究，实验动物四诊客观化、标准化，建立辨证方法新体系（将证候分解为病性及病位证候要素）。目前多采用文献查阅及专家咨询、研讨方法，初步拟定辨证标准，再结合流行病学调查选取相关指标，按照计量学的方法赋值量化，根据统计方法确立各个指标对证候的贡献度，建立回归方程，从而确立辨证标准。

1. 证候宏观诊断标准研究

按照病证结合的原则，确定某病某证候的四诊条目范围，然后确定主要症状和次要症状，并确定主要症状或次要症状的组合方式，可得到统一诊断标准。研究中多以 Logistic 回归法作为基本统计分析模型；用前进法、后退法或逐步法筛选症状范围；用 OR 值作为症状权重；同样用 OR 值作为筛选主要、次要症状的根据。有研究者应用病证结合的流行病学方法，调查 5606 例，涉及 378 个病种，将调查资料由定性指标变为定量指标，通过逐步回归分析方法建立肝郁证与肝郁脾虚证的计量鉴别诊断方程，然后进行回顾性及前瞻性检验，确立肝郁证与肝郁脾虚证的辨证标准。

2. 通过文献资料的研究建立中医证候诊断标准

有研究者查询了古今文献中与肝郁证有关的症状描述及记载，古代文献采用手工检索的方法，现代文献以计算机检索为主，辅以手工检索。同类症状根据专业知识结合临床实际进行合并，共得到 170 余条症状及体征。根据百分位数计算结果，将 95％ 位数（包含以下）的症状体征，作为肝郁证的主症及主脉。通过文献资料的研究建立了肝郁证诊断标准。

3. 通过专家问卷调查建立中医证候诊断标准

有研究者依据逍遥散应用于临床的现代文献，参考书中关于逍遥散方的记载，划分逍遥散证的症状、舌象、脉象范围，制定专家咨询问卷表，并发给 50 位不同地区的中医及中西医结合专家，初步确定逍遥散证的主、次症状。对专家咨询问卷资料进行整理，分别计算出每个症状、体征出现率，取症状出现率在 50％ 以上者作为制定逍遥散证临床观察量表的依据。

近年来，有研究者检索 CNKI、万方、维普、SinoMed，收集已发表的中医证候诊断标准相关研究资料，提取发表年份、作者分布、地区单位合作情况、研究方向、疾病、证候及研制方法等信息。纳入 327 篇相关文献，涉及 138 个证候诊断标准，按疾病类型划分为 17 类，按证候类型划分为 12 类。其中，72 个证候诊断（定量诊断）标准研究涉及的研制方法共 36 种。研究结果表明，中医证候规范化研究已取得一定成果，但仍存在证候名称不规范、研制方法不统一、推广应用不到位等问题。

第二节 证候计量诊断和证候动物模型研究

一、中医证候计量诊断

（一）计量诊断学

传统中医望、闻、问、切四诊，主要依靠医生的视觉、嗅觉、听觉、触觉等感觉器官收集病情资料，但依据人体五官收集的资料，其分辨率低、信息量少，难以合参；模糊性大，有很大的主观性，且量化与客观化不足；缺少定性与定量结合的综合分析。

　　计量诊断是以统计学概率论为理论，依据有关的医学理论，将症状、体征及各种化验检查结果量化，通过概率运算，使其成为诊断和鉴别诊断的重要依据，并可用以判断病情的发展趋势，评价治疗效果，作出预后诊断。通常是先将已知的一定数量的确诊病例（参照组）的症状和体征，按照一定的数学模型，经过统计计算归纳成一定的数学公式。当待诊患者就诊时，将其症状体征存在与否和/或轻重程度，按事先规定的计量标准转换成为变量，代入公式即可得出以数量或概率大小表示的诊断结果。

（二）四诊指征的计量诊断

　　四诊指征的计量诊断是指将望、闻、问、切四诊所获得的舌象、脉象和症状体征等客观化、定量化的过程。迄今为止，对舌诊、脉诊的计量诊断已做了大量的工作，如从病理形态学、细胞学、生理学、生物化学、微生物学、血液流变学、微循环检查、舌活体检查及电镜检查等，并利用舌象仪、舌色仪等，对舌色、舌质、舌苔进行综合研究；或利用统计方法对脉图资料进行分析，对弦、滑、细、紧、浮、沉、迟、数、洪等脉象进行计量诊断研究。

（三）证候的计量诊断研究

　　症状、体征是辨证的依据，等级计量是基础。在对症状、体征等软指征量化的基础上，进一步进行辨证的定量。证候计量诊断的方法有：

1. 半定量方法

　　作为向计量诊断的过渡，半定量方法在诊断中有一定的可行性。将中医临床症状、体征分级记分，采用相加计数法、累积计数法、分类计数法等进行指征积分的计数，然后根据指征的出现率和指征积分数的高低，并适当考虑临床实际，进行辨证、诊断、治疗和疗效评价。病证的计量诊断，既要考虑症状、体征多少，又要结合症状、体征程度。

2. 多元分析方法

　　多元分析方法是定量分析事物间复杂相互关系的一种数理统计方法，对中医证的诊断与鉴别诊断及寻找灵敏度高、特异性强的中医实验资料有一定的应用价值。它是实现中医证候定量化、规范化的重要手段。

　　众多临床资料，有些对中医辨证诊断价值较大，有些则较小。因此，必须首先评估各症状、体征、实验室指标对中医辨证诊断的价值，逐步筛选出诊断意义较大的指征以作进一步的量化研究。目前，常用的方法有出现率、χ^2 法、Ridit 分析法与条件概率法等。经过初步筛选的指征，就可以采用多元分析方法进行定量分析。常用的分析方法有判别分析、相关分析、回归分析等。

3. 模糊数学方法

　　模糊数学是研究和处理模糊现象的数学。模糊性主要是指互为中介的客观事物在相互联系和相互过渡时所呈现出来的"亦此亦彼"性。根据模糊数学的原理，认为"证"的实质是一个模糊概念，可以使用模糊数学中的"隶属度"来进行量化分析，确定"证"的模糊集合中某些症状隶属于某证的程度，从而建立起"证"的数学模型，并使之客观化、精确化。

4. 临床科研设计、衡量与评价 (design, measurement and evaluation in clinical research, DME)

　　DME 指将流行病学、医学统计学、卫生经济学、社会学、运筹学等学科的原理和方法与临床医学相结合而发展起来的一门边缘学科。它以群体为研究对象，对群体进行描述、分析，用动态的、定量的、群体的思维方法考虑问题，在实践中总结理论。目前，DME 方法正受到重视，并得到越来越广泛的应用。今后中医证候规范化的研究工作应严格遵循 DME 的原则，采取病证结合的方法，开展多中心、大样本、前瞻性的临床研究，同时注意交叉学科的渗透，进一步运用先进的数学方法和电子计算机，对资料进行数理统计分析，使研究结论更具有普遍性和可重复性，以提高证候规范化研究的强度。

二、证候动物模型研究

现代中医证候动物模型研究始于 20 世纪 60 年代，目前已建立了百余种证的动物模型。由于证候的诊断主要从宏观外在的表象进行，而从传统中医四诊收集动物外在表象十分困难，因此准确复制证候的动物模型难度较大。目前证候动物模型的制备方法主要有如下几种：

（一）模拟中医病因模型

在中医病因学说的基础上，施加致病因素，模拟临床证候的形成过程。如根据《脾胃论》中"苦寒之药损其脾胃"的理论，采用大黄水浸剂灌服法建立脾虚证动物模型；根据"怒伤肝"理论，采用激怒刺激法建立肝郁证动物模型；根据"风寒湿三气杂至，合而为痹"理论，采用人工风寒湿环境装置建立风寒湿痹动物模型，这些都是单病因的证候造模方法。又如根据苦寒泻下、饮食失节、劳倦过度的方法建立脾气虚动物模型；采用烟熏复合寒冷刺激的方法建立寒饮蕴肺证家兔病理模型；根据"劳倦过度，房事不节"理论，采用强迫游泳法加库利奇效应（Coolidge effect）效应诱导房事不节，建立小鼠肾阳虚模型；采用夹尾激怒加高浓度大黄灌胃建立肝郁脾虚证动物模型，这些都是复合病因的证候造模方法。但由于中医病因多为非特异性的因素，一种病因可致多种病证，多种病因又可致同一种证，且由于实验动物与人存在生物学差异，因此动物模型证候难以与人的证候完全相同，传统致病因素和证候模型亦难对应。

（二）模拟西医病理模型

借鉴现代医学疾病的已知动物模型，使用化学或者物理的刺激方法，复制出某一疾病的病理损害，通常可以用某几个典型症状和客观指标反映出来。如皮下注射皮质酮建立肾阳虚动物模型；通过家兔耳缘静脉注射 10% 高分子右旋糖酐建立血瘀动物模型；通过结扎大鼠左冠状动脉，移植心肌梗死致心力衰竭建立心气虚动物模型；在 D-半乳糖制作的亚急性衰老模型基础上，腹腔注射咖啡因叠加多平台水环境持续睡眠剥夺法，建立老年阴虚失眠大鼠模型。这种模型造模成功率高，易于观察，但与中医临床联系不够紧密。此类模型用于中药药效及药理作用的观察较好，但是对证候学的解释并不完美。在某个疾病或病理状态下，只具有某一症状或是某个指标的改变，以简单的实验室指标来判断证候属性，与中医整体观的特色并不一致。

（三）模拟病证结合的动物模型

这类模型在西医病理模型的基础上，复合使用中医病因造模的处理因素，期望模拟某一疾病某种证型的特征。综合了上述两种模型的优势，是较理想的中医证候模型。如通过动态采集自发性高血压大鼠宏观表征、血压并通过行为学实验，判别 14～18 周龄的高血压大鼠的证型是否为肝火亢盛证；采用高脂饲料饲养结合小剂量链脲佐菌素（STZ）尾静脉注射的方法，制备 2 型糖尿病大鼠模型，在此基础上运用过量的青皮、附子进行灌胃来建立 2 型糖尿病气阴两虚证模型，然后用中药治疗进行反证；将排卵期的雌猴赶入压缩笼，挤压，以猕猴稍能活动为度，每天挤压 7 小时，共造模 7 天，建立经前期综合征（肝气逆证）猕猴模型。但由于中、西医对发病机制认识不同，这种模型的解释有一定困难。

（四）病因病理结合的动物模型

病因病理结合造模是在考虑中医病因学说的基础上，结合西医的致病原理，将中医病因和西医病因病理复合因素施加于实验动物，力求模拟出既具备西医疾病动物模型的可重复性、稳定性和可靠性强的特点，又符合中医学证候或疾病特点的动物模型。如采用强迫跑步、控制食量以及给予大剂量心得安（普萘洛尔）等复合因素，建立小鼠心气虚证模型；采用限制饮食加皮下注射利血平的方法，建立脾虚证动物模型；通过高脂饮食、脑垂体后叶素皮下注射以及寒冷刺激的方法，建立冠心病心阳虚血瘀证大鼠模型。

● 第三节　常见证候生物学基础研究 ●

证候是中医诊断和治疗的核心，探讨证候与生物学系统指标之间的关联，探究证候的生物学基础，是当前中医证候研究的重点和热点。

一、肝病常见证候研究

肝是人体重要脏器之一，其生理、病理极为复杂。国内对肝脏生理病理研究较为重视，在诊断标准、动物模型复制、临床及实验研究等方面做了大量研究，主要涉及神经、内分泌、免疫等功能活动。

1. 肝郁证

研究表明，肝郁证患者免疫功能的改变与环核苷酸的代谢紊乱、尿木糖排泄率下降以及血浆皮质酮水平升高有关。全血黏度、血浆黏度及红细胞聚集指数明显升高，血清促胃液素水平明显低于正常，免疫力低下，溶血素水平、脾淋巴细胞转化率下降，白介素-2（IL-2）产生能力明显抑制，情绪状态为焦虑与抑郁并存，并同时存在血浆神经降压素水平的变化。

肝郁证出现"抑郁"样的情绪变化，主要涉及中枢皮层、边缘系统及下丘脑-垂体-肾上腺轴等部位。现代研究集中在以下几大方面：①单胺类神经递质。肝郁大鼠在海马、下丘脑、前额叶皮质、脑脊液及全脑部位出现单胺类神经递质 5-羟色胺、多巴胺、去甲肾上腺素及其代谢产物显著下降。②中枢神经系统氨基酸水平。研究发现海马、杏仁核、皮层的兴奋性氨基酸，以谷氨酸及其受体［离子性受体 N-甲基-D-天冬氨酸受体（NMDAR）、α-氨基-3-羟基-5-甲基-4-异噁唑受体（AMPAR）、代谢性受体 GluRs］为代表，其产生的兴奋性神经毒性作用，可能是肝失疏泄，引起"抑郁"样精神行为的生物学机制之一。研究也发现，在肝失疏泄致使的谷氨酸过量释放的病理过程中，中枢神经系统特别是海马和皮层糖皮质激素的异常升高扮演着至关重要的角色。③神经肽及神经营养因子。神经肽是一类作用于神经元之间从而影响机体摄食、代谢、社会行为、学习记忆等活动的神经元信号分子，扮演着神经肽激素、神经递质和细胞因子等角色。在众多神经肽中，神经肽 Y（NPY）是肝失疏泄情绪抑郁生物学机制的热点研究对象。广泛分布于神经系统的 NPY 是调节情感及行为的关键因子，同时 NPY 作为下丘脑食欲调节网络中重要的促进食欲因子，在"肝失疏泄—情志不畅—食欲下降"的过程中起重要作用。脑源性神经营养因子（BDNF）及其受体是肝郁情绪抑郁研究的重点。BDNF 能够刺激新生神经元发育、生长和成熟，又可以调节谷氨酸的释放，因此在中枢神经的结构可塑性和功能可塑性上起重要作用。大量研究论证了中枢皮层、海马及杏仁核内 BDNF 的异常表达，也可能是肝失疏泄、情绪抑郁的生物学机制之一。④中枢神经免疫。近年来，细胞因子特别是中枢神经系统细胞因子也是肝失疏泄所致情绪抑郁研究中的重点。中枢神经系统细胞因子一方面影响糖皮质激素受体，影响丘脑下部和垂体对皮质醇升高的敏感性，导致 HPA 轴的负反馈减少，最终引起 HPA 轴的过度激活，参与情绪活动。另一方面影响单胺类神经递质 5-HT 的合成及再摄取。此外，细胞因子持续激活，使得星形胶质细胞、少突胶质细胞等相关神经元细胞发生凋亡受损、胶质细胞与神经元交互作用出现障碍，参与情绪行为活动。⑤下丘脑-垂体-肾上腺轴轴体亢进。持续遭受不良应激源刺激的大鼠，下丘脑、血浆促肾上腺皮质激素及促肾上腺皮质激素释放因子、血浆皮质酮明显升高，HPA 轴下游靶器官肾上腺微观结构受损，这些 HPA 轴亢进现象在应用疏肝方剂后得以改善。

2. 肝阳上亢证

有关肝阳上亢证的病理生理基础研究涉及多个方面，如植物神经功能紊乱，交感神经亢进；血浆去甲肾上腺素、肾上腺素含量增高；血浆 cAMP、cGMP、TXB_2、$6\text{-}K\text{-}PGF_{1a}$ 含量增高；红细胞内腺苷三磷酸（ATP）、腺苷二磷酸（ADP）含量增高；红细胞膜内 ATP 酶活性降低，胞内 Na^+、Ca^{2+} 浓度增高；大脑中动脉平均血流速度（V_m）、收缩峰血流速度（V_s）增高；肾上腺酪氨酸羟化酶（TH）基因表达增强等。

3. 肝火上炎证、肝胆湿热证

有研究认为，此两证有共同的病理生理基础：肾上腺皮质、髓质功能增强；炎症介质增加，血管内皮细胞损伤；调节血管舒缩的活性物质异常，毛细血管通透性增加。肝火上炎证代谢旺盛，能量消耗增加和贮备减少；胰岛素抵抗增强，红细胞变形能力降低，微循环障碍，脑血流异常，内皮功能损伤和人格特征变化等。肝胆湿热证炎症损伤较重，脂质过氧化自由基损伤明显。

4. 肝阴虚、肝血虚证

有研究认为，肝血虚证患者红细胞膜 ATP 酶活性与红细胞耗氧率低下，以致能量代谢减退；交感神经活动减退，调节心血管舒缩和体液平衡的活性物质以及细胞膜内第二信使类物质显著改变；肝阴虚证患者调节血管平滑肌收缩舒张功能的活性物质紊乱，存在微循环障碍。

二、心病常见证候研究

对中医心病本质的研究主要定位于现代医学心血管系统疾病，因此主要借助现代医学心功能检测、冠脉造影、血液循环、内分泌功能、免疫学、代谢组学、基因组学等开展研究，以临床和实验为手段，定性和定量相结合，以实现中医辨证客观化、规范化、定量化目标。

1. 心病常见证型与心功能

（1）心气虚与心功能：许多研究资料均表明心气虚证患者的左心功能异常。有研究发现，心气虚证患者与正常人比较，左室舒张和收缩功能均低下，而肺、脾胃、肾气虚证患者与正常人比较，左室舒张功能参数无显著差别；左室舒张功能指标舒张期振幅时间指数（diastolic amplitude time index，DATI）较收缩功能指标左室射血前期/左室射血期（pre-ejection period，PEP/left ventricular ejection time，LVET；PEP/LVET）更为敏感，DATI

和 PEP/LVET 异常率无显著差别，但二者正常、异常间有交叉，说明心气虚证有单纯心收缩或舒张功能异常。有研究者认为左室舒张功能评价对心气虚证诊断有高敏感性（87%），左室收缩功能则有高特异性（88%）。研究者分析心气虚证患者心功能检查结果发现：心气虚证患者心脏的泵血功能、左心室收缩功能均明显下降，外周阻力增加，后负荷加重，心脏的舒张功能也受到一定程度影响。

（2）心血虚证与心功能：研究者研究心虚证分型与左室舒张功能发现，除心血虚证外，均有不同程度的左室舒张功能异常。心虚证程度加重的规律为：心血虚<心气虚<心阳虚<气阴两虚。研究者研究 95 例收缩时间间期（systolic time interval，STI）心血虚患者负荷发现，心血虚证患者存在潜在左心功能低下情况。

（3）心阴虚证与心功能：研究者研究 83 例心力衰竭患者发现，心功能分级与证型相关性明显，心阴虚为主的患者的心功能分级低于心阳虚为主的患者，NT-proBNP 水平明显低于阳虚证患者。

（4）心阳虚证与心功能：研究者研究 262 例冠心病患者发现，冠心病阳虚证患者的射血分数较非阳虚证者明显降低。研究者研究 47 例心阳虚患者发现，心阳虚患者心室收缩功能与舒张功能与正常人相比均有不同程度的减弱。芪苈强心胶囊等治疗心阳虚证的中成药能够极大地改善左室射血分数及其他收缩舒张功能指标，从以方测证的角度看，心阳虚证往往伴随左室射血分数的降低。

（5）心血瘀阻证与心功能：研究者将 95 例冠心病患者按中医辨证分为 3 个实证组（心血瘀阻型、痰浊内阻型和阴寒凝滞型）和 3 个虚证型（阳气虚衰型、心肾阴虚型和气阴两虚型）。检测心电图 QRSd、QRSmax、QRSmin 指标，发现冠心病中医辨证分型中实证型组 QRSd、QRSmax、QRSmin 大于虚证型组，提示实证型组比虚证型组患者心肌缺血重，易发生心律失常；心血瘀阻型患者的 QRSd、QRSmax、QRSmin 最大，提示此型患者缺血程度较重，易发生心律失常。

2. 心病常见证型与冠脉造影的关系

冠脉造影显示：冠心病病变支数主要包括单支病变、双支病变、三支病变等。研究者研究了 368 例冠心病患者冠脉病变特点与中医证型的相关性，发现心血瘀阻证患者冠状动脉以多支病变为主。研究者选取 250 例冠状动脉造影患者进行中医辨证分型，记录冠状动脉病变支数、狭窄程度，并采用 Gensini 法计算冠状动脉病变积分。结果显示，心血瘀阻型以多支病变、闭塞性病变为主，病变积分高。提示冠心病中医证型与冠状动脉病变有一定相关性。

3. 中医证型与血液循环的关系

（1）与血液动力学的关系：有研究者进行无创性血液动力学检查，结果发现心虚组每搏输出量（stroke volume，SV）、心输出量（cardiac output，CO）、心搏指数（stroke index，SI）、心脏指数（cardiac index，CI）、左室有效泵力（left ventricular effective pumping force，VPE）低于对照组，外周总阻力（total peripheral resistance，TPR）高于对照组。有研究者观测了心气虚、心阴虚、心脉瘀阻病人左心舒缩功能，发现在收缩功能方面，心气虚组>心脉瘀阻组，而心阴虚组无收缩功能受损；在舒张功能方面，心气虚组>心脉瘀阻组>心阴虚组。

（2）与甲皱微循环的关系：有研究者报道，心阴虚患者的甲皱微循环袢多为纤细状，微血流流态多表现为线流，血流速度快。有研究者观察了 87 例患者甲皱微循环变化，发现气虚者管袢数目减少、变短，张力差，异性管袢明显增多。

4. 心病常见证型与内分泌功能的关系

有研究者对 33 例不同心血管疾病心阴虚证患者肾素-血管紧张素-醛固酮系统（renin-angiotensin-aldosterone system，RAAS）的功能状态进行了观察，发现心阴虚证 RAAS 活性增高，表现为 3 种激素水平均比正常人高，提示心阴虚证存在明显的神经-体液调节功能紊乱。有研究者认为心房钠尿肽（atrial natriuretic peptide，ANP）可能有望成为评估心力衰竭心阳虚证心阳气水平的指标之一。

5. 心病常见证型与代谢组学的关系

有研究者运用代谢组学的方法探讨冠心病痰浊证与气虚证的中医分型及与其代谢产物之间的关系，结果显示痰浊证与气虚证患者可被有效区分，鉴别这两种证型贡献值最大的化合物为丝氨酸，其次为缬氨酸、2-羟基丙酸等，痰浊证丝氨酸、2-羟基丙酸显著高于气虚证组。研究者研究心气虚与能量代谢后认为，心肌能量物质代谢障碍是慢性心力衰竭心气虚证的病理生理物质基础，心气虚与线粒体能量代谢有一定的相关性。提示代谢组学技术有可能成为中医辨证分型新的技术手段。

6. 心病常见证型与基因组学的关系

研究者研究不稳定型心绞痛患者血管紧张素转换酶（angiotension-converting enzyme，ACE）基因多态性与中医证型及冠状动脉斑块性质关系发现，*ACE* 基因 *DD* 基因型及 *D* 等位基因可能是冠心病不稳定型心绞痛的易感基因，且在中医辨证之气虚血瘀证、痰阻心脉证、心血瘀阻证患者中分布较多，*ACE-DD* 基因型在软斑块及中等密度斑块患者中分布较多。

三、脾病常见证候研究

脾病辨证研究主要集中在脾虚证方面。许多学者采用现代科学技术和方法，在临床与动物实验方面，从消化、内分泌、神经、免疫、物质代谢、血液、肌肉运动等角度，对脾虚证候生物学基础做了大量研究。

1. 免疫功能

研究表明，脾虚证主要体现在非特异性免疫、细胞免疫、体液免疫等方面，表现为胸腺细胞内 DNA 合成减少，胸腺细胞和 T 细胞发育增殖受到影响。脾虚动物脾细胞 DNA 及 IgM 合成不足，脾 B 细胞增殖能力降低。脾虚患者红细胞 C3b 受体花环率，与胃中积热和血热妄行患者比较明显降低。转化生长因子 α 和细胞周期蛋白 cyclin E 在脾虚证中表达有显著差异，在脾阴虚证中较高，在脾气（阳）虚证中较低。

2. 血液系统

脾虚证患者的血液流变学表现为高黏状态、供血障碍、凝血机制抑制、纤溶系统活跃、出血倾向，并有贫血现象，血浆黏度及红细胞硬化指数明显增高，红细胞聚集指数及红细胞压积明显降低；甲襞微循环则表现为组织器官供血不足。

3. 内分泌与能量代谢

脾虚证胃肠道功能、胃肠道激素水平、胰腺功能等下降。胃动素（motilin，MOT）和前列腺素（PGE_2）含量异常。脾气虚时能源物质不足，糖酵解供能系统、有氧代谢供能系统异常。

4. 肠道菌群

近年的临床及动物实验已证实脾虚证与肠道菌群的变化密切相关。动物实验表明，用番泻叶、大黄水煎液制备的脾虚证大鼠模型出现了肠道菌群多样性指数下降；用大黄煎汁塑造的脾虚小鼠模型亦存在显著的微生态失调，肠道乳酸杆菌和双歧杆菌均有不同程度的下降。临床研究方面，对老年脾虚患者肠道菌群 16S rDNA 进行变性梯度凝胶电泳分析，发现脾肾阳虚、脾气虚和脾肾阳虚兼脾气虚患者的肠道菌群结构具有明显特征，并与临床诊断结果基本一致；同一证型不同病证、临床表征和病程的患者肠道菌群结构不同，此研究结果在一定程度上为"同病异治"提供了实验依据，证候变化的实质可能与肠道微生态的改变相关。

四、肺病常见证候研究

对中医肺脏本质的研究主要定位于现代医学肺系疾病，借助现代医学肺功能检测、肺血流图、神经内分泌、免疫功能等方面开展中医肺虚证的研究。

1. 肺功能

研究者将慢性阻塞性肺病患者分为肺气虚及肺气未虚组，分别测定其肺功能，并与健康人作对照。结果肺气虚组的肺活量、肺最大通气量、第 1 秒用力呼气容积、肺中期呼气流速变化均比正常组低，肺活量的呼气流速-容积曲线变化在肺气虚组全部异常，而肺气未虚组则全在正常范围；残气、肺总量百分比，肺气未虚组高于正常人，但较肺气虚组明显降低。

2. 神经-内分泌-免疫功能

研究表明，肺气虚证存在整体神经-内分泌-免疫系统功能紊乱，主要表现为迷走神经功能亢进，肾上腺皮质功能及免疫功能低下。

3. 血液流变学

研究表明，肺虚证全血黏度、血浆黏度、红细胞压积、红细胞变形指数比升高。肺阳虚组大鼠全血黏度、血浆黏度、红细胞压积、红细胞变形指数比肺气虚组升高更明显。

4. 尿液代谢物

研究表明，用尿液代谢组学方法发现慢性阻塞性肺病稳定期肺气虚证患者存在代谢谱改变。采用气相色谱与质谱联用技术分析小儿支气管哮喘发作期非痰热阻肺证及痰热阻肺证的尿液代谢物，发现支气管哮喘发作期不同证型间存在不同代谢标记物与代谢通路。

五、肾病常见证候研究

近年来，主要从肾虚证候疾病谱、下丘脑-垂体-靶腺轴、系统生物学、生物标志物等方面，从组织器官到细胞分子不同水平，对肾本质进行了较深入的研究。

1. 肾虚证候疾病谱

肾虚证在肾主生殖、主骨生髓功能有关的病证中或肾本脏病证中多见。有研究者通过主题词共词分析，发现肾虚证候与不孕不育、阳痿、更年期综合征、腰痛、哮喘、月经失调、遗尿、痹证、崩漏等中医病证关系密切；与不孕不育、骨质疏松、糖尿病、贫血、肾衰、肾炎、哮喘、高血压、前列腺炎、骨关节炎等西医疾病存在密切联系。肾阴虚证相关疾病出现频次前 18 位依次为糖尿病、更年期综合征、失眠、高血压、中风、不孕、卵巢早衰、多囊卵巢综合征、月经不调、不育、眩晕、糖尿病肾病、冠心病、痤疮、抑郁症、骨质疏松症、慢性肾功能衰竭、干燥综合征。对 1238 例 60 岁以上（含 60 岁）的老年人进行随机流行病学调查，肾虚排前 10 位的症状分别是肢软、腰酸、齿摇、发脱、夜尿频多、健忘、发白、失眠、老舌、尺脉不足；在重度肾虚证患者中，排位前 10 的症状有健忘、夜尿频多、腰酸、肢软、失眠、尺脉不足、行动不便、发白、齿摇、发脱。亚健康状态肾虚证的主要证候特点有腰部酸痛、腿膝酸软、疲倦乏力、失眠、脱发、手足心热、头晕、咽干、性欲减退、大便干、盗汗、畏寒、手足冷、夜尿多、耳鸣等；舌象以舌质红为多见，其次为舌质淡红、舌质淡、舌质暗红；脉象以脉细为多见，其次为脉弦细、脉细弱。

2. 肾虚证与下丘脑-垂体-靶腺轴的关系

关于肾阳虚证的近代研究，最早可追溯到 20 世纪 50 年代。最近 40 年，有关肾阳虚证的研究取得了巨大的进展。临床研究发现，支气管哮喘、妊娠中毒症、冠心病等 6 种疾病的临床辨证论治具有规律性：当病变发展至某一阶段，都会出现肾虚，这时用补肾调节阴阳治疗都能提高疗效。肾阳虚证患者 24 小时尿 17-羟类固醇排泄量显著降低；静脉滴注促肾上腺皮质激素（adrenocorticotropic hormone，ACTH）出现延迟反应，明确肾上腺皮质功能低下继发于垂体。正常人血 11-羟类固醇水平昼夜变化曲线呈 U 型、V 型或 W 型，但肾阳虚患者超半数呈现 M 型异常节律，说明肾阳虚患者在 HPA 轴的不同层次都有功能障碍。另外，肾阳虚证不仅存在肾上腺皮质轴功能紊乱，而且在下丘脑所调节的各个靶腺（甲状腺轴、性腺轴）都有不同环节、不同程度的功能紊乱。主要表现为总 T_3 水平低下，TRH 兴奋试验约半数呈延迟反应；E_2 及 LH 增高，且半数患者 LRH 兴奋试验呈延迟反应。通过 Arrowsmith 分析发现，中医肾虚证与内分泌方面肾上腺皮质功能、维生素 D 轴功能以及性腺功能均有关系。

3. 肾虚证的系统生物学研究

在肾虚证的基因组学研究方面，有研究者探讨了淫羊藿总黄酮（EF）延缓衰老的机制，绘制出了肾虚证的神经-内分泌-免疫及神经-内分泌-骨代谢两大基因网络调控路线图谱。CYP19（TTTA）$_n$ 基因型、AR（CAG）基因型、VDR（Fok I）在骨质疏松症肾虚证患者和骨质正常人群中存在显著的分布差异。有研究者利用表达谱芯片检测出肾阳虚证患者 642 个差异基因，功能主要集中在糖代谢、酶活性功能和免疫代谢通路上。有研究者从"恐伤肾"行为遗传学研究开始，到"肾阳虚的基因表达谱"，再到"肾阳虚家族能量代谢重要信号转导通路 Ras-MAPK 研究"，初步建立了"肾阳虚证候-功能基因组"研究的技术平台。发现肾阳虚证的差异基因表达谱较多，集中出现与免疫和代谢相关的两类基因。有研究者筛选出 48 条肾阳虚证患者外周血差异表达 miRNAs，主要参与免疫、信号通路、蛋白翻译合成等调节。

肾阳虚证血浆蛋白表达谱的变化涉及生长发育生殖能力、免疫应答、细胞凋亡等，与中医肾阳虚证所表现的腰膝酸软、耳鸣耳聋、发脱齿松、性欲减退等症状相符。有研究发现肾阳虚证血浆蛋白质表达谱上调的蛋白共 14 个，涉及生长发育生殖能力有 Csk、FZD-1、FZD-4、BDNF、ActR II A、BMP-5、LTBP-1、FGFRL1，与免疫系统相关有 CXCR3、IL-27Rα、LBP、IL-13Rα2、CSF-1、PECAM-1、ActR II A。有研究者借助 iTRAQ 技术联合 LC-MS/MS 对 BPA 染毒和肾虚小鼠睾丸进行蛋白质组学研究，差异蛋白 Svs1、Svs2、Svs3a、Svs4、Svs6 及 Apoa1 表达下调，与雄激素特异诱导和胆固醇生成代谢有关；Orm1 表达上调，与鞘膜稳态紊乱有关。在自然衰老大鼠中，肾虚证与海马神经细胞因子 NGF、FGF-2、GDNF 的蛋白表达降低有一定的相关性。

研究者应用 ^{1}H-NMR 代谢组学研究技术，对围绝经期肾虚患者血代谢物谱进行分析，代谢生物标志物可能是 β-葡萄糖、胆碱、肌酸、TMAO、甘油磷酸胆碱、N-乙酰糖蛋白、α-葡萄糖（AUC>0.85），与丙酮酸代谢、丁丙氨酸和谷氨酸代谢、谷氨酸和谷氨酰胺代谢有关。研究者采用"多柔比星＋氢化可的松"复合造模法建立肾阳虚水肿模型，用 UPLC-Q/TOF-MS 法检测大鼠尿液代谢物，共鉴定 40 个生物标志物，发现有 3 条显著相关的代谢通路（苯丙氨酸代谢、色氨酸代谢、嘧啶代谢）。研究者通过文献分析认为，肾阳虚证是一种以酪氨酸升高的代谢紊乱为主，还涉及其他代谢通路变化的一种特定代谢状态。

肾虚证的信号转导网络研究也取得一定的成就。有研究者采用淫羊藿总黄酮（EF）治疗皮质酮肾阳虚证大鼠模型，发现它对核因子 NF-κB 信号转导通路有显著调节作用。海马区 MEK/ERK/CREB 信号通路与肾虚质学习记忆减退有关，TLR 家族基因介导的信号转导异常，可能是肾阳虚证免疫功能失调发生发展的信号转导机制之一。另外还涉及的信号通路有 TGF-β1/Smads（弱精症、排卵障碍）、wnt 通路（肾病）、成骨细胞 ERK1/2、Wnt/β-catenin 信号通路和 β-catenin 信号传导通路（骨质疏松），以及子宫内膜细胞 PI3K/Akt 信号通路（月经失调）等。

4. 肾虚证的其它研究

研究者通过采集血清进行指标检测，发现肾阳虚证组与肾阴虚证组血清补体 C3、CD_4^+/CD_8^+、IgM、ACTH、Mg^{2+}、Cu^{2+}、Zn^{2+}、Fe^{3+} 均显著降低，肾阳虚证组多巴胺、肾上腺素显著降低，肾阴虚证 IgG 水平显著增高。肾阳虚与肾阴虚患者在中性粒细胞、淋巴细胞、嗜酸性粒细胞、嗜碱性粒细胞、NLR、EBR 和血红蛋白方面与健康组相比有显著性差异，肾阳虚与肾阴虚患者在嗜酸性粒细胞、NLR、EBR 和血红蛋白方面有显著性差异。

六、中医寒热证候研究

近年来医学界复制寒、热证动物模型，并开展对寒热证本质的深入研究，与临床研究结果基本保持一致。

1. 寒热证与神经系统

在机体的正常生理条件下，交感与副交感神经的功能活性应保持动态平衡，但当机体处于阳虚证或阴虚证时，自主神经功能与诸多生物活性物质均会有明显的变化。诸多研究结果表明，虚寒证副交感神经功能处于亢奋状态，大脑皮层、皮层下中枢和交感神经以及交感-肾上腺髓质系统功能处于抑制状态；虚热证副交感神经功能抑制，大脑皮层、皮层下中枢和交感神经以及交感-肾上腺髓质系统功能处于兴奋状态。

2. 寒热证与神经递质

研究结果显示，虚热证患者血浆中 NE、E、DA、5-HT 含量增高，虚寒证大鼠脑内 NE 和 DA 的含量降低，5-HT 含量升高，血清多巴胺 β 羟化酶（DβH）活性降低。NE 和 DA 属兴奋性递质，5-HT 属抑制性递质，故寒证机体处于功能低下状态。用温热药治疗后，上述指标呈相反方向变化，机体的功能恢复正常。

3. 寒热证与垂体-肾上腺皮质、甲状腺、性腺系统

随着研究的深入，对寒热证的研究已不仅局限于单一系统指标的改变，而是依据体内三大系统（垂体-肾上腺皮质系统、垂体-甲状腺系统、垂体-性腺系统）间彼此相互作用的理论，将研究方向扩大至多系统的指标变化。有研究显示，寒药复方使大鼠血清促甲状腺激素

（TSH）下降，而垂体内 TSH 均高于对照组，反映丘脑下部 TRH 释放减少，即垂体-甲状腺系统受抑制；肾上腺皮质素的释放受抑制，垂体内 ACTH 释放减少，反映垂体-肾上腺系统机能受抑制；黄体生成素（LH）含量在血清内均降低而垂体内均高于对照组，说明垂体的 LH 释放受抑制。

虚寒证患者的血浆皮质醇浓度虽正常，但外周血白细胞糖皮质激素受体（GCR）含量显著下降，皮质醇-受体复合物减少，最终导致体内糖皮质激素的生物效应减弱。而虚热证患者的血浆皮质醇浓度显著升高，且白细胞 GCR 含量亦有升高趋势，皮质醇-受体复合物增多，最终导致体内糖皮质激素的生物效应增强。

阳虚模型下丘脑、血浆 β-内啡肽含量下降，助阳药可使阳虚模型已下降的 β-内啡肽水平上升。

4. 寒热证与环核苷酸、前列腺素（PG）含量

研究显示，虚寒证时，交感-肾上腺髓质系统功能活动减弱，交感神经递质释放减少，导致前列腺素 E_2（PGE_2）的合成和释放减少，使腺苷酸环化酶活性减弱，进而引起细胞内 cAMP 的合成减少，同时副交感神经功能偏亢，导致前列腺素 $F_{2\alpha}$（$PGF_{2\alpha}$）的合成及释放增多，引起细胞内的 cGMP 增多，从而出现 PGE_2/$PGF_{2\alpha}$ 及 cAMP/cGMP 比值均下降；虚热证时，交感-肾上腺髓质系统功能活动增强，交感神经递质释放增多，引起 PGE_2 的合成及释放增多，使腺苷酸环化酶活性增强，进而使细胞内 cAMP 增多。

5. 寒热证与免疫功能

热证时交感神经系统、肾上腺髓质系统兴奋，使血中 NE 含量增多，脑内 CRH 增多，导致糖皮质激素释放增多，这些物质对免疫功能有兴奋和/或抑制作用。寒证对免疫功能也有很大影响。虚寒证的 NE 含量在中枢、肺、胃、卵巢、肾、胸腺、脾脏内含量均低于虚热证，而 5-HT 含量在上述部位，除肾脏外均高于虚热证，因此虚寒证时，抑制性因素占优势，免疫功能明显降低。

七、气血津液病常见证候研究

1. 气虚证

有研究显示，气虚证患者甲皱微血管管袢轮廓模糊不清，管袢长度相对缩短，血色淡红、暗红，流态断线状，管袢发夹状减少，扭曲状增加，血流速度降低；多见全血黏度、血浆黏度增高，血沉加快，红细胞电泳时间延长；免疫功能明显下降，免疫复合物阳性率升高；能量代谢障碍，红细胞糖酵解活力明显低于正常人，肌酐、尿素氮含量也较正常人明显降低；血清中微量元素锌、铜降低，植物神经系统功能紊乱，脑电图和脑血流图的异常率明显升高，收缩压降低。

2. 血虚证

血虚证患者甲皱微循环在形态学上的改变为管袢淡红或苍白，视野模糊，管袢排列不齐、充盈度差，管袢平均数减少，血液断线或粒流，流速多中等；全血黏度、血浆黏度、血细胞比容及全血还原黏度均明显降低，单位容积内所含的血细胞减少使血细胞不易凝集，凝血因子受到一定的影响，故血液呈稀、淡、清的状态；血浆心房钠尿肽（atrial natriuretic peptide，ANP）含量明显升高，心脏循环及调节功能不足，心肌收缩力减弱，

影响心脏射血功能，因而出现心输出量减少，外周阻力增加，多具有体液免疫的缺陷，机体抗氧化系统对自由基的清除率减弱等。

3. 血瘀证

血瘀证患者血细胞参数和血液流变学指标显著高于对照组，血液凝滞性增高，血小板聚集和纤维蛋白原增加；血小板 α 颗粒膜蛋白升高，血清辅酶 Q 浓度低；血瘀证患者肢体血流图较正常人有明显的改变。动物血瘀模型观察到血小板聚集率、血细胞压积、全血黏度、红细胞聚集指数以及球结膜微循环均明显变化。血瘀证患者红细胞 C3b 受体花环率明显下降，红细胞免疫复合物花环率明显升高。外伤血瘀模型揭示外伤血瘀可出现高凝—低凝—回复的三时相变化规律。

4. 痰证研究

研究者从免疫、细胞、血液流变学、微循环、淀粉样蛋白、异常糖类、糖复合物、自由基、脂代谢、体质与痰浊的关系等诸多方面进行了有益的探索，认为其本质可能是异常的糖类物质和糖复合物及过多、异常沉淀的脂蛋白等脂类物质。研究者提出了免疫学假说、淀粉样变性假说、异常糖类糖复合物假说、脾虚-痰湿-黏液假说、淋巴假说五种痰病学假说。研究发现痰证患者存在着血脂、脂蛋白和载脂蛋白等生化指标的异常及明显的血液流变学异常和微循环障碍。

5. 气虚血瘀证

有关气虚血瘀证的生物学基础多见于心脑血管疾病的相关研究。有研究者采用补阳还五汤加减治疗缺血性中风气虚血瘀证患者，发现病例组治疗前的全血表观黏度、血浆黏度、红细胞聚集指数、红细胞压积、血沉均高于正常对照组，治疗后的各指标（除血沉外）均有显著下降，从正反两方面反映出气虚血瘀证的血液流变学改变。研究者通过分析 200 名急性期脑梗死患者各证型的血浆血栓素 B_2（TXB_2）、6-酮-前列腺素 $F_{1\alpha}$（6-keto-$PGF_{1\alpha}$）值，发现二者呈现明显的直线回归关系，而气虚血瘀组 TXB_2/6-keto-$PGF_{1\alpha}$ 比值失常，导致血小板凝集、血管收缩痉挛，形成血栓，可能是气虚血瘀证脑梗死的病理基础之一。

6. 气滞血瘀证

气滞血瘀证是中医临床常见证候之一，其形成与饮食、情绪、环境等因素有关。据研究显示，该证涉及心血管疾病、消化系统疾病、妇科疾病等至少 76 种疾病。现有研究已发现气滞血瘀证与微循环障碍、血液流变学改变、炎症、凝血-纤溶系统失衡、血管内皮功能障碍、血脂异常、免疫功能紊乱等病理改变相关。

综上所述，在证候的生物学基础研究方面，多从异病同证、同病异证角度入手，主要围绕五脏证候、八纲证候、气血津液证候等进行了广泛的研究，取得了较大的成绩。但也有许多仍需研究、探索之处。如：

（1）中医的证反映的内容常是多方位、多层次、多信息的综合，因此很难用单一的特异指标来反映。以单一的理化指标作为诊断证的特异指标，就会出现"无病不血瘀、无证不血瘀、无病不活血化瘀、无药不活血化瘀"的局面。今后研究中医证候，应注意从整体、器官、细胞乃至分子水平，多角度、多层次研究。

（2）在脏腑虚证的研究中，分组时虽然采取了对照的原则，但设立的对照组不够完善。如未设立其他各脏虚证对照组，因而不能确立这些指标在五脏虚证中的特异性地位。

（3）在客观指标的选择上，如免疫学相关指标、微量元素等普适性指标，这些指标可以出现在多种疾病的不同发生阶段，因此采用这些指标，很可能会出现特异性不强的结果。同一客观指标的检测值在不同的病理阶段，完全可能出现不一致的结果。因此研究时应注意动态性，且不应忽略各指标之间的关联而只考虑单因素的关联。

本章小结

　　本章主要介绍了中医证候的现代研究思路与方法，如中医证候文献、证候规范化、证候计量诊断、证候动物模型、常见证候生物学基础研究。应加强对相关研究文献的阅读，深入思考证候的内涵与外延，探讨证候研究的新思路与新方法。

复习思考题

　　1. 证候计量诊断的方法有哪些？
　　2. 简述证候生物学基础研究的思路与方法。

同步练习

同步练习答案

第十三章

特殊诊法选介

特殊诊法选介
PPT 课件

📚 **学习目标**

1. 熟悉特殊诊法的临床应用。
2. 了解特殊诊法的原理、注意事项。

人体是一个有机的整体，在整体与各部分之间，不仅有组成关系，而且有信息互映关系。任何一个相对独立的部分，都是整体的缩影。因此观察、检测局部的微小变化，可以了解整体的情况。中医特殊诊法颇多，如耳诊、甲诊、第二掌侧骨诊、五轮诊、山根诊、人中诊、掌诊、足诊、鱼际络脉诊、手足皮纹诊、腹诊、脐诊、背俞穴诊等。

本章主要介绍耳诊、甲诊和第二掌骨诊，其他特殊诊法可参考相关文章、书籍。

第一节 耳 诊

耳诊是通过观察耳郭的色泽、形态、血管及其他阳性反应物（如丘疹、脱屑等）变化，或用手指触摸其形态改变，或用探头、探棒等按压耳郭穴位以检查阳性压痛点，或用耳部信息诊断仪测量信息的变化等，来诊察病证、判断预后的诊断方法。

早在 2000 多年前，《灵枢·师传》中已有"视耳好恶，以知其性"等记载，马王堆汉墓帛书《阴阳十一脉灸经》中也有对上肢、眼、咽、喉联系耳脉原理的论述，后世医书中又有阳维、珠顶、耳垂、耳郭后、郁中等耳穴及功能的记载。由此可见耳是判断病证的重要器官。

一、诊断原理

耳与全身脏腑经络的联系相当密切。《灵枢·邪气脏腑病形》曰："十二经脉，三百六十五络，其血气皆上于面而走空窍……其别气走于耳而为听。"《灵枢·口问》曰："耳者，宗脉之所聚也。"说明经络与耳的关系十分密切。

五脏之中，耳与肾、心的关系最为密切。耳为肾所主，肾开窍于耳。如《中藏经》曰："肾者，精神之舍，性命之根，外通于耳。"《素问·金匮真言论》曰："南方赤色，入通于心，开窍于耳，藏精于心。"杨上善的《黄帝内经太素》解释为"肾者水也，心者火也，水火相济，心气通耳，故以窍言之，即心以耳为窍"。此外，肝藏血，耳受血始能听。心主血，肺主气，心肺合司宗气，肺朝百脉，宗气上贯于耳，耳方能闻。脾主升清，清阳之气上达贯耳，耳方能聪。故耳具有反映全身脏器生理、病理的全息作用，察耳可较早测知内脏疾患。

二、诊察方法与注意事项

目前，耳诊已由以往的单一耳穴望诊法，发展为包括耳穴望诊法、耳穴触摸法、耳穴压痛法、耳穴压痕法、耳穴电测定法、耳穴染色法、耳穴知热感度测定法、耳温测定法、耳心反射法等多种方法在内的综合耳诊，并在临床上得到了广泛应用。现将目前临床常用的几种方法介绍于下。

1. 望诊法

通过肉眼观察耳郭的色泽、形态、血管变化及有无丘疹、脱屑等阳性反应物，并依据其所在耳穴对病证作出诊断。望诊以充足的自然光线为佳，医者的双眼应与患者的耳郭处在同一水平位置，保持平视，避免折射或反光干扰。望诊前忌揉擦、洗浴耳郭，排除耳郭上痣、疣、脓疱、冻疮、疤痕等假象，还应注意耳郭上阳性反应物与气候、出汗程度的关系等。

2. 触诊法

包括触摸法和压痛法。

（1）触摸法：医者一手轻扶耳郭，将拇指指腹放在被测耳穴上，食指衬于耳背相对部位，两指腹互相配合进行触摸，或利用压痛测定的探棒或耳穴测定仪的探头探测耳穴时稍用压力，并在划动中感知耳穴的形态变化。触摸法主要应注意有无隆起、凹陷、压痕及其深浅和色泽改变。一般先上后下、先内后外、先右后左，按耳郭解剖部位进行。在系统触摸耳郭各部位的基础上，右耳以触摸肝、胆、胃、十二指肠、阑尾穴为主；左耳以触摸胰、心、脾、小肠、大肠穴为主。

（2）压痛法：医者一手轻扶患者耳背，另一手持探棒、探头等以 50～100 g 的均匀压力按压耳郭各穴，观察患者的疼痛反应，寻找出压痛最敏感的耳穴。还可采用划痕法，即用上述压力，均匀地在被测部位滑动，以观察患者的疼痛反应，并根据划痕颜色的红白和凹陷恢复的快慢来推测病证的虚实。

3. 电测定法

采用耳部信息诊断仪或耳穴探测仪探查耳穴生物电的改变，以电阻降低（阳性信号）的部位作为躯体、内脏病证诊断的参考，故又称为良导法，所探查到的穴点也叫良导点。

上述各项耳穴诊断法在临床应用时可互相参照，并可根据一看（望诊法）、二摸（触摸法）、三压（压痛法）、四电（电测定法）进行系列诊察。只有全面分析出现的各种阳性反应，才能排除假阳性点，得出比较正确的结论。

三、正常表现与生理变异

一般来说，耳郭坚硬高耸，色泽粉红鲜润，或白而明泽，耳的上部高于眼睛，耳门宽大，耳垂厚圆，轮廓分明，左右对称。

小儿皮肤细嫩，耳上的血管脉络明显。女性在月经期前后，耳郭对应子宫区域颜色会有变化，经前较红润，经后较淡白。另外，耳的色泽也会因不同季节、气候的影响而略有不同。这些都属于正常的生理表现。

四、临床应用

（一）色泽形态异常

全耳色白，多见于外感风寒，或寒邪直中，亦见于血虚。全耳色青而黑，多见于剧痛。

耳轮焦黑、干枯，多为肾精亏极。耳部色红且肿，为少阳相火，或肝胆湿热上攻，亦可见于疖肿、冻疮等。

耳垂经常潮红，多属阳脏人体质。耳垂肉厚而宽，色红，形体肥胖者易患中风。

（二）耳穴定位与应用

人体发生疾病时，常会在耳郭的相应部位出现"阳性反应"点，如压痛、变形、变色、水疱、结节、丘疹、凹陷、脱屑、电阻降低等，这些反应点就是耳穴，也可作为耳针防治疾病的刺激点。

1. 耳郭解剖名称

为了便于掌握耳穴定位，必须熟悉耳郭解剖名称。

耳轮：耳郭最外缘的卷曲部分。其深入至耳腔内的横行突起部分为"耳轮脚"；耳轮后上方稍突起处为"耳轮结节"；耳轮与耳垂的交界处为"耳轮尾"。

对耳轮：在耳轮的内侧，与耳轮相对的隆起部，又称对耳轮体。其上方有两分叉，向上分叉的一支为"对耳轮上脚"，向下分叉的一支为"对耳轮下脚"。

三角窝：对耳轮上脚和下脚之间的三角形凹窝。

耳舟：耳轮与对耳轮之间的沟，又称舟状窝。

耳屏：耳郭前面瓣状突起部，又称耳珠。

屏上切迹：耳屏上缘与耳轮脚之间的凹陷部位。

对耳屏：对耳轮下方与耳屏相对的隆起部位。

屏间切迹：耳屏与对耳屏之间的凹陷部位。

轮屏切迹：对耳屏与对耳轮之间的稍凹陷部位。

耳垂：耳郭最下部，无软骨的皮垂。

耳甲艇：耳轮脚以上的耳腔部分。

耳甲腔：耳轮脚以下的耳腔部分。

外耳道开口：在耳甲腔内的孔窍。

2. 常用耳穴具体定位

耳穴在耳郭的分布有一定规律，犹如一个胎儿，头部在下，臀部在上。与头面部相应的穴位在耳垂邻近；与上肢相应的穴位在耳舟；与躯干和下肢相应的穴位在对耳轮和对耳轮上、下脚；与内脏相应的穴位多集中在耳甲艇和耳甲腔；消化道在耳轮脚周围环形排列。如图 13-1 所示。

常用耳穴定位如下：

心：位于耳甲腔中心最凹陷处，约平外耳道口中央，是诊断心脏疾病的参考穴。

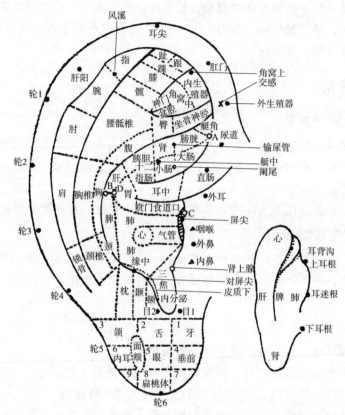

图 13-1 耳穴分布规律图

肺：在心的上、下周围，是诊断肺部疾病、皮肤病的参考穴。

脾：位于耳甲腔的外上方、胃的外下方，是诊断脾胃疾病的参考穴。

肝：位于耳甲艇外下方边缘、胃的外上方，是诊断肝胆等疾病的参考穴。

肾：位于耳甲艇上缘、对耳轮下脚下方、盆腔的直下部位，是诊断肾脏疾病、性功能障碍、骨骼疾病的参考穴。

胰胆：位于耳甲艇的边缘及肝、肾之间，是诊断胰、胆疾病的参考穴。若右耳出现阳性反应，胆病的可能性大；左耳出现阳性反应，胰腺疾病的可能性大。

口：位于耳轮脚下缘、外耳道口外上方，是诊断口腔疾病的参考穴。

胃：位于耳轮脚消失处。若耳轮脚延伸至对耳轮时，则取外耳道口上方之耳轮脚部位至对耳轮内缘所作连线的外 2/3 处，是诊断胃、脾疾病的参考穴。

食道：位于耳轮脚下缘，口与胃之间内 1/3 处，是诊断食管与脾胃疾病的参考穴。

大肠：位于耳轮脚上缘内 1/3 处，与口相对，是诊断大肠疾病和肺部疾病的参考穴。

小肠：位于耳轮脚上缘中 1/3 处，与食道相对，是诊断小肠与心脏疾病的参考穴。

十二指肠：位于耳轮脚上缘外 1/3 处，与贲门穴相对，是诊断小肠与脾胃病的参考穴。

阑尾：在大、小肠之间，是诊断肠痈（阑尾炎）的主要穴位。

膀胱：位于耳甲艇上缘、对耳轮下脚下方、大肠的直上方，是诊断膀胱疾病的参考穴。

脑干：位于轮屏切迹正中凹陷处，是诊断脑部疾病的参考穴。

肾上腺：位于耳屏下缘（如耳屏为双峰状，则在下面隆起）的稍内侧，是诊断癌症的参考穴。

内分泌：位于屏间切迹底部稍内约 0.2 cm 处，是诊断生殖系统疾病及月经不调等病的参考穴。

扁桃体：在耳垂 7~9 区（一般将耳垂前面划分为 9 个区：在屏间切迹软骨边缘处画一水平线，由此至耳垂下端等分，画两条平行线，再将第一条线等分为三，画两条垂直线，将耳垂分为 9 个区。由内向外、由上向下分别为 1，2，……，9 区）中央，是诊断咽喉疾病的参考穴。

内耳：在耳垂 6 区中央，是诊断眩晕病及内耳疾病的参考穴。

眼：在耳垂之中央，即耳垂 5 区中心，是诊断眼疾的参考穴。

舌：在上腭与下腭穴中点稍上处，即耳垂 2 区中心，为诊断舌病的参考穴。

外生殖器：位于对耳轮下脚交感穴同水平的耳轮上，是诊断外生殖器疾病的主要参考穴。

颈椎：位于对耳轮下端的隆起处，是诊断颈椎病变的参考穴。

胸椎：位于对耳轮正面隆起部，相当于胃穴的外下方至外上方这一段。由下而上依次相当于胸椎 1 至胸椎 12，是诊断胸椎病变的参考穴。

腰骶椎：位于胃至肾上方之间的对耳轮正面隆起部，是诊断腰椎、骶椎病变及腰痛的参考穴。

腹：在腰骶椎偏耳甲侧，约与对耳轮下脚下缘相平，是诊断腹腔疾患的参考穴。

● 第二节 甲 诊 ●

甲诊是通过观察指（趾）甲的色泽、形状、质地等变化，以诊察病证、判断预后的方法。

甲诊历史悠久，早在《内经》中就有辨甲诊病的记载。如《灵枢·本藏》曰："肝应爪，爪厚色黄者胆厚；爪薄色红者胆薄；爪坚色青者胆急；爪濡色赤者胆缓；爪直色白无约者胆直；爪恶色黑多纹者胆结也。"《灵枢·论疾诊尺》曰："身痛面色微黄，齿垢黄，爪甲上黄，黄疸也。"《素问·痿论》说："骨痿者生于大热也……何以别之……肝热者，色苍而爪枯。"可见疾病在内，甲象可显现于外，故从诊甲入手，可达辨病的目的。历代医家对诊甲辨证积累了十分宝贵的经验。如《中藏经》云："手足甲肉黑色者死。""筋绝魂惊虚恐，手足甲青，呼骂不休，八九日死。"清代陈士铎在《石室秘录》中指出："指甲尽行脱落，此乃肾经火虚。"此外，在《四诊抉微》《形色外诊简摩》中，也有相关论述。近年来有学者在前人甲诊经验的基础上进行深入研究，取得了一定成果，对临床诊断疾病具有一定的指导意义。

一、诊断原理

指甲为脏腑气血的外荣，与人体的脏腑经络有直接联系，《灵枢·九针十二原》说："五脏五输，五五二十五输，六腑六输，六六三十六输，经脉十二，络脉十五，凡二十七气，以上下，所出为井，所溜为荥，所注为输，所行为经，所入为合，二十七气所行，皆在五输也。节之交，三百六十五会。知其要者，一言而终，不知其要，流散无穷。"十二经脉井穴，均出入于爪甲根端，阳经由此出表，阴经自此入里，互为表里的经脉以甲皱襞、甲床丰富的孙络为沟通渠道，使爪甲成为经络输转的枢纽，故人体生理病理能反映于指甲，形成具有特异性的甲象。此外，四肢爪甲靠气血荣润。《灵枢·邪客》曰："营气者，泌其津液，注之于脉，化以为血，以荣四末。"《素问·六节脏象论》说："肝者……其华在爪，其充在筋，以生血气。"这些均说明四肢爪甲与气血的关系非常密切，气血变化可以在指甲上有所表现。

二、诊察方法与注意事项

在自然光下，患者伸出手掌，各指自然伸直，医者相距一尺左右以目直接观察，亦可借助放大镜观察。诊察时宜逐一检查各指甲床、甲体、甲半月，分辨其颜色、光泽、形状、质地等，必要时还可按压甲体，观察甲床的色泽改变。一般诊视两手指甲互相对比，必要时可以诊察两足趾甲。

三、正常表现与生理变异

健康指甲占手指末节约 3/5，呈长方形拱起，顶端横径稍大于基部横径，对称不偏斜，无凹陷或末端上翘的现象。甲质坚韧，有一定弹性，厚薄适中，光滑润泽，淡红含蓄，甲面无纵横沟纹，甲上无干扰斑，甲下无斑纹瘀点，甲缘整齐无缺损，甲周软组织皮肤完整而柔软，无角化、撕裂、倒刺等。轻压甲面，松后红润复原。指甲基部的白色如半月形部分，称指甲半月，俗称甲白，色呈乳白，约占指甲面积的 1/5，左右对称。成年人一般 7 个月左右指甲更新一次。

四、临床应用

（一）色泽异常

1. 白甲

甲床苍白，提示气血虚衰。白而润者病轻，白而枯槁无华且粗糙者，病重。若呈浊白色或灰黑色，为灰指甲病。

2. 红甲

甲床红赤，提示热证。红赤而润者病轻浅，红赤枯槁者病重深。心气衰竭、心血瘀阻也可见甲床紫红。

3. 黄甲

甲床色黄，提示湿热熏蒸。黄而鲜明者病轻，病程短；黄而晦暗者病重，病程长。

4. 青甲

甲床发青，提示寒证、瘀血、痛证、惊厥。久病甲青而枯槁，提示肝气将绝，预后不良。孕妇十指甲全为青色，多为胎死腹中之兆。

5. 黑甲

甲床发黑，主寒证、瘀血、痛证。久病出现黑甲而枯槁无泽，提示肾气将绝，其病凶险。

（二）形状异常

甲诊的异常形状如纵沟甲、横沟甲、窄甲、凹甲、筒状甲、代甲等，表现多样，在此仅举例说明。

1. 纵沟甲

正视甲面上有纵形沟条，甲面凹凸不平，多提示肝肾不足，肝阳上亢，或气血亏虚。

2. 横沟甲

正视可见甲面上出现凹下横沟而凹凸不平，甲面透明度不良，多提示肝气郁结。

3. 凹甲

甲面中央凹下低于四周，甲面上有凹点或纵行细微的沟条，甲下色不均匀，多提示肝肾亏虚。

4. 筒状甲

指甲内卷如筒，也叫"葱管甲"，多见于久病体虚之人。压之苍白，松之久不恢复红润，多属气血两虚。

5. 代甲

指甲自行脱落，多因患疽、疔等所致。如能排除外科疾患，则为"筋绝"危候；若不再复生，提示命门火衰，难以康复。

（三）指甲半月异常

指甲半月淡白色多为气血两虚；青色多为气血瘀滞；暗红多为心血瘀阻。

指甲半月过大，易患肝阳上亢、中风；指甲半月过小多为气血两虚。

指甲半月偏斜不正，指甲下色粉或粉中有苍白暗区，提示正气亏虚。

指甲半月缺失，指甲下色淡暗，提示消化不良，或正气亏虚等。

（四）定位分析

临床可根据甲诊病理信息出现的部位，推测机体病变部位，一般拇指指甲主要反映头颈部疾病及全身疾病；食指指甲主要反映头以下、膈肌以上的胸部疾病；中指指甲主要反映膈肌以下至脐以上病变；无名指指甲主要反映脐下至二阴以上病变；小指指甲主要反映生殖系统、腰膝以下病变。

第三节　第二掌骨侧诊

人的手部第二掌骨侧，存在着一个有序穴位群，山东大学张颖清教授在此基础上创建了第二掌骨侧速诊法。

一、诊断原理

中医学认为，人体穴位是体内脏腑、经络之气输注于体表之所在。根据穴位与脏腑对应的原则，机体某一组织或器官有病，会在特定的穴位上有所反映，因而通过按压这些穴位，就能诊断内在脏腑的病变。第二掌骨侧穴位群分布形式，与其对应的部位或器官在整体上的分布相同，如图 13-2 所示。

第二掌骨节肢的近心端为足穴，远心端为头穴。将头穴与足穴连线分为三等份，从头穴端算起，中间两点依次为颈穴、上肢穴。肺穴与胃穴连线的中点为肝穴。胃穴与足穴的连线分为 6 等份。从胃穴端算起，五个点依次是十二指肠穴、肾穴、腰穴、下腹穴、腿穴。第二掌骨节肢系统包含人体各个部位的生理、病理信息，故此群穴位被称为第二掌骨侧全息穴位群。这些穴位所对应的不仅是穴名所指出的部位或器官，还包括与该部位或器官处于同一横截面及邻近的其他部位或器官。

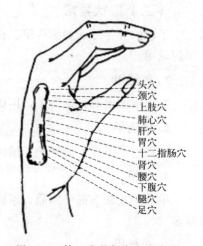

图 13-2　第二掌骨侧全息穴位群

头穴：对应头、眼、耳、鼻、口、牙；

颈穴：对应颈、甲状腺、咽、气管上段、食道上段；

上肢穴：对应肩、上肢、肘、手、腕、气管中段、食道中段；

肺心穴：对应肺、心、胸、乳腺、气管下段、支气管、食道下段、背；

肝穴：对应肝、胆；

胃穴：对应胃、脾、胰；

十二指肠穴：对应十二指肠、结肠右曲；

肾穴：对应肾、大肠、小肠；

腰穴：对应腰、脐周、大肠、小肠；

下腹穴：对应下腹、子宫、膀胱、直肠、阑尾、卵巢、睾丸、阴道、尿道、肛门、骶；

腿穴：对应腿、膝；

足穴：对应足、踝。

因此，临床通过按压上述穴位，就可诊断对应的组织或器官的病变。

二、诊察方法与注意事项

临床运用第二掌骨侧诊法时，以测患者右手第二掌骨侧为例，医者与患者相对，用右手托起患者右手，患者右手如松握鸡卵状，肌肉自然放松，虎口向上，食指尖与拇指尖相距约 3 cm。测试者用左手拇指尖在患者右手第二掌骨的拇指侧与第二掌骨平行处，紧贴第二掌骨且顺着第二掌骨长轴方向轻轻来回按压，可觉有一处浅凹长槽，第二掌骨侧全息穴位群即分布于内。医者以左手拇指尖逐个按压穴位，指尖垂直于浅凹长槽的方向施力，并略带以第二掌骨长轴为轴的顺时针方向旋转 30° 的揉压动作，从而使指尖的着力点抵达相应内脏的位置。按照第二掌骨侧全息穴位群的分布图，在第二掌骨侧从头穴至足穴用拇指尖以大小适中且相等的压力按顺序揉压一次，如果一次测试结果不明显，可再重复揉压 1～2 次。在揉压时患者反映有明显的麻、胀、重、酸、痛等感觉时，可在此穴稍用力揉压或按压，如果患者反应强烈，则称此为压痛点。如果测试患者左手，则以左手托患者左手，以第二掌骨长轴为轴，用右手拇指尖作逆时针揉压，手法和步骤与测试患者右手相同。

三、正常表现与生理变异

如果某穴不是压痛点，则此穴对应的人体部位或器官无病。第二掌骨侧无压痛点则说明对应脏腑无病。

四、临床应用

临床上医者可根据第二掌骨侧穴位压痛点的有无及位置得出相应结论。

1. 部位对应

如某一穴位是压痛点，提示此穴所对应的部位或器官，或该处的横截面上及邻近的其他部位或器官有病。

2. 同侧对应

如左手第二掌骨侧穴位压痛反应较右手的同名穴位强，表明人体病在左侧或左侧病重；如右手第二掌骨侧相应穴位压痛反应较左手的同名穴位强，表明人体病在右侧或右侧病重。

3. 脏腑所主

如有穴位压痛点，说明其对应脏腑所主或密切相关的部位有病。如肺穴压痛除说明肺有病外，还可以推测皮毛有病；肝穴压痛除说明肝有病外，还可以推测眼有病；肾穴压痛除说明肾有病外，还可以推断耳有病等。其病变部位遵循中医学所揭示的脏腑所主的部位或器官的规律。

凡疾病部位在身体的位置比较明确者，此法的诊断准确率较高。如全身疾病定位不明确，则压痛穴位亦不确定，准确率就偏低。此方法只能确定有无疾病及病之部位，尚不能明确提示为何种疾病。

本章小结

本章主要介绍一些特殊诊法（如耳诊、甲诊、第二掌骨侧诊）的诊断原理、诊察方法与注意事项、正常表现与生理变异、临床应用。其诊断原理与临床应用是本章的重点内容，应熟悉其诊断原理，临床灵活应用。

复习思考题

1. 试述耳穴的分布规律。
2. 试述甲诊的诊断原理。
3. 试述第二掌骨侧全息穴位群的分布规律。

同步练习

同步练习答案

医籍选录

● 绪 论 ●

一、中医诊断学内容

《素问·阴阳应象大论》：善诊者，察色按脉，先别阴阳；审清浊，而知部分；视喘息，听音声，而知所苦；观权衡规矩，而知病所主；按尺寸，观浮沉滑涩，而知病所生。以治则无过，以诊则不失矣！

《难经·六十一难》：经言望而知之谓之神，闻而知之谓之圣，问而知之谓之工，切脉而知之谓之巧。何谓也？然。望而知之者，望见其五色，以知其病。闻而知之者，闻其五音，以别其病。问而知之者，问其所欲五味，以知其病所起所在也。切脉而知之者，诊其寸口，视其虚实，以知其病，病在何藏府也。

二、中医诊断的基本原理与原则

《素问·阴阳应象大论》：以我知彼，以表知里，以观过与不及之理，见微得过，用之不殆。

《灵枢·外揣》：日与月焉，水与镜焉，鼓与响焉。夫日月之明，不失其影，水镜之察，不失其形，鼓响之应，不后其声，动摇则应和，尽得其情。……昭昭之明不可蔽。其不可蔽，不失阴阳也。合而察之，切而验之，见而得之，若清水明镜之不失其形也。五音不彰，五色不明，五藏波荡，若是则内外相袭，若鼓之应桴，响之应声，影之似形。故远者司外揣内，近者则司内揣外，是谓阴阳之极，天地之盖。

《黄帝内经太素·任脉》：见表而知里，睹微而识著，瞻日月而见光影，听音声而解鼓响，闻五声而通万形，察五色而辨血气者，非岐伯至圣，通万物之精，孰能若此也？

《丹溪心法·能合色脉可以万全》：欲知其内者，当以观乎外；诊于外者，斯以知其内。盖有诸内者形诸外。……诚能察其精微之色，诊其微妙之脉，内外相参而治之，则万举万全之功，可坐而致矣。

三、中医诊断的要求

《千金要方·大医精诚》：今病有内同而外异，亦有内异而外同，故五脏六腑之盈虚，血脉荣卫之通塞，固非耳目之所察，必先诊候以审之。而寸口关尺，有浮沉弦紧之乱；俞穴流注，有高下浅深之差；肌肤筋骨，有厚薄刚柔之异；唯用心精微者，始可与言于兹矣。今以至精至微之事，求之于至粗至浅之思，其不殆哉！……故学者必须博极医源，精勤不倦，不得道听途说，而言医道已了，深自误哉！

《伤寒论·序》：夫天布五行，以运万类，人禀五常，以有五脏。经络府俞，阴阳会通，玄冥幽微，变化难极。自非才高识妙，岂能探其理致哉！……观今之医，不念思求经旨，以演其所知；各承家技，始终顺旧，省疾问病，务在口给；相对斯须，便处汤药；按寸不及尺，握手不及足；人迎趺阳，三部不参；动数发息，不满五十；短期未知决诊，九候曾无仿佛；明堂阙庭，尽不见察，所谓窥管而已。夫欲视死别生，实为难矣！

● 上篇 四 诊 ●

第一章 望诊

第一节 全身望诊

《素问·五脏生成》：色见青如草兹者死，黄如枳实者死，黑如炲者死，赤如衃血者死，白如枯骨者死，此五色之见死也。青如翠羽者生，赤如鸡冠者生，黄如蟹腹者生，白如豕膏者生，黑如乌羽者生，此五色之见生也。生于心，如以缟裹朱；生于肺，如以缟裹红；生于肝，如以缟裹绀；生于脾，如以缟裹栝楼实；生于肾，如以缟裹紫，此五脏所生之外荣也。

《医门法律·望色论》：色者，神之旗也。神旺则色旺，神衰则色衰，神藏则色藏，神露则色露。……察色之妙，全在察神。血以养气，气以养神，病则交病。失睡之人，神有饥色，丧亡之子，神有呆色，气索自神失所养耳。

《证治准绳·察身》：凡病人身轻，自能转侧者，易治；若身体沉重，不能转侧者，则难治也。盖阴证则身重，必足冷而踡卧，恶寒，常好向壁卧，闭目不欲向明，懒见人也。又阴毒身如被杖之疼，身重如山，而不能转侧也。又中湿、风湿，皆主身重疼痛，不可转侧，要当辨之。大抵阳证身轻而手足和暖，开目而欲见人，为可治。若头重视深，此天柱骨倒，而元气败也。凡伤寒传变，循衣摸床，两手撮空，此神去而魂乱也。

第二节 局部望诊

《四诊抉微·察鼻部》：鼻头微黑，为有水气；色见黄者，胸上有寒；色白亡血；微赤非时，见之者死。鼻头色黄，小便必难；余处无恙，鼻尖青黄，其人必淋。鼻青腹痛，舌冷者死。鼻孔忽仰，可决短期。鼻色枯槁，死亡将及。

《望诊遵经·牙齿望法条目》：牙床红肿者，阳明之病也；牙床溃烂者，肠胃之证也。重龈病齿，龈肿如水泡者，热蓄于胃也。小儿面色黧黑，齿龈出血，口中气臭，足冷如冰，腹痛泄泻，啼哭不已者，肾疳也。齿龈间津津出血不止者，阳明之经病也。牙肉色白者，非久病血少，即失血过多也。牙肉之际，有蓝迹一线者，沾染铅毒也。若服水银轻粉，亦令牙床壅肿也。

《望诊遵经·诊鼻望法提纲》：鼻煽张者肺虚，鼻仰息者肺实。鼻枯槁者，寒热之证。鼻蚀烂者，疳疮之形。鼻窍干燥者，阳明之经病。鼻柱崩坏者，疠风之败症。鼻下红肿如疮者，腹中有虫之疳病。鼻流浊涕者，外受风热；鼻流清涕者，外感风寒。鼻渊者，脑中热，故涕下渗。鼻衄者，阳络伤，故血外溢。鼻生息肉谓之齆；鼻生粉刺谓之皶。

《证治准绳·察口唇》：凡口唇焦干为脾热，焦而红者吉，焦而黑者凶。唇口俱赤肿者，热甚也；唇口俱青黑者，冷极也。……口噤难言者，痉风也。……若唇青舌卷，唇吻反青，环口黧黑，口张气直，口如鱼口，口唇颤摇不止，气出不返，皆不治也。

第三节 舌诊

《望诊遵经·诊舌气色条目》：夫舌者，心之官，色者，心之华。心生血而属火，色赤而主舌。是赤者，舌之正色也。

《伤寒论本旨·辨舌苔》：舌苔由胃中生气所现，而胃气由心脾发生。故无病之人常有薄苔，是胃中之生气，如地上之微草也。

《辨舌指南·辨舌质生苔之原理》：观舌质，可验其正之阴阳虚实，审苔垢，即知其邪之寒热浅深。

《通俗伤寒论·辨舌举要》：凡舌苔糙者多秽浊，黏者多痰涎，固已。惟厚腻与厚腐，尤宜明辨。厚腻者多食积，亦有湿滞。……若厚腐，虽多由胃液腐败，然有脓腐、霉腐之别：如舌上生脓腐苔，白带淡红，黏厚如疮中之脓，凡内痈最多此证。肺痈、肠痈多白腐苔；胃痈多黄腐苔；肝痈、腰痈多紫黑腐苔；下疳结毒仍多白腐苔。若霉腐苔，满舌生白衣如霉苔，或生糜点如饭子样……多见于湿温、温毒、伏暑、赤痢、梅毒、疳积等证。

《辨舌指南·辨舌之神气》：荣者，有光彩也，凡病皆吉。枯者，无精神也，凡病皆凶。荣润则津足，干枯则津乏。荣者谓有神。……凡舌质有光有体，不论黄白灰黑，刮之而里面红润，神气荣华者，诸病皆吉。若舌质无光无体，不拘有苔无苔，视之里面枯晦，神气全无者，诸病皆凶。……凡舌质坚敛而苍老，不论苔色白黄灰黑，病多属实；舌质浮胖兼娇嫩，不拘苔色灰黑黄白，病多属虚。

《形色外诊简摩·舌苔有根无根辨》：苔之有根者，其薄苔必匀匀铺开，紧贴舌面之上，其厚苔必四围有薄苔辅之，亦紧贴舌上，似从舌里生出，方为有根。若厚苔一片，四周洁净如截，颇似别以一物涂在舌上，不是舌上所自生者，是无根也。此必久病，先有胃气而生苔，继乃胃气告匮，不能接生新苔，而旧苔仅浮于舌面，不能与舌中之气相通，即胃肾之气不能上朝以通于舌也。

第四节 望排出物

《望诊遵经·诊痰望法提纲》：痰形稠而浊，饮色稀而清。寒痰青，湿痰白，火痰黑，热痰黄，老痰胶。其滑而易出者，湿痰属脾；燥而难出者，燥痰属肺；清而多泡者，风痰属肝；坚而成块者，热痰属心；有黑点而多稀者，寒痰属肾。病新而轻者，清白稀薄；病久而重者，黄浊稠黏。多唾者胃寒，流涎者脾冷。舌难言，口吐沫者，邪入于脏；腹时痛，口吐涎者，蛕乱于中。咳唾涎沫，口张气短者，肺痿之证；咳唾脓血，口干胸痛者，肺痈之征。其叶如米粥，吐而腥臭者，皆肺痈之候。形如败絮，色如煤炱者，悉老痰之容。

《望诊遵经·大便望法提纲》：屎以得黄色之正者为中，得十湿之中者为常。知其正，则知其偏，知其常，则知其变矣。设因饮食之殊，而有形色之异，亦其变之常也。诊之之法，诸书以为暴注下迫，皆属于热，澄彻清冷，皆属于寒。出黄如糜者肠中热；肠鸣渗泄者肠中寒。濡泄者因于湿，飧泄者伤于风。粪如鹜溏者，泄泻之病，大肠寒；粪如羊矢者，噎膈之病，大肠枯。如水倾下者属湿，完谷不化者为寒。泄利无度者肠绝，下利清谷者里寒。自利清水，色纯青者，少阴病，急下之证；行其大便，燥且结者，胃家实，下后之征。诸下血，先便后血为远血，先血后便为近血，从肠中来者其色红，从胃中来者其色黑。白痢者，属乎气；赤痢者，属乎血。便色白者，大肠泄；便脓血者，小肠泄；泄青白者，大肠虚；便肠垢者，大肠实。纯下青水者，风痢；泄如蟹渤者，气痢；黑如豆汁者，湿痢；黄如鱼脑者，积痢；白如鼻涕者，虚痢；黑如鸡肝者，蛊疰痢。

《望诊遵经·诊溺望法提纲》：小便黄者，小腹中有热；小便白者，小腹中有寒；浊赤而短者，下焦实热；清白而长者，下焦虚寒。溺如黄柏汁者，黄疸犹轻；溺如皂角汁者，黄疸已重。尿变米泔者食滞，溺如脂膏者肾消。溺如血者血淋，溺如膏者膏淋，溺如沙石者石淋，溺有余沥者气淋。

第五节　望小儿食指络脉

《幼幼集成·指纹晰义》：指纹之法，起于宋人钱仲阳，以食指分为三关，寅曰风关，卯曰气关，辰曰命关。其诀谓风轻、气重、命危。……盖位则自下而上，邪则自浅而深，证则自轻而重，人皆可信。……盖此指纹，即太渊脉之旁支也，则纹之变易，亦即太渊之变异，不必另立异说，眩人心目。但当以浮沉分表里，红紫辨寒热，淡滞定虚实，则用之不尽矣。

《医宗金鉴·小儿指纹》：初生小儿诊虎口，男从左手女右看，次指三节风气命，脉纹形色隐隐安。形见色变知有病，紫属内热红伤寒，黄主脾病黑中恶，青主惊风白是疳，风关病轻气关重，命关若见病多难。……脉纹形色相参合，医者留神仔细看。

第二章　闻诊

第一节　听声音

《通俗伤寒论·伤寒诊法》：声虽发于肺，实发自丹田。其轻清重浊，虽由基始，要以不异平时为吉。而声音清朗如常者，形病气不病也。始病即气壅声浊者，邪干清道也。病未久而语声不续者，其人中气本虚也。脉之呻吟者，痛也。言迟者，风也。多言者，火之用事也。声如从室中言者，中气之湿也。言而微，终日乃复言者，正气夺也。衣被不敛，言语善恶不避亲疏者，神明之乱也。出言懒怯，先重后轻者，内伤元气也。出言壮厉，先轻后重者，外感客邪也。攒眉呻吟者，头痛。噫气以手抚心者，中脘痛也。呻吟不能转身，坐而下一脚者，腰痛也。摇头以手扪腮者，齿颊痛也。呻吟不能行步者，腰脚痛也。诊时吁气者，郁结也。摇头而言者，里痛也。形羸声哑者，劳瘵，咽中有肺花疮也。暴哑者，风痰伏火，或怒喊哀号所致也。语言謇涩者，风痰也。诊时独言独语，不知首尾者，思虑伤神也。伤寒坏病，声哑，唇口有疮者，狐惑。平人无寒热，短气不足以息者，痰火也。此皆闻证之大要也。

《医宗金鉴·伤寒心法要诀》：言语心主之也。心气实热而神有余，则发为谵语。谵语为实，故声长而壮，乱言无次数数更端也。心气虚热而神不足，则发为郑声。郑声为虚，故音短而细，只将一言重复呢喃也。盖神有余，则能机变而乱言。神不足，则无机变而只守一声也。

第二节　嗅气味

《形色外诊简摩·嗅法》：人病尸臭不可近者，死。口气重者，胃热盛也，阳气尚充，其病虽剧，可治。汗出稠黏，有腥膻气或色黄者，风湿久蕴于皮肤，津液为之蒸变也，风湿、湿温、热病失汗者，多有之。唾腥吐涎沫者，将为肺痈也；唾脓血腥腐者，肺痈已成也。小便臊甚者，心与膀胱热盛也；不禁而不臊者，火败也。大便色坏，无粪气者，大肠气绝胃败也。小儿粪有酸气者，停滞也。病人后气极臭者，为胃有停食，肠有宿粪，为内实，易治；

若不臭者，在平人为气滞；病剧而出多连连不止者，为气虚下陷，恐将脱也。

《瘟疫明辨·辨气》：风寒之气从外收敛入内，病无臭气触人，间有作臭气者，必待数日转阳明腑证之时，亦只作腐气，不作尸气。瘟疫气从中蒸达于外，病即有臭气触人，轻则盈于床帐，重则蒸然一室，且专作尸气，不作腐气。以人身脏腑、气血、津液，得生气则香，得败气则臭。瘟疫，败气也，人受之，自脏腑蒸出于肌表，气血津液，逢蒸而败，因败而溢，溢出有盛衰，充塞有远近也。……若瘟疫乃天地之杂气，非臊、非腥、非焦、非腐，其触人不可名状，非鼻观精者，不能辨之。

第三章　问诊

《医门法律·问病论》：医，仁术也。仁人君子，必笃于情，笃于情则视人犹己，问其所苦，自无不到之处。古人闭户塞牖，系之病者，数问其情，以从其意。诚以得其欢心，则问者不觉烦，病者不觉厌，庶可详求本末，而治无误也。……饮食起居，失时过节；忧愁恐惧，荡志离魂；所喜所恶，气味偏殊；所宜所忌，禀性迥异。不问何以相体裁方耶？所以入国问俗，入家问讳，上堂问礼，临病人问所便，便者，问其居处动静阴阳寒热性情之宜。如问其为病热，则便于用寒；问其为病寒，则便于用热之类，所谓顺而施之也。人多偏执己见，逆之则拂其意，顺之则加其病，莫如之何？然苟设诚致问，明告以如此则善，如彼则败，谁甘死亡，而不降心以从耶！至于受病情形，百端难尽，如初病口大渴，久病口中和，若不问而概以常法治之，宁不伤人乎？如未病素脾约，才病忽便利，若不问而计日以施治，宁不伤人乎？如未病先有痼疾，已病重添新患，若不问而概守成法治之，宁不伤人乎？如疑难证，着意对问，不得其情，他事间言，反呈真面，若不细问，而急遽妄投，宁不伤人乎？

《医原·问症求病论》：病藏于中者也，症形于外者也。工于问者，非徒问其症，殆欲即其症见，以求其病因耳。法当先问其人之平昔，有无宿疾，有无恚怒忧思，饮食喜淡喜浓，喜燥喜润，嗜茶嗜酒，大便为燥为溏。妇人问其有无胎产，月事先期后期，有无胀痛。再问其病，初起何因，前见何症，后变何症。恶寒发热，孰重孰轻。有汗无汗，汗多汗少，汗起何处，汗止何处。口淡口苦，渴与不渴，思饮不思饮，饮多饮少，喜热喜凉。思食不思食，能食不能食，食多食少，化速化迟。胸心胁腹，有无胀痛。二便通涩，大便为燥为溏，小便为清为浊，色黄色淡。种种详情，就其见症，审其病因，方得轩歧治病求本之旨，岂徒见痰治痰，见血治血而已哉。

《侣山堂类辨·问国论》：盖得其因，则能定其名，能定其名，则知所以治矣。夫病又有脉症之相应者，有不相应者，有病久而重感于新病者，有外感风寒，而复内伤五志，病不以次入而乘传者，故当详审其受病之因，所病之苦，察其意志得失，神气存亡，饮食嗜欲，居处房劳，参合脉症，以意逆之。然又不可惑于病家之言而无果断也。

《景岳全书·传忠录·十问篇》：

一问寒热二问汗，三问头身四问便，

五问饮食六问胸，七聋八渴俱当辨。

九因脉色察阴阳，十从气味章神见。

见定虽然事不难，也须明哲毋招怨。

上十问者，乃诊治之要领，临证之首务也。明此十问，则六变俱存，而万病形情俱在吾目中矣。医之为难，难在不识病本，而施误治耳。误则杀人，天道可畏，不误则济人，阴德无穷。学者欲明是道，必须先察此要，以定意见，以为阶梯，然后再采群书，广其知识，又何误焉。有能熟之胸中，运之掌上，非止为人，而为己不浅也，慎之宝之。

一问寒热：问寒热者，问内外之寒热，欲以辨其在表在里也。人伤于寒，则病为热，故凡病身热脉紧，头疼体痛，拘急无汗，而且得于暂者，必外感也。盖寒邪在经，所以头疼身痛，邪闭皮毛，所以拘急发热，若素日无疾，而忽见脉证若是者，多因外感。盖寒邪非素所有，而突然若此，此表证也。若无表证，而身热不解，多属内伤，然必有内证相应，合而察之，自得其真。凡身热经旬，或至月余不解，亦有仍属表证者……其病必外证多而里证少，此非里也，仍当解散。凡内证发热者，多属阴虚，或因积热，然必有内证相应，而其来也渐。盖阴虚者必伤精，伤精者必连脏，故其在上而连肺者，必为喘急咳嗽；在中而连脾者，或妨饮食，或生懊恼，或为躁烦焦渴；在下而连肾者，或精血遗淋，或二便失节。然必倏然往来，时作时止，或气怯声微，是皆阴虚证也。凡怒气七情，伤肝伤脏而为热者，总属真阴不足，所以邪火易炽，亦阴虚也。凡劳倦伤脾而发热者，以脾阴不足，故易于伤，伤则热生于肌肉之分，亦阴虚也。凡内伤积热者，在癥瘕必有形证，在血气必有明征，或九窍热于上下，或脏腑热于三焦。若果因实热，凡火伤在形体，而无涉于真元者，则其形气声色脉候自然壮丽，无弗有可据而察者，此当以实火治之。凡寒证尤属显然，或外寒者，阳亏于表，或内寒者，火衰于中，诸如前证。但热者多实，而虚热者最不可误；寒者多虚，而实寒者间亦有之。此寒热之在表在里，不可不察也。

二问汗：问汗者，亦以察表里也。凡表邪盛必无汗，而有汗者邪随汗去，已无表邪，此理之自然也。故有邪尽而汗者，身凉热退，此邪去也。有邪在经而汗在皮毛者，此非真汗出。有得汗后，邪虽稍减，而未得尽全者，犹有余邪，又不可因汗而必谓其无表邪也，须因脉证而详察之。凡温暑等证，有因邪而作汗者，有虽汗而邪未去者，皆表证也。总之，表邪未除者，在外则连经，故头身或有疼痛，在内则连脏，故胸膈或生躁烦。在表在里，有症可凭，或紧或数，有脉可辨。须察其真假虚实，孰微孰甚而治之。凡全非表证，则或有阳虚而汗者，须实其气。阴虚而汗者，须益其精。火盛而汗者，凉之自愈。过饮而汗者，清之可宁。此汗证之有阴阳表里，不可不察也。诸汗详证载伤寒门。

三问头身：问其头可察上下，问其身可察表里。头痛者，邪居阳分，身痛者，邪在诸经，前后左右阴阳可辨，有热无热内外可分，但属表邪，可散之而愈也。凡火盛于内而为头痛者，必有内应之证，或在喉口，或在耳目，别无身热恶寒在表等候者，此热盛于上，病在里也，察在何经，宜清宜降，高者抑之，此之谓也。若用轻扬散剂，则火必上升而痛甚矣。凡阴虚头痛者，举发无时，是因酒色过度，或遇劳苦，或逢情欲，其发则甚，此为里证，或精或气，非补不可。凡头痛属里者，多因于火，此其常也。然亦有阴寒在上，阳虚不能上达而痛甚者，其症则恶寒呕恶，六脉沉微或兼弦细……凡云头风者，此世俗之混名，然必有所因，须求其本，辨而治之。凡眩晕者，或头重者，可因之以辨虚实。凡病中眩晕，多因清阳不升，上虚而然……凡身痛之甚者，亦当察其表里以分寒热。其若感寒作痛者，或上或下，原无定所，随散而愈，此表邪也。若有定处而别无表证，乃痛痹之属，邪气虽亦在经，此当以里证视之，但有寒热之异也。若因火盛者，或肌肤灼热，或红肿不消，或内生烦渴，必有热证相应，治宜以清、以寒。若并无热候而疼痛不止，多属阴寒，以致血气凝滞而然。经曰：痛者寒气多也，有寒故痛也，必温其经，使血气流通，其邪自去矣。凡劳损病剧，而忽加身痛之甚者，此阴虚之极，不能滋养筋骨而然，营气惫矣，无能为也。

四问便：二便为一身之门户，无论内伤外感，皆当察此，以辨寒热虚实。盖前阴通膀胱之道，而其利与不利、热与不热，可察气化之强弱。凡患伤寒而小水利者，以太阳之气剧，即吉兆也。后阴开大肠之门，而其通与不通、结与不结，可察阳明之实虚。凡大便热结而腹中坚满者，方属有余，通之可也。若新近得解而不甚干结，或旬日不解而全无胀意者，便非阳明实邪……凡小便，人但见其黄，便谓是火，而不知人逢劳倦，小水即黄；焦思多虑，小水亦黄；泻痢不期，小水亦黄；酒色伤阴，小水亦黄。使非有或淋或痛，热证相兼，不可因黄便谓之火……若小水清利者，知里邪之未甚，而病亦不在气分，以津液由于气化，气病则小水不利也。小水渐利，则气化可知，最为吉兆。大便通水谷之海，肠胃之门户也。小便通血气之海，冲任水道之门户也。二便皆主于肾，本为元气之关，必真见实邪，方可议通、议下……所以凡病不足，慎勿强通，最喜者小便得气而自化，大便弥固者弥良。营卫即调，自将通达，即大便秘结旬余，何虑之有？若滑泄不守，乃非虚实者所宜，当首先为之防也。

五问饮食：问饮食者，一可察胃口之清浊，二可察脏腑之阴阳。病由外感而食不断者，知其邪未及脏，而恶食不恶食者可知。病因内伤而食饮变常者，辨其味有喜恶，而爱冷爱热者可知。素欲温热者，知阴脏之宜暖；素好寒冷者，知阳脏之可清。或口腹之失节以致误伤，而一时之权变可因以辨。故饮食之性情，所当详察，而药饵之宜否，可因以推也。凡诸病得食稍安者，必是虚证；得食更甚者，或虚或实皆有之，当辨而治之。

六问胸：胸即膻中，上连心肺，下通脏腑。胸腹之病极多，难以尽悉，而临证必当问者，为欲辨其有邪无邪，及宜补宜泻也。夫凡胸腹胀满，则不可用补；而不胀不满，则不可用攻，此大法也。然痞与满不同，当分轻重。重者胀塞中满，此实邪也，不得不攻；轻者但不欲食，不知饥饱，似胀非胀，中空无物，乃痞气耳，非真满也。此或以邪陷胸中者有之，或脾虚不运者有之。病者不知其辨，但见胃气不开，饮食不进，问之亦曰饱闷，而实非真有胀满，此在疑虚疑实之间，若不察其真确，未免补泻倒施，必多致误，则为害不小……凡势在危急，难容少缓，亦必先问其胸宽者乃可骤进。若元气多虚而胸腹又胀，是必虚不受补之证。若强进补剂，非惟无益，适足以招谤耳。此胸腹之不可不察也。

七问聋：耳虽少阳之经，而实为肾脏之官，又为宗脉之所聚，问之非惟可辨虚实，亦且可知死生。凡人之久聋者，此一经之闭，不足为怪。惟是因病而聋者，不可不辨……聋有轻重，轻者病轻，重者病重。若随治渐轻，可察其病之渐退也。进则病亦进矣。若病至聋极，甚至绝然无闻者，此诚精脱之证，余经历者数人矣，皆至不治。

八问渴：问渴与不渴，可以察里证之寒热，而虚实之辨，亦从以见。凡内热之甚，则大渴喜冷，冰水不绝，而腹坚便结，脉实气壮者，此阳证也。凡口虽渴而喜热不喜冷者，此非火证，中寒可知。既非火证，何以作渴，则水亏故耳。凡病人问其渴否，则曰口渴。问其欲汤水否，则曰不欲。盖其内无邪火，所以不欲汤。真阴内亏，所以口无津液，此口干也。非口渴也，不可以干作渴治。凡阳邪虽盛而真阴又虚者，不可因其火盛喜冷，便云实热。盖其内水不足，欲得外水以济水涸精亏，真阴枯也，必兼脉症细察之，此而略差，死生立判。

《甲乙经·问情志以察病》：所问病者，问所思何也？所惧何也？所欲何也？所疑何也？问之要，察阴阳之虚实，辨脏腑之寒热。疾病所生，不离阴阳脏腑、寒热虚实，辨之分明，治无误矣。

《医宗己任篇·口渴》：有一等中气虚实，寒水泛上，逼其浮游之火于咽喉口舌之间者，渴欲引饮，但饮水不过一二口即厌，少顷复渴饮，亦不过若此……以有一等口欲饮水，但饮下少顷即吐，吐出少顷复求饮，药食毫不能下，此是阴盛格阳，肾经伤寒之证。

《医法心传·诊病须察阴脏阳脏论》：凡人阴脏、阳脏、平脏，本性使然。如素系阴脏者，一切饮食必喜热物，偶食生冷，腹中即觉凝滞不爽；大便一日一度，决不坚燥，甚则稀溏，食不消化。若系阳脏者，一切饮食必喜寒冷，偶食辛热之物，口中便觉干燥，甚则口疮咽痛；大便数日一次，必然坚硬，甚则燥结。临证先当询问，再辨病之阴阳。阳脏所感之病，阳者居多；阴脏所感之病，阴者居多。不独杂病，伤寒亦然……至于平脏之人，或寒饮或热食，俱不妨事，即大便一日一次，不坚不溏。若患病，若系热者不宜过凉，系寒者不宜过热，至用补剂，亦当阴阳平补，若过热则伤阴，过寒则伤阳，最宜细心斟酌，此诊病用药第一要紧关头，临证时能如此体会，虽不中不远矣。

第四章　切诊

第一节　脉诊

《素问·脉要精微论》：夫脉者，血之府也。长则气治，短则气病，数则烦心，大则病进，……代则气衰，细则气少，涩则心痛。

《素问·脉要精微论》：诊法常以平旦，阴气未动，阳气未散，饮食未进，经脉未盛，络脉调匀，气血未乱，故乃可诊有过之脉。切脉动静而视精明，察五色，观五藏有余不足，六腑强弱，形之盛衰，以此参伍，决死生之分。夫脉者，血之府也。长则气治，短则气病，数则烦心，大则病进。上盛则气高，下盛则气胀，代则气衰，细则气少，涩则心痛。浑浑革至如涌泉，病进而色弊，绵绵其去如弦绝，死。

《景岳全书·脉神章》：凡内出不足之证，忌见阳脉，如浮、洪、紧、数之类是也。外入有余之病，忌见阴脉，如沉、细、微、弱之类是也。如此之脉，最不易治。凡有余之病，脉宜有力、有神，如微、涩、细、弱而不应手者，逆之兆也。凡不足之病，脉宜和缓柔软，若洪大搏击者亦为逆也。凡暴病脉来浮、洪、数、实者为顺，久病脉来微、缓、软、弱者顺。若新病而沉、微、细、弱，久病而浮、洪、数、实者，皆为逆也。凡脉证贵乎相合，设若证有余而脉不足，脉有余而证不足，轻者亦必延绵，重者即危亡之兆……凡元气虚败之证，脉有微极欲绝者，若用回阳救本等药，脉气徐徐渐出渐复者，乃为佳兆。若陡然暴出，忽如复元者，此假复也，必于周日之后复脱如故。

《素问·举痛论》：余知百病生于气也。怒则气上，喜则气缓，悲则气消，恐则气下，寒则气收，炅则气泄，惊则气乱，劳则气耗，思则气结，九气不同，何病之生？岐伯曰：怒则气逆，甚则呕血及飧泄，故气上矣。喜则气和志达，荣卫通利，故气缓矣。悲则心系急，肺布叶举，而上焦不通，荣卫不散，热气在中，故气消矣。恐则精却，却则上焦闭，闭则气还，还则下焦胀，故气不行矣。……惊则心无所倚，神无所归，虑无所定，故气乱矣。……思则心有所存，神有所归，正气留而不行，故气结矣。

《景岳全书·脉神章·胃气解》：凡诊脉须知胃气，如经曰：人以水谷为本，故人绝水谷则死，脉无胃气亦死。又曰：脉弱以滑，是有胃气。又曰：邪气来也紧而疾，谷气来也徐而和。又曰：五味入口，藏于胃，以养五脏气。是以五脏六腑之气味，皆出于胃，而变见于气口。是可见谷气即胃气，胃气即元气也。夫元气之来，力和而缓；邪气之至，力强而峻。高阳生曰：阿阿软若春杨柳。此是脾家脉，四季即胃气之谓也。故凡诊脉者，无论浮沉迟数，虽值诸病叠见，而但于邪脉中得兼软滑徐和之象者便是。五脏中俱有胃气，病必无害也。何也？盖胃气者正气也，病气者，邪气也。夫邪正不两立，一胜则一负。凡邪气胜则正气败，正气至则邪气退矣。若欲察病之进退吉凶者，但当以胃气为主。察之之法，如今日尚和缓，明日更弦急，知邪气之愈进，邪愈进则病愈甚矣；今日甚弦急，明日稍和缓，知胃气之渐至，胃气至则病渐轻矣。即如顷刻之间，初急后缓者，胃气之来也；初缓后急者，胃气之去也。此察邪正进退之法也。至于死生之兆，亦惟从胃气为主。夫胃气中和，旺四季，故春脉微弦而和缓，夏脉微钩而和缓，秋脉微毛而和缓，冬脉微石而和缓，此胃气之常，即平人之脉也。若脉无胃气，即名真脏脉见。真脏何以当死？盖人有元气，出自先天，即天气也，为精神之父；人有胃气，出乎后天，即地气也，为血气之母。其在后天，必本先天为主持；在先天，必赖后天为滋养。无所本者死，无所养者亦死。何从验之？如但弦、但钩、但毛、但石之类，皆真脏也。此以孤脏之气独见，而胃气不能相及，故当死也。且脾胃属土，脉本和缓；土惟畏木，脉则弦强。凡脉见弦急者，此为土败木贼，大非佳兆。若弦急之微者，尚可救疗；弦急之甚者，胃气其穷矣。

《诊家枢要》：不病之脉，不求其神，而神无不在也。有病之脉，则当求其神之有无，谓如六数七极热也。脉中有力，即有神矣。为泄其热，三迟二败，寒也，脉中有力，即有神矣。为去其寒，若数极迟败，中不复有力，为无神也。

《脉经·脉形状指下秘诀第一》曰：浮脉，举之有余，按之不足。芤脉，浮大而软，按之中央空，两边实。洪脉，极大在指下。滑脉，往来前却流利，展转替替然，与数相似。数脉，去来促急。促脉，来去数，时一止复来。弦脉，举之无有，按之如弓弦状。紧脉，数如切绳状。沉脉，举之不足，按之有余。伏脉，极重指按之，着骨乃得。革脉，有似沉伏，实大而长，微弦。实脉，大而长，微强，按之隐指愊愊然。微脉，极细而软，或欲绝，若有若无。涩脉，细而迟，往来难且散，或一止复来。细脉，小大于微，常有，但细耳。软脉，极软而浮细。弱脉，极软而沉细，按之欲绝指下。虚脉，迟大而软，按之不足，隐指豁豁然空。散脉，大而散，散者，气实血虚，有表无里。缓脉，去来亦迟，小快于迟。迟脉，呼吸三至，去来极迟。结脉，往来缓，时一止复来。代脉，来数中止，不能自还，因而复动。脉结者生，代者死。动脉，见于关上，无头尾，大如豆，厥厥然动摇。浮与芤相类，弦与紧相类，滑与数相类，革与实相类，沉与伏相类，微与涩相类，软与弱相类，缓与迟相类。

《医宗必读·脉无根有两说》：一以尺中为根。人之有尺，犹树之有根，水为天一之元，先天命根也。王叔和曰：寸关虽无，尺犹不绝，如此之流，何忧殒灭？谓其有根也。若肾脉独败，是无根矣。一以沉候为根。经曰：诸脉浮无根者皆死。是谓有表无里，是谓孤阳不生，造化所以亘万古而不息者，一阴一阳互为其根也。阴既绝矣，孤阳岂能独存乎？二说似乎不同，实则一致。两尺为肾部，沉候之六脉皆肾也，然则二尺之无根，与沉取之无根，总之肾水绝也。

《重订诊家直诀》：诊脉之指法，见于经论者：曰举、曰按、曰寻、曰推、曰初持、曰久按、曰单持、曰总按。……夫脉有四科，位数形势而已。位者，浮沉尺寸也；数者，迟数促结也；形者，长短、广狭、厚薄、粗细、刚柔，犹算学家之有线面体也；势者，敛舒、伸缩、进退、起伏之有盛衰。势因形显，敛舒成形于广狭，伸缩成形于长短，进退成形于前后，起伏成形于高下，而盛衰则贯于诸势之中以为之纲者也。此所谓脉之四科。指法即由此而辨，曰举按以诊高深也；曰上下以诊长短也；曰寻推以诊广狭厚薄曲直也；曰初持久按，以诊迟数滑涩止代也；曰单持总按，以诊去来断续也。病者气口处骨肉不平，须用侧指法；病者不能平臂而侧置，须用挽指法。俯仰者，三指轻重相畸也；辗转者，一指左右相倾也；操纵者，举按迭用，以察根气之强弱，《难经》所谓按之软，举指来疾者此也。惟三指总按，挡度三关，三指缝中各有其隙，若三部脉形不同，如寸涩尺滑，前小后大，即无由得其接续之真迹。

《医碥·脉证从舍》：凡脉证不相合，必有一真一假，须细辨之。如外虽烦热，而脉见微弱者，必虚火也。腹虽胀满，而脉见微弱者，必胃虚也。虚火虚胀，其堪攻乎？此宜从脉之真虚，不从证之假实也。其有本无烦热，而脉见洪数者，非火邪也。本无胀滞，而脉见弦强者，非内实也。无热无胀，其堪泻乎？此宜从证之真虚，不从脉之假实也。如寒邪内伤，或食停气滞，而心腹急痛，以致脉道沉伏，或促或结，此以邪闭经络而然。既有痛胀等实证可拊，则脉之虚乃假虚，当从证不从脉。又若伤寒，四肢厥逆，寒战，而脉见数滑，此由内热格阴。何以知之？以病由传经渐致，并非直中阴经，从无热证转寒之理，既有数滑之脉可据，则外证之虚为假虚，亦从脉不从证也。

《濒湖脉学·七言诀》：

浮（阳）

　[体状诗]　浮脉惟从肉上行，如循榆荚似毛轻。三秋得令知无恙，久病逢之却可惊。

　[相类诗]　浮如木在水中浮，浮大中空乃是芤；拍拍而浮是洪脉，来时虽盛去悠悠。

　　　　　　浮脉轻平似捻葱，虚来迟大豁然空；浮而柔细方为濡，散似杨花无定踪。

　[主病诗]　浮脉为阳表病居，迟风数热紧寒拘；浮而有力多风热，无力而浮是血虚。

　　　　　　寸浮头痛眩生风，或有风痰聚在胸；关上土衰兼木旺，尺中溲便不流通。

沉（阴）

　[体状诗]　水行润下脉来沉，筋骨之间软滑匀；女子寸兮男子尺，四时如此号为平。

　[相类诗]　沉帮筋骨自调匀，伏则推筋着骨寻；沉细如绵真弱脉，弦长实大是牢形。

　[主病诗]　沉潜水蓄阴经病，数热迟寒滑有痰；无力而沉虚与气，沉而有力积并寒。

　　　　　　寸沉痰郁水停胸，关主中寒痛不通；尺部浊遗并泄痢，肾虚腰及下元痈。

迟（阴）

　[体状诗]　迟来一息至惟三，阳不胜阴气血寒；但把浮沉分表里，消阴须益火之原。

　[相类诗]　脉来三至号为迟，小驶于迟作缓持；迟细而难知是涩，浮而迟大以虚推。

　[主病诗]　迟司脏病或多痰，沉痼癥瘕仔细看；有力而迟为冷痛，迟而无力定虚寒。

　　　　　　寸迟必是上焦寒，关主中寒痛不堪；尺是肾虚腰脚重，溲便不禁疝牵丸。

数（阳）

　[体状诗]　数脉息间常六至，阴微阳盛必狂烦；浮沉表里分虚实，惟有儿童作吉看。

　[相类诗]　数比平人多一至，紧来如数似弹绳；数而时止名为促，数见关中动脉形。

　[主病诗]　数脉为阳热可知，只将君相火来医；实宜凉泻虚温补，肺病秋深却畏之。

　　　　　　寸数咽喉口舌疮，吐红咳嗽肺生疡；当关胃火并肝火，尺属滋阴降火汤。

滑（阳中阴）

　[体状诗]　滑脉如珠替替然，往来流利却还前；莫将滑数为同类，数脉惟看至数间。

　[主病诗]　滑脉为阳元气衰，痰生百病食生灾；上为吐逆下蓄血，女脉调时定有胎。

　　　　　　寸滑膈痰生呕吐，吞酸舌强或咳嗽；当关宿食肝脾热，渴利颓淋看尺部。

涩（阴）

　[体状诗]　细迟短涩往来难，散止依稀应指间；如雨沾沙容易散，病蚕食叶慢而艰。

　[相类诗]　叁伍不调名曰涩，轻刀刮竹短而难；微似秒芒微软甚，浮沉不别有无间。

　[主病诗]　涩缘血少或伤精，反胃亡阳汗雨淋；寒湿入营为血痹，女人非孕即无经。

　　　　　　寸涩心虚痛对胸，胃虚胁胀察关中；尺为精血俱伤候，肠结溲淋或下红。

虚（阴）

　[体状相类诗]　　举之迟大按之松，脉状无涯类谷空；莫把芤虚为一例，芤来浮大似慈葱。

　[主病诗]　脉虚身热为伤暑，自汗怔忡惊悸多；发热阴虚须早治，养营益气莫蹉跎。

　　　　　　血不荣心寸口虚，关中腹胀食难舒；骨蒸痿痹伤精血，却在神门两部居。

　　实（阳）

[体状诗]　浮沉皆得大而长，应指无虚愊愊强；热蕴三焦成壮火，通肠发汗始安康。

[相类诗]　实脉浮沉有力强，紧如弹索转无常；须知牢脉帮筋骨，实大微弦更带长。

[主病诗]　实脉为阳火郁成，发狂谵语吐频频；或为阳毒或伤食，大便不通或气疼。
　　　　　寸实应知面热风，咽痛舌强气填胸；当关脾热中宫满，尺实腰肠痛不通。

　　长（阳）

[体状相类诗]　过于本位脉名长，弦则非然但满张；弦脉与长争较远，良工尺度自能量。

[主病诗]　长脉迢迢大小匀，反常为病似牵绳；若非阳毒癫痫病，即是阳明热势深。

　　短（阴）

[体状相类诗]　两头缩缩名为短；涩短迟迟细且难；短涩而浮秋喜见，三春为贼有邪十。

[主病诗]　短脉惟于尺寸寻，短而滑数酒伤神；浮为血涩沉为痞；寸主头痛尺腹疼。

　　洪（阳）

[体状诗]　脉来洪盛去还衰，满指滔滔应夏时；若在春秋冬月分，升阳散火莫狐疑。

[相类诗]　洪脉来时拍拍然，去衰来盛似波澜；欲知实脉参差处，举按弦长愊愊坚。

[主病诗]　脉洪阳盛血应虚，相火炎炎热病居；胀满胃翻须早治，阴虚泄痢可踌躇。
　　　　　寸洪心火上焦炎，肺脉洪时金不堪；肝火胃虚关内察，肾虚阴火尺中看。

　　微（阴）

[体状相类诗]　微脉轻微瞥瞥乎，按之欲绝有如无；微为阳弱细阴弱，细比于微略较粗。

[主病诗]　气血微兮脉亦微，恶寒发热汗淋漓；男为劳极诸虚候，女作崩中带下医。
　　　　　寸微气促或心惊，关脉微时胀满形；尺部见之精血弱，恶寒消瘅痛呻吟。

　　紧（阳）

[体状诗]　举如转索切如绳，脉象因之得紧名；总是寒邪来作寇，内为腹痛外身疼。

[相类诗]　见弦、实脉。

[主病诗]　紧为诸痛主于寒，喘咳风痫吐冷痰；浮紧表寒须发越，紧沉温散自然安。
　　　　　寸紧人迎气口分，当关心腹痛沉沉；尺中有紧为阴冷，定是奔豚与疝疼。

　　缓（阴）

[体状诗]　缓脉阿阿四至通，柳梢袅袅飐轻风；欲从脉里求神气，只在从容和缓中。

[相类诗]　见迟脉。

[主病诗]　缓脉营衰卫有余，或风或湿或脾虚；上为项强下痿痹，分别浮沉大小区。
　　　　　寸缓风邪项背拘，关为风眩胃家虚；神门濡泄或风秘，或是蹒跚足力迂。

　　芤（阳中阴）

[体状诗]　芤形浮大软如葱，边实须知内已空；火犯阳经血上溢，热侵阴络下流红。

[相类诗]　中空旁实乃为芤，浮大而迟虚脉呼；芤更带弦名曰革，芤为失血革血虚。

[主病诗]　寸芤积血在于胸，关里逢芤肠胃痈；尺部见之多下血，赤淋红痢漏崩中。

　　弦（阳中阴）

[体状诗]　弦脉迢迢端直长，肝经木旺土应伤；怒气满胸常欲叫，翳蒙瞳子泪淋浪。

[相类诗]　弦来端直似丝弦，紧则如绳左右弹；紧言其力弦言象，牢脉弦长沉伏间。

[主病诗]　弦应东方肝胆经，饮痰寒热疟缠身；浮沉迟数须分别，大小单双有重轻。
　　　　　寸弦头痛膈多痰，寒热癥瘕察左关；关右胃寒心腹痛；尺中阴疝脚拘挛。

　　革（阳）

[体状主病诗]　革脉形如按鼓皮，芤弦相合脉寒虚；女人半产并崩漏，男子营虚或梦遗。

[相类诗]　见芤、牢脉。

　　牢（阴中阳）

[体状相类诗]　弦长实大脉牢坚，牢位常居沉伏间；革脉芤弦自浮起，革虚牢实要详看。

［主病诗］　　寒则牢坚里有余，腹心寒痛木乘脾；疝颓癥瘕何愁也，失血阴虚却忌之。

　　濡（即软字，阴）

［体状诗］　　濡形浮细按须轻，水面浮绵力不禁；病后产中犹有药，平人若见是无根。

［相类诗］　　浮而柔细知为濡，沉细而柔作弱持；微则浮微如欲绝，细来沉细近于微。

［主病诗］　　濡为亡血阴虚病，髓海丹田暗已亏；汗雨夜来蒸入骨，血山崩倒湿侵脾。

　　　　　　　寸濡阳微自汗多，关中其奈气虚何；尺伤精血虚寒甚，温补真阴可起疴。

　　弱（阴）

［体状诗］　　弱来无力按之柔，柔细而沉不见浮；阳陷入阴精血弱，白头犹可少年愁。

［相类诗］　　见濡脉。

［主病诗］　　弱脉阴虚阳气衰，恶寒发热骨筋痿；多惊多汗精神减，益气调营急早医。

　　　　　　　寸弱阳虚病可知，关为胃弱与脾衰；欲求阳陷阴虚病，须把神门两部推。

　　散（阳）

［体状诗］　　散似杨花散漫飞，去来无定至难齐；产为生兆胎为堕，久病逢之不必医。

［相类诗］　　散脉无拘散漫然，濡来浮细水中绵；浮而迟大为虚脉，芤脉中空有两边。

［主病诗］　　左寸怔忡右寸汗，溢饮左关应软散；右关软散胕肿，散居两尺魂应断。

　　细（阴）

［体状诗］　　细来累累细如丝，应指沉沉无绝期；春夏少年俱不利，秋冬老弱却相宜。

［相类诗］　　见微、濡脉。

［主病诗］　　细脉萦萦血气衰，诸虚劳损七情乖；若非湿气侵腰肾，即是伤精汗泄来。

　　　　　　　寸细应知呕吐频，入关腹胀胃虚形；尺逢定是丹田冷，泄痢遗精号脱阴。

　　伏（阴）

［体状诗］　　伏脉推筋着骨寻，指间裁动隐然深；伤寒欲汗阳将解，厥逆脐疼证属阴。

［相类诗］　　见沉脉。

［主病诗］　　伏为霍乱吐频频，腹痛多缘宿食停；蓄饮老痰成积聚，散寒温里莫因循。

　　　　　　　食郁胸中双寸伏，欲吐不吐常兀兀；当关腹痛困沉沉，关后疝疼还破腹。

　　动（阳）

［体状诗］　　动脉摇摇数在关，无头无尾豆形团；其原本是阴阳搏，虚者摇兮胜者安。

［相类诗］　　见数脉。

［主病诗］　　动脉专司痛与惊，汗因阳动热因阴；或为泄痢拘挛病，男子亡精女子崩。

　　促（阳）

［体状诗］　　促脉数而时一止，此为阳极欲亡阴；三焦郁火炎炎盛，进必无生退可生。

［相类诗］　　见代脉。

［主病诗］　　促脉惟将火病医，其因有五细推之；时时喘咳皆痰积，或发狂斑与毒疽。

　　结（阴）

［体状诗］　　结脉缓而时一止，浊阴偏盛欲亡阳；浮为气滞沉为积，汗下分明在主张。

［相类诗］　　见代脉。

［主病诗］　　结脉皆因气血凝，老痰结滞苦沉吟；内生积聚外痈肿，疝瘕为殃病属阴。

　　代（阴）

［体状诗］　　动而中止不能还，复动因而作代看；病者得之犹可疗，平人却与寿相关。

［相类诗］　　数而时止名为促，缓止须将结脉呼；止不能回方是代，结生代死自殊途。

［主病诗］　　代脉原因脏气衰，腹疼泄痢下元亏；或为吐泻中宫病，女子怀胎三月兮。

　　　　　《医宗金鉴·四诊心法要诀·败脉歌》：

　　　　　雀啄连连，止而又作。屋漏水留，半时一落。

　　　　　弹石沉弦，按之指搏。乍疏乍密，乱如解索。

本息末摇，鱼翔相若。虾游冉冉，忽然一跃。

釜沸空浮，决无根脚。偃刀坚急，循刃责责。

转豆累累，如循薏仁。麻促细乱，其脉失神。

败脉十种，自古以闻；急救下药，必须认真。

第二节 按诊

《素问·调经论》：实者外坚充满，不可按之，按之则痛。……虚者聂辟气不足，按之则气足以温之，故快然而不痛。

《素问·平人气象论》：胃之大络，名曰虚里，贯膈络肺，出于左乳下，其动应衣，脉宗气也。盛喘数绝者，则病在中；结而横，有积矣；绝不至曰死。乳之下其动应衣，宗气泄也。

《通俗伤寒论·按胸腹》：内经云：胸腹者，脏腑之郭也。考其部位层次，胸上属肺，胸膺之间属心，其下有一横膈，绕肋骨一周。膈下属胃。大腹与脐属脾。脐四围又属小肠。脐下两腰属肾。两肾之旁及脐下，又属大肠。膀胱亦当脐下，故脐下又属膀胱。……小腹两旁谓之少腹，乃血室之边际，属肝。少腹上连季胁，亦属肝。季胁上连肋骨，属胆。……故胸腹为五脏六腑之宫城，阴阳气血之发源，若欲知其脏腑何如，则莫如按胸腹，名曰腹诊。其诊法，宜按摩数次，或轻或重，或击或抑，以察胸腹之坚软，拒按与否，并察胸腹之冷热，灼手与否，以定其病之寒热虚实。又如轻手循抚，自胸上而脐下，知皮肤之润燥，可以辨寒热；中手寻扪，问其痛不痛，以察邪气之有无；重手推按，察其硬否，更问其痛否，以辨脏腑之虚实，沉积之何如。……惟左乳下虚里脉，脐间冲任脉，其中虚实，最为生死攸关。……若肝病须按两胁。两胁满实而有力者肝平；两胁下痛引小腹者肝郁；男子积在左胁下者属疝气；女子块在右胁下者属瘀血；两胁空虚，按之无力者为肝虚；两胁胀痛，手不可按者为肝痈。……凡满腹痛，喜按者属虚，拒按者属实，喜暖手按抚者属寒，喜冷物按放者属热。按腹而其热灼手，愈按愈甚者伏热；按腹而其热烙手，痛不可忍者内痈……惟虫病按腹有三候，腹有凝结如筋而硬者，以指久按，其硬移他处，又就所移者按之，其硬又移他处，或大腹，或脐旁，或小腹，无定处，是一候也。右手轻轻按腹，为时稍久，潜心候之，有物如蚯蚓蠢动，隐然应手，是二候也。高低凸凹，如畎亩状，熟按之，起伏聚散，上下往来，浮沉出没，是三候也。……水肿胀满症，按之至脐，脐随手移左右，重手按之近乎脊，失脐根者必死。……然按胸必先按虚里，按之微动而不应者，宗气内虚；按之跃动而应衣者，宗气外泄；按之应手，动而不紧，缓而不急者，宗气积于膻中也，是为常；按之弹手，洪大而搏，或绝而不应者，皆心胃气绝也，病不治；虚里无动脉者必死；即虚里搏动而高者，亦为恶候，孕妇胎前症最忌，产后三冲症尤忌，虚损痨瘵症，逐日动高者切忌；惟猝惊疾走大怒后，或强力而动肢体者，虚里脉动虽高，移时即如平人者，不忌。

《厘正按摩要术·按胸腹》：人以胃气为本，故虚里之动，可以辨病机之轻重。按之应手，动而不紧，缓而不急者，宗气积于膻中也，是为常。其动洪大而弹手，与绝而不应者，俱胃气绝也。（《阳山原文》）平人膻中静者为佳。虚里者，脉之宗气也。视之不见；按之渐动，如应如不应者为吉。若胸中阳气衰，其动高逾乳，至中府、云门者凶；虚劳劳瘵，逐日动高者为无治。（《台州》）上中下三脘，以指抚之，平而无涩滞者，胃中平和而无宿滞也。按中脘虽痞硬而不如石者，饮癖也。（《诊病奇侅》）诊胸腹，轻手循抚，自鸠尾至脐下，知皮肤之润燥，可以辨寒热；中手寻扪，问疼不疼者，以察邪气之有无；重手推按，更问疼否，以察脏腑之虚实，沉积之何如，即诊脉中浮中沉之法也。（《对时论》）诊腹之要，以脐为先。人身之有脐，犹天之有北辰也。故名曰天枢，又曰神阙，是神气之穴，为保生之根。徐按之而有力，其气应手者，内有神气之守也。若按之而气不应者，其守失常也。（《阳山》）

● 中篇　辨　　证 ●

第五章　八纲辨证

《景岳全书·传忠录·阴阳篇》：凡诊病施治，必须先审阴阳，乃为医道之纲领，阴阳无谬，治焉有差。医道虽繁，而可以一言蔽之者，曰阴阳而已。故证有阴阳，脉有阴阳，药有阴阳。以证而言，则表为阳，里为阴；热为阳，寒为阴；上为阳，下为阴；气为阳，血为阴；动为阳，静为阴；多言者为阳，无声者为阴；喜明者为阳，欲暗者为阴；阳微者不能呼，阴微者不能吸；阳病者不能俯，阴病者不能仰。以脉而言，则浮大滑数之类，皆阳也，沉微细涩之类，皆阴也。……此皆医中之大法。至于阴中复有阳，阳中复有静，疑似之间，辨须的确，此而不识，极易差讹，是又最为紧要，然总不离于前之数者。但两气相兼，则此少彼多，其中便有变化，一皆以理测之，自有显然可见者。若阳有余而更施阳治，则阳愈炽而阴愈消；阳不足而更用阴方，则阴愈盛而阳斯灭矣。设能明彻阴阳，则医理虽玄，思过半矣。

经曰：阳虚则外寒，阴虚则内热，阳盛则外热，阴盛则内寒。经曰：阳气有余，为身热无汗，此言表邪之实也。又曰：阴气有余，为多汗身寒，此言阳气之虚也。仲景曰：发热恶寒发于阳，无热恶寒发于阴。又曰：极寒反汗出，身必冷如冰，此与经旨义相上下。

考之中藏经曰：阳病则旦静，阴病则夜宁，阳虚则暮乱，阴虚则朝争。益阳虚喜阳助，所以朝轻而暮重，阴虚喜阴助，所以朝重而暮轻，此言阴阳之虚也。若实邪之候，则与此相反，凡阳邪盛者，必朝重暮轻，阴邪盛者，必朝轻暮重，此阳逢阳王，阴得阴强也。

《医学心悟·寒热虚实表里阴阳辨》：病有总要，寒、热、虚、实、表、里、阴、阳，八字而已。病情既不外此，则辨证之法，亦不出此。……一病之虚实，全在有汗与无汗，胸腹胀痛与否，胀之减与不减，痛之拒按与喜按，病之新久，禀之厚薄，脉之虚实以分之。假如病中无汗，腹胀不减，痛而拒按，病新得，人禀厚，脉实有力，此实也。假如病中多汗，腹胀时减、复如故，痛而喜按，按之则痛止，病久，禀弱，脉虚无力，此虚也。……至于病之阴阳，统上六字而言，所包者广。热者为阳，实者为阳，在表者为阳；寒者为阴，虚者为阴，在里者为阴。寒邪客表，阳中之阴；热邪入里，阴中之阳。寒邪入里，阴中之阴；热邪达表，阳中之阳。而真阴、真阳之别，则又不同。假如脉数无力，虚火时炎，口燥唇焦，内热便结，气逆上冲，此真阴不足也；假如脉大无力，四肢倦怠，唇淡口和，肌冷便溏，饮食不化，此真阳不足也。

《类经·论治类·气味方制治法逆从》：病有微甚者，以证有真假也。寒热有真假，虚实亦有真假，真者正治，知之无难，假者反治，乃为难耳。如寒热之真假者，真寒则脉沉而细，或弱而迟，为厥逆，为呕吐，为腹痛，为飧泄下利，为小便清频，即有发热，必欲得衣，此浮热在外而沉寒在内也。真热则脉数有力，滑大而实，为烦躁喘满，为声音壮厉，或大便秘结，或小水赤涩，或发热掀衣，或胀疼热渴。此皆真病，……至若假寒者，阳证似阴，火极似水也，外虽寒而内则热，脉数而有力，或沉而鼓击，或身寒恶衣，或便热秘结，或烦渴引饮，或肠垢臭秽，此则恶寒非寒，明是热证，所谓热极反兼寒化，亦曰阳盛隔阴也。假热者，阴证似阳，水极似火也，外虽热而内则寒，脉微而弱，或数而虚，或浮大无根，或弦芤断续，身虽炽热而神则静，语虽谵妄而声则微，或虚狂起倒而禁之即止，或蚊迹假斑而浅红细碎，或喜冷水而所用不多，或舌胎面赤而衣被不撤，或小水多利，或大便不结，此则恶热非热，明是寒证，所谓寒极反兼热化，亦曰阴盛隔阳也。此皆假病，……然至虚有盛候，则有假实矣；大实有羸状，则有假虚矣。总之，虚者正气虚也，为色惨形疲，为神衰气怯，或自汗不收，或二便失禁，或梦遗精滑，或呕吐隔塞，或病久攻多，或气短似喘，或劳伤过度，或暴困失志，虽外证似实而脉弱无神者，皆虚证之当补也。实者邪气实也，或外闭于经络，或内结于藏府，或气壅而不行，或血留而凝滞，必脉病俱盛者，乃实证之当攻也。

第六章　病因辨证

第一节　六淫、疫疠辨证

《医学心悟·六气相杂须辨论》：六气者，风、寒、暑、湿、燥、火是也。……假如脉浮缓，自汗头痛，发热而恶风者，伤风也；脉浮紧，无汗头痛，发热而恶寒者，伤寒也。此随时感冒，虽在暑月，亦必有之。亦有纳凉饮冷，脏受寒侵，遂至呕吐痛泻，脉沉迟，手足厥冷，口鼻气冷，此乃夏月中寒之候，反因避暑太过而得之也。至于暑症，乃夏月之正病，然有伤暑、中暑、闭暑之殊。伤暑者，病之轻者也，其症汗出、身热而口渴也；中暑者，病之重者也，其症汗大泄，昏闷不醒，蒸热齿燥，或烦心喘渴、妄言也；闭暑者，内伏暑气，而外为风寒闭之也，其头痛身痛，发热恶寒者，风寒也，口渴烦心者，暑也。其有霍乱吐泻而转筋者，则又因暑而停食、伏饮以致之也。然停食、伏饮，湿气也，或身重体痛，腹满胀闷，泄利无度，皆湿也。风寒暑湿，四气动而火随之，是为五气。

《医学一贯·万病一源说》：天之六淫伤人，亦乘其虚处感化。阴虚者，易感风燥暑火；阳虚者，易感寒湿雾露。

第二节　情志内伤辨证

《素问·举痛论》：余知百病生于气也。怒则气上，喜则气缓，悲则气消，恐则气下，寒则气收，炅则气泄，惊则气乱，劳则气耗，思则气结，九气不同，何病之生？岐伯曰：怒则气逆，甚则呕血及飧泄，故气上矣。喜则气和志达，荣卫通利，故气缓矣。悲则心系急，肺布叶举，而上焦不通，荣卫不散，热气在中，故气消矣。恐则精却，却则上焦闭，闭则气还，还则下焦胀，故气不行矣。……惊则心无所倚，神无所归，虑无所定，故气乱矣。……思则心有所存，神有所归，正气留而不行，故气结矣。

《景岳全书·杂证谟·郁证》：凡五气之郁，则诸病皆有，此因病而郁也。至若情志之郁，则总由乎心，此因郁而病也。……怒郁者，方其大怒气逆之时，则实邪在肝，多见气满、腹胀，所当平也；及其怒后，而逆气已去，惟中气受伤矣。既无胀满、疼痛等症，而或为倦怠，或为少食，此乃木邪克土，损在脾矣。……思郁者，则惟旷女嫠妇，及灯窗困厄、积疑在怨者皆有之。思则气结，结于心而伤于脾也；及其既甚，则上连肺胃，而为咳喘、为失血、为膈噎、为呕吐；下连肝肾，则为带浊、为崩淋、为不月、为劳损。……忧郁病者，则全属大虚，本无邪实，此多以衣食之累、利害之牵。及悲忧惊恐而致郁者，总皆受郁之类。盖悲则气消，忧则气沉，必伤脾肺；惊则气乱，恐则气下，必伤肝肾。

第三节 劳伤、食积、虫积、外伤、药邪辨证

《素问·举痛论》：劳则气耗……劳则喘息汗出，外内皆越，故气耗矣。

《三因极一病证方论·五劳证治》：以其尽力谋虑则肝劳，曲运神机则心劳，意外致思则脾劳。

《景岳全书·论虚损病源》：思本乎心，经曰心怵惕思虑则伤神。……然思生于心，脾必应之，故思之不已则劳伤在脾。经曰：思伤脾。又曰：思则心有所存，神有所归，正气留而不行，故气结矣。凡此为病，气结则噎膈，为呕吐，而饮食不能运，食不运则血气日消，肌肉日削，精神日减，四肢不用，而生胀满、泄泻等证，此伤心脾之阳也。夫人孰无思，而苦思难释，则劳伤至此。

《保婴撮要·食积寒热》：小儿食积者，因脾胃虚寒，乳食不化，久而成积。

《幼幼集成·食积证治》：夫饮食之积，必用消导。消者，散其积也；导者，行其气也。脾虚不运则气不流行，气不流行则停滞而为积。或作泻痢，或作痞，以致饮食减少，五脏无所资禀，血气日愈虚衰，因而危困者多矣，故必消而导之……若积因脾虚，不能健运药力者，或消补并行，或补多消少，或先补后消，洁古所谓养正而积自除。故前人破滞消坚之药，必假参术赞助成功。

《杂病源流犀烛·积聚癥瘕痃癖痞源流》：虫积，饮食积聚，变化生虫，时呕清水苦水，常生腹中咬痛也。

《素问·五常政大论》：病有久新，方有大小，有毒无毒，固宜常制矣。大毒治病，十去其七；小毒治病，十去其八；无毒治病，十去其九；谷肉果菜，食养尽之，无使过之，伤其正也。

《诸病源候论·服药失度候》：凡合和汤药，自有限制，至于圭铢分两，不可乖违，若增加失宜，更生他疾。其为病也，令人吐下不已，呕逆而闷乱，手足厥冷，腹痛转筋。久不以药解之，亦能致死。

《诸病源候论·解诸药毒候》：凡药物云，有毒及有大毒者，皆能变乱，于人为害，亦能杀人。但毒有大小，自可随所犯而救解之。但著毒重者，亦令人发病时咽喉强直，而两眼睛疼，鼻干，手脚沉重，常呕吐，腹里热闷，唇口习习，颜色乍青乍赤，经百日便死。其轻者，乃身体习习而痹，心胸涌涌然而吐，或利无度是也。

第七章 病性辨证

第一节 气病辨证

《素问·举痛论》：百病皆生于气也。

《素问·举痛论》：余知百病生于气也，怒则气上，喜则气缓，悲则气消，恐则气下，寒则气收，炅则气泄，惊则气乱，劳则气耗，思则气结，九气不同，何病之生？岐伯曰：怒则气逆，甚则呕血及飧泄，故气上矣。喜则气和志达，荣卫通利，故气缓矣。悲则心系急，肺布叶举，而上焦不通，荣卫不散，热气在中，故气消矣。恐则精却，却则上焦闭，闭则气还，还则下焦胀，故气不行矣。寒则腠理闭，气不行，故气收矣。炅则腠理开，荣卫通，汗大泄，故气泄。惊则心无所倚，神无所归，虑无所定，故气乱矣。劳则喘息汗出，外内皆越，故气耗矣。思则心有所存，神有所归，正气留而不行，故气结矣。

《脉因证治·劳》：喜怒不节，起居不时，有所劳倦，皆伤其气。

《医林改错·论抽风不是风》：元气既虚，必不能达于血管，血管无气，必停留而瘀。

《医学源流论·元气存亡论》：故诊病决死生者，不视病之轻重，而视元气之存亡，则百不失一矣。

《医权初编》：气聚则生，气壮则康，气衰则弱，气散则死。

《诸病源候论·气病诸候·上气喘息候》：肺主于气，邪乘于肺，则肺胀，胀则肺管不利，不利则气道涩，故气上喘逆，鸣息不通。

《备急千金要方·调气法》：气息得理，即百病不生，若消息失宜，即诸疴竞起。

《景岳全书·杂证谟·诸气》：夫百病皆生于气，正以气之为用，无所不至，一有不调，则无所不病。故其在外，则有六气之侵；在内，则有九气之乱。而凡病之为虚、为实、为热、为寒，至其变态，莫可名状。欲求其本，则止一气字足以尽之。盖气有不调之处，即病本所在之处也。是惟明哲不凡者，乃能独见其处，撮而调之。

《临证指南医案·郁》：郁则气滞，其滞或在形躯，或在脏腑，必有不舒之现证。盖气本无形，郁则气聚，聚则气似有形而无实质，如胸膈似阻，心下虚痞，胁胀背胀，脘闷不食，气虚攻冲，筋脉不舒。医家不察，误认有形之滞，不知情志之郁，由于隐情曲意不升，故气之升降开合枢机不利，虽《内经》有泄、折、达、发、夺五郁之治，犹虑难获全功。

《重订通俗伤寒论·气血虚实》：肺气实而上逆，则有胸痞头眩，痰多气壅等症，甚则喘不得卧，张口抬肩。胃气实而中满，则有嘈杂懊忱，嗳腐吐酸等症，甚则食不能进，呕吐呃逆。肝气实而上冲，则有头疼目眩，呕酸吐苦等症，甚则消渴，气上冲心，心中疼热。

《景岳全书·杂证谟·血证》：万物生成之道，惟阴与阳。非阳无以生，生者神其化也，非阴无以成，成者立其形也。人有阴阳，即为血气。阳主气，故气全则神王；阴主血，故血盛则形强。人生所赖，惟斯而已。然人之初生，必从精始。精之与血，若乎非类。而丹家曰：涕、唾、精、津、汗、血、液七般灵物，总属阴。由此观之，则凡属水类，无非一六所化，而血即精之属也。但精藏于肾，所蕴不多，而血富于冲，所至皆是。盖其源源而来，生化于脾，总统于心，藏受于肝，宣布于肺，施泄于肾；灌溉一身，无所不及。故凡为七窍之灵，为四肢之用，为筋骨之和柔，为肌肉之丰盛，以至滋脏腑，安神魂，润颜色，充营卫，津液得以通行，二阴得以调畅。

第二节　血病辨证

《证治汇补·血症》：血虚者，其症朝凉暮热，手足心热，皮肤干涩甲错，唇白，女子月事前后不调，脉细无力。法宜补之。

《金匮要略·惊悸吐衄下血胸满瘀血病脉证治》：病人胸满，唇痿舌青，口燥，但欲漱水不欲咽，无寒热，脉微大来迟，腹不满，其人言我满，为有瘀血。病者如热状，烦满，口干燥而渴，其脉反无热，此为阴伏，是瘀血也，当下之。

第三节　津液病辨证

《丹溪心法·痰》：痰之为物，随气升降，无处不到……凡人身上、中、下有块者，多是痰。

《医林绳墨·痰》：痰者，人身之痰饮也。人之气道，贵乎清顺，则痰不生。设若窒塞其间，痰必壅盛。或因风、寒、暑、湿、热之外感，或因七情饮食之内伤，以致气逆液浊，而变为诸症之所生焉。聚于肺者，则喘嗽上出；留于胃者，则积利下行；滞于经络，为肿为毒；存于四肢，麻痹不仁；迷于心窍，谵语恍惚，惊悸健忘；留于脾者为痞，为满，为关格、喉闭；逆于肝者，为胁痛，乳痈；因于风者，则中风头风，眩运动摇；因于火者，则吐呕酸苦，嘈杂怔忡；因于寒者，则恶心吞酸，呕吐涎沫；因于湿者，则肢节重痛不能转移；因于七情感动而致者，则劳瘵生虫，肌肤羸瘦；因于饮食内伤而得之者，则中气满闷，腹中不利，见食恶食，不食不饥。此皆痰之所致也。

《锦囊秘录》：津液受病，化为痰饮，或吐咯上出，或凝滞胸膈，或留聚肠胃，或流注经络四肢，遍身上下，无处不到。其为病也，为喘咳、恶心呕吐、痞膈壅塞、关格异病、泄泻、眩晕、嘈杂、怔忡、惊悸、癫狂、寒热、痈肿，或胸间漉漉有声，或背心一点冰冷，或四肢麻痹不仁，百病中多有兼痰者。然更有新久轻重之殊：新而轻者，形色清白稀薄，气味亦淡；久而重者，黄浊稠黏，咳之难出，渐成恶味，酸辣腥臊咸苦，甚至带血而出。然痰生于脾胃，故治宜实脾燥湿；但随气而升，故尤宜顺气；气升属火，故顺气在于降火。热痰清之，湿痰燥之，风痰散之，郁痰开之，硬痰软之，食积痰消之，在上者吐之，在中者下之。中气虚者，更宜固中气以运之，若徒加攻削，则胃气愈虚，而痰愈多。况人之病痰火者十之八九，老人不宜速降其火，虚人不宜尽去其痰，攻之太甚，则病转剧而致殆。

《金匮要略·痰饮咳嗽病脉证并治》：问曰：夫饮有四，何谓也？师曰：有痰饮，有悬饮，有溢饮，有支饮。问曰：四饮何以为异？师曰：其人素盛今瘦，水走肠间，沥沥有声，谓之痰饮；饮后水流在胁下，咳唾引痛，谓之悬饮；饮水流行，归于四肢，当汗出而不汗出，身体疼重，谓之溢饮；咳逆倚息，短气不得卧，其形如肿，谓之支饮。

《金匮要略·水气病脉证并治》：心水者，其身重而少气，不得卧，烦而躁，其人阴肿。肝水者，其腹大，不能自转侧，胁下腹痛，时时津液微生，小便续通。肺水者，其身肿，小便难，时时鸭溏。脾水者，其腹大，四肢苦重，津液不生，但苦少气，小便难。肾水者，其腹大，脐肿，腰痛，不得溺，阴下湿如牛鼻上汗，其足逆冷，面反瘦。

《丁甘仁医案·咳嗽》：脾肾之阳式微，水饮泛滥横溢，上激于肺则喘，灌溉肌肤则肿，凝聚募原则胀。阳气不到之处，即是水湿盘踞之所，阴霾弥漫，真阳埋没。

《罗氏会约医镜》：水肿者，其色明润，其皮光薄，其肿不速，肿有分界，阴本乎下，其浸渍自下渐上，阴中无阳也。按之而不起，以水在肉中，如糟如泥，按而散之，猝不能聚也。其病为脾、肺、肾三脏相干之症。盖水为至阴，其本在肾；水化于气，其标在肺；水惟畏土，其制在脾。今肺虚则气不化精而化水，脾虚则土不制水而反克肾，肾虚则水无所主而妄行，水不归经，则逆而上泛，故传入脾而肌肉浮肿，传入肺则气息喘急，虽三脏各有所干，而其本则在肾。

第四节 阴阳虚损病辨证

《医学指南·阴虚证论》：阴虚者，火亏其源。如口渴咽焦，引水自救，或躁扰狂越，欲卧泥中，或五心烦热，而消瘅骨蒸，或二便秘结，而尿如浆汁，或吐血衄血，咳嗽遗精，或斑黄无汗者，由津液枯涸，或中风瘛疭者，以精血败伤。凡此皆无根之焰，有因火不归源，皆阴不足以配阳，病在阴中之火也。

《医学指南·阳虚证论》：阳虚者，水衰其本。火亏于下，则阳衰于上，或神气昏沉，或动履困倦，或头目眩晕而七窍偏废，咽喉哽咽而呕恶气短，皆上焦之阳虚也。有饮食不化，而吞酸反胃，痞满膈塞而水泛为痰，皆中焦之阳虚。有清浊不分而肠鸣滑泄，阳痿精寒而脐腹多痛，皆下焦之阳虚。又或恶寒洒洒，火脏之阳虚不能御寒也。肌肉臌胀，土脏之阳虚不能制水也。……凡此皆阳虚之证也。

《医学源流论·亡阴亡阳论》：其亡阴亡阳之辨法何如？亡阴之汗，身畏热，手足温，肌热，汗亦热而味咸，口渴喜凉饮，气粗，脉洪实，此其验也。亡阳之汗，身反恶寒，手足冷，肌凉，汗冷而味淡微黏，口不渴而喜热饮，气微，脉浮数而空，此其验也。

第八章　病位辨证

第一节　脏腑辨证

《华氏中藏经·论五脏六腑虚实寒热生死逆顺之法》：夫人有五脏、六腑、虚实、寒热、生死、逆顺，皆见于形症脉气，若非诊察，无由识也。虚则补之，实则泻之，寒则温之，热则凉之，不虚不实，以经调之。此乃良医之大法也。

《脏腑虚实标本用药式》：肝藏血，属木，胆火寄于中，主血，主目，主筋，主呼，主怒。本病：诸风眩晕，僵卧硬直，惊痫，两胁肿痛，胸胁满痛，呕血，小腹疝痛痃瘕，女人经病。标病：寒热疟，头痛吐涎，目赤面青，多怒，耳闭颊肿，筋挛卵缩，丈夫㿗疝，女人少腹肿痛，阴病。

心藏神，为君火，包络为相火，代君行令，主血，主言，主汗，主笑。本病：诸热瞀瘛，惊惑，谵妄烦乱，啼笑詈骂，怔忡健忘，自汗，诸痛痒疮疡。标病：肌热，畏寒战栗，舌不能言，面赤目黄，手心烦热，胸胁满，痛引腰背肩胛肘臂。

脾藏智，属土，为万物之母，主营卫，主味，主肌肉，主四肢。本病：诸湿肿满，痞满噫气，大小便闭，黄疸痰饮，吐泻霍乱，心腹痛，饮食不化。标病：身体附肿，重困嗜卧，四肢不举，舌本强痛，足大趾不用，九窍不通，诸痉项强。

肺藏魄，属金，总摄一身元气，主闻，主哭，主皮毛。本病：诸气膹郁，诸痿喘呕，气短，咳嗽上逆，咳唾脓血，不得卧，小便数而欠，遗失不禁。标病：洒淅寒热，伤风自汗，肩背痛冷，臑臂前廉痛。

肾藏志，属水，为天一之源，主听，主骨，主二阴。本病：诸寒厥逆，骨痿腰痛，腰冷如冰，足胻肿寒，少腹满急，疝瘕，大便闭泄，吐利腥秽，水液澄澈清冷不禁，消渴引饮。标病：发热不恶热，头眩头痛，咽痛舌燥，脊股后廉痛。

命门为相火之原，天地之始，藏精生血，……主三焦元气。本病：前后癃闭，气逆里急，疝痛奔豚，消渴膏淋，精漏精寒，赤白浊，溺血，崩中带漏。

三焦为相火之用，分布命门元气，主升降出入，游行天地之间，总领五脏六腑、营卫经络、内外上下左右之气，号中清之府，上主纳，中主化，下主出。本病：诸热瞀瘛，暴病暴死暴瘖，躁扰狂越，谵妄惊骇，诸血溢血泄，诸气逆冲上，诸疮疡痘疹瘤核。上热则喘满，诸呕吐酸，胸痞胁痛，食饮不消，头上汗出。中热则善饥而瘦，解㑊中满，诸胀腹大，诸病有声，鼓之如鼓，上下关格不通，霍乱吐利。下热则暴注下迫，水液浑浊，下部肿满，小便淋沥或不通，大便闭结或下痢。上寒则吐饮食痰水，胸痹前后引痛，食已还出。中寒则饮食不化，寒胀，反胃吐水，湿泻不渴。下寒则二便不禁，脐腹冷，疝痛。标病：恶寒战栗，如丧神守，耳鸣耳聋，嗌干喉痹，诸病胕肿，疼酸惊骇，手小指、次指不用。

胆属木，为少阳相火，生发万物，为决断之官，十一脏之主。本病：口苦，呕苦汁，善太息，惕惕如人将捕状，目昏不眠。标病：寒热往来，痎疟，胸胁痛，头额痛，耳痛鸣聋，瘰疬结核马刀，足小指、次指不用。

胃属土，主容受，为水谷之海。本病：噎膈反胃，中满肿胀，呕吐泻痢，霍乱腹痛，消中善饥，不消食，伤饮食，胃管当心痛支两胁。标病：发热蒸蒸，身前热，身后寒，发狂谵语，咽痹，上齿痛，口眼㖞斜，鼻痛，衄衊赤瘤。

大肠属金，主变化，为传送之官。本病：大便闭结，泄痢下血，里急后重，痔痔脱肛，肠鸣而痛。标病：齿痛喉痹，颈肿口干，咽中如梗，衄衊目黄，手大指、次指痛，宿食发热寒栗。

小肠主分泌水谷，为受盛之官。本病：大便水谷利，小便短，小便闭，小便血，小便自利，大便后血，小肠气痛，宿食夜热旦止。标病：身热恶寒，嗌痛颔肿，口糜耳聋。

膀胱主津液，为胞之府，气化乃能出，号州都之官，诸病皆干之。本病：小便淋沥，或短数，或黄赤，或白，或遗失，或气痛。标病：发热恶寒，头痛，腰脊强，鼻塞，足小指不用。

《诸病源候论·五脏六腑病诸候》：心气盛，为神有余，则病胸内痛，胁支满，胁下痛，膺、背、髆胛间痛，两臂内痛，喜笑不休，是心气之实也，则宜泻之。心气不足，则胸腹大，胁下与腰背相引痛，惊悸，恍惚，少颜色，舌本强，善忧悲，是为心气之虚也，则宜补之。

肝气盛，为血有余，则病目赤，两胁下痛引小腹，善怒。气逆则头眩，耳聋不聪，颊肿，是肝气之实也，则宜泻之。肝气不足，则病目不明，两胁拘急，筋挛，不得太息，爪甲枯，面青，善悲恐，如人将捕之，是肝气之虚也，则宜补之。

脾气盛，为形有余，则病腹胀，溲不利，身重苦饥，足痿不收，胻善瘛，脚下痛，是为脾气之实也，则宜泻之。脾气不足，则四肢不用，后泄，食不化，呕逆，腹胀，肠鸣，是为脾气之虚也，则宜补之。

肺气盛，为气有余，则病喘咳上气，肩背痛，汗出，尻、阴、股、膝、胫、足皆痛，是为肺气之实也，则宜泻之。肺气不足，则少气不能报息，耳聋，嗌干，是为肺气之虚也，则宜补之。

肾气盛，为志有余，则病腹胀，飧泄，体肿，喘咳，汗出，憎风，面目黑，小便黄，是为肾气之实也，则宜泻之。肾气不足，则厥，腰背冷，胸内痛，耳鸣苦聋，是为肾气之虚也，则宜补之。

《严氏济生方·惊悸怔忡健忘门》：夫怔忡者，此心血不足也。盖心主于血，血乃心之主，心乃形之君，血富则心君自安矣。

《理虚元鉴·干咳嗽论》：干咳者，有声无痰，病因精血不足，水不济火，火气炎上，真阴燔灼，肺脏涩而咳也。丹溪云：此系火邪郁于肺中而不能发，水火不交所致，宜补阴降火。……午后咳，阴虚也；黄昏咳，火气上感于肺也。

《血证论·脏腑病机论》：脏腑各有主气，各有经脉，各有部分，故其主病，亦各有见证之不同。有一脏为病，而不兼别脏之病者，单治一脏而愈；有一脏为病，而兼别脏之病者，兼治别脏而愈。业医不知脏腑，则病原莫辨，用药无方，乌睹其能治病哉？

脾称湿土，土湿则滋生万物，脾润则长养脏腑。胃土以燥纳物，脾土以湿化气，脾气不布，则胃燥而不能食，食少而不能化，譬如釜中无水，不能熟物也。故病隔食，大便难，口燥唇焦，不能生血，血虚火旺，发热盗汗。若湿气太甚，则谷亦不化，痰饮泄泻、肿胀腹痛之证作焉。湿气挟热，则发黄发痢，腹痛壮热，手足不仁，小水赤涩。脾积名曰痞气，在心下如盘，脾病则当脐有动气。居于中州，主灌四旁，外合肌肉，邪在肌肉，则手足蒸热汗出，或肌肉不仁。其体阴而其用阳，不得命门之火以生土，则土寒而不化，食少虚羸。土虚而不运，不能升达津液，以奉心化血，渗灌诸经。经云：脾统血，血之营运上下，全赖乎脾，脾阳虚则不能统血，脾阴虚又不能滋生血脉，血虚津少，则肺不得润养，是为土不生金。盖土之生金，全在津液以滋之，脾土之义有如是者。

肝为风木之脏，胆寄其间。胆为相火，木生火也。肝主藏血，血生于心，下行胞中，是为血海。凡周身之血，总视血海为治乱，血海不扰，则周身之血，无不随之而安。肝经主其部分，故肝主藏血焉。至其所以能藏之故，则以肝属木，木气冲和条达，不致遏郁，则血脉得畅。设木郁为火，则血不和；火发为怒，则血横决，吐血、错经、血痛诸证作焉。怒太甚则狂；火太甚则颊肿面青，目赤头痛；木火克土，则口燥泄痢，饥不能食，回食逆满，皆系木郁为火之见证也。若木挟水邪上攻，又为子借母势，肆虐脾经，痰饮泄泻、呕吐头痛之病又作矣。木之性主于疏泄，食气入胃，全赖肝木之气以疏泄之，而水谷乃化。设肝之清阳不升，则不能疏泄水谷，渗泻中满之证，在所不免。肝之清阳，即魂气也，故又主藏魂。血不养肝，火扰其魂，则梦遗不寐。肝又主筋，瘛疭囊缩，皆属肝病。分部于季胁少腹之间，凡季胁少腹疝痛，皆责于肝。其经名为厥阴，谓阴之尽也，阴极则变阳，故病至此，厥深热亦深，厥微热亦微，血分不和，尤多寒热并见。与少阳相表里，故肝病及胆，亦能吐酸呕苦，耳聋目眩。于位居左，多病左胁痛，又左胁有动气。肝之主病，大略如此。

肾者水脏，水中含阳，化生元气，根结丹田，内主呼吸，达于膀胱，营运于外，则为卫气。此气乃水中之阳，别名之曰命火。肾水充足，则火之藏于水中者，韬光匿彩，龙雷不升，是以气足而鼻息细微。若水虚，则火不归元，喘促虚痨，诸证并作。咽痛声哑，心肾不交，遗精失血，肿满咳逆，痰喘盗汗。如阳气不足者，则水泛为痰，凌心冲肺，发为水肿，腹痛奔豚，下利厥冷，亡阳大汗，元气暴脱。肾又为先天，主藏精气，女子主天癸，男子主精，水足则精血多，水虚则精血竭。于体主骨，骨痿故属于肾。肾病者，脐下有动气。肾上交于心，则水火既济，不交则火愈亢。位在腰，主腰痛。开窍于耳，故虚则耳鸣耳聋。瞳人属肾，虚则神水散缩，或发内障。虚阳上泛，为咽痛颊赤。阴虚不能化水，则小便不利，阳虚不能化水，小便亦不利也。肾之病机，有如此者。

《济生方·肾膀胱虚实论治》：夫肾者……虚则生寒，寒则腰背切痛，不能俯仰，足胫酸弱，多恶风寒，手足厥冷，呼吸少气，骨节烦疼……是肾虚之候也。

《金匮翼·肾水》：肾为水脏，而元阳寓焉，肾虚阳弱，水无所制而泛溢，肢体浮肿，咳嗽喘急，腰重足冷，小便不利。

《医碥·虚损痨瘵》：五脏之伤，肾为最重，肾虚则骨蒸潮热，或午后或子后潮热，自汗盗汗，形体消瘦，口干咽燥，声嘶音哑，消渴淋浊，遗精失血，易生嗔怒，干咳痰嗽，不眠烦躁，恍惚怔忡，皆水虚火炎所致。

《医学入门·小儿门》：五软皆因禀受亏，行迟语迟齿发迟。五软者，头项软、手软、脚软、身软、口软是也。

《金匮翼·肾虚耳聋》：肾藏精而气通于耳。肾虚精少，其气不通于上，而耳聋不聪。《经》云，精脱者耳聋是也。其候颊颜色黑，瘦悴力疲，昏昏愦愦，因劳则甚，亦谓之劳聋。

《诸病源候论·小便病诸候·小便不禁候》：小便不禁者，肾气虚，下焦受冷也。肾主水，其气下通于阴，肾虚下焦冷，不能温制其水液，故小便不禁也。

《类证治裁·遗泄》：凡脏腑之精，悉输于肾……有精关久滑不梦而泄者，宜固摄止脱，桑螵蛸散，金锁玉关丸。有房劳过度，下元虚惫，寐则阳陷而精遗不禁者，宜升固八脉之气，固精丸，或六味汤加鹿茸、菟丝、五味、龙齿、苁蓉。

《类证治裁·哮喘》：肺为气之主，肾为气之根，肺主出气，肾主纳气，阴阳相交，呼吸乃和，若出纳升降失常，斯喘作焉。

《医贯·喘论》：又有一等似火非火，似喘非喘者……视其外证，四肢厥逆，面赤而烦躁恶热，似火非火也，乃命门真元之火，离其宫而不归也。察其脉两寸虽浮大而数，两尺微而无力，或似有而无为辨耳。

第二节　六经辨证

《伤寒论》：太阳之为病，脉浮，头项强痛而恶寒。（1 条）

太阳病，发热，汗出，恶风，脉缓者，名为中风。（2 条）

太阳病，或已发热，或未发热，必恶寒，体痛，呕逆，脉阴阳俱紧者，名为伤寒。（3 条）

阳明之为病，胃家实是也。（180 条）

问曰：阳明病外证云何？答曰：身热，汗自出，不恶寒，反恶热也。（182 条）

伤寒，脉滑而厥者，里有热，白虎汤主之。（350 条）

病人不大便五六日，绕脐痛，烦躁，发作有时者，此有燥屎，故使不大便也。（239 条）

少阳之为病，口苦、咽干、目眩也。（263 条）

伤寒五六日，中风，往来寒热，胸胁苦满，嘿嘿不欲饮食，心烦喜呕，或胸中烦而不呕，或渴，或腹中痛，或胁下痞硬，或心下悸、小便不利，或不渴、身有微热，或咳者，小柴胡汤主之。（96 条）

太阴之为病，腹满而吐，食不下，自利益甚，时腹自痛。若下之，必胸下结硬。（273 条）

少阴之为病，脉微细，但欲寐也。（281 条）

少阴病，恶寒身踡而利，手足逆冷者，不治。（295 条）

厥阴之为病，消渴，气上撞心，心中疼热，饥而不欲食，食则吐蛔。下之利不止。（326 条）

《伤寒指掌·六经本病》：伤寒非必始太阳而终厥阴，亦非一经止病一日，亦非一经独病相传。大抵今之伤寒，无不兼经而病，即古人所谓合病、并病之症。后学不解此旨，而欲拘于六经传次，印证今病，宜无一症合其式矣。

《医学心悟·合病并病》：合并病者，伤寒传经之别名也。或两经同病，或三经同病，名曰合病；若一经病未已，复连及一经，名曰并病。伤寒书云：三阳有合病，有并病，三阴无合病，无并病。果尔则太阴必不与少阴同病乎？少阴必不与厥阴同病乎？且太阴病未瘥，必不至并于少阴，少阴病未瘥必不至并于厥阴乎？若然，则三阴之证，何以相兼而并见乎？又何以三阳三阴之邪，互相交错而为病乎？是知合病、并病，有合于阳者，即有合于阴者；有并于阳者，即有并于阴者。……治法不论三阳、三阴，凡两经合病，则用两经药同治之，三经合病，则用三经药同治之。若一经病未瘥，复并一经，则相其先后、缓急、轻重而药之，斯无弊耳。

第三节 卫气营血辨证

《温热论》：温邪上受，首先犯肺，逆传心包。肺主气属卫，心主血属营。辨营卫气血虽与伤寒同，若论治法则与伤寒大异也。盖伤寒之邪留恋在表，然后化热入里，温邪则热变最速。未传心包，邪尚在肺，肺主气，其合皮毛，故云在表，在表初用辛凉轻剂。夹风则加入薄荷、牛蒡之属；夹湿加芦根、滑石之流。或透风于热外，或渗湿于热下，不与热相搏，势必孤矣。不尔，风夹温热而燥生，清窍必干，谓水主之气不能上荣，两阳相劫也。湿与温合，蒸郁而蒙蔽于上，清窍为之壅塞，浊邪害清也。其病有类伤寒，其验之之法，伤寒多有变证，温热虽久，在一经不移，以此为辨。……大凡看法，卫之后方言气，营之后方言血。在卫汗之可也，到气才可清气，入营犹可透热转气，如犀角、玄参、羚羊角等物，入血就恐耗血动血，直须凉血散血，如生地、丹皮、阿胶、赤芍等物。否则前后不循缓急之法，虑其动手便错，反致慌张矣。

《温热经纬·叶香岩外感温热篇》雄按：盖温邪始从上受，病在卫分，得从外解，则不传矣。第四章云：不从外解，必致里结。是由上焦气分以及中、下二焦者为顺传；惟包络上居膻中，邪不外解，又不下行，易于袭入，是以内陷营分者，为逆传也。然则温病之顺传，天士虽未点出，而细绎其议论，则以邪从气分下行为顺，邪入营分内陷为逆也。

第四节 三焦辨证

《温病条辨·上焦篇》：凡病温者，始于上焦，在手太阴。伤寒由毛窍而入，自上而下，始足太阳。足太阳膀胱属水，寒即水之气，同类相从，故病始于此。古来但言膀胱主表，殆未尽其义。肺者，皮毛之合也，独不主表乎？治法必以仲景六经次传为祖法。温病由口鼻而入，自上而下，鼻通于肺，始手太阴。太阴金也，温者火之气，风者火之母，火未有不克金者，故病始于此，必从河间三焦定论。

《温病条辨·中焦篇》：温病由口鼻而入，鼻气通于肺，口气通于胃。肺病逆传则为心包。上焦病不治，则传中焦，胃与脾也；中焦病不治，即传下焦，肝与肾也。始上焦，终下焦。温病以手经为主，未始不关足经也。但初受之时，断不可以辛温发其阳耳。盖伤寒伤人身之阳，故喜辛温、甘温、苦热，以救其阳；温病伤人身之阴，故喜辛凉、甘寒、甘咸，以救其阴。彼此对勘，自可了然于心目中矣。

湿之入中焦，有寒湿，有热湿，有自表传来，有水谷内蕴，有内外相合。其中伤也，有伤脾阳，有伤脾阴，有伤胃阳，有伤胃阴，有两伤脾胃。伤脾胃之阳者，十常八九；伤脾胃之阴者，十居一二。彼此混淆，治不中窾，遗患无穷。临证细推，不可泛论。

吴鞠通《温病条辨·下焦篇》：风温、湿热、温疫、温毒、冬温，邪在阳明久羁，或已下，或未下，身热而赤，口干舌燥，甚则齿黑唇裂，脉沉实者，仍可下之。脉虚大，手足心热甚于手足背者，加减复脉汤主之。

少阴温病，真阴欲竭，壮火复炽，心中烦，不得卧者，黄连阿胶汤主之。

下焦温病，热深厥甚，脉细促，心中憺憺大动，甚则心中痛者，三甲复脉汤主之。

第五节 经络辨证

《灵枢·经脉》：经脉者，所以能决死生，处百病，调虚实，不可不通。

《素问·骨空论》：任脉为病，男子内结七疝，女子带下瘕聚；冲脉为病，逆气里急。督脉为病，脊强反折。……此生病，从少腹上冲心而痛，不得前后，为冲疝；其女子不孕，癃痔遗溺嗌干。

《难经·二十九难》：阳维维于阳，阴维维于阴，阴阳不能自相维，则怅然失志，溶溶不能自收持。阳维为病苦寒热，阴维为病苦心痛。阴跷为病，阳缓而阴急；阳跷为病，阴缓而阳急。冲之为病，逆气而里急。督之为病，脊强而厥。任之为病，其内苦结，男子为七疝，女子为瘕聚。带之为病，腹满，腰溶溶若坐水中。此奇经八脉之为病也。

● 下篇　诊断综合运用与病历 ●

第九章　诊断综合运用

《医学阶梯·证中证论》：凡有病必有证，有证必有论，论清则证明，证明则病易疗，非可以模棱两端，取效于疑似之间也。古人审病论证，着定七情、六淫十三字，千病万证，不能越此。然辨病定证，义颇深奥。

《医彻·医箴·疗医》：医之临病，胜于临敌。运筹帷幄之中，决胜千里之外，良将是也。存乎呼吸之间，而远退二竖之舍，良医是也。察色不可不精，审声不可不详，持脉不可不静，辨症不可不细，既责其有，又责其无，既求其始，又虑其后，既达其常，又通其变，必使有济无损，有利无害，慊于己而无怨于人，庶明德可积，冥谴可逃矣。

第十章　病历书写与要求

《重订名医类案·序》：医之有案，实权舆于左氏传、太史公。魏晋以降，多散见于史集，至丹溪始有专书，皆其门人所日记，亦小说、杂记之属。宋·张季明作《医说》十卷，首述轩岐，以发其宗，次列证治，以穷其变，又此编之鼻祖也。

《重订名医类案·叙》：吾观太史公之传淳于意，则意之医案也；陈寿之传华佗，则佗之医案也；李延寿之传徐父伯，则父伯之医案也。后史以医为小道，传术者略而不书，而案之存于史者盖寡。诸医之良者，自传其术，幸而不终至于泯没。……语云：医者意也。黄帝有问岐伯，即知其人之病之由；雷公有问黄帝，即知其人之病之由，以意决之也。此即黄帝、岐伯之医案也。若其病不应脉，当思其病；脉不应病，当思其脉；药不应病，当思其药。三者相参，思之，思之，其有不合者寡矣。医之有案，盖未有出此三者。遵其道而用之，人皆可以为良医，人皆可以立案。

《寓意草·与门人定议病式》：某年某月，某地某人，年纪若干？形之肥瘦长短若何？色之黑白枯润若何？声之清浊长短若何？人之形志苦乐若何？病始何日？初服何药？次后再服何药？某药稍效，某药不效？时下昼夜孰重？寒热孰多？饮食喜恶多寡？二便滑涩无有？脉之三部九候，何候独异？二十四脉中，何脉独见？何脉兼见？其症或内伤，或外感，或兼内外，或不内外，依经断为何病？其标本先后何在？……一一详明，务令纤毫不爽，起众信从，允为医门矜式，不必演文可也。某年者，年上之干支，治病先明运气也。某月者，治病必本四时也。某地者，辨高卑燥湿五方异宜也。

某龄某形某声某气者，用之合脉图万全也。形志苦乐者，验七情劳逸也。始于何日者，察久近传变也。历问病证药物验否者，以之斟酌己见也。昼夜寒热者，辨气分血分也。饮食二便者，察胃肠乖和也。三部九候，何候独异者，推十二经脉受病之所也。二十四脉见何脉者，审阴阳表里无差忒也。依经断为何病者，名正则言顺，事成如律度也。标本先后何在者，识轻重次第也。

参 考 文 献

1.邓铁涛.中医诊断学[M].2版.上海:上海科学技术出版社,2006.

2.朱文锋.中医诊断学[M].北京:中国中医药出版社,2002.

3.李灿东,方朝义.中医诊断学[M].5版.北京:中国中医药出版社,2021.

4.陈家旭,邹小娟.中医诊断学[M].4版.北京:人民卫生出版社,2021.

5.王忆勤.中医诊断学[M].3版.北京:高等教育出版社,2023.

6.何建成.中医诊断学[M].北京:清华大学出版社,2012.

教学大纲

同步练习名词术语泰译

彩色舌图

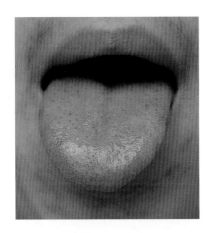

彩图 1-4 舌背

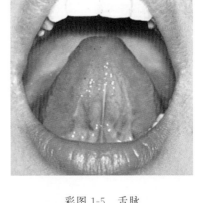

彩图 1-5 舌脉

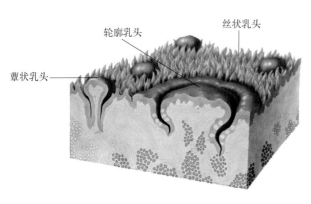

彩图 1-6 舌乳头

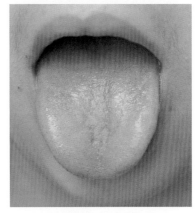

彩图 1-8 荣舌

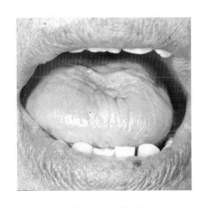

彩图 1-9 枯舌

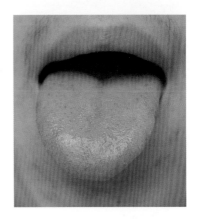

彩图 1-10 淡红舌

I

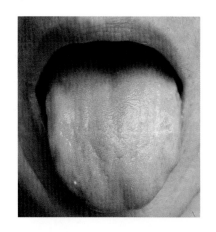

彩图 1-11　淡白舌 1

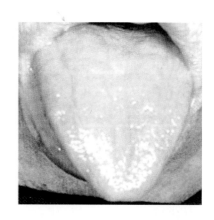

彩图 1-12　淡白舌 2

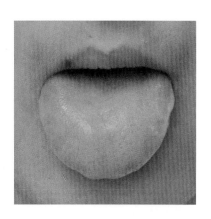

彩图 1-13　淡白舌 3

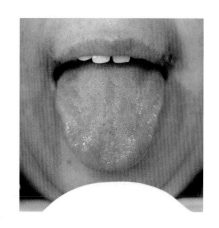

彩图 1-14　红舌

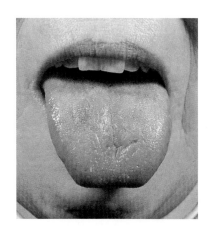

彩图 1-15　绛舌

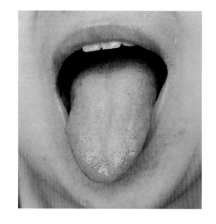

彩图 1-16　舌边尖稍红

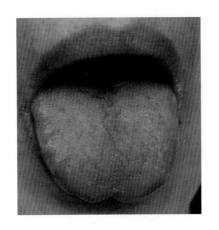

彩图 1-17　舌尖红赤破碎

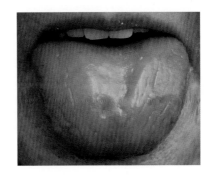

彩图 1-18　舌红绛无苔

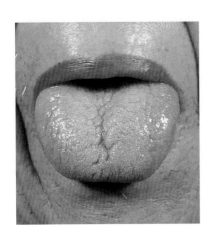

彩图 1-19　青紫舌

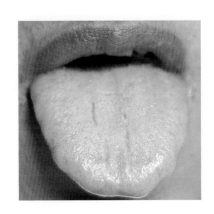

彩图 1-20　淡青紫舌

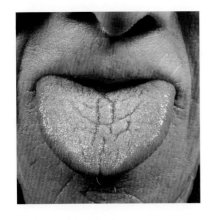

彩图 1-21　绛紫舌

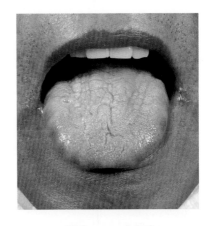

彩图 1-22　瘀斑舌

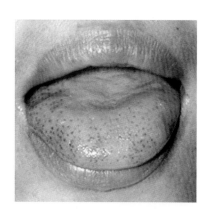

彩图 1-23　瘀点舌

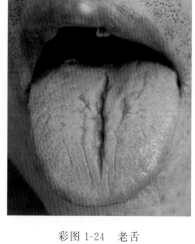

彩图 1-24　老舌

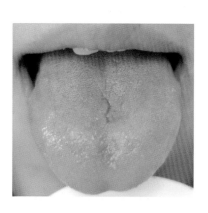

彩图 1-25　嫩舌

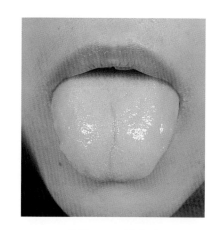

彩图 1-26　胖大舌

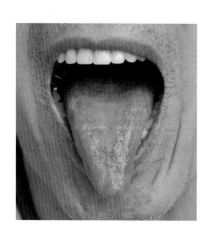

彩图 1-27　瘦薄舌

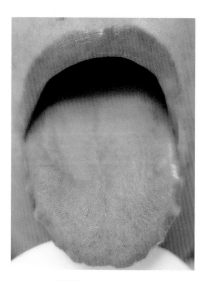

彩图 1-28　齿痕舌

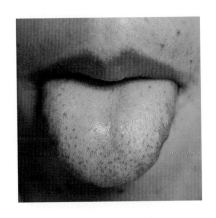

彩图 1-29　红星舌

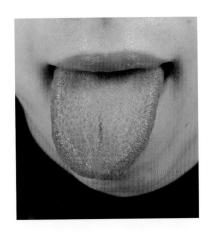

彩图 1-30　芒刺舌

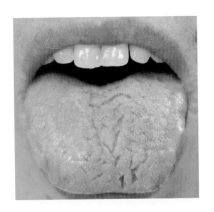

彩图 1-31　舌色浅淡有裂纹

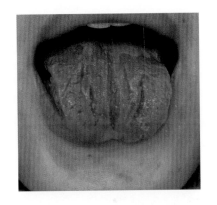

彩图 1-32　舌色红绛有裂纹

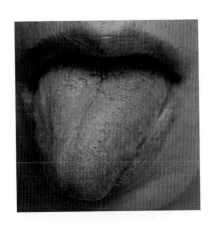

彩图 1-33　歪斜舌

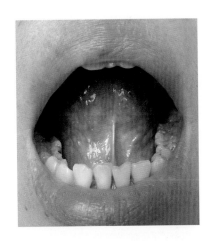

彩图 1-34　舌下络脉青紫

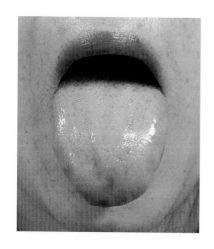

彩图 1-35　薄舌

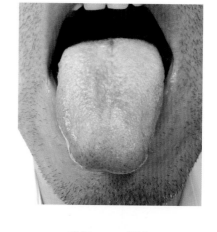

彩图 1-36　厚苔

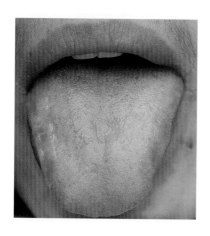

彩图 1-37　润苔

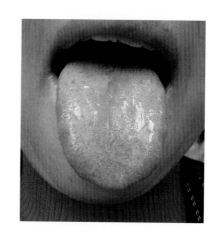

彩图 1-38　滑苔

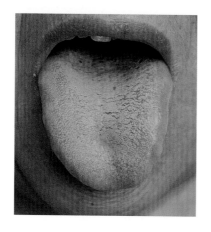

彩图 1-39　燥苔

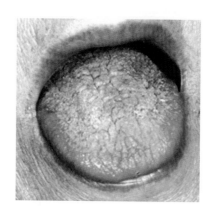

彩图 1-40　糙苔

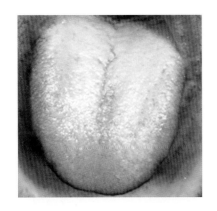

彩图 1-41　腻苔

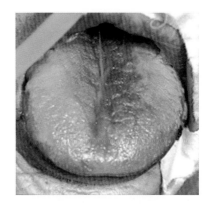

彩图 1-42　垢腻苔

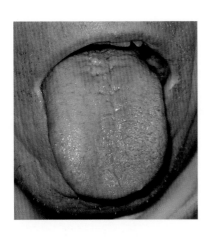

彩图 1-43　黏腻苔

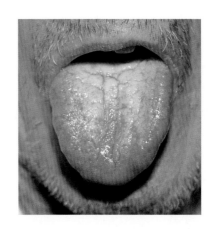

彩图 1-44　滑腻苔

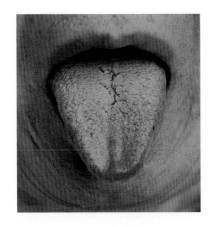

彩图 1-45　燥腻苔

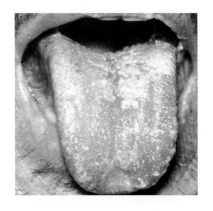

彩图 1-46　腐苔

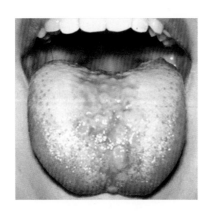

彩图 1-47　脓腐苔

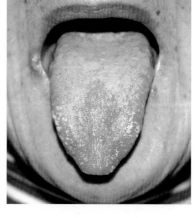

彩图 1-48　霉苔

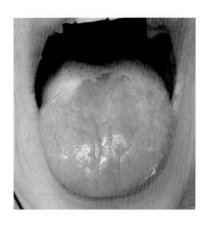

彩图 1-49　剥苔

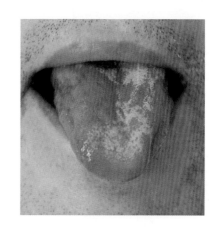

彩图 1-50　花剥苔

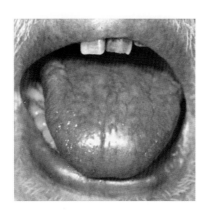

彩图 1-51　镜面舌

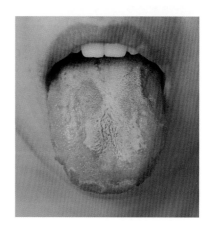

彩图 1-52　类剥苔

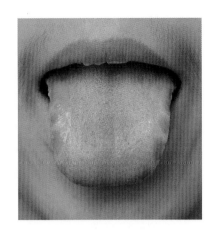

彩图 1-53　薄白苔

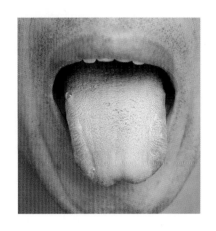

彩图 1-54　白厚苔

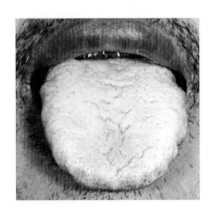

彩图 1-55　积粉苔

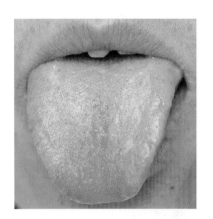

彩图 1-56　淡黄苔

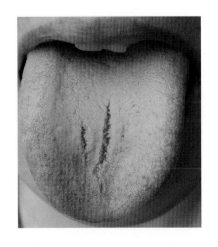

彩图 1-57　深黄苔

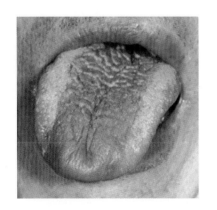

彩图 1-58　焦黄苔

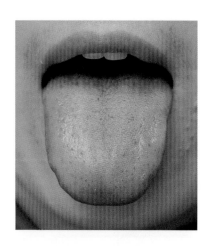

彩图 1-59　薄黄苔

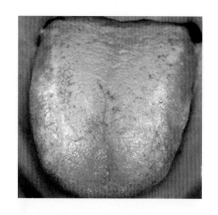

彩图 1-60　黄腻苔

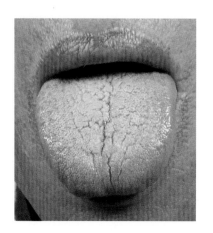

彩图 1-61　苔黄干燥

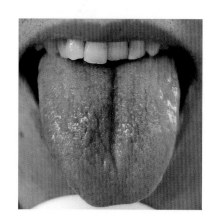

彩图 1-62　灰黑苔